Moshe Schein • Paul N. Rogers (Eds.)
Chirurgia addominale d'urgenza: il buon senso di Schein
Guida pratica per sopravvivere nella trincea delle urgenze chirurgiche

Dedica

*MS dedica questo libro a suo padre Karl Schein (1911–1974),
chirurgo, che ha prestato servizio sul Fronte orientale
durante la Seconda Guerra Mondiale e in seguito ad Haifa, in Israele.*

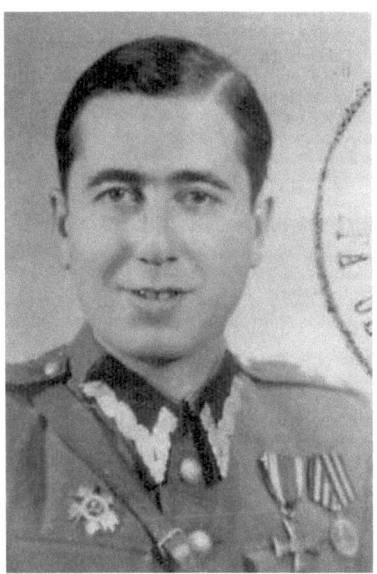

Presentazione all'edizione italiana

È un libro, sotto un certo aspetto, originale, almeno tenendo presente la spicciola filosofia attuale dell'editorialistica chirurgica. Perché, se invece risaliamo a tempi meno recenti, se ne potrebbero trovare origini illustri in esemplari trattati che sono serviti ad addestrare generazioni di chirurghi: due per tutti, il Mondor ed il Lejars. Ma è allora una regressione metodologica o, peggio, una specie di reprint di cui non si sentiva la necessità? O invece, e piuttosto, interpreta, secondo intramontabili canoni tradizionali, oggi arricchiti del fondamentale intervento tecnologico, un modo corretto e proficuo di esaminare, diagnosticare e porre indicazioni terapeutiche in chirurgia d'urgenza? Non è certo un "revival" dell'osservazione clinica pura, elementare e problematica, basilare per la chirurgia d'urgenza di molti anni fa; non è, d'altra parte, l'esaltazione esclusiva dei moderni mezzi strumentali troppo spesso utilizzati senza discernimento ed economia; non riflette una pianificazione tecnologica resa ignara di procedimenti anamnestici e semeiologici e dell'osservazione interpretativa dei fenomeni in evoluzione. E allora? Possiamo dire, parafrasando la componente caratterizzante del titolo, che è un grosso manuale del buon senso clinico – derivante dall'esperienza e dallo studio – largamente integrato e precisato da tutto quanto, in campo diagnostico e operativo, si può ad oggi ottenere con le tecnologie e con i loro sistemi di applicazione nel campo della medicina.

Ne deriva un prodotto moderno, di forte valore pratico, realizzato con consapevolezza scientifica e significativa esperienza.

Per queste considerazioni, dopo un profondo esame testuale, ho accettato volentieri di presentare l'edizione italiana tradotta e curata dal Dr. Francesco Vittorio Gammarota, cui si devono l'originaria valutazione dell'opera e la sua versione nella nostra lingua da lui realizzata in modo attento e appropriato interpretando idee, esposizioni, espressioni idiomatiche e simbolizzazioni. Se tradurre vuol dire immaginare diverse soluzioni possibili, debbo dire che Gammarota ha fatto delle scelte coerenti.

Alcuni concetti vanno sottolineati: l'importanza dell'apprezzamento clinico ai fini di una opportuna, rapida e specifica selezione delle disponibilità diagnostiche strumentali e di laboratorio per accelerare i tempi della terapia; economizzare; non perdersi nella lettura di possibili diversità di risultati, privilegiando ricerche e saggi utili e dirimenti, possibilmente non invasivi; non trascurare le evenienze di rara osservazione; ottimizzare, per quanto possibile, le condizioni preoperatorie del paziente; stabilire un rapporto franco e di fiducia con lui.

Ne risulta un testo corposo, sistematicamente diviso in quattro sezioni essenziali: 1) una generica filosofia di base con breve storia della chirurgia d'urgenza addominale, 2) condizioni e correzioni preoperatorie, 3) l'operazione, 4) eventualità, complicazioni e risoluzioni post-operatorie.

L'apparato iconografico è scarso perché è un libro di opinioni e di comportamenti. Molte argomentazioni cliniche sono trasposte in vignette animate al tratto di fumetti e questo arguto trasferimento grafico costituisce un originale elemento di attenzione. Tutto il libro è cosparso di aforismi, massime, sentenze, citazioni, motti, brevi note storiche, tutti intesi a suscitare curiosità, sollecitare ulteriormente attenzione e memoria, mettere alla prova la perspicacia di chi legge. Conclusioni concise e incisive seguono la maggior parte delle singole trattazioni, in qualche caso sostituite da vivaci ed esaustivi commenti dei curatori.

Nell'edizione originale, l'inglese è essenziale e immediato ed il periodo agile e sicuro. Non c'è bibliografia e questo, per i soloni, può essere un grave difetto di ordine scientifico, ma noi pensiamo che sia invece una garanzia di sicura esperienza e di capace osservazione che superano, in un certo senso, le soverchie ambizioni scientifiche, i conformismi e le acquiescenze culturali.

Mi sto accorgendo che, al di là di una presentazione, sto redigendo la recensione di questo "piccolo libro" (come umilmente lo chiamano i Curatori) ma ho trovato che vale la pena di segnalarlo con un gusto particolare, lo stesso che deve aver provato Gammarota nel leggerlo in lingua originale e poi trasporlo in italiano mantenendogli la terminologia fedele, l'organicità, i valori dell'osservazione clinica, la vastità degli interessi, il brio, tanto da creare come un nuovo testo altrettanto originale e raccomandabile.

Maggio 2007

Giorgio Di Matteo
Professore Emerito di Chirurgia Generale
Università degli Studi di Roma "La Sapienza"

Introduzione all'edizione italiana

La traduzione di questo volume in italiano è frutto dell'idea del Dr. Francesco Vittorio Gammarota, chirurgo generale presso la Divisione di Chirurgia d'Urgenza di un grande ospedale romano: l'Ospedale S. Eugenio, uno dei pochi centri della città "dedicati" prevalentemente alla *Chirurgia d'Urgenza*. Dopo un anno di duro ed intenso lavoro Francesco, aiutato, in qualche capitolo, da un suo giovane collega, il Dr. Luigi Lapalorcia, è riuscito a realizzare l'edizione italiana, che si affianca alle già esistenti edizioni russa e spagnola. È per me un enorme piacere vedere questo libro anche in italiano perché, anni addietro, ho cominciato la mia formazione medica a Siena e a Modena, luoghi dove ho maturato il mio amore per questo paese, la sua gente e la sua cultura.

Vorrei dedicare l'edizione italiana di questo libro alla memoria di un caro amico e grande chirurgo, Pasquale Maria Lapalorcia, MD, FACS (Foggia, 7-2-1948) che, per molti anni, ha lavorato come Chirurgo Generale a Brooklyn, New York.

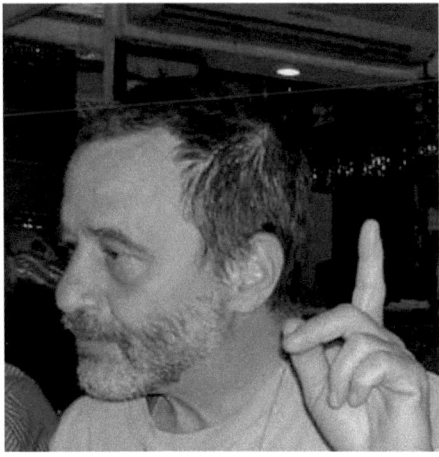

Pasquale Lapalorcia (1948–2006)

Al Dr. Gammarota ed al suo unico aiuto traduttore-chirurgo Luigi, posso solo dire: "Ben fatto, e grazie!". A tutti i lettori italiani, posso solo augurare: "Buona lettura". In caso di commenti o domande scrivetemi pure all'indirizzo di posta elettronica mschein1@mindspring.com (anche in italiano), sarà mia premura rispondere.

Moshe Schein
Northern Wisconsin
USA

Nota dei curatori (per l'edizione inglese)

Questo libro è stato composto – a piccoli pezzi – in 20 anni di intensa esperienza personale, clinica ed accademica in chirurgia addominale d'urgenza, svoltasi in Sud Africa, Israele, Regno Unito ed Australia.

Molti cari amici di vecchia data hanno contribuito da tutto il mondo alla stesura di questo libro e alla sua prima edizione. MS deve le sue basi in questo nobile settore chirurgico a George G. Decker di Johannesburg. I dottori Roger Saadia, Asher Hirshberg e Adam Klipfel hanno contribuito alla prima edizione. Il dott. Alfredo Sepulveda di Santiago del Cile ha fornito alcuni aforismi ed ha curato l'edizione spagnola del libro. Il professor Boris Savhcuk di Mosca, che ha curato l'edizione russa, è purtroppo deceduto di recente; lo ricordiamo con affetto.

Ringraziamenti speciali vanno a Gabriele Schroeder e Stephanie Benko della Springer di Heidelberg per il loro enorme sostegno. La maggior parte degli aforismi e delle citazioni riportati nel libro proviene da *Aphorisms & Quotations for the Surgeon*, redatto da MS e pubblicato da Nikki Bramhill della TFM Publishing LTD, Harley, Regno Unito.

Il lettore troverà, sparse per tutto il libro, non poche ripetizioni. Lo abbiamo fatto di proposito, poiché è fondamentale ripetere i punti più importanti nell'educazione per adulti!

I lettori che vorranno porre delle domande o fare commenti sui contenuti del libro sono invitati ad inviare una e-mail – mschein1@mindspring.com o pnrogers@msn.com. Sarà nostra premura rispondere.

Infine, ringraziamo le nostre mogli, **Heidi** e **Jackie**, ed i nostri figli **Omri, Yariv, Dan, Lucy** e **Michael** per la loro pazienza ed i loro sacrifici.

Luglio 2004 *Moshe Schein, New York*
 Paul N. Rogers, Glasgow

Moshe Schein • Paul N. Rogers (Eds.)

Chirurgia addominale d'urgenza: il buon senso di Schein

Guida pratica per sopravvivere
nella trincea delle urgenze chirurgiche

Con 97 Figure e 21 Tabelle

Edizione italiana a cura di
Francesco Vittorio Gammarota

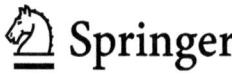

Springer

Moshe Schein, MD, FACS, FCS (SA)
Marshfield Clinic, Ladysmith, WI 54848, USA
Formerly: Professor of Surgery, Weill College of Medicine
Cornell University, New York, NY, USA

Paul N. Rogers, MB ChB, MBA, MD, FRCS (Glasgow)
Consultant General and Vascular Surgeon, Department of Surgery
Gartnavel General Hospital, Glasgow, Scotland, UK

Tradotto dal titolo originale
Schein's Common Sense Emergency Abdominal Surgery
M. Schein, P.N. Rogers (eds), 2nd ed.
© Springer-Verlag Berlin Heidelberg 2000, 2005
Editorial Adviser: Robert Lane, MD, FRCSA, FACS
Graphics: Evgeny E. (Perya) Perelygin, MD and Alexander N. Oparin, MD

Edizione italiana tradotta e curata da:
Francesco V. Gammarota
Dirigente Medico, U.O.C. di Chirurgia d'Urgenza
Ospedale S. Eugenio, Roma

ISBN 978-88-470-0624-9
e-ISBN 978-88-470-0625-6

Springer fa parte di Springer Science+Business Media
springer.com
© Springer-Verlag Italia 2007

Quest'opera è protetta dalla legge sul diritto d'autore. Tutti i diritti, in particolare quelli relativi alla traduzione, alla ristampa, all'utilizzo di illustrazioni e tabelle, alla citazione orale, alla trasmissione radiofonica o televisiva, alla registrazione su microfilm o in database, o alla riproduzione in qualsiasi altra forma (stampata o elettronica) rimangono riservati anche nel caso di utilizzo parziale. La riproduzione di quest'opera, anche se parziale, è ammessa solo ed esclusivamente nei limiti stabiliti dalla legge sul diritto d'autore ed è soggetta all'autorizzazione dell'editore. La violazione delle norme comporta le sanzioni previste dalla legge.

L'utilizzo in questa pubblicazione di denominazioni generiche, nomi commerciali, marchi registrati, ecc. anche se non specificamente identificati, non implica che tali denominazioni o marchi non siano protetti dalle relative leggi e regolamenti.

Progetto grafico della copertina: Frido Steinen-Broo, Pau, Spagna (adattato da S. Colombo, Milano)
Impaginazione: C & G di Cerri e Galassi, Cremona
Stampa: Arti Grafiche Nidasio, Assago

Stampato in Italia
Springer-Verlag Italia S.r.l., Via Decembrio 28, I-20137 Milano

Prefazione alla seconda edizione inglese

"In letteratura, come in amore, restiamo stupefatti di ciò che viene scelto dagli altri." (Andre Maurois, 1885–1967)

Nel difficile e competitivo ambiente del mercato editoriale soltanto una piccola parte di testi medici riesce a giungere ad una seconda edizione. Perciò ci siamo sentiti fieri quando la nostra casa editrice ci ha informato che la prima edizione di questo libro era esaurita. "Volete che ristampiamo il volume", ci hanno chiesto, "o pensate che abbia bisogno di essere aggiornato e riscritto?". Abbiamo scelto quest'ultima opzione. C'è qualcosa di nuovo nella chirurgia addominale d'urgenza per cui un libro pubblicato 4 anni fa meriti una revisione? La risposta è sì. La nostra pratica sta gradualmente cambiando, in meglio ed in peggio. Nel "mondo evoluto" – dove svolgiamo la nostra attività – assistiamo ad una diminuzione del volume e della varietà degli interventi chirurgici d'urgenza che, quindi, stanno sempre più riducendosi. Dove per un brontolio addominale si esegue una TC e per un peto una colonscopia, la rottura di un aneurisma dell'aorta o una occlusione neoplastica acuta del colon stanno diventando delle vere e proprie rarità. Ora che la maggior parte delle ernie inguinali è trattata in elezione, non abbiamo molte opportunità di osservare ernie inguinali permagne o strozzate. Ora che la popolazione è trattata con farmaci anti-ulcera – o semplicemente li acquista in farmacia – interventi per un'ulcera sanguinante o perforata sono sempre più rari. Tuttavia questo può non essere valido in altre parti del mondo, in cui avete la fortuna (o la sfortuna) di operare.

Anche il modo stesso con cui eseguiamo un intervento d'urgenza si sta rapidamente evolvendo. Con l'uso praticamente illimitato degli esami di diagnostica per immagini siamo in grado di stabilire velocemente una diagnosi e di evitare un intervento inutile o di eseguire un intervento indicato, invece di affrontare un lungo periodo di incertezza. Stiamo diventando sempre più selettivi e cauti, poiché ci rendiamo conto che tutto ciò che facciamo è un'arma a doppio taglio e che nella chirurgia d'urgenza è meglio fare poco, anche se a volte facendo di più riusciamo a salvare la vita del paziente. Nel frattempo i nostri colleghi non chirurghi (e anche alcuni chirurghi) utilizzano in maniera caotica elaborate tecniche diagnostiche, determinando le cosiddette patologie delle ombre o anche della "fata Morgana", o nuove "patologie da *imaging*", "incidentalomi"... e contribuendo così ad aumentare il caos generale!

Era necessario inserire in questo libro il nuovo e coraggioso mondo dei cambiamenti. Dobbiamo imparare ad affrontare la vecchia m***a – che forse sta diventando sempre più rara – anche quando il suo odore è mascherato dal profumo della pratica moderna. Ed è questo che abbiamo cercato di fare in questa nuova edizione: elencare i vecchi principi di base ma anche dimostrare come applicarli in questo mondo in continua evoluzione.

Cosa c'è di nuovo in questa *seconda edizione*? Abbiamo un nuovo co-curatore. Abbiamo aggiunto nuovi capitoli di nuovi autori (prospettive storiche, *imaging*, emergenze esofagee e diaframmatiche, complicanze endoscopiche, emergenze pediatriche, pazienti con HIV, prima del decollo, prima dell'atterraggio ed emorragie post-operatorie). Tutti i capitoli pubblicati sono stati revisionati o riscritti dagli autori precedenti o da quelli nuovi e/o dai curatori.

Sappiamo che un libro come questo – scritto in stile colloquiale e "diretto" – è o amato o odiato. Ed infatti alcuni recensori – rimasti atterriti da alcuni dogmi in contrasto con i propri – lo hanno quasi distrutto. Ma molti lo hanno amato; ad esempio:

- Dalla **Germania**: "Nonostante lo stile da "selvaggio West", il libro è lungi dall'essere anacronistico. Infatti è stato completamente aggiornato e modernizzato. Questo libro, grazie alla sua intelligenza e al suo *humor*, può rendere felice il chirurgo esperto… Ciò che lo rende davvero leggibile per i chirurghi è la presenza di citazioni "dense di significato", di aforismi e di "detti intelligenti", che spesso vengono uditi al letto del paziente o in sala operatoria ma che non vengono mai citati nelle pagine di un libro."(P. Klein, Heidelberg, *Chirurg*, 2000).
- Dalla **Scozia**: "Un chirurgo particolarmente esperto può pensare di avere poco da imparare da un libro come questo ma i capitoli brevi ed incisivi rendono questo libro difficile da posare… merita di essere letto per il buon senso dimostrato ed è anche uno stimolo per le varie tendenze ed i vari punti di vista ed una sfida alla pratica chirurgica". (R.A.B. Wood, Journal *Royal College of Surgeons of Edinburgh*, 2000).
- Dalla **Svezia**: "Con il suo linguaggio diretto, questo libro non è soltanto una lettura divertente ma è anche un valido aiuto nella gestione dei pazienti con addome acuto." (Svante Nordgren, *Östra Sjukhuset*, 2000).
- Dalla **Russia**: "Era dai tempi di Henry Mondor, negli anni '40, che non veniva pubblicato un libro di chirurgia clinica così semplice e spiritoso che trattasse le cose più importanti della chirurgia addominale d'urgenza". (Boris D. Savchuk, *World Journal of Surgery*, 2002).

E dalle molte lettere che abbiamo ricevuto:

- Un libro incredibilmente gradevole, intelligente e ricco di *humor*. (George Youngson, Consultant Surgeon, Aberdeen, Scozia)
- Un libro veramente fantastico, inoltre ho trovato un sacco di consigli nuovi ed utili (Dott. Csaba Csonka, Primario Chirurgo, Ajka, Ungheria)
- Assolutamente splendido. Lo adotterò come lettura obbligatoria per tutti i miei collaboratori. Per il resto – fantastico!! (Eddie Chaloner, UK)
- Non ricordo di aver mai digerito un libro di chirurgia con così tanto interesse, leggendolo senza stancarmi fino a tarda notte. (Dott. med. Achim Schröder, Germania)

- È uno dei libri di chirurgia più utili ed interessanti della mia biblioteca. Si legge con piacere ed interesse in due ore e lo si ricorda per sempre. (Dott. Andrea Favara, Milano, Italia)
- Un libro come questo ci voleva da tempo (R.D. Quill, Dublino, Irlanda)
- Una miniera d'oro per un tirocinante. (Mr. Saboor Kahn, Wales, UK)

A grande richiesta la *prima edizione* di questo libro è stata tradotta in spagnolo ed in russo.

Motivati dall'entusiasmo generale che questo libro ha raccolto in tutto il mondo – soprattutto da parte di coloro che praticano la "vera chirurgia" nel "mondo reale" – abbiamo deciso di ampliarlo, in modo da pubblicare un testo che fosse alla portata di tutti – ovunque cerchiate di salvare una vita, che sia a Bogotà, Dundee, Teheran, Calcutta, Napoli, Dusseldorf, Krakovia, Mosca o Boston. Se siete dei chirurghi che praticano in base a come sono stati educati 20 o 30 anni fa, allora odierete questo libro; se invece siete stati educati da questo tipo di chirurghi dovete assolutamente leggerlo.

Anton Cekhov ha detto: *"I medici sono come gli avvocati; l'unica differenza è che gli avvocati si limitano a derubarvi mentre i medici, oltre a derubarvi, vi uccidono anche."* Abbiamo scritto questo libro con l'obiettivo principale di aiutarvi a non uccidere i vostri pazienti. Ci auguriamo che questo modesto libro possa essere per voi di qualche utilità.

New York/Glasgow, Luglio 2004   *I curatori* (vedi figura)

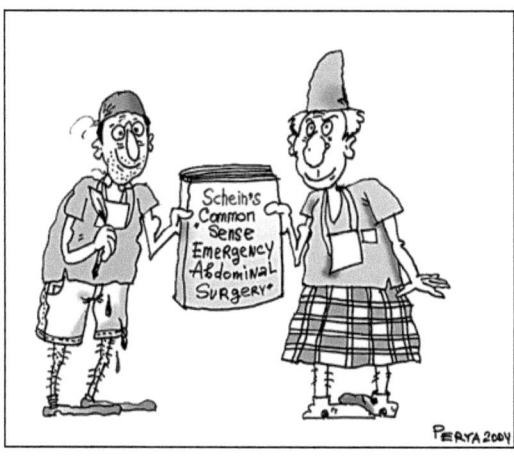

I curatori: Rogers è quello con il *kilt*…

Indice

I	**Background**	1
1	Filosofia generale	3
	Moshe Schein · Paul N. Rogers	
2	Breve storia della chirurgia addominale d'urgenza	9
	Harold Ellis	
II	**Prima dell'intervento**	15
3	Addome acuto	17
	Moshe Schein	
4	Procedure diagnostiche razionali	27
	Moshe Schein	
5	Diagnostica per immagini per lo studio dell'addome	33
	Moshe Schein · Sai Sajja · Hans Ulrich Elben	
6	Ottimizzare il paziente	55
	James C. Rucinski	
7	La somministrazione preoperatoria di antibiotici	67
	Moshe Schein	
8	Famiglia, etica, consenso informato e questioni medico-legali ...	71
	James C. Rucinski	
9	Prima del decollo: la checklist pre-operatoria	77
	Moshe Schein	

III	L'intervento	81
10	L'incisione Moshe Schein	83
11	L'esplorazione addominale: cercare ciò che non va Moshe Schein	87
12	Peritonite: contaminazione ed infezione, principi di trattamento Moshe Schein · Roger Saadia	95
13	L'anastomosi intestinale Moshe Schein	103
14	Urgenze esofagee Tom Anthony Horan	109
15	Urgenze diaframmatiche Ulrich Schoeffel · Moshe Schein	119
16	Emorragia del tratto gastro-intestinale superiore (ed ipertensione portale) Moshe Schein	125
17	Ulcera peptica perforata Moshe Schein	143
18	Pancreatite acuta Moshe Schein	151
19	Colecistite acuta Moshe Schein	163
20	Colangite acuta Gary Gecelter	173
21	Occlusione dell'intestino tenue Moshe Schein	179
22	Ernie della parete addominale complicate Paul N. Rogers	191
23	Ischemia intestinale acuta Moshe Schein · Paul N. Rogers	197
24	Malattie infiammatorie dell'intestino ed altri tipi di colite Per-Olof Nyström	205
25	Occlusione del colon Per-Olof Nyström	217
26	Diverticolite acuta Per-Olof Nyström	229

27	Emorragie massive del tratto gastro-intestinale inferiore . . . . Per-Olof Nyström	239
28	Appendicite acuta . . . . Moshe Schein	245
29	Urgenze ano-rettali . . . . Luis A. Carriquiry	255
30	Complicanze chirurgiche dell'endoscopia . . . . Ahmad Assalia · Anat Ilivitzki	265
31	Urgenze ginecologiche . . . . Bashar Fahoum · Moshe Schein	275
32	Urgenze addominali in età pediatrica . . . . Wojtek J. Górecki	283
33	Il paziente con AIDS . . . . Sai Sajja	291
34	Trauma addominale penetrante . . . . Avery B. Nathens	297
35	Trauma addominale chiuso . . . . Avery B. Nathens	305
36	Sindrome compartimentale addominale . . . . Moshe Schein	321
37	Urgenze dell'aorta addominale . . . . Paul N. Rogers	329
38	Chiusura della parete addominale . . . . Moshe Schein	337
39	Prima dell'atterraggio . . . . Moshe Schein	343
IV	**Dopo l'intervento**	345
40	Trattamento post-operatorio . . . . Moshe Schein	347
41	Nutrizione . . . . James C. Rucinski	355
42	La somministrazione post-operatoria di antibiotici . . . . Moshe Schein	363

43	Ileo post-operatorio versus occlusione intestinale	369
	Moshe Schein · Sai Sajja	
44	Ascessi intra-addominali	377
	Moshe Schein	
45	Perdite anastomotiche e fistole	387
	Moshe Schein	
46	Re-laparotomia e laparostomia nelle infezioni addominali	395
	Moshe Schein · Roger Saadia · Danny Rosin	
47	Deiscenza della sutura della parete addominale	411
	Moshe Schein	
48	LIRS, SIRS, sepsi, MODS e peritonite terziaria	415
	Moshe Schein · John Marshall	
49	Gestione della ferita	425
	Moshe Schein	
50	Emorragia post-operatoria	431
	Barry Armstrong	
51	Il ruolo della laparoscopia	439
	Pioter Gorecki	
52	Le conseguenze e i M&M meeting	449
	Moshe Schein	

Indice analitico 457

Elenco degli autori

Barry D. Armstrong, MD, FRCSC
    General Surgeon, Thunder Bay Regional Health Centre
    Downtown North RPO Box 24002, Thunder Bay, Ontario, P71 8A9, Canada
    docbear@sympatico.ca

Ahmad Assalia, MD
    Fellow, Division of Laparoscopy and the Minimally Invasive Surgery Center
    Mount Sinai Medical Center, New York, NY, USA
    Lecturer in Surgery, Faculty of Medicine, Technion
    Israel Institute of Technology
    Department of Surgery B, Rambam Medical Center
    Bat Galim, Haifa, Israel
    assaliaa@aol.com

Luis A. Carriquiry, MD
    Professor and Head, Second Surgical Clinic
    Maciel Hospital School of Medicine University of the Republic
    Rafael Postoriza 1451, Apt. 502, Montevideo 11600, Montevideo, Uruguay
    Icarriq@dedicado.net.uy

Hans Ulrich Elben, MD
    Leitender Arzt der Radiologischen Abteilung
    Kreisklinikum Schwarzwald-Baar GmbH
    Sonhaldenstrasse 2, 78166 Donaueschingen, Germany
    HansUlrichElben@swol.net

Harold Ellis, CBE, MCh, FRCS
    Professor, Applied Biomedical Research Group
    5th Floor, Hodgkin Building, Guy's Campus
    London SE1 1UL, Great Britain

Bashar Fahoum, MD, FACS
    Attending Surgeon, Director of SICU
    Department of Surgery, New York Methodist Hospital
    516 Sixth Street, Brooklyn, 11215 NY, USA

Gary Gecelter, MD, FACS
    Associate Professor of Clinical Surgery, Albert Einstein College of Medicine
    Department of Surgery, Long Island Jewish Medical Center
    New Hyde Park, NY, USA
    GGecelter@lij.edu

Pioter Gorecki, MD, FACS
    Director of Laparoscopic Surgery, New York Methodist Hospital
    516 Sixth Street, Brooklyn, 11215 NY, USA
    pgorecki@pol.net

Wojtek J. Górecki, MD, PhD
    Assistant Professor, Department of Pediatric Surgery Jagiellonian
    University, University Children's Hospital
    265 Wielicka Street, 30-663 Kraków, Poland
    wigoreck@cyf-kr.edu.pl

Anat Ilivitzki, MD
    Department of Surgery B, Rambam Medical Center
    Bat Galim, Haifa, Israel

Thomas Anthony Horan, MD, FACS, FRCSC
    Thoracic Surgeon, Sarah Network of Hospitals
    Brasilia-DF, Brazil
    thoran@sarah.br

Alexander N. Oparin, MD
    Attending Surgeon, Department of Surgery
    Mediko-Sanitarnaya Chast No. 4, 178 Novo-Sadovaya,
    443011 Samara, Russia
    anoparin@mailsnare.net

Robert Lane, MD, FRCSC, FACS
    General Surgeon, Morristown, TN 37813, USA
    roblane@charter.net

John Marshall, MD, FRCSC, FACS
    Professor of Surgery, Eaton North 9-234
    Toronto General Hospital, University Health Network
    200 Elizabeth Street, Toronto, Ontario, Canada
    John.Marshall@uhn.on.ca

Avery B. Nathens, MD, FACS
  Associate Professor of Surgery, University of Washington
  Division of General Surgery and Trauma, Harborview Medical Center
  Box 359796, Seattle, WAS 98104, USA
  anathens@u.washington.edu

Per-Olof Nyström, MD, PhD
  Associate Professor of Surgery, Consultant Colorectal Surgeon
  Department of Surgery, Linkoping University Hospital
  SE-581 85 Linkoping, Sweden
  p-o.nystrom@lio.se

Evgeny E. Perelygin, MD
  Attending Surgeon, Department of Surgery
  Krasnovishersk Regional Hospital
  3 Pobedy, 618550 Krasnovishersk, Permskaya Oblast, Russia
  perya-32@yandex.ru

Danny Rosin, MD
  Department of General Surgery & Transplantation
  Sackler School of Medicine, Tel Aviv University
  Sheba Medical Center, Tel Hashomer, Israel
  drosin@netvision.net.il

James C. Rucinski, MD, FACS
  Director of Surgical Education, New York Methodist Hospital
  516 Sixth Street, Brooklyn, 11215 NY, USA
  jrucinski@pol.net

Roger Saadia, MD, FRCS (Ed)
  Professor of Surgery, University of Manitoba and Health Sciences Centre
  820 Sherbrook Street, Winnipeg, R3A 1R9, Canada
  rsaadia@shaw.ca

Sai Sajja, MD
  Chief Resident, Department of Surgery, Bronx Lebanon Hospital
  1650 Selwyn Avenue, Bronx, NY 10457, USA
  saisajja@hotmail.com

Ulrich Schoffel, MD
  Professor für Chirurgie, Universität Freiburg
  Leitender Arzt der Allgemein- und Viszeralchirurgie
  Rotes Kreuz-Krankenhaus Lindenberg
  Jägerstrasse 41, 88161 Lindenberg, Germany
  Ulrich.Schoeffel@swmbrk.de

Background

Filosofia generale

MOSHE SCHEIN • PAUL N. ROGERS

I chirurghi sono dei medici che operano...
"La saggezza si conquista attraverso la sofferenza."
(Eschilo, Agamennone)

Nel momento stesso in cui iniziate a sfogliare questo libro, ci sono nel mondo migliaia di chirurghi che si trovano ad affrontare una catastrofe addominale. Il palco su cui avviene l'incontro cambia da luogo a luogo – che si tratti di una moderna Unità di Chirurgia d'Urgenza a Londra, di un misero Pronto Soccorso nel Bronx o di una tenda nella boscaglia africana – ma la scena è incredibilmente la stessa. È sempre uguale: voi con il paziente ed il paziente in preda al dolore, sofferente ed ansioso. Ed anche voi siete ansiosi – ansiosi per la diagnosi, preoccupati per la scelta del trattamento migliore e per la vostra capacità di fare ciò che è giusto. Siamo nel XXI secolo, ma questo scenario universale non è nuovo. È antico quanto la chirurgia stessa. Siete forse troppo giovani per notare quanto poco siano cambiate le cose negli anni. Il vostro ospedale può essere all'avanguardia della medicina moderna, con un Pronto Soccorso munito di apparecchiature per la tomografia computerizzata spirale e la risonanza magnetica, ma, in pratica, non è cambiato nulla; siete voi, spesso con l'intero *sistema* contro, che dovete pianificare il trattamento più adeguato e metterlo in pratica ed il paziente.

Il trattamento *migliore* nella chirurgia addominale d'urgenza

Può essere utile paragonare un chirurgo addominale che opera in urgenza ad un ufficiale della fanteria (⊙ Fig. 1.1). Lontana dai riflettori e dalla gloria che circonda i cardio- ed i neurochirurghi, la chirurgia addominale d'urgenza è più simile alla fanteria che all'aeronautica. Una guerra si può vincere, non con i missili telecomandati ma con la fanteria. Per ottenere la vittoria finale è necessario agonizzare, sudare, sanguinare e sporcarsi le mani con secrezioni ed escrezioni umane. Allo stesso modo, nella chirurgia addominale d'urgenza, i marchingegni tecnologici hanno un ruolo marginale in quanto in essa dominano il cervello e le mani del chirurgo. Alcuni lettori possono obiettare sulla scelta di questa metafora militare ma la verità è che nella chirurgia addominale d'urgenza vi sono alcune semplici regole in comune con la fanteria – regole nate nelle trincee e durante le offensive e che sono fondamentali per la vittoria e la sopravvivenza. Questo codice di battaglia rievoca quello del *miglior* trattamento nelle urgenze addominali.

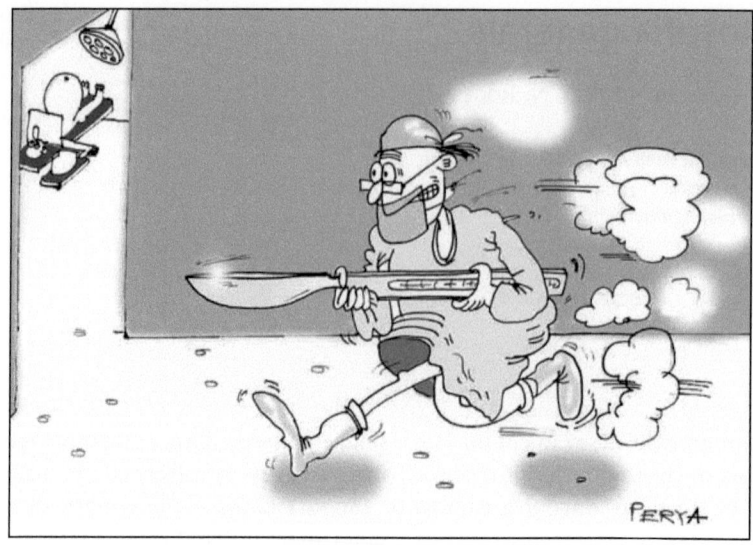

Fig. 1.1. "Pensate come un soldato di fanteria…"

	Fanteria	Chirurgia addominale d'urgenza
Regola 1	Distruggere il nemico prima che lui vi distrugga	Salvare la vita
Regola 2	Risparmiare i propri uomini	Ridurre la morbilità
Regola 3	Risparmiare le munizioni	Utilizzare le risorse in maniera razionale
Regola 4	Conoscere il proprio nemico	Valutare la gravità della malattia
Regola 5	Conoscere i propri uomini	Essere consapevoli del rapporto rischio-beneficio della terapia
Regola 6	Attaccare i *punti deboli*	Personalizzare il trattamento in base alla malattia e al paziente
Regola 7	Non chiedere rinforzi all'aeronautica in uno scontro corpo a corpo	Non utilizzare marchingegni inutili – usare il cervello e le mani
Regola 8	Condurre la battaglia in prima linea e non dalle retrovie	Non prendere ed accettare decisioni al telefono
Regola 9	Accettare i consigli dei generali ma poi decidere autonomamente	Procurarsi ed usare selettivamente le consulenze di *altre specializzazioni*
Regola 10	Evitare il fuoco amico	Limitare la patologia iatrogena
Regola 11	Mantenere alto il morale delle truppe	Essere fieri di aver utilizzato il trattamento *migliore*

I vostri maestri vi avranno certamente fatto notare che "... tutte le strade portano a Roma" e che, naturalmente ci possono essere più strade (cliniche) da percorrere per raggiungere lo stesso risultato. Ora, soltanto una di queste strade è quella *giusta* e perciò la *migliore!* Per essere considerata tale, la *strada preferita* deve salvare la vita al paziente e diminuire la morbilità nella maniera più efficace possibile. Considerate questo esempio: si può trattare una appendicite acuta perforata seguendo due strade diverse, entrambe portano alla guarigione del paziente ed entrambe possono essere considerate appropriate.

1ª strada	2ª strada
Giovane uomo con peritonite localizzata in fossa iliaca destra	Giovane uomo con peritonite localizzata in fossa iliaca destra
***	Tomografia computerizzata
***	Tentativo di appendicectomia laparoscopica Conversione ad appendicectomia tradizionale
Appendicectomia per appendicite gangrenosa – *3 ore* dopo il ricovero	Appendicectomia per appendicite gangrenosa – *24 ore* dopo il ricovero
Sutura immediata (primaria) della ferita	Ferita lasciata aperta
Terapia antibiotica post-operatoria per 24 ore	Terapia antibiotica post-operatoria per 5 giorni
***	Sutura differita (secondaria) della ferita
Dimissione in III giornata post-operatoria	Dimissione in VII giornata post-operatoria

Entrambe le strade vanno bene, giusto? Ma la prima è ovviamente la *migliore*: più sicura, più rapida e più economica.

Attualmente esistono numerose opzioni per cui è possibile fare quasi tutto. Basta cliccare su MEDLINE e si viene sommersi da lavori scientifici che provano e giustificano praticamente qualsiasi cosa uno scelga di fare, con *acrobazie chirurgiche* eseguite per il semplice gusto di farle. Ovunque esistono dati e teorie: le fonti sono numerose ma ciò di cui uno ha veramente bisogno è il buon senso, che gli permetta di applicare correttamente le conoscenze già acquisite e che costantemente si accumulano.

Filosofia generale (Fig. 1.2)

"Non c'è niente di nuovo nella storia…" disse Winston Churchill, "assenza di lungimiranza, riluttanza ad agire quando l'azione risulta semplice ed efficace, mancanza di idee chiare, consigli confusi, fino a che non si verifica una emergenza e non veniamo scossi dal gong dell'autoconservazione…". Quanto è veritiero questo aforisma di Churchill se applicato alla chirurgia d'urgenza. Quante volte dimentichiamo gli antichi principi – incisi sulla pietra – impegnati come siamo a reinventare la ruota?

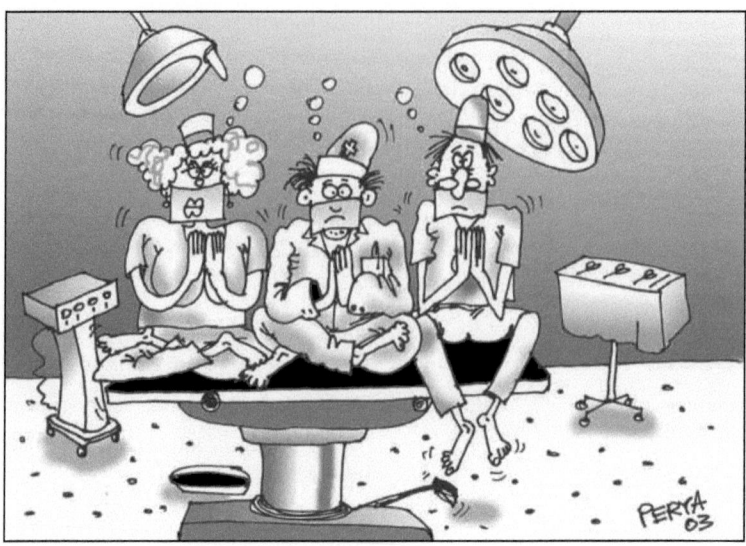

Fig. 1.2. "Filosofia generale…"

Il trattamento *migliore*, che emerge da ogni paragrafo di questo libro, si basa su:
- principi stabiliti da tempo (non reinventate la ruota)
- moderna conoscenza scientifica dell'infiammazione e della sepsi
- chirurgia basata sull'evidenza/efficacia (vedi più sotto)
- esperienza personale

Il *paziente* infiammato (◉ Fig. 1.3)

Pensate al vostro paziente come INFIAMMATO da una miriade di mediatori infiammatori, indotti dalla malattia primitiva, che può essere sia flogistica che settica o traumatica. Queste *sindromi da risposta infiammatoria sistemica* (SIRS) e locale (ad es. peritonite) sono quelle che determinano la disfunzione o l'insufficienza d'organo e l'eventuale decesso del paziente. Maggiore sarà l'infiammazione, peggiori saranno le condizioni del paziente e perciò maggiori saranno la morbilità e la mortalità previste. Pensate inoltre che, qualsiasi cosa facciate per fermare l'infiammazione, potreste contribuire al suo aggravamento, aggiungendo così legna al fuoco infiammatorio. Una chirurgia eccessiva, eseguita in maniera inadeguata e troppo tardi, non fa che aggiungere chiodi alla bara del paziente. Inoltre alla SIRS si contrappone la *sindrome da risposta antinfiammatoria compensatoria* (CARS), mediata dalle citochine antinfiammatorie, che, a sua volta, promuove l'immunosoppressione e la sepsi, molto frequente dopo interventi importanti e traumi gravi. La filosofia del trattamento da noi proposta asserisce che, per curare o minimizzare il processo infiammatorio e la rispo-

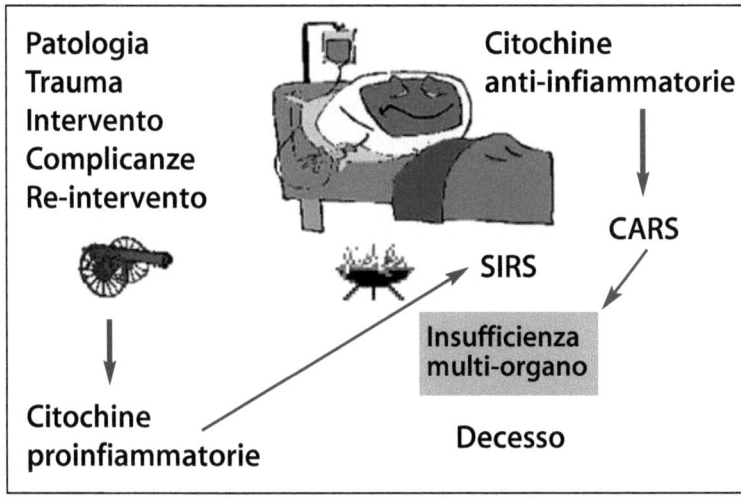

Fig. 1.3. Il paziente chirurgico infiammato. SIRS, sindrome da risposta infiammatoria sistemica; CARS, sindrome da risposta antinfiammatoria compensatoria [leggete il classico del defunto Roger Bone: Bone RC (1996) Sir Isaac Newton, sepsis, SIRS, and CARS. Crit Care Med 24: 1125-1128]

sta antinfiammatoria, il trattamento deve essere accuratamente personalizzato in base alla patologia di ogni singolo paziente. Per ogni crimine la giusta punizione – è inutile far fuoco indiscriminatamente in tutte le direzioni!

Evidenza/efficacia

Qualche parola sul significato di *evidenza/efficacia*.

Livello di evidenza/efficacia	Descrizione
I	*Trial* controllati randomizzati scientificamente validi
II	*Trial* controllati randomizzati con *problemi* metodologici
III	Studi di coorte comparativi non randomizzati con controlli concomitanti
IV	Studi di coorte comparativi non randomizzati con controllo storico
V	*Case report* senza controlli

Alla suddetta classificazione *ufficiale* vogliamo aggiungere altre tre categorie, frequentemente adottate dai chirurghi di tutto il mondo

VI	"Nella mia serie personale di X pazienti (mai pubblicata) non vi sono state complicanze"
VII	"Ricordo quel caso…"
VIII	"Io lo faccio così ed è il modo migliore"

State ben attenti ora, gli studi di livello V costituiscono il *corpus* principale della letteratura chirurgica sulle urgenze addominali, mentre i livelli VI-VII sono la piattaforma su cui si basa l'atteggiamento chirurgico (pensate alle riunioni che si tengono nel vostro Dipartimento) ed il livello VIII potrebbe farvi venire in mente che so... il vostro direttore!

Dovete abituarvi a pensare in termini di livello di evidenza e a resistere ai dogmi locali. Riteniamo che in letteratura vi siano elementi a sostegno di gran parte di ciò che scriviamo, ma preferiamo non citarli poiché questa non è la sede adatta. Quando non si dispone di un alto livello di evidenza, è necessario ricorrere ad un approccio individuale ed al buon senso, ed è proprio questo l'argomento del nostro libro.

Spesso ve la caverete... ma non sempre. Per la maggior parte dei pazienti trattati seguendo la seconda strada andrà tutto per il meglio, ma per alcuni di loro non sarà così. Le pagine seguenti vi aiuteranno a formare un vostro giudizio personale - indicandovi la strada giusta per ogni situazione. Ovviamente questa non è la Bibbia, tuttavia si basa su un'ampia conoscenza della letteratura e su una vasta esperienza personale. Perciò ovunque siate – in India, Norvegia, Cile, Canada o Palestina – e di qualunque risorsa disponiate, l'approccio alla chirurgia addominale in urgenza sarà lo stesso. Unitevi quindi a noi – per salvare vite, ridurre la morbilità, agire *correttamente* e guadagnarvi la gloria!

> "La gloria dei chirurghi è come quella degli attori, dura soltanto finché sono in vita e una volta morti, non viene più apprezzata. Attori e chirurghi… sono tutti eroi del momento." (Honore de Balzac, 1799-1850).
>
> "L'intervento chirurgico è una confessione silenziosa all'inadeguatezza del chirurgo." (John Hunter, 1728-1793).

Breve storia della chirurgia addominale d'urgenza

HAROLD ELLIS

"Nello studio di alcuni problemi apparentemente nuovi facciamo spesso dei progressi leggendo i lavori di grandi uomini del passato." (Charles H. Mayo, 1865-1939)

A partire dall'antichità fino ad epoche relativamente moderne, i chirurghi ignoravano le cause della maggior parte delle urgenze addominali acute ed i loro trattamenti erano perciò inefficaci. Ovviamente conoscevano bene i traumi addominali e le spaventose conseguenze delle ferite penetranti dell'addome, la maggior parte delle quali risultavano fatali. Nella Bibbia, nel Libro dei Giudici, leggiamo:

> Ehud si fece una spada a due tagli, lunga un cubito; e se la cinse sotto la veste al fianco destro. Ed offrì il regalo ad Eglon, re di Moab, ch'era un uomo molto grasso... E Ehud, stesa la mano sinistra, trasse la spada dal fianco destro e gliela piantò nel ventre. Anche l'elsa entrò dopo la lama ed il grasso si richiuse attorno ad essa cosicché egli non poté tirar via la spada dal ventre; uscì la sporcizia... Ed ecco che il loro signore giaceva a terra morto.

A volte poteva formarsi una fistola fecale ed il paziente comunque sopravviveva. Un famoso chirurgo militare francese del XVI secolo, Ambroise Paré, scrive, facendo riferimento alla propria casistica clinica ed autoptica:

> Nel tempo ho trattato diversi uomini che sono guariti dopo che il loro corpo era stato trafitto da una spada o da una pallottola. Uno di questi, nella città di Melun, era l'attendente dell'Ambasciatore del Re del Portogallo. Questi era stato trafitto da una spada che gli aveva leso l'intestino cosicché quando fu medicato una notevole quantità di materiale fecale uscì dalla ferita; tuttavia guarì."

A volte veniva ridotta in cavità addominale, con successo, un'ansa intestinale prolassata protrudente da una lacerazione addominale. Meno frequentemente, qualche intraprendente chirurgo suturava una lacerazione dell'ansa, salvando così la vita del paziente. Nel 1676, Timothy Clark riportò il caso di un macellaio, nel villaggio di Wayford nel Somerset, nell'angolo sud-occidentale dell'Inghilterra, che aveva tentato il suicidio con il proprio coltello. Dopo tre giorni, un chirurgo, il cui nome non viene menzionato da Clark, riposizionò l'intestino prolassato, rimosse l'omento e la milza prolassati ed il paziente guarì. Clark stesso, nel 1633, aveva rimosso la milza ad un cane che poi era sopravvissuto, dimostrando così che quell'organo non era fondamentale per la vita e confermando l'osservazione fatta da Vesalio il secolo precedente.

Gli antichi erano anche a conoscenza dell'*ernia strozzata*. Il trattamento generalmente consisteva in una energica riduzione manuale favorita da bagni caldi, cataplasmi e dal porre il paziente a testa all'ingiù con i piedi in alto. A volte i loro sforzi erano ricompensati da successo, ma ovviamente c'era il temibile rischio di una rottura intestinale, soprattutto nei casi più gravi. Nel 1723 William Cheselden riportò il caso di una donna di 73 anni con un'ernia ombelicale strozzata. Durante l'intervento, resecò 66 cm di intestino in gangrena. La donna guarì con, ovviamente, una fistola fecale persistente. Che un'ernia strozzata fosse estremamente pericolosa è dimostrato dal fatto che la regina Carolina, moglie di Giorgio II d'Inghilterra, morì, nel 1736, a 55 anni, per un'ernia ombelicale strozzata.

Le *urgenze addominali acute* hanno indubbiamente afflitto il genere umano sin dagli albori, tuttavia è soltanto in tempi relativamente recenti – gli ultimi due secoli – che la patologia ed il suo trattamento sono stati descritti, poiché per molti secoli, nella maggior parte delle società, gli esami post-mortem erano vietati o visti di cattivo occhio. Gli interventi sull'addome erano eseguiti di rado o addirittura non furono eseguiti fino all'inizio del XIX secolo. Quella che Berkeley Moynihan chiamò la *patologia dei viventi*, ovvero la patologia della cavità addominale diagnosticata in sala operatoria, dovette aspettare a lungo l'avvento dell'anestesia, nel 1840, e della chirurgia in asepsi, nel 1870.

Le conoscenze sulle cause dell'addome acuto fecero pochi progressi nei 2000 anni successivi ad Ippocrate (V secolo a.C.). I medici greci e romani erano degli acuti osservatori clinici. Riconoscevano che un ascesso addominale profondo poteva, di tanto in tanto, drenarsi spontaneamente o essere drenato chirurgicamente con la guarigione del paziente. Qualsiasi altro tipo di emergenza addominale grave, denominata *ileo* o *passione iliaca*, era dovuto ad una occlusione intestinale. Ovviamente, le urgenze addominali fatali da loro osservate erano davvero causate dall'ostruzione meccanica o dall'ileo paralitico da peritonite generalizzata. Leggiamo quanto scrive Ippocrate:

> Nell'ileo la pancia diventa dura, non ci sono movimenti, l'addome intero è dolente, c'è febbre e sete e a volte il paziente è così tormentato che vomita bile… Le medicine non vengono trattenute ed i clisteri non riescono a penetrare. È una malattia acuta e pericolosa.

Nel corso dei secoli non ci furono altre soluzioni da offrire ai pazienti se non cataplasmi sull'addome, coppettazioni, salassi, purghe e clisteri, che probabilmente facevano più male che bene. Fu soltanto nel 1776 che William Cullen di Edimburgo coniò il termine *peritonite* per indicare l'infiammazione della membrana che riveste la cavità addominale e la sua estensione ai visceri. Tuttavia, egli non reputò molto importante stabilire una diagnosi esatta, poiché anche "*quando riconosciuta, i pazienti non necessitano di altri rimedi se non quelli per l'infiammazione in generale*".

Appendicite

Fu Lorenz Heister di Helmstadt, Brunswig, che, nel 1755 durante una autopsia, fece per primo riferimento all'appendice come sede di una infiammazione acuta. Dopo Heister, per oltre un secolo, i referti autoptici furono sporadici e la maggior parte dei casi misconosciuti o etichettati come *tiflite*, *peri-tiflite* o *passione iliaca*.

Nel 1848 Henry Hancock del Charing Cross Hospital di Londra riportò il drenaggio di un ascesso appendicolare in una giovane donna incinta di 8 mesi. La donna guarì ma, malgrado l'appello di Hancock, la convinzione circa l'inutilità di operare una volta insorta una peritonite era così radicata che il suo consiglio fu ignorato per circa 40 anni.

In realtà fu un medico, e non un chirurgo, a proporre l'appendicectomia e la necessità di una diagnosi precoce. Nel 1886, Reginald Fitz, professore di medicina ad Harvard, pubblicò infatti una revisione di 257 casi, descrivendo chiaramente questa patologia e le sue caratteristiche cliniche e consigliando l'asportazione della parte acutamente infiammata o, in presenza di un ascesso, il drenaggio chirurgico. Negli Stati Uniti il consiglio di Fitz fu accolto rapidamente. Nel 1887 Thomas Morton di Filadelfia fu il primo a riferire su una corretta diagnosi e sulla rimozione riuscita di una appendice perforata (benché nel 1880 Robert Lawson Tait avesse trattato un caso simile, riportandolo però soltanto nel 1890). Il boom delle diagnosi precoci e dei trattamenti chirurgici avvenne soprattutto grazie a Charles McBurney del Roosvelt Hospital di New York che descrisse il *punto di McBurney* ed ideò l'incisione con divaricamento del muscolo e a J.B. Murphy di Chicago, che enfatizzò la modifica della reazione dolorosa nel *segno di Murphy*. Nel 1902 Frederick Treves del London Hospital drenò un ascesso appendicolare a Re Edoardo VII, due giorni prima della sua incoronazione, e si attivò per rendere di dominio pubblico questa patologia.

Rottura splenica

In un trauma addominale chiuso la milza è il viscere che viene più frequentemente leso, tuttavia i primi chirurghi addominali erano stranamente restii ad eseguire una splenectomia in pazienti fortemente anemizzati, anche se, nel 1867, Jules Pean di Parigi aveva eseguito con successo una splenectomia in una ragazza affetta da una voluminosa cisti splenica. Nel 1892 Sir Arbuthnot Lane del Guy's Hospital di Londra riportò il fallito tentativo di salvare 2 pazienti con rottura splenica ed altri 3 casi di decesso furono riferiti, l'anno seguente, da Freidrich Trendelenburgh di Lipsia. Dalla lettura di questi rapporti si desume che se fosse stata disponibile una trasfusione ematica, i pazienti sarebbero probabilmente sopravvissuti.

Fu Oskar Riegner ad eseguire, nel 1893 a Breslavia, la prima splenectomia per una milza spappolata, con sopravvivenza del paziente. Il paziente, un ragazzo di 14 anni, aveva una rottura completa di milza e 1,5 litri di sangue in addome. In tutti e quattro gli arti fu infusa, per via sottocutanea, della normale soluzione salina. La guarigione fu complicata da gangrena del piede sinistro che richiese l'amputazione, tuttavia, 5 mesi dopo il primo intervento, il ragazzo lasciò l'ospedale con tanto di arto artificiale.

Occlusione intestinale

Non sorprende il fatto che i primi tentativi di trattare l'ostruzione del colon (di solito causata da un tumore del colon sinistro) abbiano previsto l'esecuzione di una colostomia.

Il primo tentativo fu compiuto da Pillore di Rouen nel 1776. Questi eseguì una cecostomia in un mercante di vino affetto da una voluminosa distensione addominale dovuta ad una massa della giunzione retto-sigmoidea. L'intervento portò al paziente un grande sollievo, ma questi morì in XXVIII giornata per la necrosi di un'ansa digiunale, dovuta all'ingente quantità di mercurio somministrato pre-operatoriamente nel tentativo di risolvere l'ostruzione. Nel 1797 Pierre Fine di Ginevra eseguì con successo una colostomia sul trasverso. La paziente, una signora di 63 anni affetta da occlusione per una massa del sigma, morì dopo 14 settimane con ascite.

Fu solo con l'avvento dell'anestesia e della asepsi che fu possibile eseguire di routine la resezione di una neoplasia intestinale: il primo successo fu riportato da Vincent Czerny ad Heidelberg nel 1879. Presto ci si rese conto che la resezione del colon ostruito aveva spesso come risultato una fistola anastomotica fatale. L'esteriorizzazione della massa, con la creazione e la successiva chiusura di una colostomia a canna di fucile, fu introdotta, nel 1895, da Frank Thomas di Liverpool e poco più tardi da Johannes von Mikulicz-Radecki di Breslavia. Quest'ultimo dimostrò che la procedura (intervento di Paul-Mikulicz) aveva ridotto, nella propria serie di pazienti, la mortalità dal 43%, con resezione primaria, al 12,5% con esteriorizzazione.

Dati gli evidenti aspetti clinici dell'occlusione intestinale nei neonati – emissione di feci gelatinose rossastre, presenza di una massa addominale palpabile e a volte di una massa prolassata palpabile per via rettale o protrudente attraverso la rima anale – non sorprende che l'intussuscezione, nei bambini, sia stata una delle prime patologie specifiche riconosciute dell'addome acuto. Il trattamento era attendistico e prevedeva l'utilizzo di clisteri o di candelette rettali nel tentativo di ridurre la massa. I chirurghi erano incoraggiati ad utilizzare questi metodi grazie agli sporadici resoconti di successo e, quelli ancora più sporadici, di guarigione dopo l'espulsione dell'intestino necrotico dal retto. Il primo successo chirurgico fu riferito da Sir Jonathan Hutchinson del London Hospital, nel 1871. Alla paziente, una bambina di 2 anni, fu ridotta l'intussuscezione con una breve incisione mediana, un intervento che richiese soltanto pochi minuti. Nel meticoloso rapporto di Hutchinson erano catalogati 131 casi precedenti: una lettura davvero deprimente.

La nuova chirurgia addominale presentava però un aspetto negativo. Poco dopo l'inizio di questa nuova era, cominciarono ad apparire i primi resoconti di ostruzione dell'intestino tenue da aderenze post-operatorie. Thomas Bryant del Guy's Hospital di Londra lo descrisse per la prima volta nel 1872 – un caso letale dopo ovariectomia. Nel 1883 William Battle di Londra riportò un secondo decesso dopo l'asportazione di una massa ovarica avvenuta 4 anni prima. Attualmente, nel mondo occidentale, le briglie e le aderenze post-operatorie costituiscono i tre-quarti di tutti i casi di occlusione dell'intestino tenue.

Ulcera peptica perforata

Di solito un'ulcera peptica perforata non trattata determina l'insorgenza di una peritonite letale. Tentativi di riparazione furono fatti, senza alcun successo, da Mikulicz-Radecki nel 1884, da Czerny nel 1885 e successivamente da altri chirurghi. Questa deprimente serie di insuccessi ebbe termine in circostanze particolarmente difficoltose. Nel 1892, Ludwig Heusner di Wuppertal, Germania, riparò una ulcera gastrica alta della piccola curva, perforata da 16 ore, in un uomo d'affari di 41 anni: l'intervento fu eseguito in piena notte a lume di candela! La convalescenza fu complicata da un empiema sinistro che dovette essere drenato. Dopo due anni, a Norwich, Thomas Morse pubblicò un caso di riparazione riuscita di una perforazione para-cardiale in una ragazza di 20 anni. Grazie a questi due successi, l'intervento per questa patologia divenne routinario. È interessante notare che, all'inizio del XX secolo, l'ulcera gastrica era molto più frequente di quella duodenale e veniva soprattutto riscontrate in giovani donne.

Rottura di gravidanza ectopica

Fino al 1883 la rottura di una gravidanza ectopica equivaleva ad una condanna a morte.

Questo sorprende poiché, già prima dell'avvento dell'anestesia, i pionieri della chirurgia addominale si ponevano il problema di rimuovere le masse ovariche. Infatti, il primo intervento addominale in elezione per una patologia conosciuta, eseguito nel 1809 da Ephraim McDowell a Danville, Kentucky, fu l'asportazione di una grossa cisti ovarica. Tuttavia, per qualche ragione incomprensibile, il chirurgo rimaneva impotente al capezzale di giovani donne mentre queste, nel periodo più utile della loro vita, si dissanguavano per la rottura di una tuba. Il primo chirurgo ad eseguire con successo un intervento per questa patologia fu Robert Lawson Tait di Birmingham, già conosciuto per un intervento riuscito di appendicectomia nel 1880. Il dott. Hallwright, un medico generico, chiese a Tait di visitare una ragazza con una rottura di gravidanza ectopica. Hallwright suggerì a Tait di asportare la tuba rotta. Tait riporta:

> Il suggerimento mi lasciò senza fiato e temo, non lo accolsi bene. Mi rifiutai di agire ed una ulteriore emorragia uccise la paziente. L'esame post-mortem dimostrò l'esattezza della diagnosi. Analizzai attentamente il pezzo operatorio e scoprii che se avessi legato il legamento largo e rimosso la tuba avrei completamente arrestato l'emorragia e, adesso, credo che se lo avessi fatto avrei salvato la vita della paziente.

Diciotto mesi più tardi Tait operò una paziente in fin di vita: questa fu la prima occasione in cui fu eseguito questo tipo di intervento. La paziente, in un'epoca in cui non esistevano ancora le trasfusioni, morì tuttavia dissanguata. Infine, nel marzo 1888, Tait eseguì con successo, in un caso analogo una salpingectomia: la paziente sopravvisse benché, all'intervento, presentasse un addome pieno di coaguli. Qualche anno dopo, Tait descrisse 39 casi e soltanto due decessi, compreso il primo.

Conclusioni

Ancora oggi, un addome acuto rappresenta per il chirurgo una sfida sia diagnostica che terapeutica, malgrado esistano esami radiologici, biochimici ed ematologici di ausilio alla diagnosi, e trasfusioni ematiche, reintegrazione dei liquidi, sondino naso-gastrico in aspirazione, terapie antibiotiche ed anestesisti esperti di ausilio alla terapia.

> "Guardiamo perciò indietro, con un misto di stupore, orgoglio ed umiltà, agli sforzi dei nostri progenitori chirurghi mentre questi ci spianano la strada verso il trattamento di questo affascinante gruppo di malattie." (Harold Ellis)

Commento del curatore

Siamo orgogliosi di pubblicare questo capitolo del prof. Ellis di Londra: un famoso chirurgo, scrittore, anatomista e storico della chirurgia. Tra i suoi tanti libri raccomandiamo in particolare *Operations That Made History* e *A Brief History of Surgery*.

Prima dell'intervento

Addome acuto*

Moshe Schein

"Per un chirurgo addominale è consueto restarsene seduto, con le mani ben lavate e con indosso il camice, in un angolo della tranquilla sala operatoria, con la lancetta dell'orologio che segna la mezzanotte... Tra pochi minuti il paziente sarà trasportato all'interno ed inizierà un'altra laparotomia d'urgenza. Questo è il culmine di un processo iniziato qualche ora prima quando il chirurgo ha incontrato e visitato il paziente, stabilendo una diagnosi ed un piano di azione." (Peter F. Jones)

"Si può stabilire come regola generale che la maggior parte delle coliche addominali che insorgono in pazienti precedentemente asintomatici e che durano da almeno 6 ore sono causati da patologie di rilevanza chirurgica." (Zachary Cope, 1881-1974)

Detto in modo semplice, il termine addome acuto indica un dolore addominale di breve durata che richiede la decisione se sia o no necessario un intervento chirurgico d'urgenza. Questo quadro clinico è il motivo più frequente per il quale sarete chiamati ad effettuare una consulenza in Pronto Soccorso (PS) ed è utile per introdurre la discussione sull'approccio alle urgenze chirurgiche addominali.

Il problema

La maggior parte dei testi contiene una lunga lista di possibili cause di dolore addominale acuto, spesso elencando dalle 20 alle 30 eziologie definite come le *più comuni*. Di solito questi *elenchi pletorici* vanno dall'ulcera peptica perforata alle cause più esoteriche come la porfiria e il morso della vedova nera. Questi elenchi vanno per la maggiore tra gli studenti di medicina ma sono totalmente inutili per dei tipi pratici come voi.

Chirurghi esperti, chiamati a consulenza in PS nel bel mezzo della notte per un paziente con dolore addominale acuto, non si comportano così: non prendono in considerazione le 50 o più cause più probabili di dolore addominale acuto riportate nell'elenco e non tentano di escluderle una dopo l'altra. Il medico sveglio cerca di identificare un *quadro clinico* e di prendere una decisione basandosi su un numero limitato di opzioni. Di seguito dimostreremo come le varie eziologie del dolore addominale acuto convergano in realtà in un numero limitato di *quadri clinici* facilmente diagnosticabili. Una volta riconosciuti, per ciascuno di questi vi sarà l'indicazione ad uno specifico trattamento.

---

* Il dott. Asher Hirshberg ha contribuito alla stesura di questo capitolo nella prima edizione del libro.

Addome acuto: quadri clinici e loro trattamento

Opzioni di trattamento

Visitando un paziente con addome acuto in PS avete soltanto 4 possibili opzioni di trattamento, elencate nella ⊙ Tabella 3.1. L'ultima opzione (dimissione) merita alcune considerazioni. Molti pazienti con dolore addominale acuto sono sottoposti ad esame clinico e ad un limitato iter diagnostico – che oggi, in alcuni centri, comprende anche una TC – solo per essere etichettati come pazienti con dolore addominale non specifico (NSAP) e quindi dimessi. Il NSAP è un'entità clinica, anche se non ben definita. È un dolore addominale acuto sufficientemente importante da portare il paziente a richiedere una visita medica (⊙ Fig. 3.1). L'esame clinico del paziente e l'iter diagnostico sono negativi ed il dolore è autolimitante e, di solito, non recidiva. È importante considerare che in un PS più della metà dei pazienti con dolore addominale acuto è affetto da NSAP e che le cause specifiche più frequenti sono costituite da appendicite acu-

Tabella 3.1. Opzioni di trattamento

> Intervento chirurgico immediato (*chirurgia d'urgenza*)
> Preparazione pre-operatoria ed intervento (*chirurgia d'urgenza differita*)
> Trattamento conservativo (osservazione attiva, terapia infusionale, antibioticoterapia)
> Dimissione

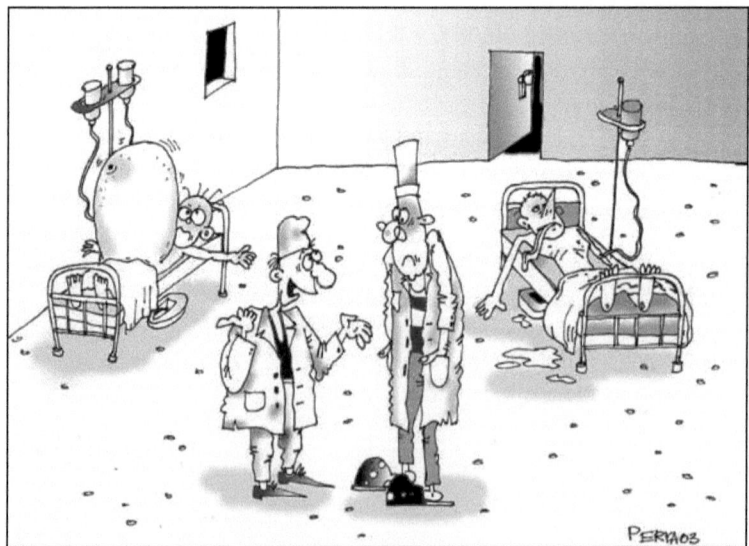

Fig. 3.1. "Chi di questi ha un 'addome acuto'?"

Tabella 3.2. Quadri clinici

> Dolore addominale e shock
> Peritonite generalizzata
> Peritonite localizzata (circoscritta ad un quadrante dell'addome)
> Occlusione intestinale
> "Malattia medica"

ta, da colecistite acuta e da cause ginecologiche. Tuttavia l'esattezza diagnostica della patologia osservata dipende naturalmente dalla vostra sede geografica e dal vostro tipo di pratica clinica. Va ricordato che nei pazienti dimessi con diagnosi di NSAP vi è una maggiore probabilità di diagnosticare in seguito una neoplasia addominale. Per tale motivo, possono essere indicate ulteriori indagini da eseguire in elezione.

Quadri clinici

L'addome acuto si presenta con uno dei 5 quadri clinici definiti, elencati nella ⊙ Tabella 3.2. Due ulteriori quadri clinici (quello traumatico e quello ginecologico) verranno discussi in un'altra sezione di questo volume. A volte può essere presente un quadro misto, occlusivo ed infiammatorio. Ciascuno di questi quadri richiede un trattamento specifico. Il vostro dovere è quello di identificare il quadro clinico specifico per sapere come procedere.

Dolore addominale e shock

Questo è il quadro clinico più drammatico e meno frequente dell'addome acuto. Il paziente si presenta pallido, sudato, con violenti dolori addominali ed ipoteso (cosiddetta apoplessia addominale). Le due cause più frequenti di questo quadro clinico sono la **rottura di un aneurisma dell'aorta addominale** e la **rottura di una gravidanza ectopica** (⊙ Capp. 31 e 37). In questi casi la sola possibilità di trattamento è l'intervento chirurgico immediato. Non si dovrebbe perdere tempo in "*preparazioni*" o ulteriori accertamenti. Perdere un paziente con apoplessia addominale in corso di TC è un peccato mortale e, sfortunatamente, questo non avviene di rado. Va notato che altre urgenze addominali possono presentarsi con dolore addominale e shock per la perdita di liquidi nel "*terzo spazio*", evenienza non rara nei pazienti con **occlusione intestinale** (⊙ Cap. 21), **ischemia intestinale acuta** (⊙ Cap. 23) o **pancreatite acuta severa** (⊙ Cap. 18) – soprattutto, se poi vengono trascurate oppure sono sovrapposte ad un sistema cardiovascolare marginale o prepatologico.

Peritonite generalizzata (diffusa)

Il quadro clinico di una peritonite generalizzata comprende violenti dolori addominali diffusi in pazienti sofferenti e in stato tossico. Di solito il paziente è immobile con un addome estremamente dolente e con segni di irritazione peritoneale come resistenza muscolare (*addome a tavola*), dolore di rimbalzo (segno di Blumberg), reazione di difesa volontaria. Sorprendentemente, alcuni medici con minore esperienza possono talvolta fallire del tutto la diagnosi. Questo accade soprattutto nei pazienti anziani con muscolatura addominale debole o che non presentano i classici segni di peritonismo.

L'errore più frequente nell'esame clinico di pazienti con dolore addominale acuto è una palpazione grossolana e *profonda* che può provocare una forte reazione muscolare anche in pazienti senza patologia addominale. La palpazione dell'addome dovrebbe essere delicata e non provocare di per sé dolore. L'ombelico è la parte più superficiale della parete addominale, dove il peritoneo è quasi a contatto con la cute, quindi una delle manovre più efficaci nell'esame clinico di un paziente con sospetta peritonite è la palpazione delicata della regione ombelicale, là dove la dolorabilità è maggiore. Siamo consapevoli che, in questa fase della vostra carriera chirurgica, non avete bisogno di una spiegazione dettagliata su come esaminare un addome acuto. Tuttavia, perdonateci se sottolineiamo che l'assenza di dolore di rimbalzo non ha alcun significato e che il modo migliore per evidenziare una irritazione peritoneale è quello di invitare il paziente a tossire, di scuotere (gentilmente) il letto o di effettuare una delicata percussione dell'addome.

Negli adulti, le tre cause più frequenti di peritonite generalizzata sono la **perforazione di un'ulcera** (⊙ Cap. 17), la **perforazione del colon** (⊙ Cap. 26) e la **appendicite perforata** (⊙ Cap. 28).

Il trattamento dei pazienti con peritonite generalizzata è costituito da una preparazione pre-operatoria e dall'intervento chirurgico d'urgenza. Il paziente dovrebbe essere portato in sala operatoria solo dopo una adeguata preparazione pre-operatoria, come accennato nel ⊙ Cap. 6.

L'unica eccezione importante è costituita da pazienti con pancreatite acuta. Mentre la maggior parte dei pazienti con pancreatite acuta presenta una modesta dolenzia epigastrica, alcuni di questi possono avere un quadro clinico che simula una peritonite generalizzata (⊙ Cap. 18). Per evitare un errore diagnostico, è buona norma eseguire un dosaggio dell'amilasi sierica in tutti i pazienti con importanti sintomi addominali (⊙ Cap. 4). Una (inutile) laparotomia esplorativa in pazienti con pancreatite acuta severa può portare ad un disastro. Ricordate: Dio ha messo il pancreas posteriormente perché non voleva che i chirurghi ci si trastullassero.

Peritonite localizzata

Nei pazienti con peritonite localizzata, i segni clinici sono confinati ad un quadrante dell'addome. Nel quadrante inferiore destro (QID), la causa principale di peritonite localizzata è l'**appendicite acuta** (⊙ Cap. 28), nel quadrante superiore destro (QSD), la **colecistite acuta** (⊙ Cap. 19) e nel quadrante inferiore sinistro (QIS), la **diverticolite acuta** (⊙ Cap. 26). Nel quadrante superiore sinistro (QSS), la peritonite localizzata non è frequente, per cui questo quadrante viene definito "silente".

Di regola, la peritonite localizzata non costituisce una indicazione al trattamento chirurgico immediato e, quando la diagnosi non è sicura, può essere inizialmente trattata con terapia conservativa.

Il paziente viene ricoverato in reparto chirurgico, trattato con antibioticoterapia e.v. (se si sospetta una colecistite acuta o una diverticolite), reidratato ed attivamente tenuto sotto osservazione con esami clinici seriati. Il **tempo è un magnifico diagnosta**; tornati al letto del paziente dopo qualche ora, potreste scoprire tutti gli indizi mancanti.

L'eccezione alla regola, ovviamente, è un QID dolente che ponga una diagnosi di appendicite acuta per cui è indicata una appendicectomia. Tuttavia, se vi è una massa palpabile nel QID, l'ipotesi diagnostica è un *flemmone appendicolare* per il quale è indicato, inizialmente, un trattamento conservativo (⊙ Cap. 28). In giovani donne, la presenza di segni di peritonismo localizzato nel QID può avere origine ginecologica, e in questo caso, può essere indicato un trattamento conservativo (⊙ Cap. 31).

Il trattamento della **colecistite acuta** varia da chirurgo a chirurgo. Mentre la passata esperienza ci insegnava che la maggior parte dei pazienti generalmente risponde all'antibioticoterapia, i chirurghi "*moderni*" preferiscono intervenire precocemente su una colecisti "*calda*" – di solito il mattino seguente o appena la sala operatoria è disponibile (⊙ Cap. 19).

Occlusione intestinale

Il quadro clinico dell'occlusione intestinale comprende dolore addominale in mesogastrio di tipo colico, distensione, stipsi e vomito.

Come regola generale, più il vomito è precoce ed abbondante, più è probabile che la sede dell'ostruzione sia prossimale; più marcata è la distensione, più distale è la sede dell'ostruzione. Perciò, il vomito e il dolore di tipo colico sono più tipici di una occlusione del tenue, mentre la stipsi e una distensione particolarmente marcata, sono tipiche dell'occlusione del colon. Di solito è possibile fare una distinzione tra questi due tipi di occlusione eseguendo una radiografia diretta dell'addome (RXA).

Esistono due opzioni di trattamento per questi pazienti: conservativo o chirurgico dopo una adeguata preparazione. Il problema principale dell'occlusione intestinale non è quello di stabilire la diagnosi, piuttosto di decidere quale sia l'iter più appropriato da seguire. Se il paziente ha una storia di pregressi interventi chirurgici e si presenta con una occlusione del tenue senza segni di peritonite, l'ipotesi diagnostica è di occlusione dell'intestino tenue da "*semplici*" aderenze. Il trattamento di questi pazienti è conservativo con terapia infusionale endovenosa e decompressione con sondino naso-gastrico. Se l'ostruzione è completa (ad es. assenza di gas nel colon al di sopra della riflessione peritoneale del retto), vi sono scarse possibilità di risoluzione spontanea ed alcuni chirurghi preferiscono eseguire un intervento chirurgico d'urgenza. In presenza di segni clinici di peritonite, febbre e aumento dei globuli bianchi, l'indicazione alla laparotomia è assoluta (☉Cap. 21).

I classici trabocchetti nell'occlusione del tenue sono:
- donne anziane obese senza pregressi interventi chirurgici con occlusione dell'intestino tenue in cui può essere misconosciuta, se non specificamente ricercata, un'ernia crurale strozzata;
- pazienti anziani con occlusione dell'intestino tenue da *semplici* aderenze che migliorano con trattamento conservativo, vengono dimessi e nuovamente ricoverati per una voluminosa neoplasia del colon destro;
- donne anziane con "parziale" occlusione del tenue, che si *risolve e recidiva* in maniera intermittente, che alla fine risultano essere affette da un ileo biliare;
- pazienti con anamnesi pregressa chirurgia gastrica che presentano episodi occlusivi intermittenti per un fitobezoario dell'ileo terminale.

Diversamente dall'occlusione del tenue, l'occlusione del colon pone sempre una indicazione all'intervento chirurgico – che poi può essere di urgenza immediata o d'urgenza differita ma, di solito è, per forza di cose (riequilibrio idro-elettrolitico, circolatorio, respiratorio), d'urgenza differita. Una RXA diretta non consente di formulare una diagnosi nel caso in cui non si possa distinguere con certezza una pseudo-ostruzione del colon (sindrome di Ogilvie) o un megacolon cronico da ostruzione meccanica. Perciò questi pazienti vengono generalmente sottoposti ad una colonscopia o a un clisma opaco per chiarire la diagnosi.

Gravi cause mediche

Anche se esistono numerose cause non chirurgiche che possono determinare un dolore addominale acuto, dovete sempre tenerne in mente due: l'infarto della parete inferiore del miocardio (IM) e la chetoacidosi diabetica. Una laparotomia negativa eseguita per una porfiria o per una polmonite basale è una sfortunata evenienza chirurgica (e medico-legale), tuttavia operare un paziente con IM non diagnosticato o con una chetoacidosi diabetica può essere un errore fatale che deve essere evitato a tutti i costi. Nella vostra pratica quotidiana è probabile che veniate a contatto con un numero crescente di pazienti HIV positivi, con AIDS, predisposti a numerose sindromi addominali che possono indurre o simulare un addome acuto. Nel ☉Cap. 33 troverete come gestire questi pazienti, per la maggior parte dei quali è più indicato un trattamento non chirurgico.

Conclusioni

Le varie eziologie dell'addome acuto convergono in 5 ben distinti e definiti quadri clinici, a ciascuno dei quali è associato un trattamento specifico. Dovete conoscere bene questi quadri e le varie opzioni di trattamento. Dovete anche ricordarvi i trabocchetti tipici di queste comuni presentazioni in modo da evitare errori grossolani nel trattamento chirurgico di questi pazienti. Dopotutto, non avete già abbastanza casi da presentare alle conferenze sulla morbilità e mortalità (M&M)? (๏Cap. 52).

> "Affrontare i problemi addominali è un esercizio intellettuale tanto quanto lavorare sul genoma umano." (Hugh Dudley)

Chi si dovrebbe occupare dell'addome acuto e dove?

> Gli affari di tutti non sono affari di nessuno

La maggior parte dei pazienti con sospetto addome acuto o altra urgenza addominale non necessitano di un intervento chirurgico. Tuttavia siete voi chirurghi che dovreste prendere od ottenere il comando nel valutare, escludere o trattare questa condizione clinica o almeno avere un ruolo preminente alla guida della équipe medica. Per puntualizzare quanto questo sia fondamentale, dedichiamo all'argomento un'intera sezione di questo capitolo, anche se basterebbe un paragrafo. Sfortunatamente, nella "vita reale", viene spesso negata ai chirurghi la responsabilità principale. Troppe volte vediamo pazienti con **ischemia intestinale** (๏Cap. 23) marcire nelle corsie mediche e il chirurgo chiamato a consulto per "*valutare l'addome*" soltanto quando l'intestino – ed in seguito il paziente – è morto. Una scena tipica è quella di un paziente con un'urgenza chirurgica addominale ricoverato in un reparto non chirurgico e sottoposto ad una serie di procedure diagnostiche e terapeutiche inutili, potenzialmente nocive e costose. Di solito sono coinvolti internisti, gastroenterologi, specialisti in malattie infettive e radiologi, ognuno dei quali, isolatamente, prescrive il proprio sapere (๏Fig. 3.2). Quando finalmente viene chiamato il chirurgo, questi trova un quadro clinico difficilmente diagnosticabile, parzialmente trattato o maltrattato. Infine viene eseguito l'intervento chirurgico – ma troppo tardi – con un conseguente aumento delle percentuali di morbilità e mortalità. L'eziologia di tutto questo caos non è ben chiara; sicuramente sono coinvolti motivi di potere, di ego e considerazioni di natura economica. L'approccio di gruppo al paziente chirurgico acuto non dovrebbe essere scartato; tuttavia l'équipe dovrebbe essere diretta e coordinata da un chirurgo generale. È il chirurgo che conosce l'addome da dentro e da fuori, è lui che ha i requisiti necessari per richiedere la consulenza di altri specialisti, per prescrivere esami idonei e vietare quelli superflui. Alla fine è soprattutto lui a decidere che è l'ora di farla finita e che il paziente deve essere portato in sala operatoria.

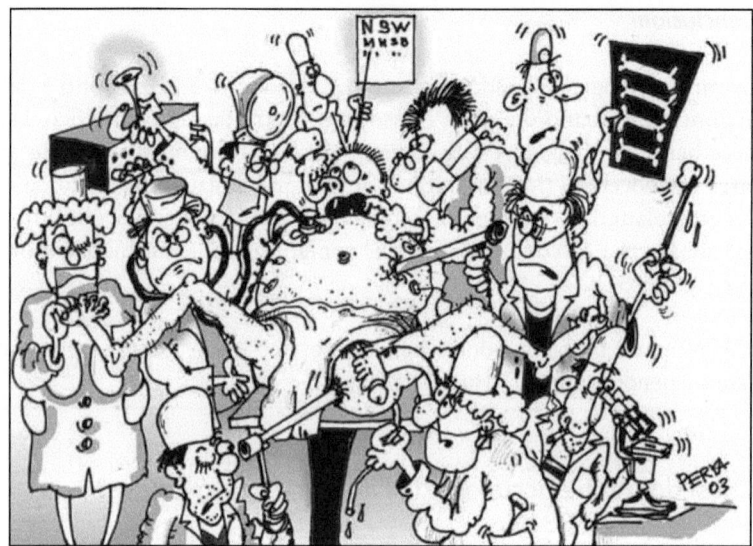

Fig. 3.2. "Chi è il responsabile?"

Quando avete deciso di diventare chirurghi generali siete diventati i capitani di una nave che solca l'oceano profondo dell'addome. Non abbandonate la vostra nave quando imperversa la tempesta!

La continuità del trattamento è la *conditio sine qua non* nella gestione ottimale dell'addome acuto dato che il quadro clinico, che può cambiare rapidamente, è il fattore che maggiormente determina la scelta della terapia e del *timing*. Questi pazienti devono essere rivalutati frequentemente dallo stesso medico, che dovrebbe essere un chirurgo. Deviare da questa regola può risultare rischioso per il paziente; questa è la nostra esperienza personale ed è ciò che viene ripetuto fino alla nausea in letteratura. Perché dovremmo reinventare la ruota? Perché non impariamo? Il posto per un paziente con un addome acuto è in un reparto chirurgico, in una Unità di Terapia Intensiva chirurgica o in sala operatoria sotto la supervisione di un chirurgo – la vostra! Non sfuggite alle vostre responsabilità. Solo 10 o 20 anni fa, quando eravamo dei medici interni, un addome acuto e l'evidenza clinica di una peritonite imponevano un intervento chirurgico. Adesso siamo più furbi. L'utilizzo prudente della diagnostica (Cap. 4), una migliore comprensione della storia naturale dei vari processi patologici, l'adozione di metodiche meno invasive ed una migliore selettività, ci hanno consentito di ridurre la morbilità e la mortalità e, in generale, di ottenere di più con il minor danno possibile.

I punti chiave per ottenere il risultato "*migliore*" nei casi di addome acuto sono:
- operare solo quando è necessario e fare il minimo indispensabile
- non ritardare un intervento chirurgico necessario, e fare il più possibile quando è indicato

Consiglio: terminato questo libro, andate a comprare Cope's Early Diagnosis of the Acute Abdomen. Zachary Cope, morto nel 1974, pubblicò la prima edizione del suo libro nel 1926. L'edizione attuale è la ventesima! Non potete essere dei veri chirurghi generali senza aver letto questo libro. Oppure sì?

Procedure diagnostiche razionali*

MOSHE SCHEIN

Non credere a nessuno – dubita di qualsiasi cosa
"Aprire un addome e cercare una lesione con la stessa superficialità con cui si aprirebbe un cassetto alla ricerca della biancheria, significa, per il chirurgo, non dover fare un eccessivo sforzo mentale, ma per il paziente è una cosa orribile."

Quando trattiamo un paziente con dolore addominale acuto si è tentati di ricorrere all'uso estensivo di esami ausiliari: questo comporta l'instaurarsi, nei PS, di *routines* che prevedono che il paziente affetto da dolore addominale acuto venga sottoposto ad una RXA e ad una serie di esami ematici che generalmente comprendono l'emocromo completo, esami ematochimici ed il dosaggio dell'amilasi sierica.

Questi esami di routine hanno una sensibilità diagnostica molto bassa e sono costosi. Tuttavia fanno parte inevitabile della vita di un PS e vengono spesso eseguiti prima di un consulto chirurgico.

Nella maggior parte dei pazienti con peritonite diffusa, evidente già ad un primo esame clinico, la diagnostica per immagini risulta inutile in quanto è indicata una laparotomia. Ma ciò che appare evidente al chirurgo esperto può non esserlo del tutto per voi. Tenete a mente i seguenti avvertimenti:

- Una distensione addominale, associata ad occlusione o a infiammazione (ad es. enterite o colite), può determinare una diffusa dolenzia addominale simile a quella di una peritonite. Un quadro clinico completo e l'esecuzione di una radiografia sono utili a stabilire una diagnosi corretta (◉ Capp. 21 e 25).
- Una pancreatite acuta può manifestarsi clinicamente con una peritonite acuta. Perciò è necessario eseguire un dosaggio delle amilasi per evitare di cadere nella trappola, evento non del tutto raro, di operare inutilmente una pancreatite acuta (◉ Cap. 18).
- Nei pazienti a cui sia stata recentemente somministrata o che stiano ancora assumendo una certa quantità di antibiotici, ricordatevi che l'enterocolite da *C. difficile* può manifestarsi – sin dall'esordio – con un addome acuto senza diarrea. In questo caso, il trattamento iniziale ideale è medico e non laparotomico; una sigmoidoscopia al letto del paziente e/o una tomografia computerizzata (TC) possono risultare diagnostiche (◉ Cap. 24).

---

* Il dott. Asher Hirshberg ha contribuito alla stesura di questo capitolo nella prima edizione del libro.

Radiografia del torace (RXT)

La radiografia del torace (RXT) è generalmente eseguita per individuare dell'aria libera al di sotto del diaframma, un segno frequentemente presente nella maggior parte dei pazienti con ulcera peptica perforata (☉ Cap. 17) e, più raramente, in quelli con perforazione del colon.

Ricordatevi che la presenza di aria libera è visualizzata meglio con la RXT in posizione eretta piuttosto che con la RXA. La presenza di aria libera intraperitoneale non è sempre causata da un viscere perforato e non sempre pone l'indicazione ad una laparotomia. C'è un lungo elenco di condizioni *non operatorie* che possono determinare la presenza di aria libera intraperitoneale, come uno pneumotorace ipertensivo o persino un vigoroso *cunnilingus* (sesso orale). Perciò, piuttosto che essere dogmatici, esaminate il quadro clinico completo.

Qualsiasi testo vi dirà che una polmonite del lobo inferiore può simulare un addome acuto, perciò pensateci. Ovviamente, reperti come metastasi polmonari o un versamento pleurico possono indicare la presenza di una patologia addominale ed influenzare il trattamento e la diagnosi. Il pneumotorace, il pneumomediastino o il versamento pleurico possono associarsi a una perforazione esofagea spontanea, la sindrome di Boerhaave (☉ Cap. 14), che può manifestarsi con un addome acuto. Il valore della RXT in un trauma chiuso o penetrante dell'addome è indiscusso. Una RXT preoperatoria può essere richiesta dall'anestesista, soprattutto quando è stato posizionato un catetere venoso centrale oppure anche per nessun motivo particolare.

Radiografia diretta dell'addome (RXA)

Questo è l'esame tipico dei chirurghi, dato che soltanto i chirurghi sanno come poter contare su questa radiografia semplice ed economica. I radiologi sono capaci di analizzare e stare a discutere su una RXA all'infinito, cercando prove che potrebbero *giustificare* ulteriori esami diagnostici per immagini. A noi chirurghi servono soltanto alcuni secondi per decidere se l'RXA non è *specifica*, ovvero non mostra anomalie, o se mostra una distribuzione gassosa od *opacità* anomale. Sfortunatamente, in molti degli attuali PS, l'umile RXA è stata by-passata dall'altamente tecnologica TC. Infatti, adesso, per molti (ma per fortuna non per voi), la TC ha soppiantato non solo l'RXA, ma anche l'anamnesi e gli esami clinici. Non dimenticate che operiamo pazienti, non le anomalie riscontrate alla TC. Vi rimandiamo al ☉ Cap. 5 per avere informazioni più dettagliate sulla RXA.

Ecografia (US) addominale

L'ecografia (US) addominale è un esame diagnostico rapidamente disponibile nella maggior parte delle strutture. La sua attendibilità è operatore-dipendente: l'ideale è quando l'US viene eseguita ed interpretata da un clinico esper-

to – cioè il chirurgo. L'US è molto accurata nella diagnosi della colecistite acuta
(⊙Cap. 19); è anche utilizzata dai ginecologi per escludere patologie pelviche
acute (⊙Cap. 13) e per individuare una ostruzione renale acuta per un calcolo
dell'uretere. Una struttura tubolare (una *piccola salsiccia*) non comprimibile nel
quadrante inferiore destro può porre una diagnosi di appendicite acuta: tuttavia, come sarà discusso nel ⊙Cap. 28, la diagnostica per immagini per lo studio
dell'addome è raramente utilizzata per diagnosticare questo tipo di patologia.
L'US è utile per dimostrare una raccolta fluida intra-addominale – ascite, pus o
sangue – localizzata o diffusa. Nei traumi addominali chiusi, la FAST (*focused
abdominal sonography for trauma*) si è dimostrata una valida rivale del lavaggio
peritoneale diagnostico (⊙Cap. 35).

Tomografia computerizzata dell'addome

L'utilizzo della TC nei casi di addome acuto non è ben definito ed è tuttora
argomento controverso. Se è vero che la TC non dovrebbe essere inclusa nell'algoritmo diagnostico della maggior parte dei pazienti con dolore addominale acuto, è
altresì vero che la nuova TC spirale è subito disponibile e molto potente, perciò vi
è la tentazione di impiegarla, soprattutto dai medici meno esperti.

Un caso da prendere in considerazione è quello della diverticolite acuta
(⊙Cap. 26). Una volta identificato un quadro clinico di peritonite nel quadrante inferiore sinistro, il trattamento iniziale è conservativo. La TC può rivelare il
processo infiammatorio e persino la presenza di un ascesso paracolico, ma non
è in grado di distinguere tra una diverticolite e una perforazione localizzata di
un tumore del colon. Tuttavia, questo non altera l'approccio poiché, in presenza
di un tale quadro clinico, la maggior parte dei chirurghi generalmente opta,
come trattamento iniziale di prova, per una antibiotico-terapia e.v. (⊙Cap. 26).

Il ruolo reale della TC, dove questa può veramente fare la differenza, è nei
"*rompicapo*" clinici. Non di rado il chirurgo si ritrova con pazienti affetti da dolore addominale acuto che non rientrano in nessuno dei quadri clinici descritti in
precedenza (⊙Cap. 3). È chiaro che il paziente sta male, ma la diagnosi rimane vaga.
A volte, in un paziente privo di sensi, ci può essere il sospetto di una patologia intra-addominale acuta. In queste insolite circostanze, la TC può essere molto utile per
identificare un problema intra-addominale: è meglio escludere quest'ultima evenienza con una banale TC. Come diremo in seguito, la TC è spesso indicata in
pazienti con un trauma addominale chiuso (⊙Cap. 35).

L'uso selettivo e prudente di una TC può evitare un intervento chirurgico
– là dove, in precedenza, sarebbero stati eseguiti interventi *negativi* o *esplorativi*
o *non terapeutici*. Questo suggerisce la possibilità di eseguire un trattamento percutaneo alternativo e, anche se persiste l'indicazione all'intervento, la TC può
determinare la scelta dell'incisione e dell'approccio migliori (⊙Cap. 10). La TC
ha un ruolo definito nei pazienti sottoposti a laparotomia (⊙Cap. 46). Per una
discussione dettagliata sull'interpretazione della TC addominale vi rimandiamo
al ⊙Cap. 5.

Avvertimento

Nella maggior parte dei pazienti con dolore addominale acuto, l'esecuzione di inutili esami ausiliari rappresenta soltanto un problema di risorse ed una perdita di tempo. Ma per due tipi di problemi chirurgici, ricorrere inutilmente alla diagnostica per immagini risulta spesso fatale:

— L'ischemia intestinale acuta è l'unica patologia addominale fatale non facilmente classificabile in uno dei 5 quadri clinici descritti nel ◉Cap. 3. Per questo, e per la ridotta percentuale di opportunità di salvare l'intestino vitale, dovete sempre tenere a mente questo tipo di diagnosi. La migliore probabilità di salvare questi pazienti è quella di identificare il quadro clinico di intenso dolore addominale con scarsi reperti obiettivi, nel giusto contesto clinico (◉Cap. 23) e di eseguire immediatamente una angiografia mesenterica. Non importa sottolineare che, se il paziente ha una peritonite generalizzata, non sono necessarie indagini radiologiche e che il passo successivo è una laparotomia d'urgenza. In questi pazienti la tragedia è che persino un medico esperto è incapace di decidere se sia o meno necessaria una angiografia in urgenza. Il risultato è che il paziente viene sottoposto a una lunga serie di inutili indagini diagnostiche e, di conseguenza, ci giochiamo la possibilità di salvare l'intestino vitale.

— Il secondo tipo di patologia per cui può risultare fatale un abuso della diagnostica per immagini è la rottura di un aneurisma dell'aorta addominale (AAA) (◉Cap. 37). La rottura di un AAA può non manifestarsi con dolore addominale e shock, ma semplicemente con intenso dolore all'addome o al dorso ed in regione lombare e, nei pazienti obesi, può risultare non facilmente palpabile. Nell'evenienza di una fissurazione in pazienti emodinamicamente stabili, l'unico esame ausiliare da eseguire è una TC addome d'urgenza. Purtroppo, spesso, questi pazienti si trovano a dover trascorrere diverse ore nel PS, in attesa dei risultati di irrilevanti test ematici, per incamminarsi poi lentamente sulla strada degli esami diagnostici per immagini. Si inizia con una RXA che generalmente non è diagnostica, per continuare poi con una US che identifica l'aneurisma ma, generalmente, non la sua rottura: segue poi una lunga attesa per permettere a dell'inutile materiale di contrasto di riempire l'intestino in preparazione per una TC *tecnicamente perfetta*. La tragica conseguenza di questi ritardi è un drammatico collasso emodinamico prima o durante l'esecuzione della TC addome.

Studi con mezzo di contrasto: bario vs contrasto idrosolubile

Attenzione: in situazioni d'emergenza non usate il bario! I radiologi preferiscono utilizzare il bario per ottenere una migliore qualità delle immagini ma per noi chirurghi il bario è un nemico. I batteri amano il bario, poiché li protegge dai macrofagi peritoneali: un misto di bario e feci è la ricetta sperimentale migliore per fare insorgere una peritonite non trattabile e ascessi multipli intra-addominali. Una volta che il bario è filtrato nella cavità addominale è molto difficile eliminarlo. Il bario somministrato nel tratto gastrointestinale, dall'alto o dal basso, tende a restarvi per parecchi giorni, ostacolando così la lettura di qualsiasi successiva TC o arteriografia.

Le domande a cui dovrebbe rispondere un esame con mezzo di contrasto eseguito in urgenza sono soltanto due:
- c'è una **perdita** e se c'è, dove è localizzata?
- c'è una **ostruzione** e se c'è, dove è localizzata?

Per questo è utile eseguire un esame con Gastrografin. Per esaminare il tratto gastrointestinale superiore, somministrate il Gastrografin per identificare od escludere una ostruzione a livello gastrico, o fate un clistere con Gastrografin per diagnosticare una ostruzione o una perforazione del colon. A differenza del bario, il Gastrografin, anche se filtra nella cavità peritoneale, è innocuo. Provate ad operare un colon pieno di bario: le pinze che scivolano, lo stapler che fa cilecca e voi – non il radiologo – che vi trovate a ripulire il disastro. Seguite i consigli dettati dalla nostra amara esperienza: *prescrivere* un Gastrografin non è abbastanza; dovete assicurarvi di persona che non venga utilizzato il bario.

Esami ematici

Come abbiamo già detto, gli *esami di routine* hanno poco valore. Oltre al dosaggio dell'amilasi, gli unici esami di routine raccomandabili sono la conta dei globuli bianchi e l'ematocrito. Un incremento dei globuli bianchi indica una risposta infiammatoria. Tuttavia, attenzione, perché può essere diagnosticata una colecistite o una appendicite acuta anche quando il numero dei globuli bianchi è nella norma. Anche se poi, un loro incremento è di aiuto alla diagnosi. In una situazione d'emergenza, un ematocrito basso indica una anemia cronica o subacuta, ma non è indicativo dell'entità di una emorragia acuta. I test di funzionalità epatica possono essere utili nei pazienti con dolore in ipocondrio destro con diagnosi di colecistite acuta (◉Cap. 19) o colangite (◉Cap. 20). L'albumina sierica, al momento del ricovero in ospedale, è un *marker* utile per la valutazione della gravità di una patologia acuta o riacutizzata ed ha anche valore prognostico. Ad esempio, sapete che in corso di intervento su un paziente con albuminemia pari all'1,5%, dovete fare il meno possibile e che possono insorgere dei problemi nel post-operatorio? Inoltre dovete ricordarvi che i risultati di qualsiasi esame, che sia prescritto da voi o da qualcuno per vostro conto (di solito il medico del PS), non devono mai essere giudicati isolatamente ma come facenti parte dell'intero quadro clinico.

Esami inutili

L'esecuzione di esami inutili sta affliggendo la moderna pratica clinica. Guardatevi intorno e noterete che la maggior parte delle indagini prescritte non contribuisce molto alla qualità del trattamento. Inoltre gli esami inutili sono costosi e potenzialmente pericolosi. Oltre al ritardo terapeutico che possono causare, dovete mettervi bene in testa il seguente paradigma: più esami inutili prescrivete, maggiore sarà il numero di falsi positivi, che a loro volta vi costringeranno a prescrivere ulteriori esami, determinando così l'esecuzione di altre procedure diagnostiche e terapeutiche potenzialmente dannose. Alla fine perderete il controllo...

Quali sono i motivi che spingono all'esecuzione di esami inutili? L'eziologia è una combinazione di ignoranza, di mancanza di fiducia e di pigrizia. Quando a valutare inizialmente le urgenze addominali sono dei non-chirurghi che non *capiscono* l'addome, vengono richiesti esami diagnostici per immagini per compensare l'ignoranza. I giovani medici, per mancanza di fiducia, tendono a prescrivere esami per *essere sicuri di non mancare* qualche rara patologia, mentre i medici più esperti a volte richiedono una TC addome per telefono per procrastinare. Non è più semplice richiedere una TC piuttosto che recarsi in ospedale nel bel mezzo della notte per esaminare un paziente? ("Facciamo una TC e poi vediamo in mattinata...").

Gli specializzandi in chirurgia possono trovare difficile capire "cosa ci sia di sbagliato nel richiedere un numero elevato di esami": "D'accordo", rispondiamo noi, "allora voi cosa ci state a fare? Andiamocene tutti a casa ed incarichiamo gli infermieri del PS di sottoporre tutti i pazienti con dolore addominale ad una serie predeterminata di test e di esami per immagini". I pazienti non sono automobili di una catena di produzione di Detroit. Sono individui che richiedono un giudizio continuo e un utilizzo selettivo degli esami. State attenti prima di eseguire una indagine che altri considerano "efficace". Ad esempio leggiamo che, in un ospedale rinomato di Boston, è stato dimostrato che la TC addome di routine è economicamente vantaggiosa per la diagnosi di appendicite acuta. Prima di cedere alla tentazione di richiedere una TC per ogni sospetta appendicite acuta, accertatevi che la metodica adottata nello studio originale possa essere riprodotta nel vostro Dipartimento. Avete dei radiologi esperti disposti a leggere una TC alle tre di notte – oppure è più probabile che la TC venga letta il mattino seguente dopo che l'appendice è, o dovrebbe essere, sotto formalina?

Forse si sta avvicinando il giorno in cui tutti i pazienti, durante il trasporto in ambulanza al PS, saranno sottoposti a TC *total body* letta da un computer. Ma allora, fortunatamente, noi non praticheremo più la chirurgia e questo libro sarà andato fuori stampa. Tuttavia non crediamo che i pazienti se la passeranno meglio di adesso.

Laparoscopia diagnostica

Questo è un metodo diagnostico invasivo (alcuni lo chiamano *trauma addominale penetrante controllato*), utilizzato in sala operatoria dopo che è già stata presa la decisione di intervenire. Ha un ruolo selettivo ma ne discuteremo nel ⊙ Cap. 51.

> Più è il clamore – meno importante è il fatto
> "Dio ci ha dato orecchie, occhi e mani; usateli sul paziente in quest'ordine" (William Kelsey Fry, 1889-1963).

Diagnostica per immagini per lo studio dell'addome

5

Moshe Schein • Sai Sajja • Hans Ulrich Elben

"Il problema diagnostico di oggi è molto cambiato
ed il cambiamento è restato;
anche se con un sospiro dobbiamo confessare
che ad esami complicati ci dobbiamo affidare
e che mani, orecchie ed occhi troppo poco dovremo usare."
(The Acute Abdomen in Rhyme, Zachary Cope, 1881-1974)

Esistono modi fondamentalmente diversi di leggere un esame radiologico: dipende dal tipo di specializzazione del medico chiamato a decidere su un caso di addome acuto. Gli occhi attenti di un radiologo vedono tutto ma tendono a vedere troppo – e non sempre comprendono il significato clinico di ciò che vedono. I medici del PS non vedono molto e non capiscono quel poco che vedono; quello che a loro interessa è dove scaricare il paziente. Alla fine restiamo noi – i chirurghi. Armati di una migliore comprensione della storia naturale dei processi patologici e in grado di correlare i reperti radiologici con precedenti osservazioni chirurgiche, dovremo essere i migliori interpreti degli esami strumentali per lo studio dell'addome. Abbiamo già discusso (● Cap. 4) il ruolo della diagnostica per immagini nella valutazione dei pazienti con addome acuto. In questo capitolo cercheremo di darvi delle dritte su **come leggere le immagini e cosa cercare**.

Radiografia diretta dell'addome (RXA)

Moshe Schein

È un dramma che questa radiografia semplice, economica e sicura venga sempre più spesso sostituita dalla più immediata tomografia computerizzata (TC), che emette una dose maggiore di radiazioni. Un vero peccato, perché ci sarebbe molto da imparare con una semplice occhiata ad una RXA.

Distribuzione gassosa anomala

Gas all'esterno dell'intestino

– Per individuare meglio la presenza di **gas libero** (pneumoperitoneo), l'ideale sarebbe di eseguire una radiografia del torace (RXT) in posizione eretta, tuttavia va bene anche una RXA (● Fig. 5.1). Se la RXT è *normale* ma si sospetta una perfora-

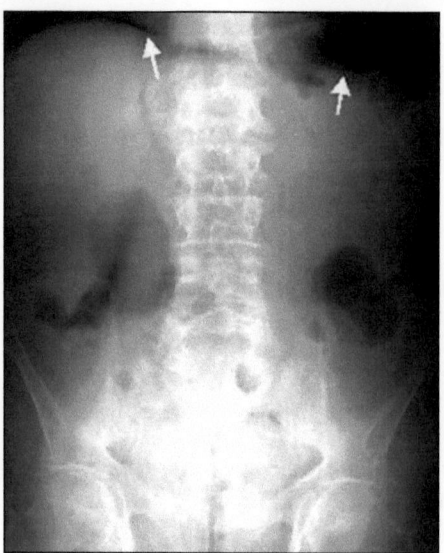

Fig. 5.1. Radiografia dell'addome in posizione eretta. Pneumoperitoneo. Aria sottodiaframmatica (*frecce*)

zione viscerale, una RXA in decubito laterale sinistro può mostrare la presenza di gas libero in peritoneo.

– Abituatevi a cercare sempre una **distribuzione anomala di gas libero**; a volte potreste essere ricompensati con una diagnosi davvero stupefacente: la presenza di gas nell'albero biliare (pneumobilia) può indicare una fistola colecisto-enterica (ileo da calcoli, ⊕ Cap. 21) o un precedente by-pass entero-biliare o, più frequentemente, una sfinterotomia dello sfintere di Oddi (via CPRE, colangiopancreatografia retrograda endoscopica) (⊕ Fig. 5.2). Da notare che il gas nei dotti biliari intraepatici è *centrale*, mentre la presenza di gas alla *periferia* del fegato è suggestiva della presenza di *gas intraportale*. Il gas penetra nel sistema venoso portale attraverso una breccia della parete intestinale, solitamente associandosi ad una *ischemia mesenterica* o a una *colite grave* e più raramente a una *pieloflebite* (⊕ Fig. 5.3). Di solito, la presenza di gas intraportale, dovuta ad ischemia dell'intestino crasso o tenue, è associata ad una pneumatosi intestinale ovvero alla presenza di aria nella parete intestinale (⊕ Fig. 5.4).

– La presenza di gas all'interno della parete della colecisti è indicativa di una infezione necrotizzante (⊕ Cap. 19). Un aspetto *a bolle di sapone* indica la presenza di gas libero nel retroperitoneo: nell'epigastrio si associa a *necrosi pancreatica infetta* (⊕ Cap. 18), nel quadrante superiore destro a *perforazione retroperitoneale del duodeno* e in doccia parietocolica a *perforazione retroperitoneale del colon* (⊕ Fig. 5.5).

5 • Diagnostica per immagini per lo studio dell'addome 35

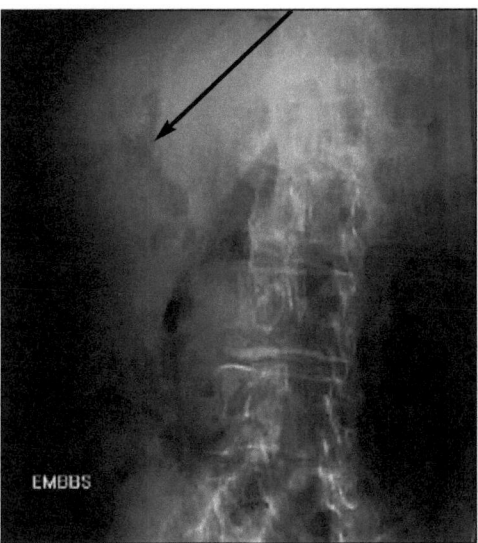

Fig. 5.2. Radiografia dell'addome. Aria nel tratto biliare (*freccia*)

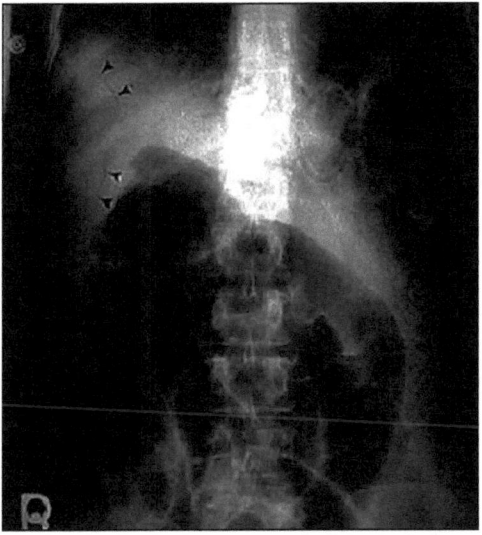

Fig. 5.3. Radiografia dell'addome. Aria nelle vene portali (*punte di freccia*)

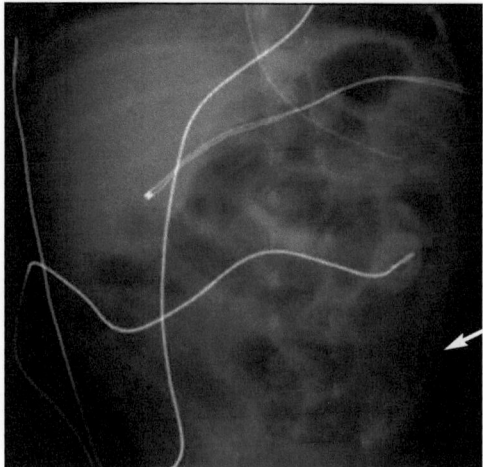

Fig. 5.4. Radiografia dell'addome. Pneumatosi intestinale (*freccia*)

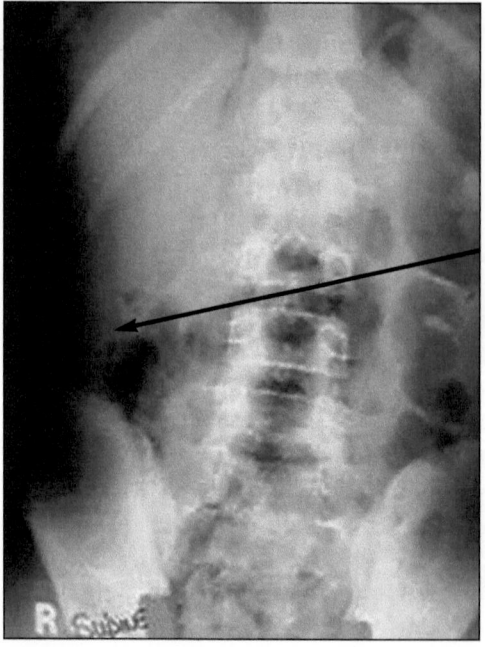

Fig. 5.5. Radiografia dell'addome. Aria libera retroperitoneale (*freccia*)

Gas all'interno dell'intestino

— Una distensione/dilatazione anomala delle **anse dell'intestino tenue**, con o senza livelli idroaerei, implica un processo del tenue, che può essere *ostruttivo* (occlusione dell'intestino tenue, ⊙ Cap. 21), *paralitico* (ileo, ⊙ Cap. 43) o *infiammatorio* (malattia di Crohn, ⊙ Cap. 24). Ricordatevi che una *gastroenterite acuta* può determinare livelli idroaerei nel tenue; la presenza di diarrea può essere diagnostica.
— Una distensione/dilatazione anomala del colon denota una *occlusione o un volvolo del colon* (⊙ Cap. 25), una *infiammazione del colon* (sindrome intestinale infiammatoria, ⊙ Cap. 24) o un *ileo del colon* (pseudo-occlusione, ⊙ Cap. 25).

Con una RXA è semplice distinguere tra tenue e colon: le *linee trasversali* sono dislocate lungo tutto il diametro dell'intestino tenue (valvole conniventi) e attraversano solo parzialmente il colon (haustre). Generalmente, le anse del tenue sono centrali mentre l'intestino crasso è periferico (⊙ Fig. 5.6).

Regole pratiche
— Distensione gassosa dell'intestino tenue + assenza di gas nel colon = occlusione completa del tenue
— Notevole distensione gassosa dell'intestino tenue + minima quantità di gas nel colon = occlusione parziale del tenue
— Notevole distensione gassosa sia del tenue che del colon = ileo paralitico
— Notevole distensione gassosa del colon + minima distensione del tenue = occlusione del colon o pseudo-occlusione

Opacità anomale

Le opacità rivelate alla RXA sono dovute alla presenza di concrezioni calcifiche, calcoli della colecisti (visibili in circa 1/3 dei pazienti con colelitiasi), calcoli dell'uretere (visibili in alcuni pazienti con coliche ureterali), concrezioni calcifiche del pancreas (visibili in alcuni pazienti con pancreatite cronica) e fecaliti appendicolari (a volte visibili in pazienti con appendicite perforata) (⊙ Fig. 5.7).

Il materiale fecale può opacizzare il retto ed il colon in misura variabile, raggiungendo proporzioni notevoli nei pazienti con ritenzione fecale. È tuttavia normale che nel colon destro vi sia una modesta quantità di materiale fecale, mentre un impilamento di feci nel colon sinistro indica una anomalia di varia gravità, che può andare dalla semplice costipazione ad uno stadio iniziale di ostruzione da neoplasia maligna. Un altro tipo di opacità, che potrebbe coglieri di sorpresa, è quello causato da uno strumento chirurgico o da una garza dimenticati in addome (⊙ Fig. 5.8).

In presenza di **ascite cospicua** si ottiene una immagine RXA caratteristica (⊙ Fig. 5.9).

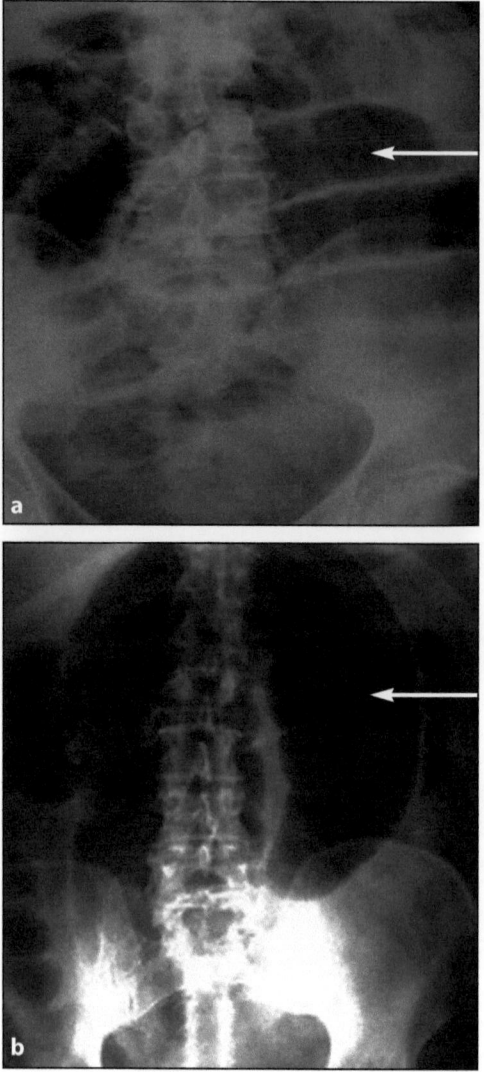

Fig. 5.6a, b. Radiografia dell'addome: intestino tenue vs. intestino crasso. **a** Occlusione dell'intestino tenue. Osservate come le valvole conniventi (*freccia*) attraversino tutto il diametro dell'intestino. **b** Volvolo del sigma. Osservate come le haustre attraversino in larghezza solo parte dell'intestino (*freccia*)

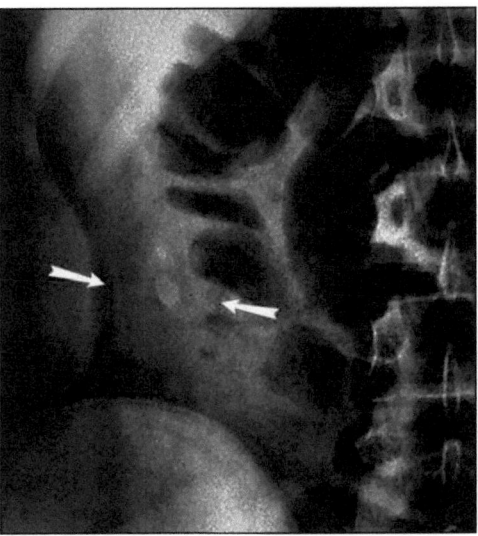

Fig. 5.7. Radiografia dell'addome. Coprolita appendicolare (*frecce*: è estremamente diagnostico quando viene visualizzato in pazienti con sintomi e segni di appendicite acuta)

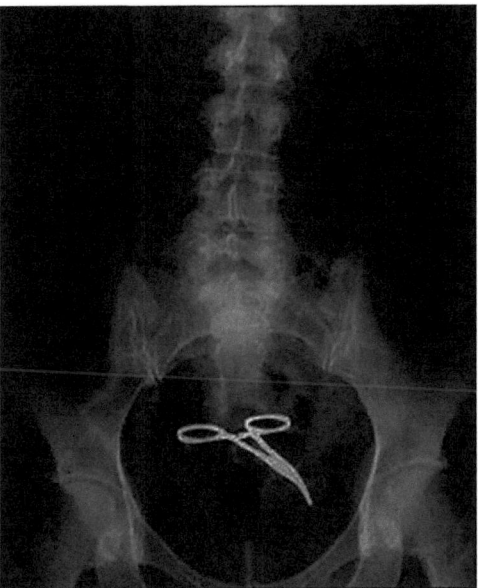

Fig. 5.8. Radiografia dell'addome. Una pinza chirurgica dimenticata

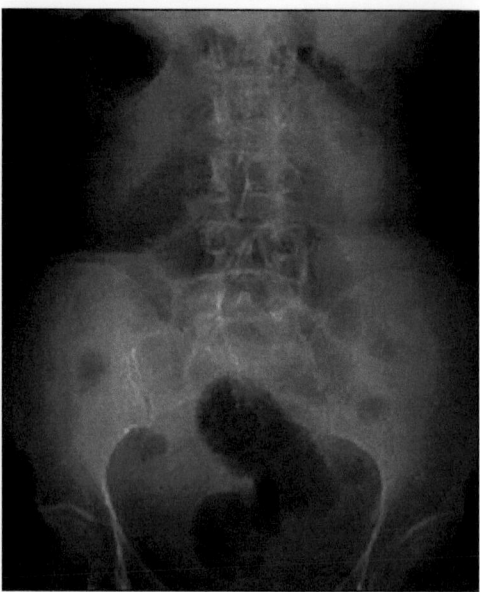

Fig. 5.9. Radiografia dell'addome. Ascite cospicua. Con il paziente in posizione supina, il gas intestinale è al centro mentre perifericamente non c'è nulla. Le anse intestinali più leggere praticamente galleggiano in un lago di ascite nella cavità addominale

Una semplice radiografia addominale è una estensione della vostra valutazione clinica che, senza di essa, sarebbe incompleta.

La tomografia computerizzata nelle urgenze addominali

SAI SAJJA • MOSHE SCHEIN

> La via per la sala operatoria non deve obbligatoriamente passare per la TC, ma una TC può evitare l'intervento chirurgico.

È fuori discussione che, nella diagnostica per immagini, la TC abbia la supremazia nello studio dell'addome. La TC fornisce dettagli che non troviamo in altri esami diagnostici: aria libera, livelli idroaerei, masse, piani tissutali, modificazioni infiammatorie, opacità, vasi sanguigni e perfusione di organi. Perciò, perché dovremmo disapprovare l'uso indiscriminato della TC che viene fatto oggi in molti paesi del mondo? Per il semplice motivo che nella maggior parte dei pazienti la diagnosi può essere raggiunta senza l'esecuzione di una TC; inoltre, per eseguire questo esame, il trattamento subisce spesso dei ritardi e se i risultati della TC non sono significativi, questi possono confondere il quadro (vedi ○ Cap. 4). Nei lavori pubblicati sull'utilizzo della TC nelle varie urgenze addominali è tipico dei radiologi dichiarare percentuali di sensibilità e specificità prossime al 100%. Tuttavia, quando un chirurgo analizza obiettivamente l'impatto generale che una TC può avere sulla diagnosi e sul trattamento di particolari condizioni cliniche, di solito scopre che l'impatto reale è marginale (ad es. nella diverticolite e nell'appendicite acuta). Inoltre, ricordatevi che l'esposizione alle radiazioni di una TC addome può essere centinaia di volte superiore a quello di una radiografia. Secondo la *Food and Drug Administration* statunitense la quantità di radiazioni a cui un soggetto è esposto può determinare un lieve aumento della percentuale dei tumori associati a radiazioni. La TC potrebbe diventare nociva se le persone fossero *continuamente* sottoposte a questo esame fin dalla giovane età.

La parola chiave per un utilizzo corretto della TC addome è: *selettività*. Piuttosto che per porre l'indicazione ad una esplorazione chirurgica, sarebbe più utile eseguire la TC per decidere quando NON operare, evitando così inutili laparotomie *esplorative* o laparoscopie *diagnostiche*. Inoltre, con l'esecuzione di una *normale TC* è possibile escludere la presenza di patologie addominali chirurgiche e dimettere velocemente il paziente senza la necessità di un ricovero in osservazione.

L'introduzione recente di scanner veloci, che in un batter d'occhio mostrano l'addome dal diaframma al pube, ha notevolmente migliorato la qualità delle immagini e ridotto il tempo necessario per acquisirle. Tuttavia, il paziente deve essere portato in sala TC e deve correre il rischio di aspirare il mezzo di contrasto per os o di avere una reazione avversa (anafilassi e nefrotossicità) al mezzo di contrasto somministrato per via endovenosa (ev). La TC elicoidale o spirale senza mezzo di contrasto ev è sempre più utilizzata nei casi di sospetta appendicite, mentre la TC senza mezzo di contrasto orale si è dimostrata diagnostica nei pazienti con trauma addominale chiuso. Qualunque sia la metodica TC usata nel vostro ospedale, voi – che conoscete a fondo l'addome e la storia naturale delle patologie addominali – dovete essere in grado di valutare i reperti di una TC meglio di un radiologo.

Come per tutti gli esami strumentali, l'interpretazione di una TC richiede un approccio sistematico e ci vuole moltissima pratica per acquisire la giusta fiducia nelle proprie capacità. Inoltre occorre avere tempo poiché più tempo impieghiamo, più reperti – negativi o positivi – otteniamo. In seguito vi spiegheremo come noi analizziamo una TC addome; non vuol dire che sia il metodo *ideale* o *perfetto*, ma per noi funziona, soprattutto quando, nel bel mezzo della notte, tutti i radiologi stanno ronfando. [La mattina dopo, con in mano una tazza di latte, imporranno i loro rapporti dettagliati…]

È importante che facciate attenzione ad alcuni aspetti tecnici dell'esame prima di iniziare ad interpretarlo. Anche se in letteratura molti sostengono che non c'è bisogno del mezzo di contrasto per os o ev, quest'ultimo vi permetterà di ottenere un migliore rendimento diagnostico. L'eccezione è quando, in cima alla lista delle diagnosi differenziali, ci sono i calcoli ureterali: in questo caso una indagine senza mezzo di contrasto potrà fornirvi quasi tutte le informazioni di cui avrete bisogno.

Controindicazioni al mezzo di contrasto ev

- Cattiva funzionalità renale
- Storia di pregressa reazione allergica al mezzo di contrasto iodato
- Asma grave o insufficienza cardiaca congestizia
- Diabete trattato con metformina
- Mieloma multiplo o anemia a cellule falciformi

Lettura di una TC addome

È importante notare la distanza tra due sezioni di TC. Di solito i tecnici usano intervalli di 7 mm tra sezioni ma a volte, in casi clinicamente difficili, è utile richiedere scansioni di 5 mm o persino di 3 mm dell'area appendicolare. È anche necessario assicurarsi di disporre di tutte le immagini, controllando i numeri su ognuna di essa. In alcuni ospedali le copie cartacee sono state sostituite dai Sistemi di Archiviazione e Comunicazione di Immagini (PACS), che rendono più veloce l'accesso alle immagini. Iniziamo sempre dando un'occhiata attenta al radiogramma diretto; questo fornisce informazioni simili a quelle di una RXA in posizione supina oltre ad una panoramica globale. Le porzioni dei campi polmonari inferiori dovrebbero essere visualizzate sia attraverso le finestre per il mediastino che attraverso quelle per i polmoni.

Gli infiltrati polmonari e i versamenti pleurici sono facilmente identificabili e a volte sono indicativi di un processo sotto-diaframmatico acuto. In un paziente con trauma sarà altrettanto evidente, nelle finestre polmonari, un pneumotorace insospettato. Anche se è più semplice concentrarsi sull'area interessata (ad es. il quadrante inferiore destro in pazienti con sospetta appendicite) e cercare prove che supportino o escludano la diagnosi, è fondamentale controllare anche il resto dell'addome. È necessario cercare specificatamente aria e liquido liberi e controllare tutti gli organi solidi (fegato, milza, reni), lo stomaco, l'intestino tenue e crasso, il pancreas e i vasi sanguigni. È fondamentale seguire la struttura in questione nelle immagini seriate – *impilamento* – per ottenere più informazioni possibile.

Pneumoperitoneo

Con una RXT in posizione eretta è possibile identificare un caso evidente di pneumoperitoneo, ma la TC è il mezzo più sensibile che abbiamo per rilevarlo.

Alla TC si evidenzia una raccolta di aria sotto i due muscoli retti che circondano il legamento falciforme (Fig. 5.10). L'aria si raccoglie anche tra il fegato e la parete addominale anteriore e all'interno dei *foglietti* mesenterici (Fig. 5.11). A volte i reperti sono molto sfumati, ma bastano soltanto poche bolle di gas extra-luminale per porre diagnosi di pneumoperitoneo. La chiave

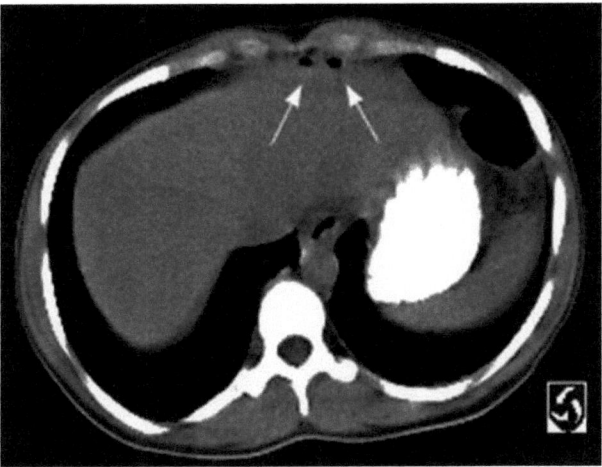

Fig. 5.10. TC: due raccolte gassose extra-luminali in regione epigastrica (*frecce*)

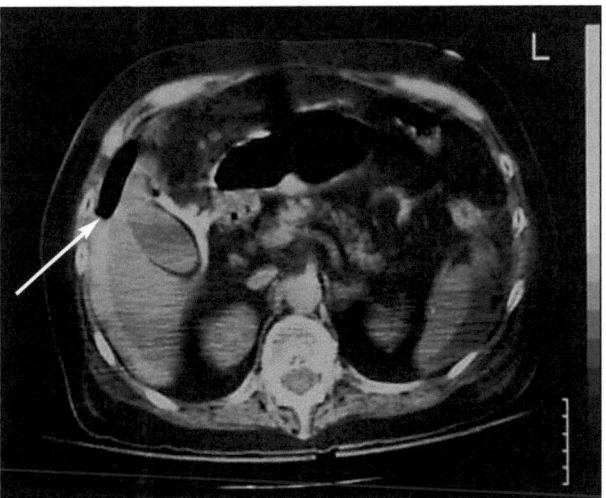

Fig. 5.11. TC di un paziente con ulcera duodenale perforata: gas libero tra il fegato e la parete addominale anteriore (*freccia*). Il gas è visibile anche intorno alla colecisti ed è presente perdita di mezzo di contrasto per os intorno al fegato

per identificare la presenza di gas extra-luminale è di esaminare tutte le scansioni dell'addome attraverso le finestre polmonari. La cosa diventa più semplice usando i PACS dato che in questo modo è possibile gestire i settaggi della finestra. Anche se il vostro ospedale non è fornito di PACS, potete farlo tramite la consolle TC.

Presenza di liquido libero

Il liquido libero, qualunque sia la sua origine, tende ad accumularsi nelle parti più declivi della cavità peritoneale: la tasca epato-renale di Morrison e la pelvi. Quando c'è una grossa quantità di liquido le anse intestinali galleggiano fino alla linea mediana. Oltre ad identificare la presenza di liquido, è utile misurarne la densità in quanto questo può fornire indizi sulla sua natura: meno di 15 unità Hounsfield (HU) per le asciti trasudatizie e più di 30 HU per le asciti essudative o sangue.

Organi solidi

La patologia degli organi solidi è una causa rara di condizioni addominali acute non traumatiche e la TC è la modalità di scelta nella diagnostica di pazienti, emodinamicamente stabili, con trauma addominale chiuso. Le lacerazioni degli organi solidi appaiono come aree lineari o ramificate a basso valore di attenuazione. Gli ematomi sotto-capsulari appaiono come aree semilunari a basso valore di attenuazione alla periferia. Gli ematomi intraparenchimali appaiono come raccolte ematiche rotondeggianti od ovali all'interno del parenchima.

Organi cavi

L'intero tratto gastrointestinale che va dallo stomaco al retto può essere visualizzato in sezioni seriate; eventuali anomalie dovrebbero essere ricercate. Nel caso di occlusione intestinale, possono essere identificate sia la causa (ad es. una massa tumorale o flogistica) sia la sede dell'ostruzione (punto di passaggio) (⊙ Fig. 5.12).

Una pneumatosi è più rapidamente identificabile con una TC e, se presente, può essere indicativa di una ischemia intestinale. La TC è anche sensibile per identificare una flogosi che può essere caratterizzata dalla presenza di infiltrazione o stranding tissutale (⊙ Figg. 5.13 e 5.14). I reperti TC associati all'appendicite acuta sono:

Segni appendicolari
- Diametro antero-posteriore dell'appendice >6 mm
- Mancato riempimento dell'appendice, fino all'apice, da parte del mezzo di contrasto per os o del gas
- *Enhancement* dell'appendice con mezzo di contrasto e.v.
- Appendicolite

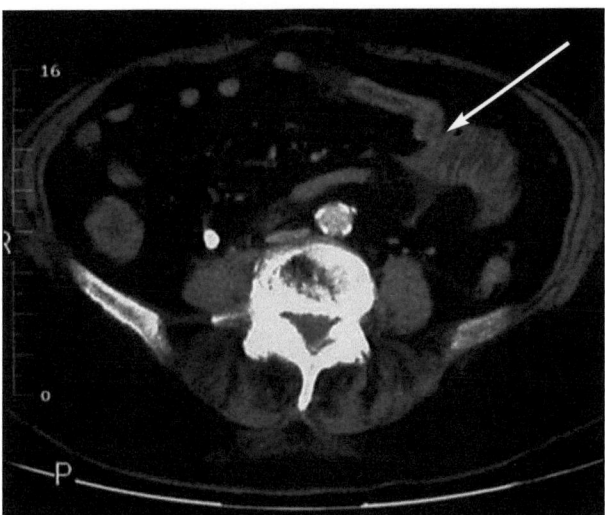

Fig. 5.12. TC in un paziente con occlusione del tenue: è visibile il punto di passaggio tra l'intestino prossimale disteso e quello distale collassato (*freccia*)

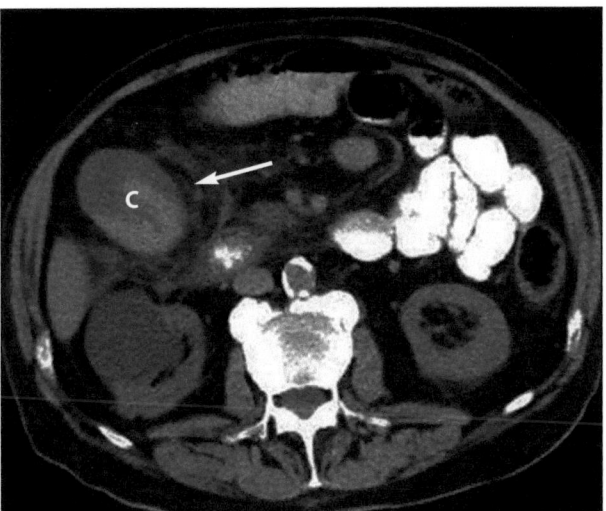

Fig. 5.13. TC dell'addome superiore mostra una colecisti (C) distesa con pareti ispessite e marcato *stranding* pericolecistico (*freccia*) suggestivo di una colecistite acuta

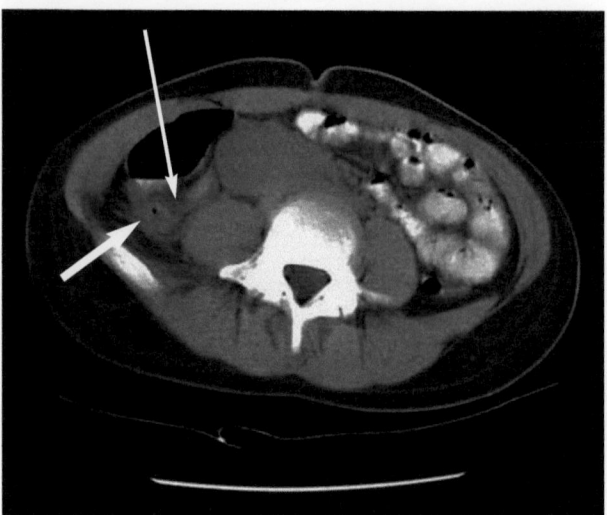

Fig. 5.14. TC del quadrante inferiore destro mostra una appendice ispessita (*freccia sottile*) con infiltrazione del grasso peri-appendicolare (*freccia in grassetto*) che conferma la diagnosi di appendicite acuta

Segni peri-appendicolari
- Aumento del valore di attenuazione del tessuto adiposo (*stranding*) nel quadrante inferiore destro
- Ispessimento della parete del ceco
- Flemmone nel quadrante inferiore destro
- Ascesso o gas extra-luminale
- Presenza di liquido nel quadrante inferiore destro o nella pelvi

Allo stesso modo lo *stranding* nel quadrante inferiore sinistro o un ispessimento del colon sigmoideo indica una diverticolite (◉ Fig. 5.15). Un ispessimento diffuso del colon è suggestivo di un processo infiammatorio, come la colite infettiva od ischemica (◉ Fig. 5.16).

Il retroperitoneo, comprendente il pancreas, deve essere controllato; la presenza di edema e perdita dei piani di accollamento tissutale (*stranding*) e di raccolte liquide intorno al pancreas, può indicare una pancreatite. Un ematoma retroperitoneale in prossimità di un aneurisma dell'aorta addominale è suggestivo per la presenza di una perdita ematica.

È altrettanto importante controllare gli organi pelvici nei pazienti di sesso femminile. Deve essere posta particolare attenzione alle masse cistiche voluminose degli annessi che possono indicare una cisti complicata, una torsione ovarica o un ascesso tubo-ovarico.

Potete ammettere il paziente in sala operatoria senza dover mostrare la sua TC come se fosse un biglietto d'ingresso (◉ Fig. 5.17) – ma a volte questo biglietto può modificare i vostri piani operatori o persino evitare l'intervento.

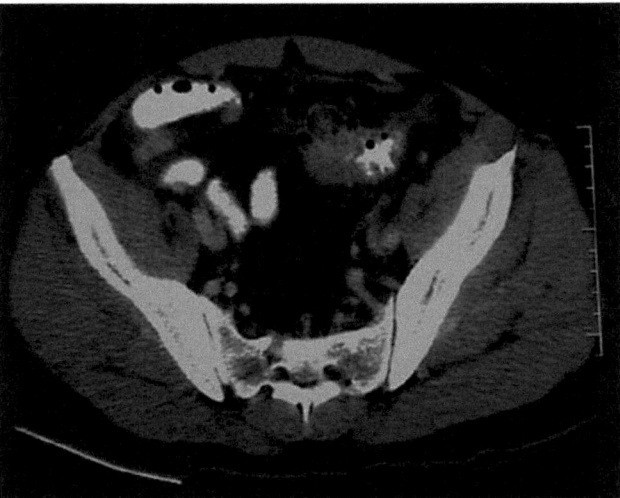

Fig. 5.15. TC con mezzo di contrasto dell'addome inferiore: è visibile l'ispessimento del colon sigmoideo con diverticoli e flogosi circostante (diverticolite acuta)

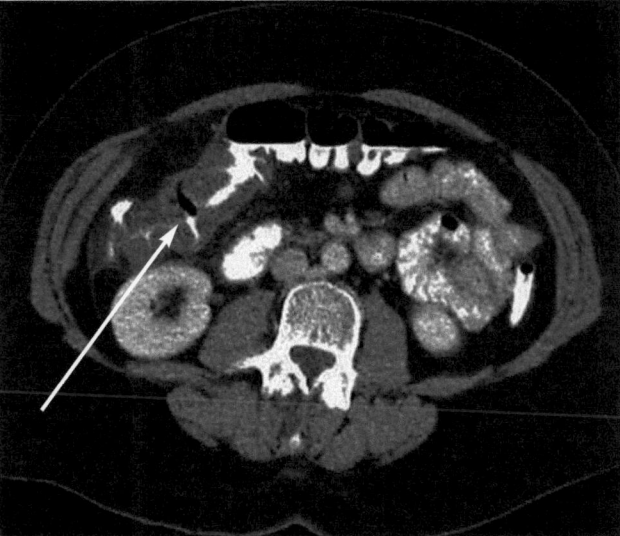

Fig. 5.16. TC con mezzo di contrasto mostra l'ispessimento della flessura epatica del colon trasverso (*freccia*) suggestivo per colite

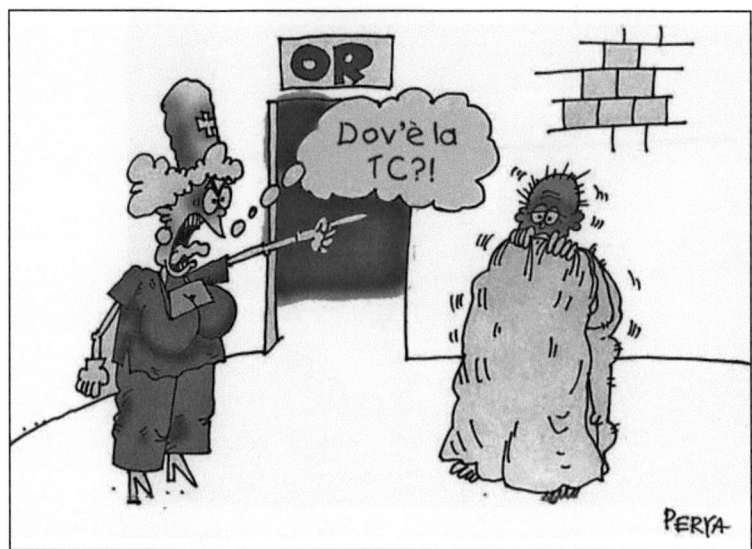

Fig. 5.17. "Dov'è la TC?!"

Commento invitato: come leggere ed interpretare una TC addominale in caso di addome acuto

Hans Ulrich Elben

Come prescrivere una TC

Contrariamente a quanto si pensa, pochi di noi radiologi si intendono di medicina e di chirurgia. E sono pochi quelli che sanno qualcosa sulle TC. Perciò, quando richiedete una TC, vi chiediamo rispettosamente di fornirci un quadro clinico accurato ed una diagnosi presuntiva. Dovete anche informarci su importanti interventi o danni pregressi (come una colecistectomia, una appendicectomia, una isterectomia).

Una TC tecnicamente all'avanguardia

Un buon esame TC viene eseguito con tecnica spirale dopo la somministrazione e.v. del mezzo di contrasto. Possibilmente preferiamo somministrare del Gastrografin diluito per os. Quest'ultimo può essere somministrato anche per via rettale, soprattutto quando si sospetta una diverticolite acuta, una lesione ostruente del colon o un trauma colico. In donne con sospetta patologia ginecologica, dovreste segnalare la posizione della vagina con un normale assorbente vaginale. Una eccezione importante: in caso di sospetta colica ureterale non è necessario utilizzare il mezzo di contrasto.

Interpretazione

Iniziate con un radiogramma diretto come quello della RXA diretta con il paziente supino.

Controllate la distribuzione gassosa nello stomaco, nell'intestino tenue e nel colon. Ci sono segni di gas libero fuori del lume intestinale? È assolutamente necessario controllare le immagini della TC sia attraverso una finestra speciale per l'esame del torace (centro-700 HU, ampiezza della finestra 2000 HU) che attraverso una finestra normale (centro-40 HU, ampiezza della finestra 400 HU). In questo modo potrete individuare meglio la presenza di gas libero all'esterno del lume intestinale.

Interpretazione step-by-step delle immagini secondo gli organi

Cercate di sottoporre ad un esame completo tutti gli organi, partendo da quelli craniali fino a quelli caudali. Soprattutto osservate i limiti e le strutture dei tessuti.

Fegato

Analizzate i margini dell'organo, l'enhancement omogeneo e il contrasto all'interno del lume della vena porta e delle sue ramificazioni. Diagnosi importanti: trauma chiuso con rottura del fegato, ascesso, trombosi della vena porta (Fig. 5.18).

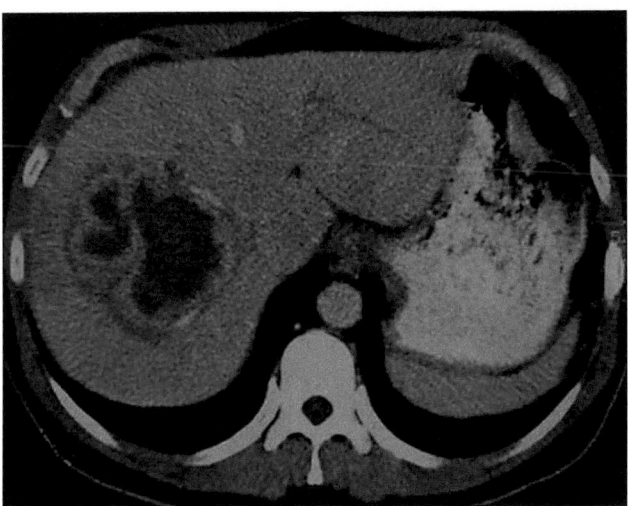

Fig. 5.18. TC addome: ascesso intra-epatico. Osservate l'*enhancement* della parete

Colecisti e dotti biliari

I dotti biliari intraepatici decorrono lungo i rami della vena porta. Di solito sono scarsamente visibili, a meno che non siano dilatati. Se c'è una colangiectasia, seguite il dotto biliare principale fino alla papilla duodenale. Vedete segni di ostruzione associata ad una massa tumorale o ad una coledocolitiasi? Di solito, la colecisti ha una parete sottile (circa 2-3 mm). Una distensione della colecisti, un ispessimento della parete, la presenza di liquido pericolecistico, di un alone e di aria intramurale indicano una colecistite (●Fig. 5.19).

Milza

Osservate le dimensioni e la forma di quest'organo. C'è un *enhancement* omogeneo? Diagnosi importanti comprendono la rottura traumatica o spontanea con assenza di contrasto e presenza di liquido intorno alla milza e l'infarto splenico con un'area ipoperfusa cuneiforme.

Pancreas

Quest'organo è posizionato tra l'ilo splenico (*cauda pancreatis*), davanti all'arteria e vena splenica e all'arteria e vena mesenterica superiore, evidenziate dal contrasto, e l'ansa duodenale (*caput pancreatis*). Normalmente il pancreas mostra un

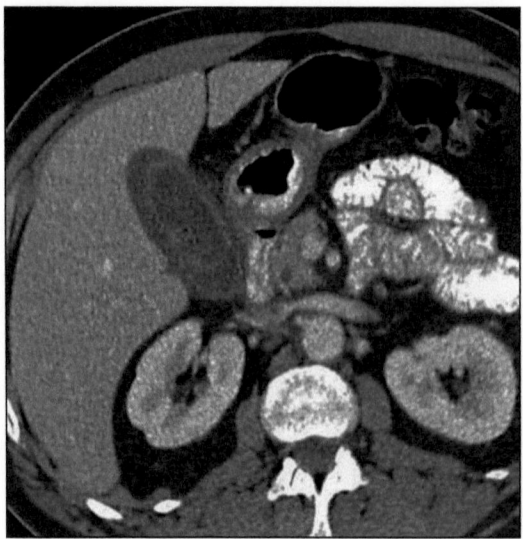

Fig. 5.19. CT addome: coleciste acuta

enhancement uniforme ed omogeneo. Nella pancreatite, l'organo è di solito ingrossato. Nella necrosi pancreatica, alcune porzioni della ghiandola non sono evidenziate dal mezzo di contrasto. Al contrario, il tessuto adiposo circostante non è scuro e scarsamente visibile, ma mostra delle strie più chiare. Il liquido intorno al pancreas indica un essudato flogistico.

Reni, uretere, vescica urinaria ed uretra

All'interno della pelvi renale o in uno degli ureteri i calcoli risultano più visibili con una scansione diretta (ad es. senza mezzo di contrasto). Gli ureteri devono essere esaminati lungo tutto il loro decorso dalla pelvi renale alla vescica. C'è una dilatazione? Qualche reazione tissutale intorno ad una calcificazione (segno di margine)? Un contrasto irregolare a chiazze del tessuto renale indica una nefrite, mentre una immagine cuneiforme senza mezzo di contrasto indica la presenza di un infarto renale. Nella trombosi della vena renale, la vena non viene evidenziata dal contrasto. Strie più chiare nel tessuto adiposo perirenale suggeriscono la presenza di una flogosi.

Organi pelvici

Donne ▸ esaminate l'utero e gli annessi laterali. Notate delle strutture cistiche (cisti ovariche)? Riconoscete i segni di flogosi nel tessuto adiposo circostante o c'è una concentrazione di liquido con enhancement della parete (ascesso tubo-ovarico)? Ci sono segni di sanguinamento?

Uomini ▸ identificate la vescica, la prostata e le vescicole seminali.

Stomaco, intestino e cavità peritoneale

Esaminate tutto il tratto intestinale cominciando dallo stomaco e proseguendo con l'intestino tenue, dal duodeno al digiuno, l'ileo fino alla valvola ileo-cecale, il ceco ed il colon ascendente, trasverso, discendente e pelvico fino al retto. Le caratteristiche TC dell'ostruzione e dell'infiammazione ed altre condizioni specifiche saranno discusse in altra sede. Una infiammazione di un diverticolo di Meckel può essere identificata dalla presenza di un diverticolo del lume intestinale con striature del tessuto circostante (Fig. 5.20). Nel quadrante inferiore destro controllate il ceco e l'appendice vermiforme; i segni di una appendicite acuta sono stati descritti in dettaglio nel paragrafo precedente. Se è in atto la malattia di Crohn vedrete che la parete dell'ileo terminale è notevolmente ispessita. Nel colon discendente e pelvico ricercate la presenza di diverticoli e di segni flogistici – parete ispessita e strutture striate ispessite nel grasso pericolico. Una diverticolite complicata può essere caratterizzata dalla presenza di gas extra-luminale, da perdita di contrasto e da ascesso (Fig. 5.21). I diverticoli del colon tendono a perforarsi nella zona ad alta

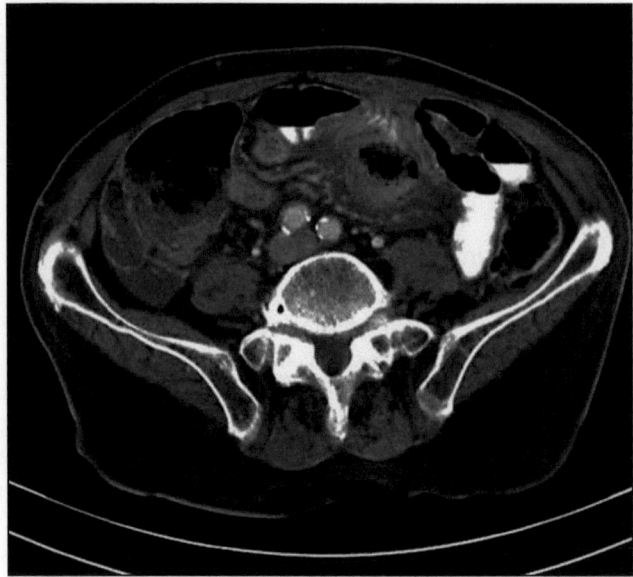

Fig. 5.20. TC addome: perforazione di un diverticolo di Meckel. Osservate la struttura centrale priva di contrasto luminale e circondata da reazione tissutale

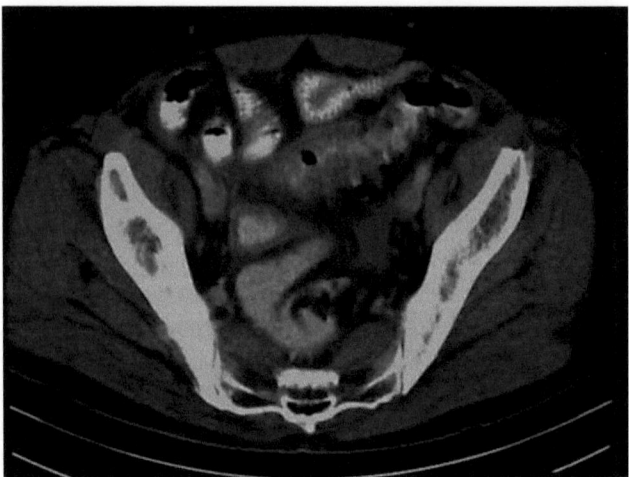

Fig. 5.21. TC addome: diverticolite sigmoidea acuta. Osservate l'ansa ispessita del sigma con lume quasi assente e *stranding* tissutale circostante che denotano una infiammazione

pressione al di sopra di un carcinoma ostruente. La TC non è idonea a distinguere tra una massa flogistica del colon ed una massa maligna.

Presenza di liquido libero

Controllate se sia presente del liquido libero tra le anse intestinali e anche altrove. La densità del liquido può fornire informazioni sulla sua natura; per le asciti è simile all'acqua, 0-20 HU, per il pus è tra i 15 e i 30 HU e per il sangue è di circa 50 HU, ma attenzione perché questi dati non sempre permettono di fare una differenziazione esatta. Un ascesso mostra un enhancement annulare e la presenza di gas all'interno ne è la conferma. Non è facile diagnosticare una peritonite diffusa ma la presenza di raccolte liquide tra le anse intestinali e nella tasca di Douglas e un ispessimento alla base del mesentere del tenue sono segni utili.

Retroperitoneo, grossi vasi e parete addominale

Controllate il lume dell'aorta ed i vasi pelvici per individuare la rottura di un aneurisma (◉Fig. 5.22). Ricercate la presenza di gas libero o di una raccolta che possa indicare un ascesso causato dalla perforazione retroperitoneale di un viscere come il colon o il duodeno.

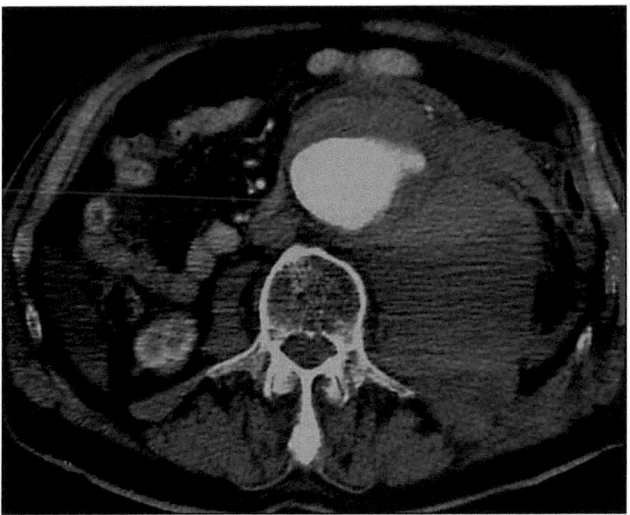

Fig. 5.22. TC addome: aneurisma dell'aorta addominale sanguinante. A sinistra, l'aneurisma aortico ed un ampio ematoma retroperitoneale

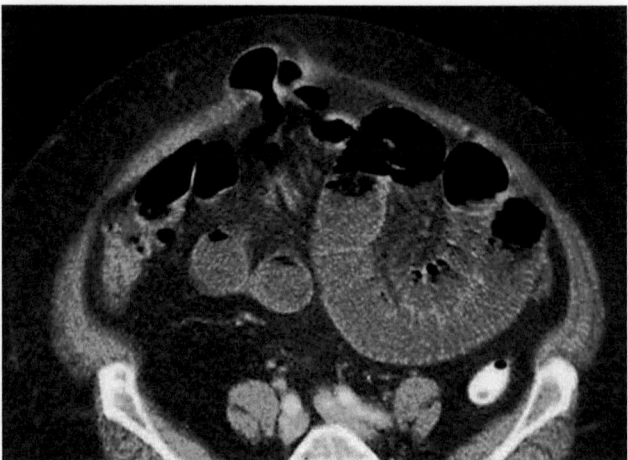

Fig. 5.23. TC addome: laparoceli. Da notare che un'ansa del tenue è rimasta incarcerata nel difetto incisionale della parete addominale

Parete addominale ▶ Controllate la parete addominale, cercate di individuare delle modificazioni patologiche, come un ascesso sottocutaneo, un ematoma della guaina del retto o un'ernia della parete addominale (Fig. 5.23).

E per favore siate gentili con i radiologi – potreste averne bisogno...

Ottimizzare il paziente*

James C. Rucinski

Quando la fisiologia è completamente alterata ogni tentativo di ripristinare l'anatomia diventa inutile.
La preparazione del paziente per sottoporlo ad intervento chirurgico può essere fondamentale quanto l'intervento stesso.

Sono le 4:00 di mattina ed avete diagnosticato al paziente un "addome acuto", probabilmente da perforazione di un viscere. È ovvio che il paziente debba essere sottoposto ad una laparotomia d'urgenza: restano da decidere gli sforzi da compiere ed il tempo da investire nella sua ottimizzazione prima dell'intervento.

L'ottimizzazione è un'arma a doppio taglio: perdere tempo nel tentativo di stabilizzare pazienti esangui è un esercizio velleitario, perché moriranno. E precipitarsi in sala operatoria con un paziente ipovolemico con occlusione intestinale è il modo più sicuro per provocare un disastro.

Gli argomenti che verranno discussi sono:
- Perché ottimizzare?
- Quali sono gli obiettivi dell'ottimizzazione?
- Quali pazienti devono essere ottimizzati?
- Come ottimizzare?

Perché è necessaria l'ottimizzazione preoperatoria?

Semplicemente perché un paziente ipovolemico non tollera né l'anestesia né l'intervento chirurgico. L'induzione dell'anestesia generale ed il rilassamento muscolare provocano una vasodilatazione sistemica che riduce i meccanismi fisiologici di compenso dello shock. Aprendo l'addome si determina una improvvisa caduta della pressione intraperitoneale che porta ad un accumulo ematico nel sistema venoso che, a sua volta, riduce il ritorno venoso e l'output cardiaco.

L'esecuzione di una laparotomia d'urgenza in un paziente non stabilizzato può determinare un arresto cardiaco ancor prima dell'inizio dell'intervento. Inoltre, durante l'intervento, non è possibile prevedere la quantità di liquidi da reintegrare: volete iniziare con un paziente ipovolemico creando così un circolo vizioso?

---

* Al termine del capitolo troverete un commento dei curatori.

Quali sono gli obiettivi dell'ottimizzazione?

È necessario ottimizzare i pazienti in attesa di una laparotomia d'urgenza per due motivi: l'ipovolemia e la sepsi. Entrambe causano una ipoperfusione tissutale e vengono inizialmente trattate aumentando la volemia. Lo scopo principale dell'ottimizzazione preoperatoria è quello di migliorare l'ossigenazione cellulare. Esiste un rapporto diretto tra ipossia e disfunzione cellulare, sindrome da risposta infiammatoria sistemica (SIRS), insufficienza d'organo ed esito negativo (๏Cap. 48).

Nei pazienti chirurgici critici, a differenza di quelli medici, l'ottimizzazione richiede VOLUME e ancora volume – molti liquidi. Tuttavia, questo non vale per i pazienti con sanguinamento in atto; in questo caso l'ottimizzazione implica il controllo immediato dell'emorragia; finché questo non viene raggiunto, dovrete limitare la somministrazione dei liquidi e mantenere il paziente moderatamente ipoteso.

Quali pazienti devono essere ottimizzati?

I pazienti chirurgici spesso hanno un aspetto malato. Di solito l'aspetto del paziente può fornire una prima importante impressione prima ancora di rilevare la presenza di tachicardia, tachipnea, ipotensione, confusione mentale o scarsa perfusione periferica. Sono necessari semplici esami di laboratorio. *L'emoconcentrazione* con il conseguente aumento anomalo dell'emoglobina e dell'ematocrito, indica una grave disidratazione o una perdita di liquidi nel "terzo spazio". *L'esame delle urine* con un elevato valore di peso specifico (>1,039) fornisce informazioni analoghe.

Uno *squilibrio elettrolitico* associato ad una *azotemia prerenale* (con un rapporto BUN/creatinina >20:1) indica anch'esso una ipovolemia. L'*emogasanalisi* fornisce importanti informazioni sulla funzione respiratoria e la perfusione tissutale. Occorre notare che nei pazienti che devono essere operati in urgenza l'acidosi metabolica ha quasi sempre il significato di una acidosi lattica – associata ad una insufficiente ossigenazione dei tessuti e a un metabolismo anaerobico cellulare.

Vi possono essere altri fattori che determinano una acidosi metabolica come l'insufficienza renale, la chetoacidosi diabetica o un avvelenamento da tossici, ma sono cause piuttosto improbabili.

L'eccesso di base (EB) è un parametro utile. Un deficit di base >6 (EB minore di -6) è il marker di una grave acidosi metabolica e di una prognosi infausta e pone l'indicazione ad una rianimazione aggressiva. I pazienti che presentano una qualsiasi di queste anomalie fisiologiche necessitano di essere ottimizzati. Ovviamente, i vostri sforzi devono essere proporzionali alla gravità dei sintomi.

VARIABILE FISIOLOGICA	RANGE MOLTO ANOMALO			RANGE POCO ANOMALO				
	+4	+3	+2	+1	0	+1	+2	+3	+4
1. Temperatura rettale (°C)	≥41°	39°-40,9°		38,5°-38,9°	36°-38,4°	34°-35,9°	32°-33,9°	30°-31,9°	≤29,9°
2. Pressione arteriosa media	≥160	130-159	110-129		70-109		50-69		≤49
3. Tasso cardiaco (risposta ventricolare)	≥180	140-179	110-139		70-109		55-69	40-54	≤39
4. Tasso respiratorio (non-ventilato o ventilato)	≥50	35-49		25-34	12-24	10-11	6-9		≤5
5. Ossigenazione: A-aDO$_2$ o PaO$_2$ (mmHg) a) FiO$_2$ > 0.5:registrare A-aDO$_2$ b) FiO$_2$ < 0.5:registrare solo PaO$_2$	≥500	350-499	200-349		<200 >70	61-70		55-60	<55
6. pH arterioso	≥7,7	7,6-7,69		7,5-7,59	7,33-7,49		7,25-7,32	7,15-7,24	<7,15
7. Sodio sierico	≥180	160-179	155-159	150-154	130-149		120-129	111-119	≤110
8. Potassio sierico	≥7	6-6,9		5,5-5,9	3,5-5,4	3-3,4	2,5-2,9		>2,5
9. Creatinina sierica (mg/dl)	≥3,5	2-3,4	1,5-1,9		0,6-1,4		<0,6		
10. Ematocrito (%)	≥60		50-59,9	46-49,9	30-45,9		20-29,9		<20
11. Conteggio globuli bianchi	≥40		20-39,9	15-19,9	3-14,9		1-2,9		<1
12. Punteggio coma di Glasgow (GCS)	15 − GCS =								
Punteggio totale di fisiologia acuta (APS)	Somma dei 12 punti delle variabili individuali =								
● HCO$_3$ sierico (venoso-mmol/l)	≥52	41-51,9		32-40,9	22-31,9		18-21,9	15-17,9	<15

Scala del coma di Glasgow (cerchiare la risposta appropriata)

Occhi aperti:
4-spontaneamente
3-a richiesta orale
2-dopo stimoli dolorosi
1-nessuna risposta

Risposta motoria:
6-a comandi verbali
5-co-localizzata col dolore
4-con strappi al dolore
3-decorticato
2-decerebrato
1-nessuna risposta

Capacità di parlare non intubato
5-orintata e risposte logiche
4-disorientata e discorsi
3-parole inappropriate
2-suoni incomprensibili
1-nessuna risposta

Capacità di parlare intubato
5-sembra capace di parlare
4-agibilità dubbia a parlare
1-generalmente non responsivo

B Scala dei punti età

Età	Punti
≤44	0
45-54	2
55-64	3
65-74	5
≥75	6

Punti età

C Punti salute cronica (CHE)

Se una delle 5 categorie CHE ha risposta affermativa assegnare +5 punti per i pazienti non operati o post-operati d'urgenza

Fegato • Cirrosi con PHT o encefalopatia
Apparato cardiovascolare • Angina di classe IV o a riposo
Polmoni • Ipossiemia cronica o ipercapnea o con minime attività/auto-cura o policitemia con PHT <40 mmHg
Reni • Dialisi peritoneale cronica o emodialisi
Sistema immunitario • Ospite immuno-compromesso

CHE =

Punteggio Apache-II (somma di A + B + C)

A Punti APS
+ B Punti età
+ C CHE
= Apache-II totale

Fig. 6.1. APACHE II (Acute Physiological And Chronic Health Evaluation)

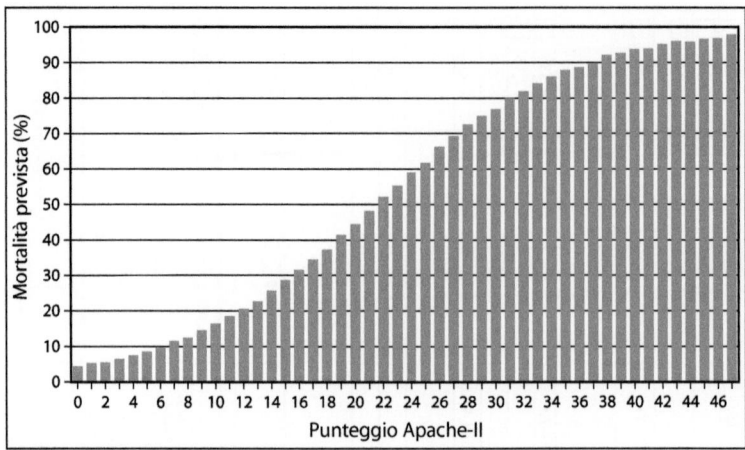

Fig. 6.2. Morbilità e mortalità in chirurgia addominale d'urgenza

Come misurare la gravità della patologia

Un chirurgo esperto può, con una semplice occhiata, stimare la gravità del proprio paziente, valutando "il bagliore negli occhi e l'intensità della forza nella stretta di mano…". Ma termini come "molto malato", "malato critico" o "moribondo" possono assumere significati diversi a seconda dei soggetti. Vi raccomandiamo perciò di abituarvi ad usare un sistema di punteggio universale che misuri obiettivamente la malattia. Uno di questi sistemi, validato nella maggior parte delle urgenze chirurgiche, è l'APACHE II (Acute Physiological And Chronic Health Evaluation) (Fig. 6.1) che misura le conseguenze fisiologiche della patologia acuta considerando, allo stesso tempo, lo stato pre-morboso e l'età del paziente. I punteggi sono semplici da ottenere con l'utilizzo di basilari variabili cliniche e di laboratorio subito disponibili e sono correlabili alla predittività di morbilità e mortalità (Fig. 6.2). Un punteggio di 10 o inferiore indica una patologia relativamente lieve, un punteggio superiore a 20 una patologia grave. Invece di dire al vostro capo che il paziente sta davvero male dite che il suo APACHE II è 29. In questo modo sarà chiaro per tutti che il paziente è moribondo.

Come ottimizzare? (Fig. 6.3)

A parte le Unità di Terapia Intensiva (UTI) altamente tecnologiche che possono essere più o meno presenti, l'ottimizzazione dei pazienti chirurgici è semplice. Può essere eseguita ovunque e richiede infrastrutture minime. Tutto ciò di cui avete bisogno è una migliore ossigenazione, ad es. una maggiore ossigenazione del sangue arterioso e della perfusione tissutale. Non avete bisogno di una UTI a 5 stelle, tuttavia dovete restare accanto al paziente! Scrivere ordini e poi andare a letto

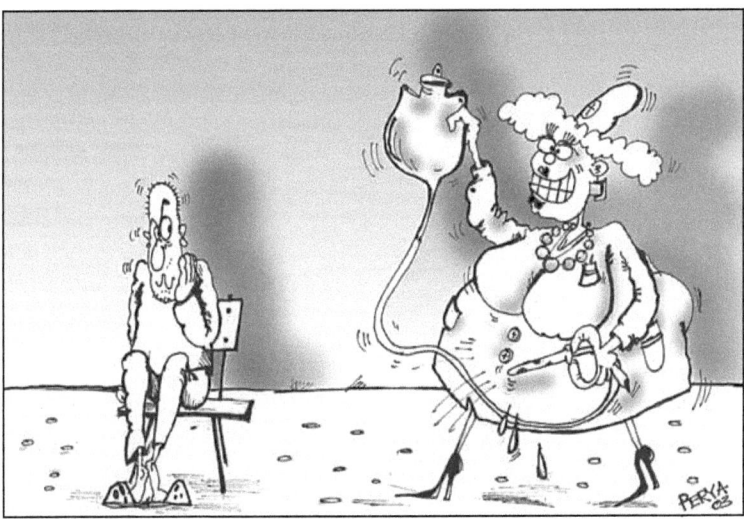

Fig. 6.3. "Si faccia ottimizzare..."

(fino all'esecuzione dell'intervento) servirà soltanto ad allungare i tempi di ottimizzazione e a ritardare l'intervento. Perciò rimanete con il paziente, monitoratene i progressi e siate pronti a decidere quando basta.

Ossigenazione

> L'ipossia non soltanto fa fermare il motore, ma distrugge anche la macchina

I pazienti da ottimizzare dovrebbero almeno essere trattati con ossigenoterapia con mascherina facciale. Controllate il paziente e la pulso-ossimetria o l'emogasanalisi; una grave ipoventilazione o una scarsa ossigenazione possono richiedere l'intubazione endo-tracheale e la ventilazione meccanica. Non temporeggiate, il paziente ha bisogno in ogni caso di essere intubato perciò, perché non farlo subito? Ricordatevi, il dolore e la distensione associati all'urgenza addominale impediscono la ventilazione e la somministrazione di analgesici può ulteriormente pregiudicarla. Se non è già stato inserito un sondino naso-gastrico (SNG) è arrivato il momento di farlo. Il vantaggio di inserire un sondino NG prima dell'intubazione è quello di decomprimere lo stomaco disteso e prevenire l'aspirazione durante l'intervento. Lo svantaggio è che la presenza di un sondino nello spazio crico-faringeo può determinare un rigurgito durante l'induzione dell'anestesia in rapida sequenza.

Ripristino del volume

> La causa principale di shock è una diminuzione del volume circolante. Reintegrate i liquidi con il mezzo migliore che avete sotto mano. (Alfred Blalock, 1899-1964)

Dopo che il paziente è stato ben ossigenato, dovete controllare che l'ossigeno arrivi dove ce n'è bisogno, ripristinando il volume ematico. Questo avviene con infusione endovenosa di cristalloidi, come la normale soluzione fisiologica o il Ringer lattato.

Lasciate perdere i colloidi più costosi come il plasma fresco congelato, l'albumina o le soluzioni contenenti macromolecole organiche sintetiche come l'Hemastarch o il dextran a basso peso molecolare; i loro vantaggi teorici non si sono mai trasformati in migliori risultati. La stabilizzazione con soluzione salina ipertonica può, in teoria, offrire dei vantaggi ma è ancora argomento di studio (è sperimentale da quando abbiamo terminato i nostri studi di medicina! Commento degli editori). Il sangue e gli emoderivati devono essere somministrati solo in caso di necessità (vedi più sotto).

Quanti cristalloidi si devono infondere? Una buona regola pratica da tenere a mente è che il paziente chirurgico ipovolemico necessita di più volume di quanto pensiate e di ancora più volume di quanto pensino gli infermieri. Supponiamo che al vostro paziente sia già stato inserito un grosso catetere venoso – collegatelo alla soluzione, aprite la valvola e lasciate scorrere! Dopo un litro attaccate dell'altra soluzione; quanto basta? A questo punto dovete valutare l'efficacia di quello che state facendo.

Valutazione dell'efficacia del trattamento

L'unico obiettivo del trattamento non-chirurgico dei pazienti chirurgici in urgenza è la ripresa di *una adeguata ossigenazione tissutale*! Questo endpoint viene valutato con un *esame fisico*, con il controllo *dell'output urinario* con un *monitoraggio selettivo invasivo* e con esami di laboratorio. Mediante la rianimazione con liquidi, si spera di migliorare l'ossigenazione tissutale ottenendo la normalizzazione dei segni vitali ed il miglioramento della circolazione periferica visibile.

Si può ottenere una parziale o completa risoluzione dell'ipotensione, della confusione mentale, della tachipnea e della tachicardia. Una *ipotensione posturale* è indice di un significativo deficit del volume circolatorio. Ricordate che la tipica reazione ad un cambiamento di posizione, da supina ad eretta, è un aumento della pressione sistolica – un aumento della pressione arteriosa differenziale misurata al polso. Di conseguenza, se vi è una riduzione della pressione al polso, con il paziente seduto, significa che questi è affetto da ipotensione.

Con la rianimazione con liquidi si può avere un miglioramento delle marezzature cutanee e della temperatura palpabile delle dita delle mani e dei piedi.

Il *riempimento capillare* è un esame clinico che valuta la circolazione periferica nel letto ungueale. Quando si preme il letto ungueale questo diventa bianco ed in meno di 2 secondi dovrebbe riprendere il normale colore rosa. La rianimazione con liquidi ha come scopo anche quello di correggere questa leggera anomalia della circolazione periferica.

Output urinario

> Ventilare, trasfondere e urinare: tutto qui! (Matt Oliver)

Nei pazienti da ottimizzare è fondamentale l'utilizzo di un catetere vescicale di Foley che permette l'accurata, anche se indiretta, valutazione della perfusione tissutale e *dell'efficacia della stabilizzazione "rianimatoria" con liquidi* mediante l'output urinario.

Il vostro obiettivo è quello di ottenere almeno $1/2$-1 ml di urina per Kg di peso del paziente all'ora. Questo è il segno migliore di una adeguata perfusione tessutale associata ad una riuscita rianimazione con liquidi.

Monitoraggio invasivo

Il catetere venoso centrale ed il catetere di Swan-Ganz in arteria polmonare sono strumenti che permettono di eseguire velocemente e ripetutamente esami particolari. Il lato negativo è che sono invasivi, costosi, spesso imprecisi ed associati a complicanze potenzialmente letali. Con il monitoraggio emodinamico invasivo si ottengono delle misurazioni che, assieme all'output urinario, ci consentono di capire se la rianimazione con liquidi sta avendo successo.

Catetere venoso centrale

Il catetere venoso centrale misura la pressione venosa centrale (PVC) determinata dal ritorno venoso (ad es. volume ematico) e dalla funzione del ventricolo destro. Una PVC bassa indica sempre una ipovolemia, mentre una PVC alta può indicare un eccessivo aumento del volume ematico o una insufficienza cardiaca. L'obiettivo è quello di ottenere un adeguato output urinario con livelli normali di PVC (fino a 12 cmH_2O). Quando i livelli normali di PVC aumentano e l'output urinario non è ancora adeguato, siamo in presenza di una insufficienza renale o cardiaca o di una errata misurazione. Falsi aumenti della PVC sono causati da una pressione intra-toracica o intra-addominale particolarmente alta che viene direttamente trasmessa alle grandi vene toraciche. Il messaggio è chiaro: finché l'output urinario non è adeguato e la PVC è bassa, continuate a somministrare liquidi. Ma ricordatevi: il paziente potrebbe avere bisogno di liquidi anche con una PVC alta o normale.

E, un altro suggerimento: una singola lettura della PVC ha meno significato del suo andamento; quando una PVC normale o bassa ha un incremento repentino, dovete rallentare l'infusione di liquidi.

Catetere di Swan-Ganz in arteria polmonare

Il catetere di Swan-Ganz permette di misurare la pressione polmonare capillare intravasale che riflette lo stato volumetrico e la funzionalità cardiaca sinistra. Come per il catetere per la misurazione della PVC, il catetere di Swan-Ganz viene associato alla misurazione dell'output urinario. L'obiettivo è quello di ottenere una pressione intra-vasale settoriale normale (intorno ai 14 mmHg) insieme ad un adeguato output urinario. Come nel caso della PVC, una pressione intra-vasale settoriale bassa indica sempre ipovolemia, mentre una pressione alta può indicare eccessivo aumento del volume o anche disfunzione del cuore sinistro. Inserendo uno Swan-Ganz, si può calcolare ed ottenere dati sulla funzionalità cardiaca (output e indice cardiaco), sulla risposta adrenergica al danno o alla patologia (resistenza vascolare periferica) o sulla perfusione tissutale (consumo e apporto di ossigeno). Un normale indice cardiaco è un buon endpoint di conferma della rianimazione mentre se è presente una pre-esistente disfunzione renale è un buon endpoint indipendente. Quando la pressione intra-vasale settoriale è normale o elevata e la diuresi e l'indice cardiaco sono ancora ridotti, allora può essere indicato un intervento con farmaci inotropi. Sappiamo che agli intensivisti e ai giovani medici piace introdurre cateteri centrali, soprattutto cateteri di Swan-Ganz. È divertente e clinicamente allettante essere invasivi ed essere in grado di valutare dati sofisticati. Tuttavia, il monitoraggio invasivo è tutto meno che una panacea. Nei pazienti che devono essere operati in urgenza, la valutazione della pressione intra-vasale settoriale è molto imprecisa, tendente a letture falsamente elevate, così come avviene con la PVC.

Il catetere di Swan-Ganz è costoso, può determinare delle complicanze e, soprattutto, è raramente utile nel trattamento dei pazienti. Pensate a questo: quando è stata l'ultima volta che il vostro anestesista ha effettivamente ed efficacemente impiegato, durante un intervento, lo Swan-Ganz che avevate inserito pre-operatoriamente?

Esami di laboratorio

È facile interpretare i risultati degli esami di laboratorio. Il vostro scopo è quello di risolvere l'emoconcentrazione, l'acidosi metabolica e di normalizzare i livelli elettrolitici, del BUN e di creatinina. Come abbiamo già detto, controllate l'eccesso di basi – se continua ad essere negativo significa che il deficit di ossigeno a livello tissutale non si è ancora risolto.

Sangue ed emoderivati

Gli emoderivati, come le emazie concentrate, il plasma fresco congelato, il crioprecipitato o il concentrato piastrinico, sono indicati selettivamente per ripristinare il trasporto di ossigeno nei pazienti con sanguinamento in atto o con anemia cronica, e per correggere, se presenti, anomalie della coagulazione. Tuttavia, non dimenticate che il sangue proveniente dalla Banca del Sangue è un'arma a doppio taglio. Oltre alle solite e ben note complicanze trasfusionali, il sangue è immunosoppressivo e può determinare un rischio maggiore di infezione post-operatoria. Inoltre, più sangue trasfondete, maggiore sarà il rischio di disfunzione d'organo post-operatoria e di mortalità.

Non dimenticate che la reidratazione con cristalloidi può rivelare una anemia cronica poiché l'ematocrito diminuisce con l'espansione volumetrica.

Suggerimenti per l'ottimizzazione volumetrica

— Istituite una terapia endovenosa con liquidi e, se sono presenti segni di disfunzione intestinale (nausea, vomito o distensione addominale), allora ordinate di lasciar digiuno il paziente (nihil per os, NPO) e, nei casi più gravi, inserite un sondino naso-gastrico. L'infusione dei cristalloidi e.v. può iniziare con 100-200 ml all'ora con l'aggiunta di boli di 250-500 ml a intervalli di 15-30 minuti. Tuttavia, vi consigliamo di restare accanto al paziente e di aprire completamente la valvola dell'unità di trasfusione anche se gli infermieri preferiscono usare la pompa da infusione.

— Stabilite procedure per monitorare l'efficacia del trattamento quali esami fisici seriali, l'inserimento del catetere di Foley e, nei casi più gravi, di un catetere venoso centrale. Lo Swan-Ganz? Per favore, siate molto selettivi con questo marchingegno.

— Se il problema principale di base è una emorragia, prescrivete una trasfusione di emazie concentrate – tipizzate e sottoposte ad agglutinazione crociata, se ve ne è stato il tempo, o tipo-specifiche, se non ve ne è stato.

— Dosate la quantità dei liquidi a seconda dei risultati del monitoraggio. Aumentate o diminuite l'infusione dei liquidi e aggiungete infusioni a bolo a seconda delle necessità.

— *Dopo* aver ripristinato il volume di liquido intravascolare, occupatevi di possibili segni residui di disfunzione fisiologica, usando farmaci inotropi per migliorare l'output cardiaco e, se possibile, un farmaco che riduca il post-carico per migliorare l'ossigenazione del miocardio e facilitare il lavoro cardiaco. Non c'è da vergognarsi di controllare il dosaggio e le indicazioni mentre si procede alla somministrazione dei liquidi.

— Trasportate voi stessi il paziente in sala operatoria. Non aspettate il portantino – dopotutto non è perennemente in ritardo?

— Se il problema è il persistere dell'emorragia, allora lasciate perdere questa lista ed andate direttamente in sala operatoria. La rianimazione migliore nei pazienti con emorragia in atto è il controllo chirurgico della causa. Inoltre, una eccessiva rianimazione e le trasfusioni pre-operatorie, aumentano la perdita ematica.

Quando basta?

Le fasi di ottimizzazione sopra descritte hanno lo scopo di correggere il più possibile il danno fisiologico, senza necessariamente ritardare l'intervento chirurgico. Non c'è una formula magica per ottenere questo equilibrio. È il processo patologico che determina la durata dell'ottimizzazione pre-operatoria. Se da un lato, una emorragia incontrollabile richiede un immediato intervento chirurgico senza o dopo una stabilizzazione parziale, dall'altro l'occlusione intestinale, che si sviluppa nell'arco di diversi giorni, necessita di una stabilizzazione idroelettrolitica, cardiocircolatoria e respiratoria completa prima dell'intervento. Come in tutte le cose della vita, il giusto sta nel mezzo – il che significa in questo caso circa 3 ore. Tentativi ostinati di far migliorare un paziente che non reagisce dopo 6 ore sono di solito controproducenti. Che voi o il vostro capo non abbiate voglia di lasciare il vostro bel letto caldo alle 3 di mattina, non è una scusa per proseguire a tutti i costi una rianimazione aggressiva fino all'alba.

Ma un momento: forse il vostro paziente non ha bisogno di essere operato? Uno degli aforismi più intelligenti in campo chirurgico è quello di Francis D. Moore (1913-2001):

> Mai operare un paziente che sta rapidamente migliorando o peggiorando.

Conclusioni

Il punto chiave dell'ottimizzazione pre-operatoria in chirurgia d'urgenza è l'ossigenazione ematica e la stabilizzazione con soluzione di cristalloidi ev. L'unico obiettivo della rianimazione è quello di ripristinare una adeguata perfusione tissutale per fornire ossigeno ai mitocondri che stanno soffocando. Realizzatelo in maniera aggressiva per ridurre le complicanze intra- e post-operatorie.

> La vecchia guardia (i vecchi maestri) è piuttosto brava a tenere in piedi un sistema fragile… fino a che qualcosa non lo disturba… e crolla… come con un castello fatto di carte…
> "Ogni intervento è un esperimento di fisiologia." (Tid Kommer)

Commento editoriale

Siamo d'accordo che il ripristino del volume ematico è una fase cruciale prima di ogni intervento urgente, ma al tempo stesso dobbiamo avvertirvi – e lo faremo di nuovo – di non affogare il paziente in una eccessiva quantità di liquidi. La somministrazione di liquidi pre-, intra- e post-operatoria è un'arma a doppio taglio. Equipaggiati con cateteri ev di calibro enorme e simpatici strumenti per il monitoraggio, chirurghi ed anestesisti entusiasti, frequentemente irrorano i loro pazienti con troppa acqua e sale. Tendiamo ad ignorare, con una scrollata di spalle, l'inevitabile aumento ponderale post-operatorio dovuto ad una rianimazione troppo aggressiva. "Bene," diciamo, "la perfusione è buona e l'output urinario è eccellente – il paziente eliminerà, urinando, i liquidi in eccesso quando starà bene." Ma abbiamo torto! Prove recenti dimostrano che gli effetti deleteri di un eccesso di liquidi non è limitato a pazienti con emorragia in atto (aumento dell'emorragia e rischio di ri-sanguinamento) ma possono presentarsi anche in qualsiasi altro paziente. La presenza di cellule aumentate di volume ed edematose è un cattivo segno in qualsiasi apparato. L'edema contribuisce all'insufficienza respiratoria ed alla disfunzione cardiaca. Ostacola la guarigione dei tessuti influenzando negativamente le anastomosi intestinali e le incisioni fasciali. Aumenta il contenuto addominale determinando ipertensione intra-addominale.

Perciò non esagerate. Infondete i liquidi necessari e, soprattutto, monitorate quello che sta facendo l'anestesista dall'altra parte dello schermo. Le vecchie formule per calcolare quanti liquidi somministrare durante un intervento sono esagerate ed obsolete. Si deve rimpiazzare la perdita ematica e mantenere l'output urinario a 0,5 ml/Kg all'ora – niente di più. Più liquidi infonderete inutilmente, prima e durante l'intervento, e più problemi avrete con il paziente in UTI e in reparto.

La somministrazione preoperatoria di antibiotici

MOSHE SCHEIN

"La maggior parte delle persone muore per i rimedi e non per le malattie di cui sono affetti."
(Molière, 1622–1673)

Prima di eseguire una laparotomia per una patologia chirurgica acuta o per un trauma è consuetudine somministrare antibiotici ad ampio spettro. In questo caso, la somministrazione di antibiotici può essere terapeutica o profilattica.

Antibiotico-terapia: si attua in presenza di una infezione già in essere con invasione dei tessuti (ad es. una appendicite perforata).

Antibiotico-profilassi: si attua in assenza di infezione, per ridurre l'incidenza prevedibile di infezione per una contaminazione in atto (ed es. lesione penetrante del colon) o potenziale (ed es. una gastrotomia per suturare un'ulcera sanguinante) in corso di intervento chirurgico.

È molto importante fare una distinzione tra contaminazione ed infezione (⊃ Cap. 12) dato che soltanto quest'ultima necessita della somministrazione post-operatoria di antibiotici; questo argomento verrà discusso nel capitolo sul trattamento antibiotico post-operatorio (⊃ Cap. 42). L'antibiotico-terapia è di ausilio sia al chirurgo che alle naturali difese del peritoneo per eliminare una infezione in atto.

L'antibiotico-profilassi previene le infezioni post-operatorie della ferita laparotomica ma non quelle polmonari e delle vie urinarie né l'insorgenza di ascessi intra-addominali, perciò non dovrebbe essere impiegata nel tentativo di evitare queste evenienze. Infine, persino gli imbecilli sanno che gli antibiotici sono soltanto di supporto al corretto trattamento chirurgico della contaminazione e dell'infezione (⊃ Cap. 12).

Quando dovreste iniziare a somministrare gli antibiotici?

Esistono due scuole di pensiero. Una sostiene che, se la contaminazione o l'infezione intra-addominale è pre-operatoriamente evidente o fortemente sospetta, la somministrazione degli antibiotici deve essere immediata – prima è, meglio è. Nei casi in cui vi sia un ritardo nell'esecuzione della laparotomia, va somministrata una seconda dose di antibiotici pre-incisione in sala operatoria. È meglio eseguire una somministrazione pre-incisione nei casi in cui è prevedibile una contaminazione intra-operatoria. Alcuni chirurghi la pensano in maniera diversa e preferiscono aspettare i reperti operatori prima di fare uso di antibiotici. Se ad esempio una appendicite acuta si rivela essere "semplicemente flemmonosa" (◉Cap. 28) o se un trauma chiuso non ha danneggiato il lume di un viscere cavo (◉Cap. 35), di solito il chirurgo evita di somministrare antibiotici. Se invece vi è una contaminazione o una infezione, procede all'antibiotico-terapia pochi minuti dopo aver effettuato la laparotomia, apparentemente senza alcun danno. A favore di questa seconda filosofia c'è il fatto che gli antibiotici determinano la liberazione di endotossine batteriche, per cui i chirurghi ritengono che l'evacuazione del pus (contenente la fonte delle endotossine) sia un prerequisito per iniziare una terapia anti-microbica.

Tuttavia, noi, come molti altri, crediamo che gli antibiotici permeino i tessuti al momento dell'incisione addominale e che l'immediata vasocostrizione che si verifica in sede di incisione non permetta agli antibiotici – se somministrati in seguito – di raggiungere la ferita chirurgica. Perciò è nostra abitudine somministrare una dose di antibiotici prima di qualsiasi intervento chirurgico addominale urgente. Quando è presente una contaminazione o una infezione o quando è prevedibile una contaminazione, il valore dell'antibiotico-terapia o dell'antibiotico-profilassi è evidente.

Considerando gli effetti benefici dell'antibiotico-profilassi in alcuni interventi "puliti" eseguiti in elezione, si suppone che lo stesso principio debba valere per i pazienti con patologia acuta (senza contaminazione o infezione) sottoposti a laparotomia. Il significato clinico della endotossiemia da antibiotici è ancora sconosciuto.

Non di rado osserviamo chirurghi che, nel caos peri-operatorio, si dimenticano di somministrare gli antibiotici. Per compensare la loro mancanza, ne ordinano la somministrazione dopo l'intervento. Questo è del tutto inutile! Le mani sporche si lavano prima o dopo i pasti?

Il destino della ferita chirurgica è segnato da ciò che avviene intra-operatoriamente e questo comprende anche la somministrazione degli antibiotici. Niente di ciò che viene fatto dopo l'intervento può mutare l'esito della ferita (◉Cap. 49).

Quali antibiotici usare?

Contrariamente a quanto viene predicato dalle case farmaceutiche e dai loro vari beneficiari o rappresentanti, la scelta dei farmaci è semplice. Sono disponibili numerosi schemi terapeutici singoli o combinati, tutti ugualmente efficaci; i più recenti e costosi non necessariamente sono i migliori. La flora batterica all'origine della contaminazione o dell'infezione addominale è quella del tratto gastro-intestinale e ciò è comprensibile. Una goccia di feci in cavità peritoneale contiene più di 400 diversi tipi di batteri e soltanto alcuni di questi sono responsabili dell'infezione. Perciò, dall'iniziale pletora, il numero di batteri contaminanti si riduce spontaneamente fino a comprendere soltanto pochi microrganismi che riescono a sopravvivere fuori del loro ambiente naturale. Questi sono gli anaerobi facoltativi che producono endotossine, come l'*Escherichia coli*, e gli anaerobi obbligati come il

Bacteroides fragilis, che agiscono in sinergia. Può essere impiegato qualsiasi antibiotico o combinazione di più antibiotici per eliminare efficacemente i batteri bersaglio. Il "triplo schema" (ampicillina, amminoglicoside e metronidazolo o clindamicina), popolare negli anni '70, è diventato ormai obsoleto. Clinicamente, l'*Enterococco*, che viene spesso isolato nella peritonite sperimentale e clinica, non ha praticamente significato patogeno a livello della cavità peritoneale e non richiede la "copertura con ampicillina". Gli amminoglicosidi sono notevolmente nefrotossici (soprattutto nei pazienti critici), sono inefficaci in un ambiente a basso pH come quello peritoneale infetto e non sono più gli antibiotici di prima scelta nel trattamento iniziale dell'infezione intra-addominale.

I chirurghi tendono ad essere degli abitudinari che si attaccano disperatamente ai dogmi trasmessi dai propri maestri: il "triplo schema" è uno di questi dogmi, giunto fino al XXI secolo per ignoranza. Ci sono numerosi prodotti disponibili sul mercato. Ne potete scegliere uno qualsiasi, usandolo come "monoterapia" o in combinazione, basta che copra l'*E. coli* e il *B. fragilis*. Nelle emergenze addominali, è possibile usare lo stesso prodotto sia per la profilassi che per il trattamento. Una dose iniziale del farmaco più idoneo viene somministrata pre-operatoriamente; l'utilizzo può essere protratto dopo l'intervento se indicato dai reperti intra-operatori.

L'uso (sbagliato) di somministrare un prodotto debole (ad es. la cefazolina) prima dell'intervento per poi passare ad uno schema forte è illogico. Durante la stabilizzazione con liquidi in pazienti ipovolemici, gli antimicrobici possono diluirsi, con conseguente riduzione della disponibilità dei farmaci antimicrobici nelle sedi di contaminazione o infezione. In questi casi, soprattutto nei pazienti traumatizzati, dovrebbero essere impiegate dosi iniziali superiori: "**prima e di più è meglio che meno e più a lungo**".

Conclusioni

Iniziate la somministrazione di antibiotici prima di ogni laparotomia d'urgenza; se continuare o meno la somministrazione dopo l'intervento dipende dai reperti operatori (vedi ◉ Cap. 42).

Dovete conoscere la flora bersaglio e adottare il regime più economico e semplice. I batteri non possono essere confusi, ma neanche voi!

PS: Cercate una copia di The Surgical Infection Society Guidelines on antimicrobial therapy for intra-abdominal infections di Mazuski JE, Sawyer RG, Nathens AB et al. (2002). Surg Infect 3:161-173.

> "I pazienti possono guarire senza antibiotici." (Mark M. Ravitch, 1910-1989)

Famiglia, etica, consenso informato e questioni medico-legali

James C. Rucinski

"Dottore, mio dottore, che cosa mi dici...?"
(Philip Roth)

Il vento sta fischiando attraverso le fessure della finestra della vostra stanza quando ricevete una chiamata dal Pronto Soccorso ed improvvisamente vi ritrovate nel vortice, con un gruppetto di sconosciuti estremamente agitati a cui dovete spiegare che, per salvare la vita del loro caro, è necessario intervenire immediatamente. La sala operatoria è pronta. Per ottenere il consenso informato è necessario combinare in maniera pratica abilità di vendita, capacità di risolvere problemi etici e convincimento psicologico. Equivale a fare del marketing rapido delle vostre capacità e del piano terapeutico che volete proporre ed è necessario che rendiate il paziente e i suoi familiari vostri alleati nel processo decisionale. Tuttavia, più che una esigenza legale, il consenso informato è un impegno etico verso il paziente, i vostri colleghi e voi stessi.

Abilità di vendita

Iniziate spiegando il trattamento che vi proponete di eseguire con lo stesso linguaggio che usereste con uno dei vostri conoscenti non medici. Descrivete i benefici che vi aspettate dall'intervento chirurgico e quali potrebbero essere le conseguenze di un trattamento alternativo. Proponete diversi scenari; prendete ad esempio un caso di carcinoma ostruente il colon sigmoideo. Da un lato c'è il trattamento non chirurgico che quasi sicuramente porterà ad un decesso lento e doloroso. Dall'altro c'è un rapido recupero post-operatorio ed una terapia a lungo termine della malattia. Nel mezzo ci sono i possibili problemi, come le complicanze peri-operatorie o il decesso, la guarigione con invalidità o la recidiva. È fondamentale che crediate nel piano terapeutico che proponete; in caso contrario, se vi fosse imposto dall'alto e fosse per voi inaccettabile, allora lasciate che sia il capo-équipe a condurre le negoziazioni pre-operatorie con il paziente e/o i suoi familiari. Al paziente ed ai suoi familiari vendetevi quale esperto scientifico consapevole delle necessità altrui, che partecipa con loro alla risoluzione di un difficile problema. Includete una descrizione, con probabilità approssimative, dei problemi più frequenti (complicanze) della procedura che vi proponete di eseguire per quel tipo particolare di paziente. Dovrete fare una valutazione basandovi su informazioni generali e specifiche. Per esempio, il rischio di mortalità in una resezione del colon in elezione può essere irrilevante, ma nei pazienti anziani con occlusione acuta del colon ed ipoalbuminemia, questo rischio può verificarsi in 1 caso su 4 (⊘ Cap. 6). Discutete le possibili complicanze generali post-operatorie, come una infezione, una emorragia (e la possibilità di dovere effettuare una trasfusione), una guarigione difficile e la mortalità. Poi menzionate le complicanze specifiche della procedura come la lesione del coledoco in corso di una colecistectomia laparoscopica. È fondamentale che prima di ogni importante intervento addominale urgente sottolineiate l'eventualità di dover eseguire un re-intervento in base ai riscontri intra-operatori o, nel caso in cui, successivamente, insorgano dei problemi. Questo dovrebbe drasticamente facilitarvi il confronto con i parenti se dovesse risultare necessario re-intervenire (⊘ Cap. 46): in questo modo il re-intervento verrebbe considerato un ulteriore sforzo terapeutico piuttosto che una complicanza. Le complicanze minori, come una flebite dovuta alla terapia endovenosa peri-operatoria, potrebbero causare un sovraccarico di informazioni, perciò possono essere omesse.

Cercate di seguire il vostro copione in un ambiente relativamente calmo – lontano dal tipico caos di un Pronto Soccorso, di una Unità di Chirurgia Intensiva o di una sala operatoria. Usate un linguaggio semplice e ripetetevi ad libitum; dei parenti stressati potrebbero trovare difficile afferrare bene quello che state dicendo. Offrite loro la possibilità di fare domande e assicuratevi che vi capiscano. Maggiore sarà la loro comprensione iniziale e meno problemi avrete se dovessero insorgere delle complicanze. Siate umani, amichevoli, empatici ma professionali. Un buon trucco è quello di pensare, di tanto in tanto, che la famiglia con cui state parlando potrebbe essere la vostra.

Illustrare il problema

Quando spiegate le prospettive di un intervento chirurgico ad un paziente o ai suoi familiari, scoprirete che illustrare il problema e l'intervento chirurgico su un foglio di carta migliora la comunicabilità. Disegnate, in maniera schematica, il colon ostruito: "ecco il colon, qui c'è la lesione ostruente e qui il segmento che vogliamo rimuovere; speriamo di essere in grado di unire questi due pezzi di intestino, tuttavia può essere necessaria una colostomia; qui è dove verrà fatta uscire." Sotto il disegno, scrivete la diagnosi ed il nome dell'intervento. Al termine del consulto, vi sorprenderà vedere come i familiari ristudieranno il pezzo di carta che gli avete lasciato, discutendo tra di loro la diagnosi e l'intervento pianificato.

La famiglia

> Quando si arriva all'intervento voi consigliate ed il paziente e la sua famiglia decidono

Per poter promuovere il vostro piano d'azione, la famiglia del paziente è il vostro più grande alleato. Coinvolgendone i membri sin dall'inizio del processo decisionale, li trasformerete in dei complici durante il vostro rapporto con il paziente. Evitando la famiglia potreste alienare dei possibili alleati o peggiorare la situazione con un gruppo già difficile. È normale avere a che fare con una famiglia difficile. Quando il membro di una famiglia si ammala, conflitti a lungo repressi e sensi di colpa tendono a riemergere. Fatevi alleati offrendo loro la possibilità di partecipare, cercando di leggere le sfumature nei loro rapporti e dimostrandovi sempre un consigliere sagace e compassionevole.

Usate il vostro primo incontro con i familiari per fare una buona impressione e guadagnarvi la loro fiducia, così che essi continueranno ad avere fiducia in voi anche quando insorgeranno delle complicanze o saranno necessarie ulteriori terapie.

Risoluzione dei problemi etici

Per poter vendere un particolare prodotto o un'idea è necessario crederci. In altre parole, in base alle vostre conoscenze e alla vostra esperienza, dovete proporre un intervento chirurgico che vi sembri etico. È etico se ci si aspetta che salvi o prolunghi la vita del paziente o che ne riduca i sintomi e che raggiunga questi obiettivi con un ragionevole rapporto rischio/beneficio. Al tempo stesso, dovete anche essere convinti che non esistano trattamenti non chirurgici più sicuri o altrettanto efficaci del vostro. Il peso dell'evidenza grava su di voi!

Considerazioni medico-legali

> La chirurgia è l'attività più pericolosa nella società legale. (P.-O. Nystrom)

I pericoli medico-legali associati alla chirurgia addominale d'urgenza dipendono soprattutto dal luogo dove esercitate. In alcuni paesi i chirurghi se la cavano quasi sempre, mentre in altri la chirurgia d'urgenza è un campo legale minato. Esistono alcune semplici ma comprovate tattiche per evitare una causa in tribunale:

- Siate empatici, attenti, onesti, aperti, istruttivi e al tempo stesso professionali in modo da avere dalla vostra parte sia il paziente che la sua famiglia (come abbiamo già detto). I giovani chirurghi tendono ad essere troppo ottimisti nel tentativo di rallegrare i parenti del paziente. Capita spesso vedere il chirurgo che emerge dalla sala operatoria con un atteggiamento da eroe stanco mentre annun-

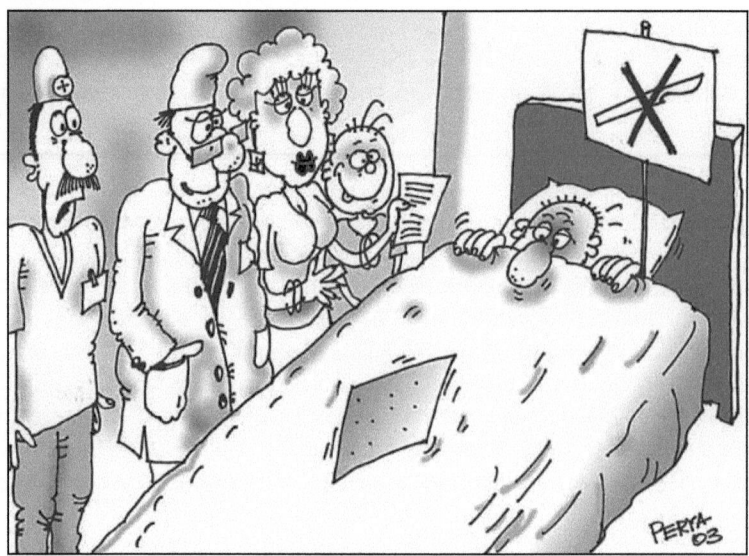

Fig. 8.1. "Firma?"

cia: "è andato tutto liscio, ho rimosso il cancro dal colon e risolto l'occlusione. Sono riuscito a collegare le estremità intestinali e ad evitare una colostomia. Sì, suo padre è stabile, ha superato molto bene l'intervento, speriamo che possa tornare a casa per Pasqua (o per la Pasqua ebraica o per il Ramadan)." Questo è un copione piuttosto incauto dato che può suscitare grandi speranze ed aspettative e poi rabbia e risentimento nel caso in cui dovessero insorgere delle complicanze. Il copione migliore dovrebbe essere: "L'intervento è stato difficile ma siamo riusciti a raggiungere i nostri obiettivi. Il cancro non c'è più e abbiamo evitato una colostomia. Considerando l'età di suo padre e le altre patologie l'ha presa bene. Speriamo per il meglio, ma deve capire che la strada della guarigione è lunga e come le ho già spiegato prima dell'intervento, potrebbero esserci ancora molti problemi."

– Consenso informato dettagliato (Fig. 8.1).
– Documentazione. È fondamentale poiché "ciò che non è stato documentato su carta non è in realtà mai avvenuto". Le vostre annotazioni devono essere brevi ma essenziali. Prima di una laparotomia urgente per una occlusione del colon, dovremmo scrivere: "paziente maschio di 78 anni con ipertensione, diabete e malattia polmonare cronica ostruttiva. Da tre giorni dolore addominale con distensione. RXA suggestiva per una occlusione distale del colon, confermata dal Gastrografin. Punteggio APACHE II al ricovero: 17 – paziente ad alto rischio. Opzioni terapeutiche, rischi e possibili complicanze spiegate al paziente e ai suoi familiari che accettano la proposta di una laparotomia d'urgenza. Comprendono che può essere necessaria una colostomia così come ulteriori interventi." Qualche anno dopo, in tribunale, questa breve annotazione potrebbe avere per voi un valore inestimabile!

Evitare di vendere autopsie in anestesia

Vi abbiamo paragonato a degli astuti venditori che interagiscono con il paziente e la sua famiglia. In questa qualità voi, dei rispettati medici, potreste facilmente vendere qualsiasi cosa ai vostri fiduciosi clienti. Siate onesti con voi stessi e considerate nel modo più obiettivo possibile il rapporto rischio/beneficio della procedura che state cercando di vendere. Può essere facile convincere una famiglia preoccupata che un intervento (inutile) è davvero necessario ed in seguito, all'inevitabile conferenza sulla morbilità e mortalità (M&M) (● Cap. 52), spiegare che la famiglia vi ha costretti ad eseguire una autopsia in anestesia. Semplicità ed eticità non sempre coesistono!

> "Si dovrebbe consigliare l'intervento chirurgico solo se esiste una ragionevole possibilità di successo. Operare, senza avere una possibilità, equivale a prostituire la bella arte e la scienza della chirurgia." (Theodor Billroth, 1829-1894)

Osservazioni finali

Non soltanto è importante ciò che dite ma anche come viene detto. Presentatevi e presentate i membri del vostro staff. Stringete la mano a tutta la famiglia. Conducete la sessione seduti faccia a faccia con il paziente e la sua famiglia. Mantenete sempre il contatto visivo con ognuno di loro – non ignorate l'orribile figlia nascosta nell'angolo della stanza, perché potrebbe essere proprio lei a diventare vostra nemica. Siate gentili ma non troppo, non è il momento di sorridere o scherzare. Fate il chirurgo serio che pensa soltanto al benessere del paziente. Voi siete quel chirurgo, perciò comportatevi come tale! Niente è più vero del seguente cliché, che dovreste sempre tenere a mente: raccomandereste lo stesso trattamento a vostro padre, a vostra madre, a vostra moglie o a vostro figlio? Alcuni studi hanno dimostrato che i chirurghi raramente raccomandano un intervento per loro stessi o per i loro cari. Fate agli altri quello che vorreste che gli altri facessero a voi – la regola d'oro.

> "La famiglia del paziente non dimenticherà mai una garanzia di cura non rispettata mentre il paziente non lascerà che il chirurgo dimentichi una diagnosi di incurabilità se questi sarà così fortunato da sopravvivere." (George T. Pack, 1898-1969)

Prima del decollo: la checklist pre-operatoria

MOSHE SCHEIN

"Viste le circostanze al pilota è consentito fare un solo errore grave, mentre il chirurgo ne può commettere tanti senza neanche riconoscerli."
(John S. Lockwood)

Come nel caso di un pilota militare o commerciale, prima di ogni volo, anche voi dovete esaminare una "checklist". In realtà, il bisogno ossessivo di controllare ogni cosa è più importante per voi che per un pilota. Mentre il pilota è circondato da una squadra esperta di tecnici della manutenzione, voi vi ritroverete spesso circondati soltanto da idioti. Non vogliamo essere offensivi o rudi, ma siamo realisti! Alle 2 di mattina il vostro interno o specializzando si preoccupa più del sonno perso che della prospettiva di un intervento chirurgico. E l'anestesista? Il vostro caso urgente è soltanto una spina nel (suo) fianco. Prima potrà somministrare il gas al paziente e prima potrà mollarlo nella sua stanza o in terapia intensiva e ristrisciare così sotto le coperte – dove desidera di più stare. E gli infermieri? Lasciateli perdere! Non per niente vengono adesso chiamati tecnici di sala (● Fig. 9.1).

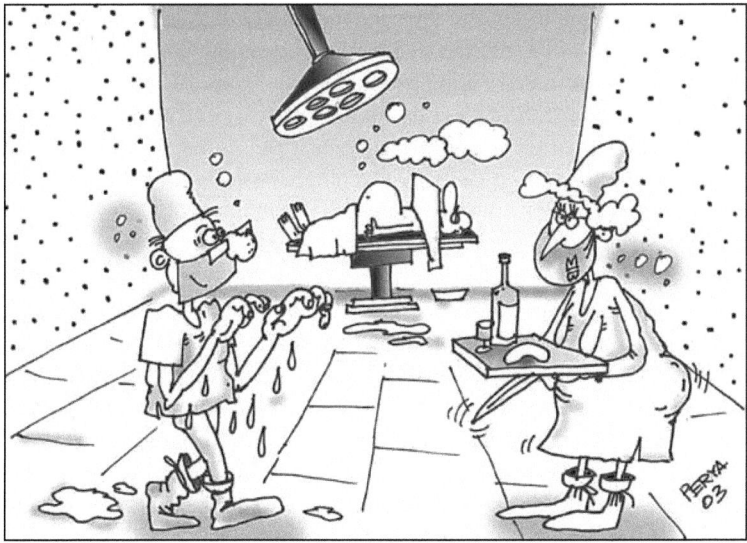

Fig. 9.1. "Dottore, mi mostri il suo brevetto di pilota…"

Perciò siamo sinceri – siete soli; è sempre un volo in solitaria e potete contare soltanto su voi stessi. Indipendentemente da quanta gente ronza intorno al paziente, il paziente è il vostro e voi siete responsabili della riuscita, del fallimento, della morbilità, della mortalità e di un eventuale processo in tribunale. Il destino del paziente è nelle vostre mani. Perciò svegliatevi e controllate la vostra checklist.

La checklist

- **Il paziente ha davvero bisogno di essere operato?** In questo libro troverete ripetuto che è più difficile decidere quando non operare che quando operare. In tutto il mondo circolano variazioni sul tema in lingue diverse. Ma è ancora più difficile decidere di non operare *dopo* che l'intervento è stato pianificato. Avete deciso di eseguire una appendicectomia in base a quello che il vostro capo vi ha detto per telefono – ovvero che "i risultati della TC sono compatibili con una appendicite acuta": arrivate in sala operatoria e trovate il paziente tutto sorridente, seduto sul lettino con un addome trattabile e non dolente. Volete operare le immagini TC o il paziente? Non dovete avere le palle (o le ovaie) per programmare un intervento, ma le dovete avere grosse per *annullarlo* e far riportare il paziente in corsia. Dovete averle enormi per *far rimuovere* il paziente dal tavolo operatorio e gigantesche per dire all'anestesista di *svegliarlo*... ma, se dopo l'induzione dell'anestesia e il rilassamento della parete addominale, palpate una grossa massa appendicolare... volete che continui?

- **Esaminate il paziente prima che venga anestetizzato.** Mai – ripetiamo – mai operare un paziente senza che lo abbiate voi stessi esaminato; in caso contrario, siete dei macellai. Che l'endoscopista abbia visualizzato una "ulcera sanguinante" e che il paziente continui a vomitare sangue può significare che è necessario intervenire chirurgicamente, ma potete sempre avere l'opportunità di diagnosticare una milza ingrossata e la presenza di ascite che agli altri erano sfuggite. Non vorreste operare un paziente Child C con ipertensione portale? (vedi ⊙ Cap. 16).

- **Analizzate le radiografie e gli esami di diagnostica per immagini.** Controllate tutte le radiografie e tutti gli esami di diagnostica per immagini. Non fate affidamento su quello che ha detto o scritto il radiologo. Potreste individuare dei reperti che vi potrebbero convincere ad annullare l'intervento o ad utilizzare una incisione diversa.

- **Posizionate il paziente.** Prima di iniziare dovete farvi un'idea generale di quello che farete o potreste dover fare. Questo potrebbe influenzare la posizione del paziente. Ad esempio: è richiesta la posizione di Lloyd-Davies per accedere all'ano e al retto? Potrebbe essere necessaria negli interventi colo-rettali: per inserire una sonda, per decomprimere il colon o per inserire una suturatrice meccanica. Non vorrete interrompere l'intervento per posizionare correttamente il paziente o per chiedere allo specializzando di strisciare sotto i telini fradici alla ricerca dell'ano? Qualunque sia la posizione del paziente, controllate che tutti gli arti siano protetti e ben imbottiti nei punti dove può esercitarsi una pressione. Una posizione scorretta sul tavolo operatorio può causare dei danni al sistema nervoso, ulcerazioni cutanee e una sindrome compartimentale delle estremità – e ... una denuncia.

- **Tenete caldo il paziente.** Controllate che sia ben coperto e riscaldato. L'ipotermia aumenta il rischio di infezione post-operatoria e favorisce la coagulopatia intra-operatoria.
- **Pensate a come prevenire una trombosi venosa profonda (TVP).** Il trattamento preventivo della TVP deve essere messo in atto prima che il paziente sia anestetizzato – non dopo l'intervento. Gli interventi addominali di durata superiore ai 30 minuti sono associati ad un rischio moderato di TVP; aggiungete altri fattori di rischio come il fumo, l'uso di contraccettivi orali, una storia pregressa di TVP, l'età, l'obesità, un tumore e così via. Ma invece di starci a pensare tanto – perché non avviare a profilassi antitrombotica tutti i pazienti che verranno sottoposti a chirurgia addominale d'urgenza? Che sia con eparina sottocutanea o compressione del polpaccio, questo dipende da quello che offre la sala operatoria. Ricordatevi che gli anticoagulanti non sono indicati per i pazienti anemizzati! Abbiamo assistito al decesso di giovani pazienti per embolia polmonare qualche giorno dopo essere stati sottoposti ad una appendicectomia o all'insorgenza di una sindrome post-flebitica intrattabile in giovani donne appendicectomizzate per una infiammazione pelvica. Tenetelo sempre a mente.
- **La vescica è vuota?** La maggior parte dei pazienti da operare in urgenza arriva in sala operatoria con catetere vescicale già inserito; negli altri casi sarete voi ad inserirlo sul tavolo operatorio. Ma se contemplate la possibilità di effettuare un intervento dell'addome inferiore in un paziente non cateterizzato, controllate che la vescica sia vuota. Quando la vescica è piena potreste scambiarla per il peritoneo. La distensione vescicale potrebbe anche simulare una patologia addominale chirurgica.
- **Ricordatevi dell'antibioticoprofilassi** (vedi ◉ Cap. 7).
- **Documentate qualsiasi cosa** (vedi ◉ Cap. 8).

Adesso potete anche lavarvi le mani! Siete voi il capitano della nave – comportatevi come tale! La scena drammatica in cui il chirurgo entra in sala operatoria con le mani lavate tenute per aria è penosa.

> "La mancanza di giudizio è responsabile di una pessima chirurgia che comprende la mancata esecuzione di interventi necessari o consigliabili, l'esecuzione di interventi inutili e superflui e di interventi inefficaci, imperfetti e scelti male." (Charles F.M. Saint, 1886-1973)
>
> "Il chirurgo, come il capitano di una nave o il pilota di un aereo, è responsabile di tutto ciò che è successo. La sua parola è l'unica che non può essere contraddetta." (Francis D. Moore, 1913-2001)

L'intervento

III

L'incisione*

Moshe Schein

*Le incisioni cicatrizzano da un lato all'altro e non da una estremità all'altra per cui la lunghezza non è importante.
Per entrare in addome lo strumento migliore e più sicuro è il dito.*

Adesso il paziente è sul tavolo operatorio, sotto anestesia e pronto per il bisturi. Prima di lavarvi le mani, controllate attentamente l'addome rilassato. Adesso potete sentire cose che prima era impossibile apprezzare con un addome contratto e dolente. Potete palpare una colecisti distesa in un paziente con diagnosi di appendicite acuta o una massa in sede appendicolare in un paziente che deve essere sottoposto ad una colecistectomia. Questo può accadere anche nell'era degli ultrasuoni e della TC.

Generalmente, in una emergenza o durante una esplorazione, si accedeva all'addome attraverso una generosa incisione verticale che poteva benissimo essere estesa, soprattutto sulla linea mediana. In genere, l'incisione mediana sulla *linea alba* è veloce da eseguire ed è relativamente esangue. D'altra parte, una incisione trasversale richiede un po' più di tempo, è più cruenta ma è associata a una minore incidenza di deiscenza della ferita e di laparocele. Inoltre, è noto che, nel periodo post-operatorio, una incisione trasversale è meglio "tollerata" dal paziente e dai suoi polmoni (sembra ormai che l'incisione verticale para-mediana appartenga alla storia). Tenendo questo a mente, **dovremmo essere più pragmatici che dogmatici ed adattare l'incisione ad ogni paziente e alla sua malattia.** Dobbiamo prendere in considerazione l'urgenza della situazione, la sede e la natura del problema, la sicurezza (o l'incertezza) della diagnosi preoperatoria e la costituzione del paziente.

Il buon senso ci dice che il migliore accesso alla patologia intra-addominale è quello diretto. Dunque per accedere meglio al sistema biliare è spesso utilizzata una incisione trasversale sotto-costale destra. Le incisioni trasversali possono essere facilmente allargate così da ottenere una esposizione più ampia; per ottenere una eccellente visual di tutto l'addome è possibile estendere una incisione sotto-costale destra fino al lato sinistro (come una "chevron"). Se viene repertata una appendice non patologica attraverso una piccola incisione trasversale con divaricazione del muscolo a livello del quadrante inferiore destro, è possibile estendere l'incisione sezionando i muscoli sulla linea mediana per ricercare una potenziale patologia intestinale o pelvica. In alternativa, se viene rilevato un processo a carico dell'addome superiore, è perfettamente giustificato chiudere la piccola incisione a livello della fossa iliaca destra per eseguirne una più appropriata. Due incisioni fatte bene sono meglio di un'unica incisione posizionata male.

---

* Il dott. Asher Hirshberg ha contribuito alla stesura di questo capitolo nella prima edizione del libro.

L'incisione sulla linea mediana – esangue, rapida e facilmente estendibile – permette di ottenere una esposizione migliore e una maggiore versatilità; rimane la classica "incisione dell'indecisione" nel caso in cui la sede della catastrofe addominale sia sconosciuta ed è l'approccio più sicuro nei traumi.

Ne approfittiamo per dire che una laparotomia d'urgenza senza una diagnosi non è un peccato! Non vi arrendete al dogma, peraltro assai diffuso, che un paziente non può essere portato in sala operatoria se non ha il biglietto rilasciato da una TC. Un addome clinicamente acuto – quando "altre diagnosi" sono state scartate (vedi ⊙ Capp. 3 e 4) – continua ad essere una indicazione ad una laparotomia e in molti casi la parete addominale è l'unica struttura che separa il chirurgo da una diagnosi certa.

Da dove iniziare una incisione mediana e quanto deve essere lunga? (⊙ Fig. 10.1)

I chirurghi "macho" delle generazioni passate gridavano spesso: "Falla lunga. Guarisce da un lato all'altro e non da una estremità all'altra". Oggi, nell'era della chirurgia mininvasiva, conosciamo bene i vantaggi di una incisione più piccola. Se non vi è urgenza, accedete all'addome attraverso una piccola incisione ed estendetela poi in caso di necessità: ma non accontentatevi mai di un campo operatorio che non sia adeguato e non vi affannate ad eseguire un intervento chirurgico attraverso il buco della serratura. Iniziate con una incisione mediana superiore o inferiore basandovi sulla vostra valutazione clinica; se avete dei dubbi, iniziate in prossimità dell'ombelico, da lì date una "annusata" e poi muovetevi verso la sede della malattia. Ricordatevi cosa disse, più di 100 anni fa, il famo-

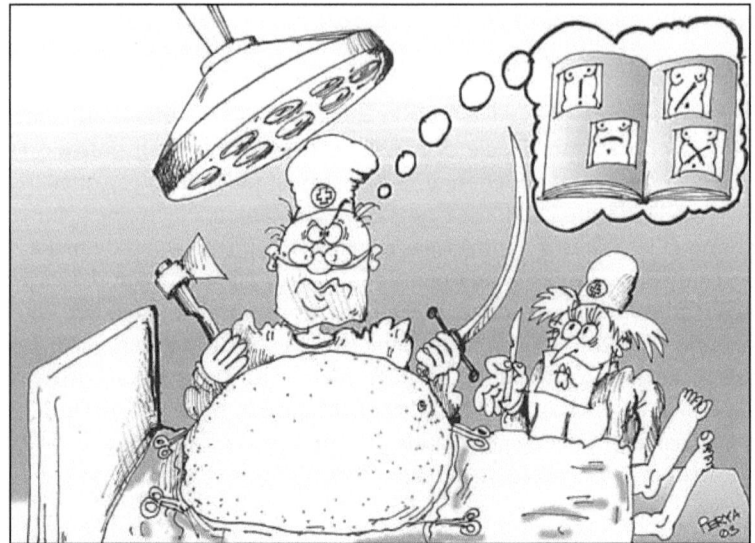

Fig. 10.1. "Quale incisione?"

so chirurgo svizzero Theodor Kocher: "L'incisione deve essere lunga quanto basta e corta il più possibile".

Estendere l'incisione al torace?

Molto di rado! Nella maggior parte dei casi, si può accedere ad una patologia sotto-diaframmatica con una incisione addominale. Una incisione sotto-costale associata ad una incisione mediana superiore permette di ottenere una eccellente esposizione in quasi tutte le procedure epatiche d'urgenza, eccetto che nelle lesioni delle vene retro-epatiche, dove l'inserimento di uno shunt, per via transatriale, nella vena cava richiede l'esecuzione di una sternotomia mediana – esercizio comunque generalmente inutile. L'incisione toraco-addominale è da riservare soprattutto ai traumi toracoaddominali combinati.

Bisturi a lama fredda o bisturi elettrici?

Alcuni studi suggeriscono che le incisioni con diatermia richiedono qualche minuto in più mentre quelle con bisturi a lama fredda sono più cruente; a parte questo i risultati sono sovrapponibili. Noi utilizziamo entrambi. In una emergenza estrema, accedete immediatamente all'addome con rapidi colpi di bisturi; in altri casi, soprattutto nelle incisioni trasversali dei muscoli, è meglio utilizzare la diatermia. In chirurgia è fondamentale ottenere una emostasi adeguata ma non perdete la testa a dare la caccia ad ogni globulo rosso ed evitate di ridurre in fumo il grasso o la cute. L'ipotesi che "dalla puzza dell'elettrobisturi Bovie in sala operatoria è possibile capire quanto un chirurgo sia incapace" non è stata comprovata da trial randomizzati a doppio cieco, tuttavia ha un senso.

Le legature emostatiche nel sottocute si comportano come un corpo estraneo e non sono quasi mai necessarie. Infatti, la maggior parte degli "stillicidi" si interrompono spontaneamente, dopo qualche minuto, facendo pressione con una garza inumidita. Non è neanche necessario "ripulire" la fascia eliminando il grasso laterale: più sezionate e "bruciate" e più create flogosi e tessuto necrotico causa di infezione!

Tenete a mente particolari situazioni

Se è prevista la creazione di una stomia, incidete lontano dalla sede prescelta. Re-intervenire su un "addome impegnato" di un paziente precedentemente operato può essere un problema; potete impiegare più tempo, sudare sangue, ma il vero pericolo è quello di creare delle enterotomie accidentali in un intestino adeso alla pregressa cicatrice chirurgica. Questa è una causa frequente di fistola entero-cutanea post-operatoria (⊙Cap. 45).

L'opinione più comune è quella di utilizzare, *se possibile*, la vecchia incisione per rientrare in addome: iniziate qualche centimetro al di sotto o al di sopra dell'incisione ed entrerete in addome attraverso un terreno vergine. Poi inserite un dito nella cavità peritoneale e navigate con sicurezza all'interno, scollando le aderenze dalla parete addominale che impediscono l'inserimento di un divaricatore autostatico. Fondamentalmente, sarete "entrati" in addome solo quando sarete in grado di posizionare comodamente l'autostatico per divaricare l'addome. In una grave emergenza o quando prevedete che l'addome presenti numerose aderenze cicatriziali, può essere prudente stare lontani dai guai e fare una nuova incisione. In questo caso state attenti alle incisioni parallele molto vicine le une alle altre poiché la cute nel mezzo è a rischio di necrosi, sopratutto se la prima incisione è relativamente recente.

Rischi

— Quando avete fretta, ricordatevi che il fegato si trova all'estremità superiore di una lunga incisione mediana, mentre la vescica urinaria si trova in quella inferiore. Attenti a non danneggiarli.

— Quando intervenite sull'addome superiore sezionate e legate il legamento rotondo del fegato. Lasciatelo lungo: potrebbe essere usato per sollevare e retrarre il fegato. Approfittatene per sezionare il legamento falciforme esangue che decorre dalla parete addominale anteriore e dal diaframma fino al fegato. Se lo lasciate intatto, potrebbe "strappare" il fegato e causare un fastidioso sanguinamento.

— Quando eseguite una incisione trasversale sulla linea mediana non dimenticatevi di legare o eseguire la trasfissione dei vasi epigastrici subito dietro i muscoli retti dell'addome. Questi potrebbero ritrarsi e causare un ematoma tardivo della parete addominale.

— In pazienti molto obesi, in posizione eretta l'ombelico raggiunge di solito il pube. Dopo aver sollevato il pannicolo adiposo potete praticare una incisione mediana inferiore tra il pube e l'ombelico, ma dopo l'intervento questa potrebbe macerarsi per la sudorazione del pannicolo adiposo. Perciò, nel superobeso, è possibile ottenere un accesso migliore all'addome inferiore con una incisione mediana sovra-ombelicale.

> "Pregate prima di un intervento chirurgico, ma ricordatevi che Dio non può modificare una incisione errata." (Arthur H. Keeney)

L'esplorazione addominale: cercare ciò che non va*

Moshe Schein

Mai mettere la cute tra voi e la diagnosi.
"In chirurgia, prima e sopratutto gli occhi, poi un po' le dita, infine e raramente la lingua." (Humphrey George Murray, 1820-1896)

Quando il chirurgo apre l'addome non è raro che egli sappia già cosa l'aspetta: il quadro clinico e/o gli esami ausiliari lo guidano verso la diagnosi del processo patologico. Tuttavia, in molti casi, egli esplora l'ignoto, guidato esclusivamente dai segni di irritazione peritoneale che lo spingono ad ipotizzare che la cavità peritoneale sia piena di sangue o pus.

Generalmente il chirurgo riflette sulla diagnosi presumibile, tenendosi però pronto per quella inaspettata. Ciò che rende la chirurgia addominale d'urgenza così eccitante ed impegnativa è il senso di catastrofe incombente e l'ansia di riuscire o meno ad affrontare tale catastrofe con la dovuta competenza.

L'esplorazione addominale (◉Fig. 11.1)

La sequenza specifica e l'estensione dell'esplorazione addominale devono essere adattate alle circostanze cliniche; tuttavia le due fasi principali di ogni esplorazione sono:
- l'identificazione della patologia specifica che ha richiesto l'esecuzione della laparotomia;
- l'esplorazione routinaria della cavità peritoneale.

Di fondo, c'è una netta distinzione tra una laparotomia eseguita per patologie non traumatiche come l'occlusione intestinale, la flogosi o la peritonite, e una laparotomia eseguita per un trauma con emoperitoneo che, raramente, è dovuta a cause spontanee non traumatiche.

Dunque incidete il peritoneo, e poi? Le vostre azioni dipendono dall'urgenza (le condizioni del paziente), dal meccanismo di insorgenza della patologia addominale (spontaneo o traumatico) e dai riscontri iniziali (sangue, contaminazione o pus). Qualunque cosa troviate, seguite le **priorità**:
- Individuate ed arrestate il sanguinamento in atto.
- Individuate e controllate la contaminazione.

---

* Il dott. Asher Hirshberg ha contribuito alla stesura di questo capitolo nella prima edizione del libro.

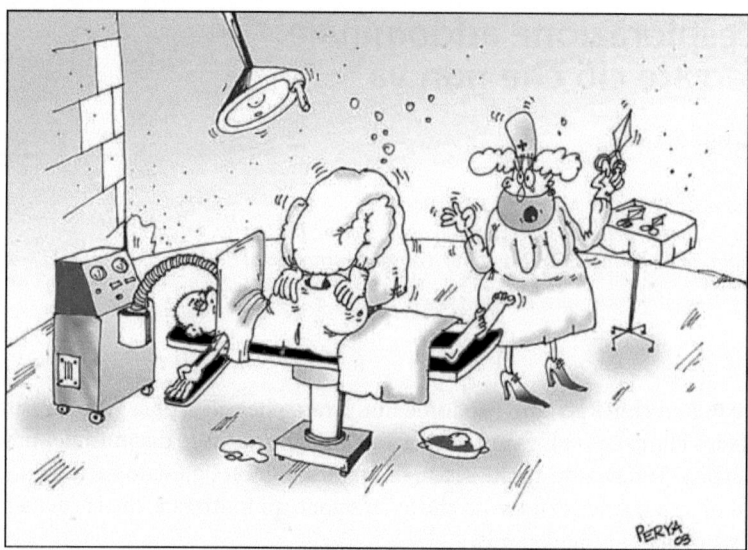

Fig. 11.1. "A dotto'... ha trovato quarcosa?"

Al tempo stesso: **non lasciatevi distrarre dalle inezie.** Non andate a caccia dei singoli globuli rossi o di batteri in pazienti che stanno morendo dissanguati. Ad esempio, non mettetevi a riparare delle piccole lesioni del mesentere quando il paziente si sta dissanguando per una lacerazione della vena cava inferiore. Non è uno scherzo: i chirurghi si distraggono facilmente.

Emoperitoneo

Il paziente può aver subito un trauma chiuso o penetrante oppure nessun evento traumatico: in quest'ultimo caso ha una emorragia intra-addominale spontanea (apoplessia addominale), una entità rara causata dalle eziologie elencate nella ๏ Tabella 11.1. Potete prevedere la presenza di sangue libero endo-peritoneale grazie ai reperti clinici (shock ipovolemico) o ai risultati della TC, dell'ecografia o del lavaggio peritoneale. Le vostre azioni dipendono dall'entità dell'emorragia e dal grado di compromissione emodinamica. Quando l'addome è pieno di sangue ed il paziente è instabile dovete agire rapidamente.

Controllate la situazione:
- Allargate la vostra incisione iniziale (evitando di incidere il fegato e la vescica).
- Portate fuori dalla cavità addominale la matassa di intestino tenue.
- Aspirate il più velocemente possibile il sangue (tenete sempre pronti 2 grossi aspiratori).
- Tamponate bene i 4 quadranti dell'addome con garze laparotomiche.

Tabella 11.1. Cause di emorragia intra-addominale spontanea (apoplessia addominale)

Vascolari
  Rottura di un aneurisma dell'aorta addominale
  Rottura di un aneurisma di un'arteria viscerale [epatica, gastro-duodenale, splenica, pancreatico-duodenale, renale, gastro-epiploica, colica media, mesenterica inferiore, gastrica sinistra, ileo-colica (può essere associata a sindrome di Ehlers-Danlos)]
  Rottura intraperitoneale di varici da ipertensione portale
  Rottura spontanea della vena iliaca

Ginecologiche
  Rottura di una gravidanza ectopica
  Rottura spontanea di un utero gravido con placenta percreta
  Rottura post-partum di una arteria ovarica
  Emorragia ovarica spontanea (idiopatica, rottura di cisti follicolari o del corpo luteo, neoplasie ovariche)

Pancreas
  Erosione dei vasi adiacenti coinvolti per pancreatite acuta grave, pancreatite cronica o pseudocisti pancreatica

Fegato
  Rottura di tumori epatici benigni (generalmente adenomi) o maligni

Milza
  Rottura spontanea

Surrene
  Emorragia spontanea in ghiandola normale o secondaria ad una neoplasia

Rene
  Rottura spontanea di un rene normale o secondaria ad una neoplasia

Anticoagulanti
  I pazienti che assumono anticoagulanti sono soggetti ad emorragia retro-peritoneale o intra-peritoneale spontanea – spesso determinata da un trauma minore misconosciuto

Trauma misconosciuto o negato
  Il paziente si è "dimenticato" del calcio al QSS che gli ha spappolato la milza

Miscellanea
  Rottura di una colecistite acuta
  Arterite di una arteria dell'omento
  Periarterite nodosa

L'**evacuazione di un emoperitoneo massivo determina un aggravamento transitorio dell'ipovolemia.** La riduzione del tamponamento e dell'ipertensione intra-addominale (◉ Cap. 36) determinano un improvviso ristagno di sangue nel circolo venoso. In questa fase, comprimete l'aorta a livello dello iato diaframmatico e lasciate che l'anestesista si occupi del fabbisogno di liquidi e sangue.

Siate pazienti, non siate precipitosi: l'aorta è compressa dalla vostra mano, l'addome è ben zaffato e la perfusione degli organi vitali sta migliorando, perciò avete tutto il tempo che vi serve. Non lasciatevi tentare da un intervento che potrebbe terminare con una emostasi riuscita in un paziente morto. **Rilassatevi e pianificate la prossima mossa,** ricordandovi che, da ora in poi, potrete permettervi di perdere soltanto una quantità limitata di sangue prima che il circolo vizioso dell'ipotermia, dell'acidosi e della coagulopatia ("il triangolo della morte") vanifichi ulteriormente ogni sforzo per ottenere l'emostasi.

Prima esplorazione

Adesso siete pronti ad identificare e a trattare i danni seri. La vostra ricerca dovrebbe essere inizialmente guidata dalla valutazione dei meccanismi causali. In una lesione penetrante, l'origine del sanguinamento è di solito in prossimità del tragitto del proiettile o della coltellata; nei traumi chiusi, l'emorragia è probabilmente dovuta alla rottura di un organo solido (fegato o milza) o del retroperitoneo pelvico.

Togliete le garze, aspirate e rimettete le garze in ogni quadrante, stando attenti, ogni volta, a dove c'è un sanguinamento in atto o un ematoma. Dopo aver attentamente identificato la fonte (o fonti) dell'emorragia, iniziate l'emostasi definitiva, spostando da una parte il resto del contenuto addominale. Contemporaneamente, se la situazione lo permette, tenete sotto controllo la contaminazione da parte dell'intestino danneggiato usando pinze emostatiche, suturatrici meccaniche o nastri o rizzaffando nei casi disperati.

Per quanto riguarda quello che succede dietro la barriera emato-encefalica (BEE) – ovvero la barriera tra voi e gli anestesisti – state sempre in campana! Di tanto in tanto svegliateli e chiedete loro come sta il paziente. Approfittatene anche per spiegare cosa state facendo e come lo fate.

In queste situazioni la comunicazione tra i membri dell'equipe medica è di vitale importanza.

Mentre state riparando la vena iliaca potrebbe verificarsi un tamponamento cardiaco.

Seconda esplorazione

L'emorragia è temporaneamente o definitivamente sotto controllo, i valori emodinamici del paziente si sono stabilizzati ed ora, che avete meno adrenalina in circolo, potete rivolgere l'attenzione al resto e dare un'occhiata più minuziosa. Con l'esperienza le vostre esplorazioni addominali diventeranno sempre più efficienti, ma mai del tutto complete, dato che le lesioni addominali "misconosciute" continuano ad essere all'origine di percentuali di morbilità che sarebbe opportuno evitare.

Gli aspetti pratici dell'esplorazione sistematica dell'addome sono descritti più avanti.

Contaminazione o infezione intra-peritoneale

Per prima cosa un orribile odore di feci o la presenza di liquido simil-fecale denota la presenza di una notevole quantità di batteri anaerobi e, di solito, una fonte di infezione intestinale. Tuttavia sappiate che qualsiasi tipo di infezione trascurata può essere pseudo-fecale per la prevalenza di germi anaerobi. Quando, aprendo il peritoneo, vi è una fuga sibilante di gas sappiate che un viscere è perforato. In una situazione non traumatica questo di solito indica una ulcera peptica perforata o una diverticolite del sigma. Un essudato con tracce di bile è indicativo di una patologia del tratto biliare, gastro-duodenale o dell'intestino tenue prossimale. La presenza di liquido simile a birra scura e di una necrosi adiposa può indicare una necrosi pancreatica o una infezione della borsa omentale. Qualunque sia la natura della contaminazione o del pus, aspirate e ripulite prima possibile.

Di solito, la presenza di bile vi indirizza prossimalmente e quella di feci distalmente, ma del "semplice" pus può provenire da qualsiasi sede. Quando l'origine rimane sconosciuta, procedete a una ricerca sistematica, tenendo in considerazione tutte le possibili cause intra- e retroperitoneali, "dall'esofago al retto". Siate perseveranti nella vostra ricerca. Ricordiamo il caso di un giovane uomo con una perforazione spontanea del retto: fu sottoposto due volte ad esplorazione da chirurghi esperti che non riuscirono ad individuare un piccolo foro nello sfondato rettovescicale, identificato successivamente durante un terzo intervento. A volte, tuttavia, l'origine della contaminazione o di una peritonite secondaria non viene repertata. La colorazione di Gram, quando rivela la presenza di un *singolo* batterio invece di più batteri, pone la diagnosi di **peritonite primitiva**, poiché la *peritonite secondaria* (ad es. ad una patologia viscerale) è sempre polimicrobica. Troverete ulteriori informazioni nel ⊙ Cap. 12.

La pianificazione e gli aspetti pratici dell'esplorazione

Dipende dal motivo per cui si esegue la laparotomia; descriviamo di seguito un piano generale.

La cavità peritoneale è formata da **due spazi: quello sovramesocolico e quello sottomesocolico**. La linea di divisione è il colon trasverso (mesocolon) che, in una incisione mediana xifo-pubica, è posizionato approssimativamente al centro dell'incisione stessa. È importante acquisire una tecnica di esplorazione addominale standardizzata, che comprenda naturalmente entrambi gli spazi.

Personalmente preferiamo iniziare con lo spazio sottomesocolico: tiriamo verso l'alto il colon trasverso, procediamo a portare fuori dalla cavità addominale la matassa di tenue ed identifichiamo il retto-sigma. L'esplorazione inizia dagli organi riproduttivi nelle donne, per proseguire con l'ispezione e la palpazione sistematica del retto-sigma e successivamente, per via retrograda, del colon sinistro, del trasverso, del colon destro, del cieco e del mesocolon. L'assistente deve seguire l'esplorazione con movimenti consecutivi, divaricando, con la valva, i margini dell'incisione chirurgica per permettere così una buona visione della struttura addominale su cui è focalizzata l'attenzione.

L'esplorazione procede, sempre per via retrograda, dalla valvola ileo-cecale al legamento di Treitz, facendo particolare attenzione ad ispezionare sia la parete "anteriore" che "posteriore" di ogni ansa intestinale con il proprio mesentere. A questo punto si passa allo **spazio sovramesocolico**. Il colon trasverso viene abbassato ed il chirurgo ispeziona e palpa il fegato, la colecisti, lo stomaco (controllando il corretto posizionamento del sondino naso-gastrico) e la milza. Deve essere fatta particolare attenzione a non esercitare trazioni eccessive sullo stomaco o sul grande omento, per evitare danni iatrogeni alla milza. Una esplorazione addominale completa comprende l'accesso al retroperitoneo, meglio se attraverso il legamento gastro-colico. Generalmente quest'ultimo è soltanto una sottile membrana avascolare posta sul lato sinistro, per cui dovrebbe essere la via di accesso preferita al retroperitoneo. State attenti a non danneggiare il mesocolon trasverso che può essere adeso al legamento gastro-colico. Un chirurgo mal orientato può essere convinto di entrare nel retroperitoneo mentre in realtà sta praticando un foro nel mesocolon trasverso. Il legamento gastro-colico viene sezionato tra legature ed il corpo e la coda del pancreas diventano così visibili.

L'esplorazione delle strutture retroperitoneali prevede due fondamentali manovre di mobilizzazione, che dovrebbero essere sempre utilizzate quando è necessario accedere al retroperitoneo:

— La **"manovra di Kocher"** è la mobilizzazione dell'ansa duodenale e della testa del pancreas, incidendo la sottile membrana peritoneale (peritoneo posteriore), che ricopre la faccia laterale del duodeno, e sollevando gradualmente il duodeno e la testa del pancreas medialmente. Questa manovra è altrettanto fondamentale per esporre chirurgicamente il rene e il surrene destro. La manovra di Kocher può essere ulteriormente estesa caudalmente lungo la "linea bianca" sulla faccia laterale del colon destro fino al cieco. Questo permette di ruotare medialmente il colon destro e di ottenere una buona esposizione delle strutture retroperitoneali destre come la vena cava inferiore, i vasi iliaci e l'uretere destro. Una ulteriore estensione gira intorno al cieco e procede in direzione supero-mediale lungo la linea di fusione del mesentere del tenue con la parete addominale posteriore. In questo modo è possibile mobilizzare e ribaltare verso l'alto il tenue (la cosiddetta **manovra di Catell-Braasch**), ottenendo così l'esposizione ottimale dell'intero retroperitoneo sottomesocolico comprendente l'aorta e i suoi rami infrarenali.

— La seconda manovra di mobilizzazione importante è chiamata *"manovra Kocher sinistra" o "rotazione viscerale mediale"* (chiamata anche da alcuni *manovra di Mattox* benché questi non sia stato il primo ad eseguirla): questa manovra viene usata soprattutto per accedere a tutta l'aorta addominale ed ai visceri retroperitoneali sinistri. A seconda delle strutture che devono essere esposte questa manovra può iniziare lateralmente alla milza (legamento spleno-frenico e spleno-renale), procedendo caudalmente o lungo la "linea bianca" di Toldt, lateralmente alla giunzione del colon discendente e sigmoideo, e verso l'alto. Il peritoneo viene inciso ed i visceri, compreso il colon sinistro, la milza e la coda del pancreas sono gradualmente mobilizzati medialmente. Il rene sinistro può essere mobilizzato o lasciato in sede a seconda del target chirurgico dell'esplorazione.

In caso di **emoperitoneo spontaneo** dovete ricercare la rottura di un aneurisma aortico, iliaco o viscerale o di una gravidanza ectopica, un tumore epatico sanguinante, la rottura spontanea di una milza ingrossata o una delle cause elencate nella ◎ Tabella 11.1. In un trauma penetrante, seguite il tragitto di entrata-uscita, considerando la forza, la velocità e una possibile frammentazione del proiettile. Se c'è un foro di entrata in un viscere o in vaso sanguigno, cercate quello di uscita! Quest'ultimo può celarsi nella parete della borsa omentale dello stomaco, sulla superficie retroperitoneale del duodeno o sul margine mesenterico del tenue. Tuttavia è nei traumi addominali chiusi che è necessario eseguire una ricerca più estesa e meno orientata, dalla superficie degli emidiaframmi alla pelvi, da doccia a doccia, su tutti gli organi solidi, lungo tutto il tratto gastro-intestinale e nel retroperitoneo (Il retroperitoneo selettivamente, ◎ Cap. 35). L'esatta sequenza dell'esplorazione è meno importante della sua minuziosità.

Note aggiuntive: stadiare la gravità delle lesioni

L'esplorazione addominale in caso di trauma si conclude con la decisione strategica sui passi successivi da intraprendere. A questo punto dimenticatevi dei numerosi sistemi a disposizione per stadiare le lesioni di organo, che hanno poi, in fin dei conti soltanto valore accademico; dal punto di vista del chirurgo operatore ci sono due tipi fondamentali di danno viscerale: "danno minore" e "danno maggiore".

– **"Danno minore"** comprende ferite facilmente gestibili, nel caso in cui l'organo danneggiato sia accessibile o la soluzione chirurgica sia semplice (ad es. una splenectomia, una sutura dei vasi mesenterici sanguinanti o una perforazione del colon). Non c'è il pericolo immediato di una emorragia massiva o di ingestibilità del controllo chirurgico. In questi casi potete procedere direttamente ad una riparazione definitiva.

– **"Danno maggiore"** si verifica quando non è facile porre rimedio a una patologia spontanea o a una ferita per la complessità o l'inaccessibilità (ad es. un danno epatico di alto grado, un danno vascolare retroperitoneale maggiore nel compartimento sovramesocolico o la distruzione del complesso pancreatico-duodenale). In questo caso il segreto del successo è quello di **interrompere** l'intervento appena si è ottenuto il controllo temporaneo (di solito digitale o manuale) del sanguinamento. Prendete tempo per ottimizzare l'attacco chirurgico all'organo danneggiato. Aggiornate tutti i membri della equipe chirurgica ed anestesiologica sul programma operatorio. Date tempo all'anestesista di stabilizzare il paziente emodinamicamente e di ottenere più emoderivati (spesso dovrete pensare al posto dell'anestesista... non date per scontato che sia sveglio. Tuttavia ricordatevi che, come voi siete un chirurgo "moderno", ci sono anche anestesisti "moderni" che sono una risorsa preziosissima nel trattamento di questi pazienti. Cercate di non alienarvi degli eccellenti professionisti!). Ordinate che vengano portati in sala un apparecchio di autotrasfusione e tutta una serie di strumenti vascolari e toracotomici. È anche il momento giusto per cercare un aiuto più competente e per pianificare la procedura d'attacco che può comprendere una maggiore esposizione e mobilizzazione. Tali preparazioni sono fondamentali per la sopravvivenza del paziente.

Ricordate: molto spesso, in un paziente traumatizzato, l'esplorazione addominale iniziale risulta incompleta poiché le condizioni critiche del paziente creano una situazione per cui ogni minuto è importante e i danni sono facili da riparare soltanto quando si trovano. In questi casi dovete completare l'esplorazione prima di terminare la procedura.

Infine, **la cosa principale è quella di non provocare danni.** Questo vale per tutta la medicina ma è di fondamentale importanza durante una esplorazione dell'addome. Gli organi e le strutture danneggiate o infette della cavità peritoneale potrebbero essere infiammate, ingrossate, aderenti, friabili e fragili. Durante l'esplorazione, una manipolazione e una separazione dei visceri sbadata e grossolana potrebbe provocare ulteriori sanguinamenti e determinare ulteriori danni intestinali o aggravare quelli pre-esistenti. E come sempre, i problemi nuovi si traducono in ulteriori terapie e morbilità.

> Ciò che rende la chirurgia addominale d'urgenza così eccitante ed impegnativa è il senso di catastrofe incombente e l'ansia di riuscire o meno ad affrontare tale catastrofe con competenza.

Peritonite: contaminazione ed infezione, principi di trattamento

MOSHE SCHEIN • ROGER SAADIA

Nella peritonite – controllate prima di tutto l'origine dell'infezione.
"Il controllo meccanico della sede di origine dell'infezione, anche se non biologico, determina il grado di risposta biologica dell'ospite alla malattia." (Ronald V. Maier)

Durante una laparotomia d'urgenza è frequente trovare flogosi, contenuto enterico o liquido purulento localizzati o sparsi in cavità addominale. Come gestire al meglio questa eventualità? In questo capitolo analizzeremo gli aspetti generali del trattamento chirurgico.

Terminologia

I termini **peritonite** e **infezione intra-addominale** non sono sinonimi. La prima può essere il risultato di una flogosi sterile del peritoneo come nel caso di una peritonite chimica per recente perforazione di un'ulcera peptica o per una pancreatite acuta.

L'infezione intra-addominale prevede invece la presenza di una flogosi peritoneale causata da microrganismi.

Poiché nella pratica clinica, la maggior parte dei casi di peritonite è di origine batterica, questi due termini sono spesso usati come sinonimi.

Ricordate:

– Una **peritonite primitiva** è causata da microrganismi provenienti da una causa esterna all'addome. In giovani donne, si tratta generalmente di uno streptococco che riesce a farsi strada attraverso l'apparato genitale; nei cirrotici si suppone che un agente trasmesso per via ematica, l'*E. coli*, vada ad infettare una ascite, mentre nei pazienti in dialisi peritoneale uno stafilococco può migrare dalla cute lungo il catetere per dialisi. È estremamente raro che una peritonite primitiva insorga in pazienti che non presentino fattori predisponenti come, ad esempio, una ascite o la presenza di un catetere per dialisi. Di solito viene diagnosticata nel corso di una laparotomia per "addome acuto", quando si riscontra pus inodore senza un focolaio settico apparente. La diagnosi viene fatta per esclusione (dopo una esplorazione addominale completa) ed è confermata dalla colorazione Gram e dagli esami colturali che rivelano la presenza di un unico microrganismo. Una peritonite primitiva dovrebbe essere sospettata nei pazienti con fattori predisponenti noti (ad es. ascite associata a malattia epatica cronica) e diagnosticata con una paracentesi per evitare così, l'intervento chirurgico; è bene ricordarsi che, in pazienti con cirrosi avanzata, una laparotomia esplorativa equivale spesso ad una *autopsia in vivo*. Fino a che non sono disponibili i risultati dei test di sensibilità sui batteri, la antibioticoterapia iniziale è empirica.

— La presenza di una peritonite secondaria indica che la sede di origine dell'infezione è un viscere addominale danneggiato o flogosato. Questa patologia è il "pane" per te, chirurgo generale.

— Peritonite terziaria (◉ Cap. 48)

— L'infezione intra-addominale (IIA) è la risposta infiammatoria del peritoneo ai microrganismi e alle loro tossine che determinano un essudato purulento nella cavità addominale.

— La contaminazione della cavità addominale rappresenta una condizione in cui non vi è una significativa risposta infiammatoria da parte del peritoneo: si è verificato un inquinamento senza che l'infezione si sia ancora instaurata (ad es. una perforazione intestinale traumatica in fase iniziale).

— Una IIA resecabile indica un processo infettivo all'interno di un organo infetto ma resecabile (ad es. una appendicite gangrenosa). Tale condizione può essere facilmente risolta con un intervento chirurgico e, di conseguenza, non necessita di una prolungata antibioticoterapia post-operatoria.

— Le IIA non resecabili sono quelle infezioni che si sono estese al di là dei confini dell'organo infetto. Ad es. nel caso di una appendicite perforata si può resecare l'appendice ma l'infezione peritoneale residua rimane, per cui è necessaria una ampia copertura antibiotica.

— Il termine sepsi addominale è ancora comunemente usato ma può causare confusione. Nell'uso corrente col termine "sepsi" si indica una sindrome da risposta infiammatoria sistemica (SIRS) associata ad una infezione (◉ Cap. 48). Usando il termine "sepsi" per l'addome, non viene presa in considerazione l'importante infiammazione *locale* iniziale della cavità peritoneale. Questa risposta da parte del peritoneo a livello locale, è simile alla SIRS a livello sistemico, in quanto anch'essa rappresenta una risposta infiammatoria non specifica da parte dell'ospite ad una serie di stimoli dannosi, non necessariamente di natura infettiva. Perciò, in poche parole, la *contaminazione locale*, l'*infezione* e la *sepsi si riferiscono a processi diversi*. Ora, questi possono co-esistere nello stesso paziente, sviluppandosi simultaneamente o in maniera consecutiva. L'inquinamento fecale della cavità peritoneale può portare all'insorgenza di patologie che sono il risultato di alterazioni locali o sistemiche che vanno dalla contaminazione locale allo shock settico. Se la contaminazione non viene trattata o è trascurata, questa può evolvere in una infezione intra-addominale, immancabilmente associata ad una SIRS. Ancora più significativo è il fatto che l'infiammazione addominale o la risposta sistemica (febbre, leucocitosi) possono persistere persino dopo che l'infezione intraperitoneale è stata eliminata.

Non è un semplice problema di semantica o pignoleria: ha una valenza clinica ben determinata ed è essenziale per pianificare correttamente il trattamento.

La *contaminazione addominale* è tenuta sotto controllo dai meccanismi locali di difesa del peritoneo, coadiuvati dalla *toilette* peritoneale e dalla antibioticoprofilassi.

L'*infezione resecabile* è trattata con la resezione del focolaio circoscritto di infezione ed un breve trattamento antibiotico perioperatorio.

L'infezione non completamente "*resecabile*", necessita del controllo chirurgico del focolaio settico; in questo caso l'*antibioticoterapia* deve essere protratta nel periodo post-operatorio (●Capp. 7 e 42).

Trattamento

L'esito di una IIA dipende dalla virulenza dell'infezione, dalle riserve premorbose del paziente e dalla sua compromissione fisiologica. Il vostro obiettivo è quello di aiutare le difese locali e sistemiche del paziente.

La **filosofia del trattamento** è semplice e comprende due fasi: il controllo del **focolaio** settico seguito dal controllo del **danno**.

Controllo del focolaio settico

La chiave del successo è operare tempestivamente il paziente per bloccare la diffusione dei batteri e dei veicoli dell'infiammazione (bile, sangue, feci, bario) nella cavità peritoneale. Tutte le altre misure servono a ben poco se l'intervento non riesce ad eliminare la causa dell'infezione e a ridurre la spina irritativa così che, le difese del paziente coadiuvate dall'antibioticoterapia, possano reagire efficacemente. Questo non è da mettere in discussione – tutto il resto sì.

Il controllo del focolaio settico a volte prevede interventi semplici come l'appendicectomia (●Cap. 28) o la rafia di una ulcera perforata (●Cap. 17), altre volte invece, per rimuovere il focolaio settico è indispensabile eseguire una resezione maggiore come ad es. una gastrectomia per una neoplasia gastrica perforata (●Cap. 17) o una colectomia per una diverticolite del colon (●Cap. 26). Di solito, la scelta della tecnica ad es. se anastomizzare o esteriorizzare (confezionando un ano preternaturale) le estremità dell'intestino resecato, dipende dalla sede anatomica dell'infezione, dal grado di flogosi peritoneale, dall'entità della SIRS e dalle riserve fisiologiche pre-morbose del paziente (questi argomenti saranno discussi nei capitoli a loro dedicati).

"Damage control" (controllo del danno)

Prevede manovre per ripulire la cavità addominale, la cosiddetta toilette peritoneale.

I liquidi contaminanti e settici devono essere aspirati ed il materiale corpuscolato deve essere eliminato ripulendo le superfici peritoneali con garze laparotomiche umide. Benché sia esteticamente gradevole e popolare tra i chirurghi, non esistono prove scientifiche che dimostrino che il *lavaggio peritoneale intra-operatorio* riduca la mortalità o le complicanze settiche nei pazienti trattati con adeguata antibioticoterapia sistemica. Neanche l'*irrigazione del peritoneo con antibiotici* offre dei vantaggi e, l'aggiunta locale di antisettici può determinare addirittura effetti tossici. Potete decidere di "irrigare copiosamente" (termine popolare tra i chirurghi americani) ma sappiate che, a parte bagnarvi la biancheria intima e le scarpe, non otterrete molto di più. Se doveste decidere di continuare a fare "le belle lavanderine", ricordatevi di aspirare tutto il liquido di lavaggio prima di richiudere; ci sono studi che dimostrano che, la soluzione fisiologica o il Ringer residui, interferiscono con le difese peritoneali "diluendo i macrofagi".

Magari i batteri nuotano meglio dei macrofagi!

Il concetto di sbrigliamento (*debridement*) radicale della cavità peritoneale con la rimozione della fibrina che riveste le superfici peritoneali e viscerali non ha superato il test di uno studio prospettico randomizzato; uno sbrigliamento aggressivo, causa un sanguinamento eccessivo del peritoneo cruentato e mette poi in pericolo l'integrità di un intestino fragile.

Malgrado il detto secondo cui non è possibile drenare efficacemente la cavità peritoneale, i drenaggi sono ancora comunemente usati e usati male. Il loro utilizzo dovrebbe essere *limitato* alla evacuazione di un ascesso "in atto" (quando la cavità ascessuale non è collassata o non può essere riempita dall'omento o dalle strutture adiacenti), consentendo il drenaggio di eventuali secrezioni viscerali (ad es. biliari, pancreatiche) e, più raramente, per favorire la formazione di una fistola intestinale "controllata", quando l'intestino medesimo non può essere – per vari motivi – esteriorizzato.

Per prevenire la sempre possibile erosione dell'intestino da parte di tubi, tubicini, sonde e quant'altro, utilizzate, per brevi periodi di tempo, drenaggi morbidi, tenendoli lontani dall'intestino. Generalmente poi, un drenaggio *in aspirazione* è meglio di uno a *caduta* in quanto, essendo un sistema "chiuso" riduce eventuali complicanze settiche. I drenaggi danno una sensazione sbagliata di sicurezza; tutti noi abbiamo visto, dopo un intervento, pazienti moribondi con l'addome che "supplicava" di essere ri-esplorato, mentre il chirurgo si ostinava a negare la possibilità di una catastrofe intraperitoneale per il solo fatto che i minuscoli drenaggi che aveva inserito in ogni quadrante dell'addome non drenavano nulla, erano "asciutti". Questo accade soprattutto quando i drenaggi sono stati inseriti per rivelare una eventuale emorragia post-operatoria (◉ Cap. 50): è più che possibile che un drenaggio dreni solo pochi ml di sangue mentre l'addome si sta riempiendo di coaguli! Per quanto riguarda i drenaggi inseriti nelle vicinanze di una anastomosi "solo nell'eventualità che questa perda", è più probabile che questi causino problemi all'anastomosi invece che risolverli.

Il ruolo del *lavaggio peritoneale post-operatorio* con tubi lasciati in sede a tale esclusivo scopo è, a dir poco discutibile. È davvero possibile lavare l'intera cavità addominale? Nella nostra esperienza abbiamo verificato che i tubi o i drenaggi vengono rapidamente "murati" dalle aderenze e dai tessuti adiacenti. Vi ritroverete ad irrigare soltanto le porte di ingresso dei drenaggi (◉ Fig. 12.1).

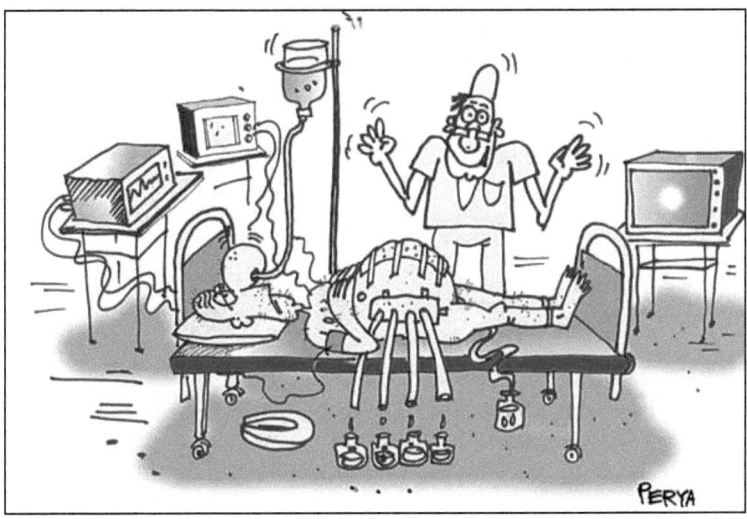

Fig. 12.1. "Quale drenaggio sta drenando?"

Modalità aggressive di trattamento

> "In casi dubbi è molto meglio non aspettare
> poiché è sbagliato, prima di esplorare,
> adottare lo slogan Stai a Vedere
> quando esplorando il rimedio si può ottenere" (Zachary Cope, 1881-1974)

La maggior parte dei vostri pazienti con IIA risponderà positivamente ad un corretto trattamento del focolaio settico associato ad un adeguata terapia di sostegno e ad una appropriata antibioticoterapia. La maggior parte, ma non tutti – alcuni avranno bisogno di qualcosa di più. Negli anni '80 è stato dimostrato che, se l'intervento standard iniziale fallisce, una persistente o recidivante IIA rimane a volte misconosciuta o diagnosticata tardivamente. Spesso è inutile aspettare che compaiano i segni di una infezione persistente o di una disfunzione d'organo per avere "la prova provata" e quindi l'indicazione ad eseguire una nuova esplorazione addominale (à la démand). Per migliorare i risultati si devono considerare due nuovi concetti di *trattamento aggressivo*: *ripetere o verificare il controllo del focolaio settico* ed *ampliare il controllo del danno*:

– Una **re-laparotomia programmata** è una continuazione del processo di controllo della causa dell'infezione – sono pianificati ripetuti interventi chirurgici prima ancora che sia completato il primo trattamento per peritonite. L'impegno è quello di ritornare nella cavità addominale per ri-esplorare, evacuare, sbrigliare o resecare quanto è necessario, fino ad ottenere la risoluzione dei processi patologici (◉ Cap. 46).

– Il **trattamento *open* (laparostomia)** è complemento al "damage control" e facilita frequenti ri-esplorazioni. Serve altresì a ridurre l'elevata pressione intra-addominale causata dall'edema peritoneale associato alla flogosi, all'infezione e alla eccessiva somministrazione di liquidi a scopo "rianimatorio", evitando così le deleterie conseguenze locali e sistemiche di una **sindrome compartimentale addominale** (●Capp. 36 e 46).

I primi risultati di queste metodiche sono stati promettenti, soprattutto nel trattamento della necrosi pancreatica infetta, ma sono stati meno favorevoli nei casi di peritonite post-operatoria, forse perché sono stati inclusi i pazienti più critici. L'insorgenza di fistole intestinali complicava il semplice trattamento *open* – problema che è stato notevolmente ridotto con l'introduzione di tecniche di *chiusura addominale temporanea* (CAT) (●Cap. 46). Nella ●Tabella 12.1 troverete le nostre indicazioni all'utilizzo di queste metodiche.

Nella nostra esperienza, meno di un quinto (vi ricordate? abbiamo promesso di non usare percentuali) di tutti i pazienti operati per IIA è candidato a queste modalità di trattamento.

Tuttavia va notato che questi metodi aggressivi hanno la propria serie di complicanze (in chirurgia si paga per tutto ciò che si fa...). È stato timidamente sussurrato che una re-laparotomia possa rappresentare un altro "colpo" per i pazienti in cui si sia già "innescata" una risposta infiammatoria, causando una *escalation* della SIRS (●Cap. 48). Per risolvere questa controversia, sono necessari studi randomizzati prospettici anche se è difficile, se non addirittura impossibile, organizzarli. Crediamo comunque che queste tecniche apportino dei benefici se eseguite precocemente da una équipe di chirurghi dedicati, in pazienti ben selezionati e per indicazioni specifiche. L'uso invece indiscriminato, al "termine della seduta operatoria", cambiando il più delle volte i membri dell'équipe magari con i chirurghi più giovani, è il modo migliore per provocare un disastro (●Cap. 46).

Tabella 12.1. Indicazioni alla laparostomia/re-laparotomia programmata

- Paziente in condizioni critiche (instabilità emodinamica) che precludono ad un adeguato controllo del focolaio settico durante il primo intervento e che richiedono l'esecuzione di una "laparotomia abbreviata" o della strategia "damage control"
- Eccessivo rigonfiamento del peritoneo (viscerale) che non consente una chiusura addominale libera da tensione (sindrome compartimentale addominale – ●Cap. 36)
- Riduzione massiva della parete addominale
- Incapacità di eliminare o controllare il focolaio settico
- Sbrigliamento incompleto del tessuto necrotico
- Incerta vitalità dell'intestino residuo (●Cap. 23)
- Emorragia incontrollabile (necessità di "tamponare" con *packing*)

Ascesso intra-addominale

Molti testi di chirurgia, ancora oggi, usano erroneamente il termine "ascesso intra-addominale" come sinonimo di peritonite. Questo uso non è corretto poiché gli ascessi insorgono per le efficienti difese dell'ospite e rappresentano l'esito, relativamente positivo, di una peritonite. *Il pilastro su cui poggia il trattamento è il drenaggio, ma per quale via?* Questo argomento sarà discusso in dettaglio nel ⊙Cap. 44.

La necessità di colture peritoneali

Il costoso rituale per ottenere di routine campioni per colture peritoneali intra-operatorie è diventato discutibile.

Pensate, quante volte avete cambiato tipo di antibiotico sulla base dei risultati della coltura peritoneale? Probabilmente mai! Come avete già visto prima, la microbiologia della IIA è prevedibile, dato che i patogeni sono *coperti* dagli antibiotici ad ampio spettro che iniziate a somministrare prima dell'intervento chirurgico (⊙Cap. 7). Inoltre, generalmente dopo qualche giorno, quando sono pronti i risultati della coltura e dei test di sensibilità, gli antibiotici non sono più necessari. Dato che siete dei chirurghi moderni, avete smesso di somministrarli al momento giusto (⊙Cap. 42).

Recentemente, abbiamo condotto un *audit* tra infettivologi ed un gruppo di chirurghi che si interessano particolarmente di infezioni chirurgiche. Abbiamo fatto loro la seguente domanda: "un paziente viene sottoposto a laparotomia dopo essere stato colpito da una pallottola all'addome. Durante l'intervento trovate un foro nel colon sinistro e una contaminazione fecale del peritoneo. Inviate il liquido peritoneale per gli esami di coltura e i test di sensibilità?"

Immaginate la risposta! Quasi tutti gli infettivologi (95%) avrebbero inviato la pura m***a per la coltura – come se non sapessero che tipo di batteri contenga! Ma voi ora, la sapete più lunga di loro: sapete che il paziente ha una contaminazione peritoneale che necessita di un controllo del focolaio settico, di una *toilette* peritoneale e di una antibiotico-profilassi perioperatoria. Tutto qui!

[Se volete saperne di più sull'argomento cercate una copia di Source Control (edito da M. Schein e J. Marshall), Springer, Berlin Heidelberg New York, 2002, pubblicato di recente].

> "Una mano malferma può essere di ostacolo alla buona riuscita di un intervento, ma chi è malfermo di mente è senza speranza." (Sir William MacEwen, 1848-1924)

L'anastomosi intestinale

MOSHE SCHEIN

Il meglio è nemico del bene: il primo strato è il migliore, perché rovinarlo?

L'anastomosi ideale

L'anastomosi intestinale ideale è quella che non perde, perché le perdite (*leakage*), benché siano relativamente rare, rappresentano un evento temuto e potenzialmente mortale (◎ Cap. 45).

Una anastomosi, inoltre, non deve essere di ostacolo bensì consentire il normale transito del tratto gastro-intestinale dopo pochi giorni dalla sua confezione.

Ogni chirurgo esperto pensa che la tecnica chirurgica appresa dai propri maestri, che si riflette poi nella esecuzione di una anastomosi intestinale, con un pizzico di virtuosismo personale, sia la "*migliore*". Vi sono numerose varianti di anastomosi intestinali: termino-terminale, termino-laterale, latero-laterale; monostrato vs. doppio strato, con sutura riassorbibile vs. non riassorbibile, intrecciato vs. monofilamento. Conosciamo inoltre alcuni chirurghi con disturbi ossessivo-compulsivi (ne conoscete qualcuno?) che confezionano attentamente anastomosi a triplo strato a punti staccati. Aggiungete al tutto le suturatrici meccaniche... dunque, da che parte dobbiamo stare, qual è l'anastomosi migliore? (◎ Fig. 13.1).

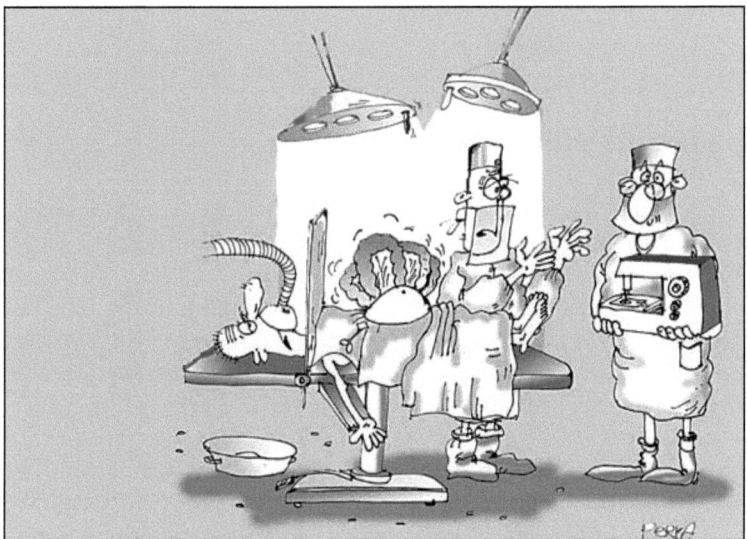

Fig. 13.1. "Me la dia infermiere... sarà una anastomosi perfetta!"

I pro e i contro

Ci sono numerosi studi sperimentali e clinici a sostegno dei seguenti punti:
- **Leakage:** l'incidenza delle deiscenze anastomotiche è identica indipendentemente dal metodo utilizzato, purché l'anastomosi sia tecnicamente valida, senza tensione e a tenuta stagna, confezionata su un intestino ben vascolarizzato.
- **Stenosi:** l'anastomosi monostrato, rispetto a quella multistrato, si associa ad una incidenza minore di stenosi. Una stenosi poi, si riscontra più frequentemente nelle anastomosi termino-terminali confezionate con suturatrice meccanica circolare.
- **Incidenti:** i fallimenti tecnici intra-operatori per "inceppatura" della suturatrice sono quelli più comuni.
- **Velocità:** mediamente le anastomosi meccaniche sono un po' più veloci di quelle confezionate a mano. Meno sono gli strati e più l'anastomosi è veloce; la sutura in continua è più rapida di quella a punti staccati. In pratica, il tempo necessario per fare due "borse di tabacco", volendo eseguire una anastomosi meccanica T-T, è identico a quello per completare una anastomosi manuale, monostrato in continua.
- **Materiale di sutura:** le suture intrecciate (ad es. seta o vicryl) "segano" i tessuti e, almeno sperimentalmente, provocano, rispetto al monofilamento (ad es. PDS, prolene), una maggiore reazione infiammatoria e l'attivazione di collagenasi. Il "catgut cromico" viene riassorbito troppo velocemente per sostenere (da solo) una anastomosi. Il monofilamento scivola meglio tra i tessuti e, quando viene usato in una sutura continua, si autoregola, permettendo così una distribuzione equa della tensione lungo tutta la circonferenza dell'anastomosi.
- **Costi:** le suturatrici meccaniche sono molto più costose dei fili di sutura e perciò, di solito, non sono convenienti in termini di costi. La sutura in continua monostrato necessita di una quantità minore di materiale di sutura ed è perciò più economica di quella a punti staccati.

Scelta della tecnica anastomotica

Poiché qualsiasi metodo, se eseguito correttamente, è sicuro, nessuno vi potrà biasimare se eseguirete un tipo di anastomosi di cui siete più pratici e tranquilli. Riteniamo tuttavia, e per questo potremmo essere considerati di parte, che un *chirurgo moderno* dovrebbe adottare la sutura continua monostrato con monofilamento perché veloce, economica e sicura. Di fatti poi, se ben considerate, ciò che è congeniale per una anastomosi vascolare, che deve poi sopportare flussi di alta pressione, deve pur andar bene per una anastomosi intestinale a bassa pressione! e, ... se il primo strato è sufficiente, perché restringerlo poi e ... danneggiarlo con del tessuto invertito e strozzato? Domanda: rimettereste sulla griglia un hamburger ben cotto?

Sì, dobbiamo ammettere, le suturatrici meccaniche sono ammirate dagli infermieri di sala, "divertenti" da usare e finanziariamente vantaggiose – per le ditte produttrici; di sicuro possono offrire dei vantaggi nella esecuzione di particolari anastomosi – rettali o esofagee – "problematiche", in fondo alla pelvi o in alto sotto il diaframma. Ma questo tipo di anastomosi raramente vengono eseguite in urgenza. Se siete poi specializzandi in chirurgia, dovreste iniziare ad usare le suturatrici solo in circostanze difficili, e comunque dopo aver raggiunto la massima competenza nelle tecniche manuali. Anche un sostenitore delle suturatrici deve saper usare le mani se lo strumento si inceppa o non può essere utilizzato per specifiche limitazioni anatomiche come ad es. il duodeno retroperitoneale.

Il "chirurgo moderno", lo specializzando in chirurgia, entrambi devono essere competenti sia nell'eseguire una anastomosi manuale che meccanica.

Vi suggeriamo tuttavia che, prima di guidare l'auto, impariate ad andare in bicicletta.

L'intestino edematoso

Ci sono studi (non di livello I) effettuati su pazienti traumatizzati, che evidenziano come le anastomosi meccaniche siano maggiormente soggette a *leakage* rispetto a quelle manuali. Questo problema è stato attribuito all'edema intestinale post-rianimazione che si sviluppa dopo una lesione grave. (Le suturatrici non si "adattano" all'intestino ingrossato – le mani del chirurgo sì).

Di tanto in tanto, nella nostra esperienza, riscontriamo il fallimento di una anastomosi monostrato con sutura continua confezionata su un intestino edematoso (ad es. dopo un massiccio reintegro di liquidi o una peritonite severa). Al reintervento abbiamo rilevato che, quando l'edema intestinale si riduce, la sutura si allenta, determinando così una deiscenza anastomotica.

Per tale motivo, quando dobbiamo anastomizzare un intestino ingrossato, edematoso, preferiamo non utilizzare suturatrici o suture continue: eseguiamo invece una sutura monostrato a punti staccati posti a distanza ravvicinata. Il nodo deve essere "né troppo stretto, né troppo lento", ciò per evitare che tagli i bordi dell'intestino, ma anche per evitare il rischio che si allenti una volta che l'edema diminuisce.

Può essere consigliabile utilizzare una tecnica simile anche per le anastomosi colo-coliche: l'evitare gli effetti emostatici – ischemizzanti di una sutura continua può, in teoria, portare dei vantaggi.

Inoltre, in questo caso, la capacità da parte del colon di mutare notevolmente di diametro in normali condizioni fisiologiche, potrebbe essere pregiudicata dalla presenza di una sutura in continua a lunghezza fissa. A sostegno di queste ipotesi mancano comunque dati scientifici.

Tecnica

Per la nostra anastomosi preferita, in continua e monostrato, utilizziamo un monofilamento a doppio ago o due normali monofilamento 3/0 o 4/0 (Pds o Maxon). Non usiamo enterostati poiché ci piace valutare l'adeguatezza dell'irrorazione sanguigna ai margini dell'intestino. Non è necessario devascolarizzare i margini intestinali "ripulendo" il grasso che si trova sul lato mesenterico o rimuovendo le appendici epiploiche. La linea di sutura inizia dalla parete posteriore/mesenterica e continua verso entrambi i lati dove, anteriormente, si incontra e viene annodata (nel bordo anti-mesenterico). Il segreto è di fare delle belle *prese*, che comprendano la sottomucosa, la muscolare e la sierosa, e di evitare la mucosa (grossi *morsi* fuori, piccoli *morsi* dentro). Questa tecnica di sutura è conosciuta come extra-mucosa o siero-sottomucosa. Il punto di uscita o di entrata dell'ago sulla sierosa è a 5-7 mm. dal margine intestinale, mentre la distanza tra i morsi dovrebbe essere tale da non permettere alle punte di una pinza di Debakey (3-4 mm) di entrare.

L'assistente che "segue" la sutura deve esercitare una tensione tale da accostare, approssimare il tessuto evitandone lo strangolamento. Questa tecnica è indicata sia per le anastomosi termino-laterali che per quelle latero-laterali e, in sostanza, si tratta della versione intestinale di una normale anastomosi vascolare. Utilizziamo la tecnica sopra descritta per tutto il tratto gastro-intestinale dall'esofago al retto: in pratica viene creata una anastomosi invertita e sicura, con un ampio lume, usando soltanto uno o due fili di sutura, in meno di 15 minuti.

Nelle situazioni "difficili" – quando la sede anastomotica è relativamente inaccessibile – optiamo per una sutura monostrato a punti staccati, che consente di posizionare i punti con maggiore precisione. "Come eseguire" quest'ultima tecnica e come usare correttamente le suturatrici meccaniche lo apprenderete dai vostri maestri.

La valutazione dell'anastomosi

Una anastomosi eseguita correttamente non dovrebbe perdere. Non c'è motivo di testare routinariamente una semplice anastomosi intestinale; l'abitudine di pizzicare-masturbare l'anastomosi per confermare la pervietà del lume è risibile se si è adottata la tecnica monostrato sopra descritta. Le anastomosi "problematiche", come quelle confezionate nel retto basso, andrebbero invece sempre testate: clampate l'intestino al di sopra dell'anastomosi, riempite la pelvi di soluzione fisiologica ed iniettate dell'aria nel retto. Invece di aria potete utilizzare del colorante. Se osservate delle bolle d'aria o perdita di colorante, dovete cercare di identificare e di correggere il difetto: in caso di insuccesso è necessario eseguire una stomia derivativa.

Quando non si deve eseguire una anastomosi?

Vorremmo avere la risposta esatta! Grosso modo, ogni qualvolta vi sia una elevata possibilità di *leakage*, evitate di confezionare una anastomosi, poiché un *leakage* anastomotico può portare a conseguenze disastrose (◉ Cap. 45). Ma come si può prevedere con esattezza il fallimento di una anastomosi?

Tradizionalmente, in interventi urgenti per trauma, occlusione o perforazione, si evitava sempre di eseguire delle suture coliche. Ma i tempi cambiano: durante la Seconda Guerra Mondiale era imperativo eseguire una colostomia per un danno del colon, ma al giorno d'oggi la maggior parte di queste lesioni viene trattata con successo (◉Cap. 35). Inoltre, gli interventi in tre o due tempi per occlusione del colon, sono stati sostituiti dalla resezione in un tempo con anastomosi (◉Cap. 25). E, come leggerete nei ◉Capp. 25 e 26, la questione se il colon debba essere o no "preparato" è diventata una "non-questione": alcuni *trial* prospettici randomizzati hanno dimostrato che è possibile effettuare delle suture colo-rettali sicure anche con l'intestino non preparato.

È difficile stabilire delle linee guida precise che indichino quando non effettuare una anastomosi intestinale. Dovete decidere attentamente dopo aver considerato le condizioni del paziente, dell'intestino e della cavità addominale. Di solito, evitiamo di confezionare una anastomosi colica in presenza di una infezione intra-addominale in atto e diffusa (rispetto alla contaminazione) (◉Cap. 26) e in presenza delle condizioni elencate nella ◉Tabella 13.1. Riguardo al *tenue*, una anastomosi è indicata nella maggior parte dei casi; tuttavia quando è presente più di un fattore elencato nella tabella tendiamo a peccare di eccessivo "conservatorismo" e ad esteriorizzare o a deviare a seconda delle circostanze tecniche.

Non esistono formule o algoritmi, perciò usate il vostro giudizio e cercate di non essere troppo caparbi nel tentare una anastomosi a tutti i costi. Sappiamo che avete a cuore il bene del paziente evitandogli una stomia, ma pochi ne rimarranno ben impressionati se il paziente muore! Non dovete temere di creare una stomia alta del tenue. Un tempo questa era considerata ingestibile. Oggi, invece, con la nutrizione parenterale totale, con le tecniche di nutrizione enterale distale e con la reinfusione, con la somatostatina e con la cura dello stoma, questi temporanei "orifizi" intestinali prossimali possono salvare la vita del paziente (vedi anche ◉Capp. 41 e 45). D'altra parte sareste dei polli se evitaste una anastomosi quando questa è indicata e fattibile.

Tabella 13.1. Fattori che ci possono convincere a non confezionare una anastomosi

- Peritonite in atto diffusa
- Peritonite post-operatoria (◉Cap. 46)
- Deiscenza anastomotica (◉Cap. 45)
- Ischemia intestinale (◉Cap. 23)
- Grave edema/distensione intestinale (◉Cap. 45)
- Grave malnutrizione (◉Cap. 41)
- Assunzione cronica di steroidi
- Paziente instabile (si segue il "Damage control") (◉Cap. 35)

Qualunque cosa facciate, ci sarà sempre qualcuno che non sarà contento. Se eseguite una colostomia, ci sarà sempre qualcuno che vi chiederà perché non avete confezionato una anastomosi… Se confezionate una anastomosi ci sarà sempre qualcuno che vi chiederà perché non avete eseguito una colostomia.

Conclusioni

L'anastomosi intestinale è la parte "elettiva" dell'intervento urgente che state trattando. Ricordate – il vostro obiettivo è quello di salvare una vita e di minimizzare la morbilità; confezionate una anastomosi quando le possibilità di successo sono almeno ragionevoli. Ricordate, "tutte le strade portano a Roma" così come vi sono molti modi di confezionare una anastomosi. Imparate bene alcuni metodi ed usateli selettivamente.

Urgenze esofagee*

Thomas Anthony Horan

"Se esaminate un uomo con una profonda ferita che gli trapassa la gola; questi soffoca se beve dell'acqua (e) l'acqua esce dal foro della ferita; la ferita è molto infiammata perciò insorge la febbre; dovete chiudere la ferita con dei punti. Durante il primo giorno fasciatela con della carne fresca. In seguito, trattatela con grasso, miele (e) garze, tutti i giorni, fino a che non guarisce. Tuttavia se questi dovesse continuare ad avere la febbre a causa della ferita, applicate delle garze asciutte nel foro della ferita (e) ormeggiate(lo) ai propri pali di attracco [fategli assumere la sua dieta abituale] fino ad ottenere la guarigione (dal Papiro Edwin Smith, scritto in Egitto circa 3000 anni fa)

L'esofago non è fonte di piacere, ma percepisce ogni forma di dolore. La sua azione è semplice: si rilascia per permettere il passaggio del bolo alimentare, spinge il bolo con l'aiuto della gravità e si rilascia nuovamente per farlo entrare nello stomaco. Malgrado la semplicità di tale azione, l'esofago può andare incontro a problemi ostruttivi. Dato che non ha sierosa, l'unico strato "resistente" è la sottomucosa e, per tale motivo, la parete esofagea è relativamente debole: durante episodi di vomito lo stomaco può produrre 2-3 volte la forza necessaria per causarne la rottura. Inoltre, l'unico strato resistente presente nell'esofago viene rapidamente interessato dalla maggior parte delle lesioni esofagee, neoplastiche o infiammatorie, così come da una manipolazione endoscopica molto energica.

Quando qualcosa distrugge l'integrità dell'esofago, questo lascia penetrare un cocktail di anaerobi dalla bocca direttamente nel mediastino, che è una delle strutture meno resistenti del corpo umano.

Come chirurghi generali, le urgenze esofagee più frequenti che vi troverete a dover risolvere sono l'ostruzione e la perforazione.

Ingestione di un corpo estraneo: ostruzione

Come di abitudine, la responsabile del personale infermieristico del turno di notte mangia il suo sandwich al tonno alle 2:00 del mattino, ma sente qualcosa di appuntito in gola. La radiografia diretta dà esito negativo. Il fastidio persiste per 3 settimane; il transito con bario può far pensare alla presenza di una neoplasia dell'esofago cervicale. Dieci settembre: le sfilo la dentiera e introduco l'endoscopio flessibile per la biopsia. Sulla graffetta, di quelle usate per chiudere le confezioni del pane, infilata in profondità nella parete dell'esofago, c'è scritto "da consumarsi entro il 13 agosto". Parole sante.

L'ingestione di corpi estranei (CE) è la causa più frequente di disfagia acuta. Alimenti con ossa e altri oggetti appuntiti possono rimanere incastrati, cogliendo

---

* Al termine del capitolo troverete un commento dei curatori.

di sorpresa sia chi li ingerisce inconsapevolmente – bambini, pazienti con dentiera, individui in stato confusionale – sia i loro medici. I bambini ingoiano praticamente tutto ciò che riescono a far entrare in bocca, soprattutto monete e spille di sicurezza. I pazienti psichiatrici ingoiano gli oggetti più disparati. La maggior parte dei rimanenti casi di ostruzione da CE si sovrappone a malattie esofagee di base come i disordini della motilità, le ernie iatali, le stenosi, i diverticoli ed il cancro. Persino la famosa *sindrome da Steak House* è più frequente in pazienti con patologia esofagea. Perciò dopo la rimozione di un CE è consigliabile valutare bene l'esofago di questi pazienti. Il ritardo nel trattamento e i tentativi maldestri di recupero fanno a gara nel causare il maggior numero di perforazioni da CE.

Come gestire la presenza di corpi estranei in esofago?

Il tempo di transito medio dal crico-faringe allo stomaco oscilla tra i 3 e i 5 secondi. Perciò se il CE si trova ancora nell'esofago quando il paziente giunge in ospedale significa che è INCASTRATO. I soggetti con CE incastrati sono affetti da conati di vomito, tosse, ipersalivazione, dolore, sanguinamento e da episodi di aspirazione mentre il CE si muove verso il basso, verso l'alto o attraverso l'esofago. Dovete perciò fare in modo che l'oggetto esca da una via anatomica prima che ne trovi, da solo, una non-anatomica.

— **Prima di tutto, trovatelo**. Spesso il paziente sa benissimo dove è, cosa è, perché e come ci è arrivato. Perciò chiedeteglielo. Insistere con una radiografia antero-posteriore e laterale del collo, del torace e dell'addome può sembrare un po' obsoleto, ma è un mezzo economico ed efficiente con cui si può rapidamente individuare il problema. Se questo non dovesse bastare, c'è sempre il mezzo di contrasto e/o la TC. A volte i filamenti di un bastoncino di cotone, immerso nel mezzo di contrasto, possono rimanere attaccati al CE. La radiografia può aiutarvi a pianificare, a scegliere gli strumenti adatti e vi mette in guardia su eventuali rischi di perforazione. A causa dei falsi negativi e delle patologie associate *tutti i pazienti sintomatici dovrebbero essere sottoposti ad un esame endoscopico*.

— I **metodi più sicuri per rimuovere i CE** sono basati sulla loro visualizzazione. Indipendentemente da quanto siano sofisticati i vostri cappi ed i vostri strumenti flessibili, dovete saper utilizzare anche il caro, vecchio endoscopio rigido per rimuovere gli oggetti appuntiti. È rischioso effettuare manovre alla cieca o spingere nello stomaco boli alimentari impattati in quanto si può determinare una perforazione iatrogena. Una storia di sanguinamento, di pus e di oggetti appuntiti infilati in prossimità del restringimento aortico può aiutarvi a valutare se il rischio di una rimozione endoscopica sia maggiore di quello di un intervento chirurgico *open*. In numerosi *report* giustificativi è stata dimostrata la validità della rimozione chirurgica in casi selezionati ad alto rischio. Ad esempio, in un recente *report*, una pianificazione sbagliata ha determinato l'insorgenza di un pneumomediastino e di un pneumotorace bilaterale durante il tentativo di rimuovere un ferro da calza rimasto intrappolato in una ernia iatale.

— Esistono diverse controversie riguardo i pazienti asintomatici che hanno ingerito *piccoli CE lisci*, come una moneta: nella maggior parte dei casi, questi oggetti, se lasciati stare, finiscono nello stomaco per poi scendere senza grossi problemi. È necessaria tuttavia cautela: se siete sicuri che l'oggetto non sia chimicamente attivo (pile a bottone e monete contenenti zinco), quanto tempo dovete aspettare? Molti suggeriscono "fino a 3 giorni", anche se la cosa è sospetta dato che questo lasso di tempo corrisponde di solito alla durata del fine settimana. Non esistendo una regola certa, la presenza di sintomi o il mancato passaggio nello stomaco, confermato al controllo radiologico il mattino seguente, dovrebbero spingervi ad effettuare la rimozione endoscopica.

Sintesi

- Valutare tutti i pazienti sintomatici
- Rimuovere tutti i CE che non sono finiti nello stomaco entro 24 ore dalla ingestione
- Richiedere l'aiuto di qualcuno che sappia usare un endoscopio rigido
- Prendere in considerazione l'intervento chirurgico in casi molto selezionati

Perforazione esofagea

L'ammiraglio aveva mangiato abbondantemente. Nelle ore successive, aveva preso alcune tazzine di blandi emetici, come faceva di solito quando si sentiva appesantito. Per 4 volte aveva ingerito circa 28 g di olio d'oliva e dopo aveva bevuto circa 180 g di birra. Non avendo ottenuto l'effetto desiderato, aveva bevuto altre 4 tazzine. Aveva cercato di vomitare, ma, all'improvviso, si era messo a gridare per un terribile dolore al petto. Si era immediatamente dichiarato morto ed aveva iniziato a pregare. Boerhaave esaminò il paziente che appariva critico anche se apiretico. Il medico di famiglia, il dott. de Bye, aveva provato con un salasso. Non erano presenti sintomi di altre patologie conosciute o di avvelenamento e i due medici prescrissero un altro salasso, qualcosa di non alcolico da bere e compresse calde. Ma, invano; il barone morì il giorno dopo. Herman Boerhaave eseguì l'autopsia che rivelò una lacerazione dell'esofago e la presenza del contenuto di un pasto, di gas e di liquido in torace.

Il numero di perforazioni dell'esofago continua ad aumentare: di fatti, mentre i casi da ingestione del "classico CE" o i casi di "eziologia da vomito" rimangono quantitativamente invariati, le perforazioni strumentali o iatrogene sono aumentate di 4 volte ed è probabile che aumentino ulteriormente dato l'attuale entusiasmo per la fundoplicatio laparoscopica secondo Nissen. Prima della Seconda Guerra Mondiale la mortalità per perforazione esofagea era spaventosa. Oggi, grazie alla particolare attenzione che poniamo alla diagnosi e al trattamento precoce e, forse, grazie anche all'efficacia della terapia antibiotica per la mediastinite associata, i risultati sono nettamente migliori. Il miglioramento della sopravvivenza sembra essere correlato al numero elevato di perforazioni causate dagli strumenti endoscopici, che facilitano una diagnosi precoce.

Generalmente esistono 4 gruppi principali di perforazioni esofagee, ognuno associato ad una terapia specifica.

Il tipo di perforazione con cui pensate di passarla liscia

Il catetere va oltre il sassolino da spiaggia di 4 cm incastrato nell'esofago. Il palloncino da 30 ml ha una buona presa. La tensione nel ritirare il catetere diminuisce "di botto". NADA! Alla re-ispezione si repertano sangue e muscolo esofageo, ma nessun sassolino. L'esame con Gastrografin dimostra la presenza di una lesione circoscritta e di un sassolino stipato nella fossa nasale posteriore. Seguono decompressione nasale, NPO (nihil per os), aspirazione nasogastrica, antibiotici, nutrizione parenterale e rinvio all'ospedale psichiatrico dopo 2 settimane.

Il trattamento non chirurgico di piccole lesioni esofagee intramuscolari, circoscritte ed incomplete viene attuato se tali lesioni sono riconosciute immediatamente e solo se non c'è una risposta sistemica avversa con tachicardia, febbre o dolore. Il trucco è quello di essere sicuri che non ci sia del materiale residuo all'esterno della parete esofagea e nessuna raccolta saccata. Al follow-up l'esofagogramma dimostra che il difetto della mucosa si è chiuso. Se c'è qualcosa che non va, utilizzate lo stesso trattamento che impieghereste per gli altri tipi di perforazione (vedi sotto). Una diagnosi troppo ottimistica di questa patologia può determinare un ritardo ed un eventuale disastro.

Il tipo di perforazione che al chirurgo piace trattare (se causata da qualcun altro)

Questa è la classica perforazione diagnosticata precocemente e trattata nelle prime 24 ore.

Ma è sorprendente come i pazienti vengano spesso mandati a casa malgrado l'ovvio: "*Il peggior caso di esofagite che abbia mai visto*" (● Fig. 14.1). La riluttanza ad accettare l'ovvio costa vite umane e reputazione. L'insorgenza di dolore dopo una endoscopia indica un alto rischio di perforazione, idem un enfisema sottocutaneo, mentre la febbre è indice di una mediastinite. L'anamnesi indirizza quasi sempre verso la causa e verso la diagnosi e spesso indica il livello della lesione. Reperti clinici positivi per enfisema, sfregamenti pericardici, pneumotorace o idrotorace erano un tempo indicativi di una diagnosi tardiva. Adesso, con l'aria che viene pompata dagli endoscopi, queste sono le prime anomalie che vengono rilevate. Il grado di enfisema alla radiografia corrisponde al livello della lesione: è tipico delle perforazioni basse provocare un idropneumotorace sinistro, mentre le perforazioni dell'esofago medio vengono sospettate in caso di idrotorace destro. La diagnosi è confermata dalle indagini con mezzo di contrasto, con o senza TC. Non perdete tempo, trattate il paziente con digiuno assoluto, stabilizzazione/rianimazione (vedi ottimizzazione del paziente ● Cap. 6), antibiotici ed intervento chirurgico.

Le **perforazioni nel collo** e nel mediastino superiore sono riparate e drenate attraverso il collo: approccio sul bordo anteriore dello sternocleidomastoideo perché è più facile da allargare e si presta bene alla rotazione dei muscoli infraioidei. Valutate l'intero difetto e suturate la mucosa e la sottomucosa, quindi suturateci sopra la muscolare, rinforzate con i muscoli vicini e posizionate un grosso drenaggio morbido. Fate un foro largo due dita per introdurre il drenaggio. Se vi sarà una filtrazione andrà meglio se è ben posizionato un buon drenaggio.

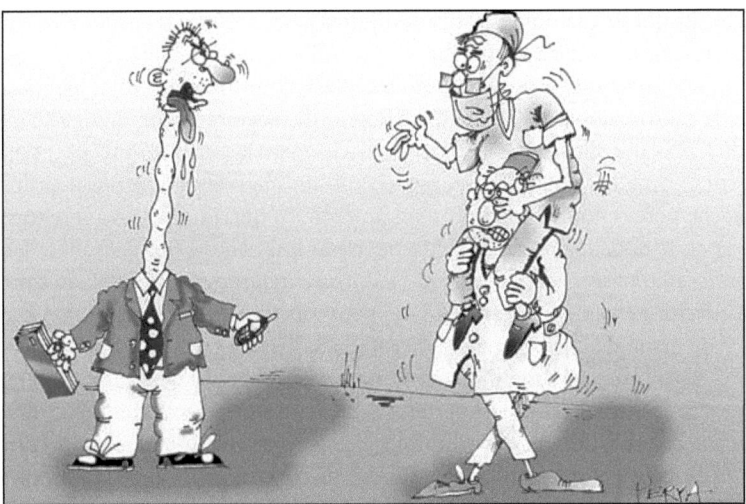

Fig. 14.1. "Cavolo, questa sì che è una esofagite severa!"

Le **perforazioni in torace** seguono esattamente gli stessi principi. Andate a sinistra per le perdite basse, a destra per quelle alte e cercate di ottenere un'ampia esposizione del mediastino per una buona visualizzazione e un buon drenaggio. Individuate e suturate l'intero difetto della mucosa. Quindi suturate il muscolo esofageo al di sopra. Ricoprite tutto con tessuti sani come i lembi pleurici o un lembo di muscolo intercostale avvolto intorno all'esofago e fissato – non semplicemente appoggiato – sulla sutura esofagea. Tutti i libri scritti negli ultimi 40 anni riportano questa tecnica; utilizzatela anche quando ritenete che non sia necessaria perché avete soltanto una possibilità. Terminate posizionando, in punti declivi, drenaggi toracici di grosso calibro quindi, cateteri per la nutrizione e l'antibioticoterapia.

La **perforazione spontanea** è determinata da vomito forzato (sindrome di Boerhaave). La pressione generata nell'esofago distrugge il punto più debole, di solito localizzato appena sopra lo sfintere esofageo inferiore. Viene trattata come tutte le altre perforazioni, eseguendo un intervento chirurgico appena possibile. Tuttavia, il rischio di rottura spontanea è maggiore nei pazienti con un esofago già patologico per la presenza di una ernia iatale, di alterazioni congenite o acquisite del tessuto connettivo, per l'assunzione di steroidi, per malnutrizione o per l'età avanzata. Per le percentuali di mortalità e morbilità particolarmente elevate, questi casi devono essere classificati come perforazioni diagnosticate tardivamente (vedi sotto).

– **Lesioni associate.** È sbagliato suturare una perforazione sopra una lesione ostruttiva. In caso di acalasia, diverticoli epifrenici e spasmo esofageo diffuso, eseguite una miotomia sul lato opposto della perforazione esofagea. Eseguite la miotomia sempre a partire dalla giunzione gastro-esofagea fino a 8 cm al di sopra del livello della perforazione. Quindi suturate la perforazione come descritto sopra. Le stenosi distali ad una perforazione devono essere trattate in ogni modo. La perforazione a livello della stenosi o sopra, associata ad un reflusso gastro-esofageo, può determinare particolari problemi per la fibrosi a tutto spessore e per l'accorciamento dell'esofago. In questi casi una plastica antireflusso può essere d'ausilio alla chiusura della perforazione, a condizione che sia possibile suturarvi sopra il fondo gastrico. Non limitatevi ad eseguire una semplice plastica antireflusso, ma siate sicuri di coprire la perforazione. Potreste aver bisogno di eseguire anche una gastroplastica secondo Collis per allungare l'esofago o per chiudere la perforazione, usando il fondo gastrico come un patch sieroso, associando un intervento di plastica antireflusso blanda, che perciò non provochi restringimento. In questo caso, non insisto sul fatto che la plastica debba essere in addome: è più importante non esercitare tensione sulla perforazione suturata, se non va facilmente in addome, lasciatela in torace.

— Le **lesioni esofagee esterne isolate, penetranti o chiuse,** sono rare. Una ferita toracica da arma da fuoco interessa l'esofago in circa 1 caso su 20. Ferite associate al cuore, polmoni, vasi sanguigni, colonna vertebrale e vie aeree hanno sempre la precedenza. I segni di una lesione esofagea, come un emotorace o un enfisema mediastinico, sono anch'essi attribuibili a lesioni concomitanti. Perciò esaminate sempre l'esofago prima di chiudere, dopo aver controllato le altre lesioni più gravi a polmoni, cuore e vasi sanguigni. Una esplorazione accurata degli ematomi e dei tragitti di oggetti penetranti di solito evita la mancata individuazione di una lesione esofagea. Non c'è niente di peggio che operare un traumatizzato e dopo 2 giorni ritrovarsi con un paziente moribondo per una mediastinite da perforazione esofagea misconosciuta. La rottura dell'esofago da trauma chiuso implica una violenta decelerazione, una diagnosi difficile ed una prognosi infausta. Tuttavia un trauma chiuso può a volte determinare la rottura dell'esofago per la penetrazione di osteofiti anche per un traumatismo di grado minore.

Il tipo che nessuno vuole

Questa è una perforazione killer. Il paziente giunge tardivamente alla vostra osservazione, è settico, ha una mediastinite e un empiema, non importa se da rottura indotta da vomito spontaneo, da corpo estraneo, da perforazione iatrogena trascurata o misconosciuta; è in guai seri e voi lo sapete. Le perforazioni che si verificano in caso di cancro, di manipolazione di stenosi estese da caustici, ustioni da caustici di III grado, alterazioni congenite del tessuto connettivo ed epidermolisi bollosa congenita, appartengono alla stessa categoria. È fondamentale l'azione rapida e congiunta di un team dedicato. Dovete stabilizzare e poi operare. Dovete controllare la causa dell'infezione, e di conseguenza sottoporre il paziente ad una esofagectomia e ad un ampio drenaggio. Potete ripristinare la continuità quando volete; dopotutto potrete sempre ri-operare un paziente vivo. Nei casi di perforazione esofagea la decisione più difficile da prendere è cosa fare quando la diagnosi è stabilita tardivamente in un esofago precedentemente sano. La tendenza è quella di conservare, se possibile, l'esofago. Ve lo diranno i tessuti mediastinici e lo stato dell'esofago. Se il paziente è fortunato, la perforazione avviene direttamente nella cavità pleurica ed il mediastino e l'esofago rimangono relativamente indenni. Il trattamento chirurgico è basato fondamentalmente sulla sutura chirurgica che abbiamo descritto sopra, ma prima di ogni tentativo di sutura dovete sbrigliare il tessuto necrotico. Nonostante questo le suture apposte rimangono ad alto rischio di deiscenza. Perciò oltre ad un ampio drenaggio del mediastino, all'inserimento di tubi toracici di grosso calibro, alla somministrazione di antibiotici e alla nutrizione, dovete prendere in considerazione anche una diversione prossimale e una gastrostomia per proteggere la sutura, soprattutto se la mucosa è edematosa, rigida e friabile.

Quando la perforazione avviene soprattutto nel mediastino, è costante l'insorgenza di una mediastinite grave. Nessuna scelta è buona, ma non datevi per vinti; ricordatevi, fino ad ora il paziente è sopravvissuto senza trattamento. Con un trattamento adeguato può ancora farcela. L'esofago sede di flogosi non regge le suture perciò è inutile pensare ad una sutura immediata (di prima intenzione). Il solo drenaggio può determinare un decorso lungo, debilitante e pericoloso, perciò l'isolamento e la diversione cervicale dell'esofago unitamente ad una gastrostomia rappresentano l'opzione più sicura. La resezione in urgenza è la mia opzione preferita, soprattutto quando l'esofago è parzialmente necrotico e anche quando con un ampio *sbrigliamento* è quasi certa una stenosi. I benefici di questo approccio sono il rapido ed efficace controllo della contaminazione del mediastino e la riduzione delle complicanze come la fistola vascolare. Le perforazioni da dilatazione di stenosi secondarie all'ingestione accidentale di caustici, sono più numerose di quelle acute da necrosi esofagea massiva secondaria ad un tentativo di suicidio. Entrambi i casi necessitano di una resezione urgente. Non ho mai capito la riluttanza ad eseguire una resezione nelle lesioni gravi da caustici. Se il paziente dovesse sopravvivere senza resezione, sarebbe condannato ad una vita di dilatazioni delle stenosi, con 1 possibilità su 5 di subire una perforazione strumentale.

Tuttavia molti di questi pazienti, se non sono resecati in fase acuta, sono sottoposti a resezione e plastica sostitutiva successivamente, sia per le difficoltà nella nutrizione, sia per l'alto rischio di insorgenza di un tumore su un organo oramai patologico (per esiti da ustione) – forse 1000 volte più alto del rischio generale.

Perforazioni in pazienti che non possono essere trattati

"Dottore il paziente con linfoma che ha mediastinoscopizzato ieri vuole tornare a casa."
"Certo, ma come sta?"
"Bene, ma sente che gli sta venendo un po' di raffreddore e starebbe meglio a casa. Oh! A proposito, ha il collo indolenzito e crepitante. Pensa che abbia bisogno di una prescrizione di antibiotici prima che torni a casa?"
Risposta inaudibile...

Mai sottovalutare il rischio in questi pazienti. Possono essere sottoposti ad un piccolo intervento per biopsia diagnostica o ad una terapia palliativa, ma non possono essere trattati chirurgicamente. Non cedete troppo presto. Un toracostomia per il posizionamento di un drenaggio, la somministrazione di antibiotici, la nutrizione e la diversione prossimale e una gastrostomia possono salvare un paziente inoperabile o incurabile. Vale lo sforzo, soprattutto se esistono altre terapie ausiliari efficaci per la patologia di base, come il linfoma sopra descritto.

I tentativi di palliazione mediante la dilatazione, l'inserzione di *stent* o l'ablazione con laser per carcinomi inoperabili o non resecabili dovrebbero essere discussi con il paziente e la sua famiglia prima dell'intervento. La percentuale di perforazione strumentale si attesta sul 10% e non passerà molto tempo prima che il chirurgo si trovi ad affrontare questo problema. Se avete già eseguito la dilatazione e siete arrivati all'esofago distale, inserite uno *stent* e considerate vi fortunati. Il paziente ha ancora la possibilità di essere sottoposto a palliazione se gli antibiotici, il sondino naso-gastrico in aspirazione e il digiuno assoluto danno buoni risultati. Altrimenti l'unica vostra scelta è la morfina.

> *Sintesi*
>
> - Tenere sempre presente la possibilità di perforazione, soprattutto dopo l'impiego di strumenti
> - Esaminare e trattare aggressivamente
> - Essere consapevoli delle co-morbilità esofagee
> - Risparmiare l'esofago sano
> - Chiudere e "rattoppare" le perforazioni
> - Drenare ampiamente
> - Resecare se l'esofago è particolarmente compromesso (cancro, lunghe stenosi, ustioni)

> "Quando questo si [verifica] può essere riconosciuto, ma non vi può porre rimedio l'arte medica." (Herman Boerhaave, 1668-1738)

Commento dei curatori

Alcuni chirurghi autorevoli sono dell'opinione che il fattore tempo non sia importante. Questo non è necessariamente in disaccordo con quello che dice il dott. Horan, poiché egli fa notare che la cosa importante da fare è l'adattare la procedura allo stato dell'esofago al momento dell'intervento chirurgico. L'intervallo di tempo può ovviamente esercitare una influenza indiretta. Vogliamo citare un altro esperto in questo settore: il dott. J. David Richardson di Louisville, che ha recentemente pubblicato il libro *Source control*[1].

> — Non ritengo che il momento della perforazione debba incidere, in misura significativa, sulle scelte del trattamento. Di solito, cerchiamo di adottare un trattamento simile per tutti i pazienti, indipendentemente dal tempo intercorso dalla perforazione esofagea.
> — Se si presume che l'esofago fosse normale prima del danno (come per la sindrome di Boerhaave), l'obiettivo principale dovrebbe essere la sua conservazione, attuando un tentativo di sutura della lesione.

---

[1] Richardson JD (2002) In: Schein M, Marshall J (eds) Source control: a guide to the management of surgical infections. Springer, Berlin Heidelberg New York, Cap 20, p 197.

— Se la patologia di base è il cancro e si è verificata una perforazione iatrogena durante la diagnosi o il trattamento, secondo la mia esperienza è meglio trattare il paziente con una esofagectomia e una immediata ricostruzione.

— Ritengo che il trattamento non chirurgico debba essere riservato a pochi pazienti e che debba essere eseguito in una serie molto limitata di circostanze.

— Se il mezzo di contrasto si spande oltre la parete esofagea, sono dell'opinione che il paziente debba essere operato e trattato, e ciò anche se il mezzo di contrasto drena nell'esofago da una raccolta saccata. D'accordo, alcuni pazienti con perforazione possono essere trattati non chirurgicamente – auspicando poi che avvenga una cicatrizzazione della perforazione – ma si sono verificati diversi disastri che hanno portato al decesso dei pazienti quando si è tentato di adottare tale strategia (che poi è fallita). Ho inoltre osservato la presenza di abbondante tessuto cicatriziale nella zona della perforazione guarita. Riservo perciò il trattamento non chirurgico soltanto alle "micro-perforazioni" in cui si osserva qualche piccola lacerazione nel muscolo stesso senza che il mezzo di contrasto abbia oltrepassato i limiti dell'esofago.

— Ritengo che debba essere tentata la sutura di ogni perforazione.

— Sono dell'opinione che la diversione esofagea debba essere riservata soltanto a quei pazienti che altrimenti morirebbero se non sottoposti a diversione.

Urgenze diaframmatiche

ULRICH SCHOEFFEL • MOSHE SCHEIN

L'unica patologia diaframmatica che può interessare un chirurgo addominale che lavora in urgenza è l'ernia diaframmatica, attraverso cui uno o più organi addominali possono migrare in torace e rimanere incarcerati o strozzati. Questo può verificarsi in tre casi distinti, che tuttavia hanno in comune numerose caratteristiche cliniche.

Ernia diaframmatica

Rottura del diaframma per un trauma chiuso o penetrante

In questo caso l'ernia può avere un esordio sintomatico acuto subito dopo il trauma, o può presentarsi molti anni dopo, in un paziente che ha praticamente dimenticato l'insignificante incidente stradale avuto 14 anni prima. Leggete i ⊙ Capp. 34 e 35 per la diagnosi ed il trattamento dell'ernia traumatica acuta. Le complicanze tardive sono diagnosticate e trattate seguendo le linee guida per l'ernia diaframmatica non traumatica. Saranno descritte successivamente.

Ernia diaframmatica congenita

Queste rare entità includono l'ernia di Bochdalek (difetto postero-laterale del trigono lombo-costale), l'ernia di Morgagni (posteriormente al processo xifoideo nel forame di Morgagni o nel trigono sterno-costale), un difetto del centro tendineo del diaframma sinistro, e l'ernia paraesofagea. È più frequente che i difetti posti sul lato sinistro divengano sintomatici poiché il fegato sigilla quelli sul lato destro. La maggior parte delle ernie congenite è sintomatica e richiede un trattamento chirurgico durante le prime ore di vita per la compressione dei polmoni e delle strutture mediastiniche. Il trattamento è facilmente attuabile per via addominale, con il riposizionamento manuale (in questi casi non vi sono aderenze tra le strutture toraciche ed i visceri addominali) e la sutura diretta del difetto. Se si è verificata una trasposizione intra-toracica di più organi, il riposizionamento dovrebbe avvenire nel seguente ordine: prima lo stomaco, poi l'intestino tenue, quindi il colon ed infine gli organi parenchimali come la milza.

Se durante lo sviluppo del feto non c'è una erniazione evidente, il neonato può apparire normale e sviluppare, successivamente, in qualsiasi momento della sua vita, una erniazione acuta. In questo caso si presenta come una qualsiasi ernia diaframmatica acquisita, che viene diagnosticata definitivamente all'intervento chirurgico durante il quale si identifica l'esatta sede del difetto.

Ernia diaframmatica acquisita

Nella pratica clinica, devono essere prese in considerazione soltanto due entità distinte: l'erniazione per un difetto traumatico o pre-esistente della parte tendinea del diaframma sinistro e l'ernia paraesofagea.

– **Ernia diaframmatica sinistra.** È stato spesso affermato che l'accesso alle ernie post-traumatiche di vecchia data debba essere toracotomico, mentre l'accesso alle ernie non traumatiche debba essere laparotomico. Infatti, la presenza di un involucro peritoneale generalmente facilita il riposizionamento esercitando una lieve trazione dal di sotto, mentre la perforazione o la rottura del diaframma spesso comportano una lesione del rivestimento peritoneale con conseguente formazione di tenaci aderenze tra le strutture toraciche e quelle addominali erniate. Tuttavia, in alcuni casi, l'eziologia non è chiara ed è difficile prevedere, prima dell'intervento, la presenza o la assenza di un sacco erniario peritoneale. Dunque la strategia chirurgica risulta spesso influenzata sia dalla probabilità sia dall'esperienza personale. Va puntualizzato comunque che un accesso toracotomico postero-laterale sul VII spazio intercostale consente sempre di eseguire una accurata dissezione degli organi erniati come anche la esplorazione dello spazio sotto-diaframmatico; l'approccio addominale invece può dimostrarsi più difficoltoso e rischioso. Se, poi, indipendentemente dall'approccio, per motivi tecnici, il piccolo anello erniario deve essere intaccato, è necessario rispettare le ramificazioni radiali del nervo frenico.

– **Ernia paraesofagea.** In questo caso la giunzione gastro-esofagea si trova in addome, ancorata alla membrana freno-esofagea (ernia non da scivolamento!) e l'erniazione – più frequentemente dello stomaco – si sviluppa attraverso lo iato esofageo dilatato e attraverso un difetto della membrana freno-esofagea posta a fianco dell'esofago. Il fondo dello stomaco può spostarsi su e giù in modo intermittente, senza provocare sintomi o associandosi soltanto a sintomi "sub-acuti", ma a volte può accadere che una gran parte o addirittura tutto lo stomaco si ernii in torace, determinando il cosiddetto volvolo gastrico intratoracico ("stomaco capovolto" o ernia jatale gigante di tipo II). Le complicanze più comuni comprendono lo strozzamento con infarcimento emorragico dello stomaco, necrosi e perforazione gastrica, sanguinamento della mucosa e dilatazione intratoracica acuta con compressione delle altre strutture intratoraciche.

Volvolo gastrico

Il volvolo gastrico è definito come la rotazione anomala (di almeno 180 gradi) dello stomaco che determina una occlusione ad ansa chiusa. A seconda dell'asse attorno a cui ruota lo stomaco, il volvolo può essere organoassiale o mesenteroassiale oppure una combinazione di entrambi.

Nel volvolo organoassiale – che è la variante più frequente – lo stomaco ruota intorno ad un'asse che congiunge la giunzione gastro-esofagea con il piloro. In questo caso, lo stomaco finisce in torace con la grande curva, trascinandosi dietro l'omento e posizionandosi in alto: questo provoca l'angolazione della giunzione esofago-gastrica e dello stomaco distale con formazione di una "occlusione gastrica ad ansa chiusa". Il volvolo mesenteroassiale (la variante più rara) si forma intorno all'asse che va dal centro della grande curva dello stomaco all'angulus gastrico. La formazione di un volvolo gastrico può verificarsi ad ogni età e con la stessa frequenza sia nelle donne che negli uomini ed è stata descritta anche nei neonati e nei bambini.

Caratteristiche cliniche

Il volvolo gastrico acuto può insorgere su un *background* di dispepsia intermittente aspecifica attribuita alla presenza di un'ernia paraesofagea già diagnosticata ma, di solito, ha un esordio acuto, "dal nulla". Gli eventi scatenanti possono essere un pasto abbondante o una situazione che determini un aumento della pressione intra-addominale come un ileo post-operatorio, la gravidanza o il parto.

L'addome è relativamente "innocente", con scarso dolore epigastrico e assenza di reperti addominali all'esame clinico. Il dolore è maggiore in sede sotto-sternale o toracica e la compressione del polmone sinistro, esercitata dallo stomaco erniato (o da altri visceri), può determinare problemi respiratori acuti. La dislocazione verso destra delle strutture mediastiniche può provocare una instabilità cardio-vascolare, mentre l'angolazione della giunzione gastro-esofagea può provocare conati di vomito. La triade diagnostica descritta da Moritz Borchardt (1868-1948) è costituita da dolore epigastrico/sottosternale, conati senza vomito e impossibilità ad introdurre un sondino naso-gastrico.

Tradizionalmente il volvolo gastrico acuto veniva diagnosticato con una radiografia del torace che mostrava la presenza di una bolla d'aria retrocardiaca o di un voluminoso livello idroaereo in torace (Fig. 15.1). Un'indagine con mezzo di contrasto confermava la diagnosi, rivelando una occlusione dello stomaco nella sede del volvolo. Adesso, invece, una TC consente di stabilire immediatamente la diagnosi con tutti i dettagli anatomici (Figg. 15.2 e 15.3).

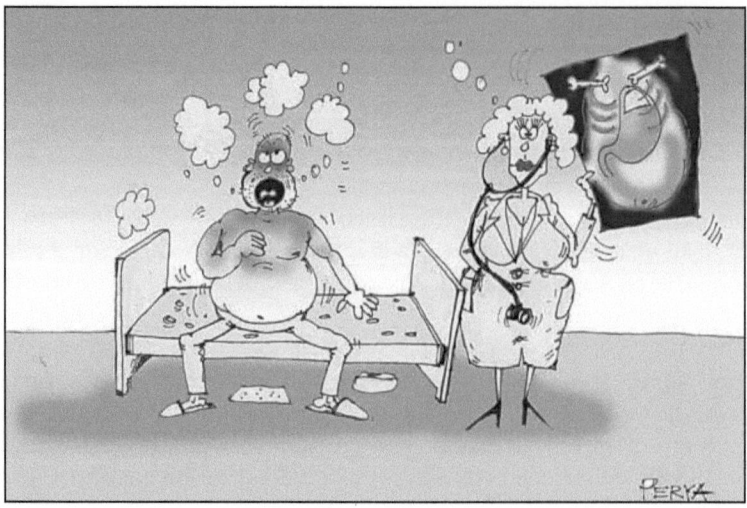

Fig. 15.1. "Cosa ci sta a fare il suo stomaco nel torace?"

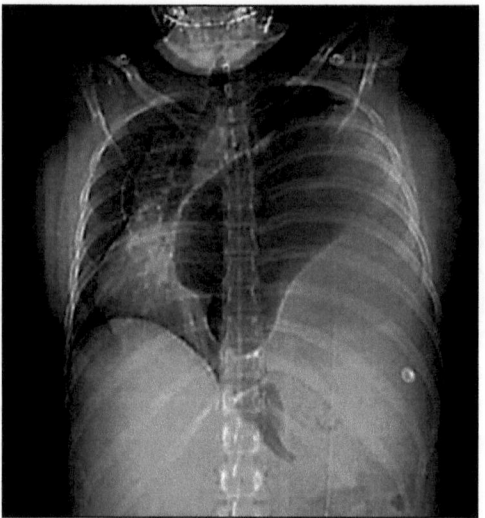

Fig. 15.2. Il radiogramma diretto della scansione TC mostra lo stomaco disteso che occupa l'emitorace sinistro con un marcato dislocamento a destra del mediastino

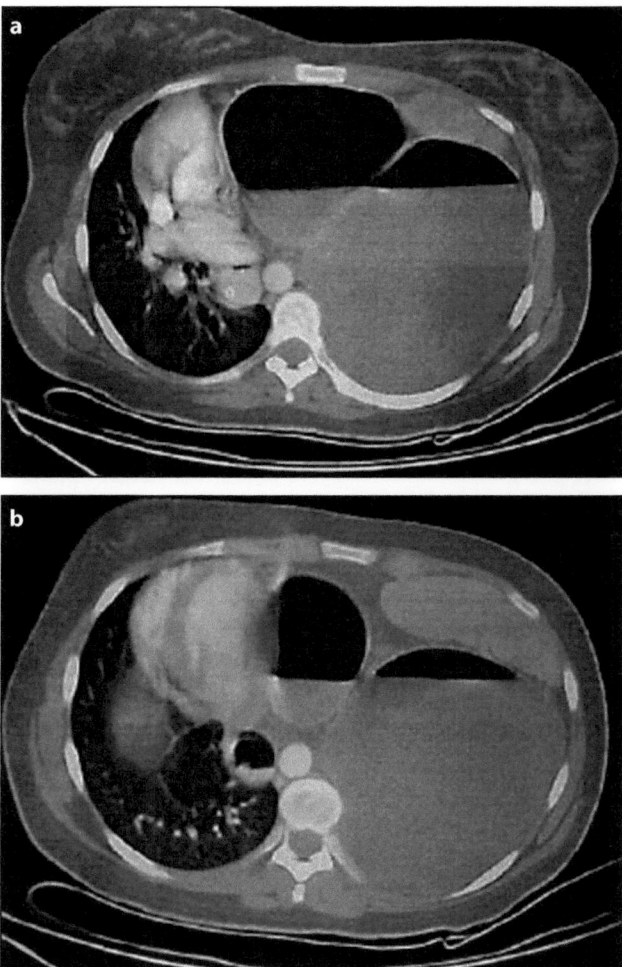

Fig. 15.3a,b. TC assiale del torace inferiore. **a** Livello idro-aereo nello stomaco disteso con dislocamento del cuore verso destra. La "bolla" a destra rappresenta l'antro gastrico. È visibile il sondino naso-gastrico nell'esofago distale a destra dell'aorta. **b** Una sezione inferiore mostra a sinistra la milza. La bolla a sinistra rappresenta il fondo gastrico. Osservate la "linea di passaggio" tra le due "bolle" che rappresenta la sede del volvolo

Trattamento

Benché lo staff del Pronto Soccorso tenda inizialmente a inquadrare ed etichettare questi pazienti come "affetti da insufficienza respiratoria" o da infarto del miocardio, una immediata radiografia del torace suggerirà la diagnosi e porrà l'indicazione ad ulteriori esami più invasivi. La presenza dello stomaco (e/o degli altri visceri) in torace è una seria emergenza chirurgica per la imprevedibilità della situazione; il paziente può apparentemente stare bene mentre lo stomaco gli sta rapidamente andando in necrosi! D'altra parte, ovviamente, uno stomaco asintomatico, ma capovolto può associarsi ad altre urgenze intratoraciche.

Il trattamento del volvolo gastrico acuto è chirurgico e consiste in una laparotomia, nella riduzione del volvolo e nella valutazione della vitalità gastrica. La riduzione di gran parte delle ernie diaframmatiche acute può avvenire per via addominale ed è molto raro che vi sia la necessità di associare una toracotomia. Ci sono due manovre che possono aiutare la riduzione dei visceri erniati. L'inserimento di un tubo di grosso calibro attraverso il difetto diaframmatico riduce la pressione toracica negativa e "risucchiante", mentre il sondino naso-gastrico può essere manovrato nello stomaco disteso per ridurne le dimensioni. Quando quest'ultima manovra non dà risultati, è necessario eseguire una gastrotomia decompressiva prima che lo stomaco venga ridotto in addome. In questo caso deve essere posta particolare attenzione a non contaminare la cavità toracica, eventualità che determina spesso un empiema post-operatorio.

Dopo che l'ernia è stata ridotta, il sacco erniario viene esciso ed il difetto diaframmatico chiuso con punti staccati. Se il difetto è particolarmente voluminoso può essere necessario correggerlo con una protesi in materiale sintetico benché non sia consigliabile in presenza di contaminazione. Infine alcuni esperti raccomandano l'esecuzione di una gastrostomia – ben suturata alla parete addominale anteriore – per decomprimere lo stomaco e prevenire la recidiva del volvolo. Altri raccomandano una gastropessia – suturando lo stomaco alla parete addominale. L'aggiunta di una plastica anti-reflusso come la fundoplicatio è controversa e, molto probabilmente, sconsigliabile in urgenza, dato che non sappiamo se il paziente abbia anche una ernia da scivolamento e un reflusso gastro-esofageo. Se lo stomaco risulta non vitale, è evidente la necessità di eseguire una gastrectomia parziale o totale a seconda della situazione di fatto. In pazienti moribondi che necessitano di una gastrectomia totale è più sicuro rimandare la ricostruzione, inserendo una sonda nell'esofago distale, affondando il moncone duodenale e confezionando una digiunostomia distalmente a dove sarà grosso modo prevista la "futura" entero-enterostomia della esofago-digiunostomia su ansa alla Roux che sarà a sua volta eseguita non appena il paziente sarà stabilizzato e pronto per questo nuovo, pesante intervento. In pazienti selezionati, emodinamicamente stabili, è stata dimostrata la possibilità di eseguire una riduzione laparoscopica consistente nella detorsione dello stomaco, seguita da una gastropessi endoscopica o una fundoplicatio. Se si riscontrasse una necrosi gastrica, sarebbe necessaria la immediata conversione all'approccio *open*.

Emorragie del tratto gastro-intestinale superiore (ed ipertensione portale)

Moshe Schein

"Se qualcuno decidesse di rimuovere metà del mio stomaco buono per curare una piccola ulcera duodenale, mi metterei a correre più velocemente di lui."
(Charles H. Mayo, 1861-1939)

"Per quanto riguarda la gastrectomia per ulcera duodenale: in questo intervento… un segmento di stomaco essenzialmente sano viene rimosso per trattare la vicina patologia duodenale. È come togliere il motore per diminuire il rumore nella scatola del cambio."
(Francis D. Moore, 1913-2001)

Durante il nostro internato, negli anni '80, non passava settimana senza qualche intervento per ulcera duodenale o gastrica sanguinanti. La gastrectomia, l'antrectomia, la vagotomia tronculare e superselettiva in urgenza erano il nostro pane quotidiano.

Ma, gradualmente, le cose hanno cominciato a cambiare: prima sono apparsi gli H2-antagonisti, seguiti dagli inibitori della pompa protonica, poi la terapia anti-Helicobacter, quindi ecco nuove metodiche per ottenere l'emostasi endoscopica delle ulcere sanguinanti.

Come risultato, almeno dove noi esercitiamo, gli interventi per emorragia del tratto gastro-intestinale superiore (E-GIS) sono diventati una rarità e l'approccio è stato modificato. Tuttavia, se lavorate nei cosiddetti paesi in via di sviluppo dove i moderni farmaci antiulcera non sono liberamente in commercio, potrebbe capitarvi di dover trattare con i metodi tradizionali il vecchio quadro di ulcera peptica. Di sicuro state sempre più perdendo familiarità – ed abilità – con il trattamento chirurgico della E-GIS. Perciò dateci retta – ☺…

Il problema

Una E-GIS prevede che l'emorragia sia prossimale al legamento di Treitz. Benché i libri di testo elenchino più cause, la maggior parte dei pazienti, in fin dei conti "sanguina" da una ulcera *duodenale* (UD) o *gastrica* (UG) cronica, per le complicanze dell'ipertensione portale (*varici esofagee* o *gastropatia ipertensiva*; le complicanze acute dell'ipertensione portale verranno discusse al termine del capitolo) o da *lesioni acute della mucosa gastrica* (ad es. ulcera da stress, gastrite erosiva ed altri termini che significano più o meno la stessa cosa). Queste ultime lesioni sono generalmente causate dall'assunzione di analgesici e/o alcool ("aspirina da dopo sbornia"). Con l'uso routinario della profilassi antiulcera nei pazienti "stressati" ricoverati in ospedale, è ormai raro che si verifichi una significativa E-GIS da lesione della mucosa gastrica. Infatti, l'emorragia nei pazienti "stressati" origina spesso da ulcere peptiche croniche riacutizzate. Le varie eziologie dipendono dalle abitudini sociali del luogo in cui si trova il vostro ospedale e dal tipo di popolazione con cui vi trovate ad interagire.

Presentazione

I pazienti presentano ematemesi (vomito con sangue fresco), melanemesi (vomito con "fondi di caffè") o melena (emissione dal retto di feci picee). L'ematochezia (emissione dal retto di sangue rosso vivo) di solito ha origine da una fonte localizzata al di sotto del legamento di Treitz. Tuttavia, in presenza di una E-GIS massiva e di un rapido transito intestinale, può comparire del sangue fresco nel retto.

Ricordate:
- la melena è nera, appiccicosa e molto maleodorante
- feci scure non indicano necessariamente la presenza di melena
- feci rosse non indicano necessariamente la presenza di un sanguinamento del tratto GIS
- sangue nero dal retto indica sempre la presenza di un sanguinamento del tratto GIS
- sangue fresco e rosso dal retto in pazienti emodinamicamente stabili indica che la fonte del sanguinamento NON è nel tratto GIS
- qualsiasi tipo di sangue – fresco o vecchio, vomitato o evidenziato dal sondino naso-gastrico – indica che la fonte del sanguinamento è nel tratto GIS

Contrariamente al credo dei gastro-enterologi, non è necessario eseguire una panendoscopia per diagnosticare una E-GIS. Vanno bene anche un dito, un sondino naso-gastrico ed un paio di occhi.

Argomento chiave: l'emorragia è "grave"?

Si tratta di un argomento chiave poiché la "gravità" dell'emorragia determina gli *step* diagnostico-terapeutici e la prognosi del paziente. In generale, più il vaso sanguinante è di grosso calibro, più l'emorragia è "grave". Più "grave" è l'emorragia e più è improbabile che termini senza un intervento chirurgico, ed inoltre, più è facile che recidivi dopo che è terminata. Come in quasi tutte le condizioni mediche o chirurgiche acute, i pazienti di questo tipo sono classificati in tre gruppi: ovviamente alle due estremità ci sono quelli "gravi" e "non gravi" e, nel mezzo, quelli "potenzialmente gravi". Il gruppo "intermedio" è sempre quello più problematico in termini di diagnosi e di scelta terapeutica ma, al contempo, comprende pazienti in cui l'*esito* può migliorare con un trattamento adeguato. Qualunque siano le loro condizioni, i pazienti non gravi generalmente si ristabiliscono, mentre quelli gravi possono morire malgrado tutti i vostri sforzi.

Il vostro trattamento ha moltissimo da offrire ai pazienti moderatamente gravi.

Stratificazione

L'emorragia massiva da un grosso vaso richiede la vostra attenzione ed un intervento immediato. Una lieve perdita da un piccolo vaso è di solito autolimitante ed è, almeno per il momento, di scarsa rilevanza, perciò potete esaminarla in elezione. Tuttavia, nella maggior parte dei casi, vedere del sangue che esce da un qualunque orifizio del corpo è allarmante!

Quando dovete allarmarvi?

In letteratura esistono varie formule, comunemente basate su parametri emodinamici e sul volume delle trasfusioni ematiche necessarie, per distinguere tra una E-GIS "massiva" e una "non massiva". Tuttavia vi suggeriamo di usare il vostro buon senso e di prendere in considerazione il seguente paradigma clinico:
- Il sangue vomitato (o aspirato dal sondino naso-gastrico) è sangue fresco o è a "fondo di caffè"?
- Il contenuto rettale è costituito da melena fresca e liquida o da melena vecchia e secca?
- Il paziente era o è emodinamicamente compromesso?
- Ci sono esami di laboratorio che evidenziano una grave emorragia (emoglobina/ematocrito)?
- Il paziente ha più di 60 anni? *L'emorragia nei pazienti più anziani deve essere considerata "più grave"* in quanto hanno minore probabilità di sopravvivere ad una emorragia prolungata. [In questo caso riteniamo che l'APACHE II (p. 57) sia utile in quanto prende in considerazione la gravità del sanguinamento, la compromissione fisiologica acuta, l'età e la presenza di co-morbilità].

Tutte queste considerazioni dovrebbero servire a classificare il paziente all'interno dell'ampia gamma di "gravità" dell'E-GIS: da un lato c'è il paziente con shock che vomita sangue fresco (dallo stomaco) e che perciò appartiene al gruppo "grave" (gruppo I), mentre dall'altro c'è il paziente stabile con un po' di fondi di caffè e una melena vecchia e dura e che, perciò, è indubbiamente "non grave" (gruppo III). Molti pazienti, tuttavia, appartengono al gruppo "potenzialmente grave" (gruppo II); in questo caso il problema è quello di distinguere tra coloro che continuano a presentare uno stillicidio ematico o che ri-sanguineranno e coloro che hanno cessato di sanguinare ed hanno poche probabilità di ri-sanguinare. Tale distinzione richiede una osservazione attiva e l'utilizzo dell'endoscopia.

Approccio

Controllate i segni vitali. Di priorità assoluta è il trattamento aggressivo dello shock ipovolemico. Non eccedete con le trasfusioni, poiché è stato dimostrato che la somministrazione eccessiva di emoderivati aggrava l'emorragia e si associa ad una maggiore incidenza di recidive.

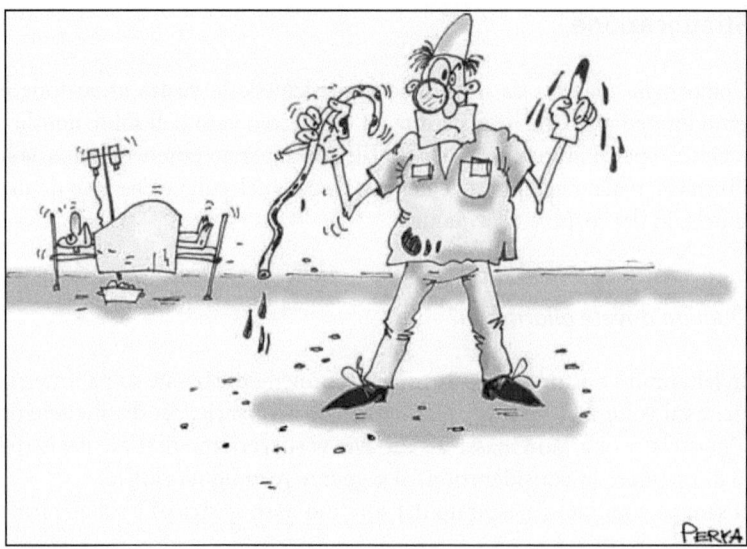

Fig. 16.1. "Questa sì che è una emorragia 'grave' del tratto GIS"

- **Mentre è in atto il reintegro/stabilizzazione, fate l'anamnesi.** Pregressa ulcera peptica? Dispepsia? Farmaci antiulcera? Ricordate che nei pazienti con emorragia non c'è dolore poiché il sangue è alcalino e serve da antiacido. Recente assunzione di analgesici o alcool? Vomito o conati di vomito gravi (Mallory-Weiss)? Malattia epatica cronica e/o varici? Epistassi (sangue ingerito)? Coagulopatia? Che quantità di sangue ha vomitato? E poi, quanto ne ha emesso dal retto (estremamente impreciso)? Anamnesi medica completa (fattori di rischio chirurgico)?

- **Inserite un sondino naso-gastrico di grosso calibro,** irrigate lo stomaco con 50 ml di acqua ed aspirate: la presenza di sangue fresco indica una emorragia in atto o molto recente, quella di fondi di caffè, un sanguinamento recente che è cessato e quella di un aspirato chiaro o biliare, nessuna emorragia recente. **Nota:** è molto raro che una UD si associ a spasmo pilorico senza reflusso di sangue nello stomaco; si esclude tale possibilità se l'aspirato presenta tracce di bile.

- **Eseguite un esplorazione rettale:** la presenza di sangue fresco o di melena fresca e liquida indica una emorragia in atto o molto recente, mentre una melena secca e solida indica un sanguinamento non recente (Fig. 16.1).

Come procedere?

Ora, tenendo a mente tutte le informazioni sopramenzionate, potete classificare i pazienti in uno dei tre gruppi (Tabella 16.1).

16 • Emorragie del tratto gastro-intestinale superiore (ed ipertensione portale)

Tabella 16.1. Stratificazione e gestione dei pazienti con emorragia gastro-intestinale superiore

	Gruppo I Grave	Gruppo II Potenzialmente grave	Gruppo III Non grave
Vomito	Sangue fresco	Fondi di caffè o sangue fresco	Nessun sanguinamento/fondi di caffè
Retto	Melena fresca/sangue	Melena fresca	Melena vecchia
Parametri emodinamici	Compromessi	Stabili	Stabili
Emoglobina/ematocrito	<9/27		>9/27
Approccio	Endoscopia subito	Endoscopia presto	Endoscopia domani
Prognosi	Necessita di emostasi	Variabile	Autolimitante

Gli emorragici "non gravi" (gruppo III). Questi pazienti hanno avuto un lieve sanguinamento che dopo poco è terminato. Non affrettatevi ad eseguire una endoscopia nel bel mezzo della notte. È sufficiente eseguire una indagine semi-elettiva che è più accurata e sicura. Nei pazienti afferenti a questo gruppo, valori bassi di ematocrito/emoglobina sono dovuti ad uno stillicidio cronico o intermittente. Il paziente molto anemico tollera meglio l'endoscopia se è in buone condizioni generali. Questi pazienti non richiedono un intervento urgente perciò l'argomento non verrà ulteriormente discusso.

Gli emorragici "gravi" (gruppo I). Solo in una piccola parte dei pazienti appartenenti a questo gruppo vi è una franca ematemesi: in pratica si dissanguano. Ora, dovete agire velocemente. Le varici esofagee o gastriche frequentemente provocano delle emorragie di questo tipo – come se fossero dei rubinetti aperti. In questi casi, coesiste il più delle volte, una anamnesi di ipertensione portale o stigmate cliniche di epatopatia cronica, che sono, già di per sé, diagnostiche. Ricordatevi: **non operate le varici** (leggete al termine del capitolo).

In ogni caso, trasferite il paziente in un reparto di terapia intensiva o in sala operatoria. Intubatelo e/o sedatelo per facilitare il lavaggio gastrico ed il successivo esame endoscopico e, – motivo ben più importante nei pazienti emorragici sedati ed in stato di shock – per ridurre il rischio di aspirazione del contenuto gastrico. Tentate sempre e comunque l'esame endoscopico: anche se la visione del tratto gastro-duodenale è completamente oscurata dal sangue, è sempre possibile rilevare un sanguinamento dalle varici esofagee (solitamente a 40 cm dall'arcata dentaria – giunzione esofago-gastrica) che ci condurrà verso un approccio non chirurgico. In assenza di varici procedete all'intervento chirurgico.

I pazienti "gravi" che non si stanno dissanguando devono essere sottoposti ad una endoscopia d'urgenza (vedi gruppo II).

Emorragici "potenzialmente gravi" (gruppo II). Eseguite una endoscopia d'urgenza.

Endoscopia d'urgenza per E-GIS

Deve essere eseguita soltanto dopo che il paziente è stato stabilizzato e si trova in un ambiente "protetto". L'esecuzione di una endoscopia provoca ipossia e la stimolazione vagale; in pazienti instabili e scarsamente ossigenati l'abbiamo vista causare un arresto cardiaco (inoltre un massaggio cardiaco esterno in un paziente con lo stomaco ripieno di sangue può determinare una rottura gastrica). *L'ideale sarebbe che foste voi – i chirurghi – ad eseguire l'endoscopia.* Sfortunatamente in molti ospedali, per motivi politici e fiscali, ai chirurghi non è permesso accedere al settore endoscopico. Se fosse il vostro caso, siate almeno presenti durante la procedura così da poter osservare i reperti di prima mano. Non fidatevi del tutto del gastro-enterologo; se ne va presto a casa, lasciandovi con il paziente e con i problemi derivanti da una sede di sanguinamento non bene identificata.

Per facilitare la diagnosi, lo stomaco deve essere preparato all'endoscopia. Posizionate il sondino naso-gastrico più grosso che trovate e lavate velocemente e ripetutamente lo stomaco, aspirando più coaguli che potete. Per questo scopo viene utilizzata abitualmente della soluzione fisiologica ghiacciata (con o senza agente vasocostrittore) ma, questo approccio, non ha dimostrato avere in realtà un valore terapeutico e, per tale motivo lavare lo stomaco con della semplice acqua di rubinetto, ha lo stesso effetto, è molto più economica e non aggrava l'ipotermia.

Durante l'esame endoscopico si deve cercare di visualizzare l'origine del sanguinamento che può essere esofagea (varici, Mallory-Weiss), gastrica (UG cronica o lesioni superficiali), duodenale (UD), solitaria (ulcera cronica) o multipla (gastrite erosiva). Ricercate anche le seguenti "stigmate" prognostiche:
- sanguinamento in atto proveniente da lesione/i
- un "vaso visibile" (beante) alla base dell'ulcera che indica che il sanguinamento origina da un grosso vaso e che vi è una alta probabilità di ri-sanguinamento
- un coagulo aderente alla base dell'ulcera, indicativo di una emorragia recente

Potete classificare i reperti come suggerito nella ◉ Tabella 16.2.

Trattamento endoscopico

Dopo aver visualizzato la lesione, trattatela per via endoscopica per ottenere l'emostasi ed evitare ulteriori episodi emorragici.

Tabella 16.2. Suggerimento per una classificazione della E-GIS

Nessun segno di recente emorragia	Segno di recente emorragia	Emorragia in atto
Base pulita	*Flat spot*	Stillicidio ematico
	Coagulo aderente	Zampillo ematico
	Vaso visibile	

Generalmente, la terapia endoscopica ha maggiore probabilità di successo nelle lesioni poco profonde che interessano vasi più piccoli ma, tuttavia, dovreste tentarla anche in presenza di lesioni più profonde che coinvolgono vasi di calibro maggiore: l'obiettivo e quello di frenare, almeno temporaneamente, il sanguinamento. Questo atteggiamento consentirà di eseguire un intervento definitivo in elezione, con maggiori margini di sicurezza, ed in pazienti ben stabilizzati e preparati. Il metodo utilizzato per l'emostasi endoscopica, con clips metalliche, con l'iniezione di adrenalina o di sclerosante, dipende dalle abilità e dalle strutture locali ed è fuori della portata di queste pagine.

Decision making post-endoscopia

Al termine dell'endoscopia vi ritroverete con pazienti che avranno:
- Emorragia in atto: l'emostasi endoscopica è fallita. L'origine del sanguinamento è di solito un'ulcera cronica. A questo punto è indicato un intervento d'urgenza.
- Emorragia (apparentemente) in fase di arresto: ulcera cronica con un "vaso visibile" o visualizzazione di un coagulo aderente. Ci sono possibilità concrete di un ulteriore episodio emorragico, di solito entro 48-72 ore. Attuate il trattamento conservativo ma tenete d'occhio il paziente!
- Emorragia terminata: lesione acuta superficiale o ulcera cronica senza le "stigmate" sopramenzionate. In questi pazienti è improbabile che si verifichi una ulteriore emorragia. Attuate il trattamento conservativo e rilassatevi.

Trattamento conservativo

Il trattamento conservativo si basa sul completamento ed il mantenimento delle misure rianimatorie e sull'osservazione per identificare eventuali ulteriori episodi emorragici. Né il lavaggio gastrico né le terapie mediche possono mutare il decorso acuto nel singolo paziente. Non è detto che i farmaci H2-antagonisti somministrati riducano l'incidenza di un ri-sanguinamento precoce: sono prescritti per la guarigione delle ulcere nel lungo periodo. È ovvio, se è presente una coagulopatia dovete correggerla. Tutto quello che dovete fare è sostenere gli organi vitali dei pazienti e prestare attenzione a nuovi episodi emorragici, che generalmente si verificano entro le 48-72 ore e possono essere massivi e letali. Monitorate con attenzione i segni vitali; l'osservazione della frequenza e delle caratteristiche delle scariche alvine con melena e i dosaggi seriati dell'ematocrito possono indicare ulteriori episodi di sanguinamento. Per avere un rapido riscontro è di solito consigliato l'uso del sondino naso-gastrico in aspirazione. Tuttavia, nella nostra esperienza, abbiamo verificato che il sondino è frequentemente occluso da coaguli ed è mal tollerato dal paziente e perciò è più che inutile. Se in ogni caso decidete di utilizzarlo, lavatelo spesso.

Indicazioni all'intervento chirurgico

Non vi suggeriamo di usare le ricette o le formule dei libri di cucina dato che non sono molto utili per i singoli pazienti. Invece, usate il vostro giudizio clinico. È ovvio che un paziente che si sta anemizzando rapidamente o che continua a sanguinare per l'insuccesso dell'emostasi endoscopica abbia necessità di essere sottoposto ad un intervento chirurgico urgente; ne abbiamo già discusso prima. Per quanto riguarda i pazienti in cui si è riusciti ad arrestare l'emorragia, con o senza emostasi endoscopica, l'indicazione principale all'intervento è un episodio emorragico *recidivante*. I fattori che possono o meno cambiare la vostra decisione di intervenire chirurgicamente includono l'entità dell'emorragia recidivante, la sua sede, l'età e le condizioni generali del paziente.

Generalmente una emorragia recidivante è un segno nefasto poiché indica che il sanguinamento continua o che, se fermato di nuovo, può nuovamente recidivare!

— Se è rilevante in termini emodinamici o se origina da una ulcera cronica, *dovete operare*!
— Se l'emorragia recidivante appare di lieve o moderata entità ed è dovuto ad una lesione superficiale potete decidere di continuare il trattamento conservativo o di trattare il paziente nuovamente per via endoscopica.

Ma, qualsiasi cosa facciate, ricordatevi che i pazienti anziani e con malattie croniche mal tollerano ripetuti episodi emorragici... perciò non combinate pasticci!

Trattamento chirurgico

Ripetizione dell'endoscopia

È di fondamentale importanza che sappiate da che parte del tratto GIS sta sanguinando il paziente. Se non siete stati voi ad eseguire la prima endoscopia o se non è stata fatta in vostra presenza, *ripetetela*. In un paziente anestetizzato non vi ci vorranno più di 5 minuti per inserire e togliere l'endoscopio. Non vi fidate del rapporto dell'endoscopista, scribacchiato due giorni prima, che vi informa che "la sede del sanguinamento sembra trovarsi in duodeno." Rischiate di iniziare con una duodenotomia inutile mentre la fonte dell'emorragia è localizzata, magari, nella parte alta dello stomaco.

Esplorazione

Con una incisione mediana superiore, allargata ad una paraxifoidea, e con una energica retrazione verso l'alto dello sterno, potete praticamente trattare qualsiasi cosa troviate nel tratto gastrointestinale superiore.

Nei pazienti obesi con un ampio angolo costale, una incisione trasversa *a chevron* richiede qualche minuto in più ma consente di ottenere una esposizione più agevole. Inoltre, *con una generosa inclinazione del paziente in anti-Trendelenburg avrete il suo stomaco quasi al livello della vostra faccia*. Iniziate cercando gli elementi esterni visibili o palpabili di una ulcera cronica. Questi si associano costantemente ad alterazioni infiammatorie della sierosa. Cercate tracce di ulcere croniche partendo dal duodeno fino al cardias. Una "kocherizzazione" del duodeno [Theodor Kocher è forse l'unico chirurgo ad avere il proprio nome usato come un verbo] è necessaria per rivelare una non frequente ulcera post-bulbare della seconda porzione duodenale.

A volte, si può palpare una UG posteriore o della piccola curva ma soltanto attraverso la borsa omentale inferiore.

Purtroppo le lesioni superficiali acute della mucosa non sono facilmente identificabili dall'esterno anche se, a volte, le lacerazioni di Mallory-Weiss possono evidenziarsi per il caratteristico tatuaggio blu della sierosa a livello della giunzione gastro-esofagea (causato dalla decolorazione ematica, N.d.T.). Il reperimento di una ulcera cronica, in accordo con i reperti endoscopici preoperatori, vi indica dov'è il guaio; ma cosa fare se non riuscite ad evidenziare, dopo una accurata ricerca, nessuna patologia?

Avete diverse possibilità di scelta:
- Procedere prendendo in considerazione i reperti dell'endoscopista – se vi fidate... ma non sempre sono giusti.
- Procedere all'esplorazione chirurgica
- Eseguire una endoscopia intra-operatoria

Endoscopia intra-operatoria

Dopo aver visualizzato endoscopicamente, con i vostri occhi, una emorragia in atto per una UD, non dovreste avere dubbi. Tuttavia un reperto endoscopico dubbio può portare ad eseguire una duodenotomia negativa e ad estenderla – un po' alla volta – prossimalmente fino a che non viene repertata una lesione gastrica acuta alta. Sarebbe bastata una semplice gastrotomia alta e la rafia della lesione e invece vi ritrovate a dover riparare una lunghissima, inutile e difficile gastro-duodenotomia. Per non incorrere in questo mini-disastro, se vi sono dei dubbi, toglietevi i guanti chirurgici ed infilate un endoscopio. A volte, quando lo stomaco è disteso e ripieno di coaguli, confezioniamo una borsa di tabacco sulla parete anteriore dell'antro ed eseguiamo una piccola gastrotomia quindi, con un grosso aspiratore, laviamo e rimuoviamo tutti i coaguli. A questo punto inseriamo un endoscopio attraverso la gastrotomia tenendo serrata la borsa di tabacco: questa manovra ci consentirà di insufflare lo stomaco e di avere quindi una valida visione controllata dello stomaco e del duodeno. Noi la chiamiamo "gastroscopia retrograda intra-operatoria".

Filosofia del trattamento chirurgico

Un nostro amico, Asher Hirshberg, ha giustamente affermato che "nell'era dell'*Helicobacter pilori*, eseguire una gastrectomia per una ulcera peptica è come eseguire una lobectomia per una polmonite". È evidente, dove sono disponibili potenti farmaci antiulcera, il trattamento chirurgico in elezione non viene più eseguito e stanno per di più scomparendo tutti gli interventi antiulcera definitivi d'urgenza eseguiti per le complicanze. Perché eseguire una *vagotomia chirurgica* quando gli inibitori di pompa protonica consentono di ottenere una "vagotomia medica"?

La filosofia generale vuole che prima di tutto venga salvata la vita del paziente (ad es. fermando un sanguinamento). Questo è lo scopo principale nei pazienti gravi. Nei soggetti meno compromessi, *si può valutare anche la questione, di secondaria importanza, della terapia a lungo termine della malattia*. Ma dove è possibile raggiungere tale obiettivo con i mezzi medici, il ruolo degli interventi antiulcera definitivi è limitato e deve essere preso in considerazione solo in pazienti ben selezionati, che probabilmente non risponderanno ai farmaci, o nelle situazioni in cui i farmaci non sono immediatamente reperibili.

Perciò, nella maggior parte dei casi, il nostro attuale approccio chirurgico si limita alla *sola emostasi*. In alcuni pazienti selezionati e ad alto rischio (ad es. APACHE II<10), possiamo considerare l'eventualità di eseguire un intervento chirurgico definitivo, modulato sul paziente e sul tipo di ulcera.

Fonti specifiche di emorragia

Ulcera duodenale (UD)

La sede del sanguinamento si trova sempre alla base di una ulcera posteriore. L'emostasi viene ottenuta attraverso una duodenotomia anteriore passando, in profondità, sotto la base dell'ulcera (e il vaso sanguinante), due o tre punti (monofilamento 2-0), ognuno su un'asse diverso. Quando c'è una emorragia in atto, la riuscita dell'intervento consistente nella legatura del vaso, è facilmente visibile; nel caso in cui la base dell'ulcera presenti un grosso coagulo, scarificatela, rimuovete il coagulo per reindurre il sanguinamento quindi limitatevi a passare qualche punto di sutura in profondità, sotto la base dell'ulcera, e in diverse direzioni.

È stato stigmatizzato il pericolo teorico di passare un punto di sutura al di sotto del vicino coledoco, coinvolgendolo nella "accurata emostasi" ma, per quanto ne sappiamo non sono stati riportati casi di complicanze del genere in letteratura.

Dopo aver ottenuto l'emostasi, vi rimangono alcune opzioni. Nei pazienti "compromessi" – e la maggior parte di questi pazienti lo è davvero – ciò che vi interessa è fermare il sanguinamento, chiudere la duodenotomia senza stenosare il lume ed uscire. La terapia definitiva dell'ulcera è con farmaci che riducono l'acidità e/o l'*Helicobacter*.

Se il paziente è in buone condizioni e necessita di un intervento chirurgico definitivo potete decidere di prolungare l'intervento di 30 minuti, effettuando una vagotomia tronculare (VT), ampliando la duodenotomia al di là del piloro ed eseguendo una piloroplastica secondo Heinke-Mikulicz.

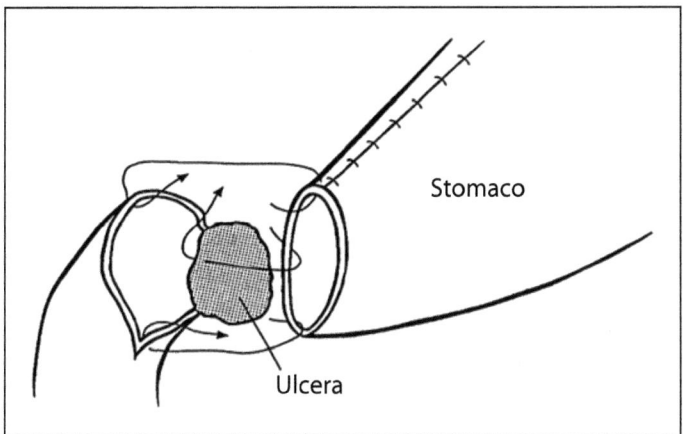

Fig. 16.2. Gastro-duodenostomia: notate che la parte posteriore dell'anastomosi è confezionata con punti di sutura staccati, dando dei "grossi morsi" al duodeno (aderente al pancreas) e al tessuto cicatriziale alla base dell'ulcera (adesso esclusa)

Dieci anni fa, in un paziente stabile in buone condizioni, avremmo richiuso la duodenotomia ed eseguito una vagotomia superselettiva (*highly selective vagotomy* – HSV), aggiungendo circa un'ora all'intervento. Ma oggi non troviamo candidati adatti a questa procedura.

È possibile ottenere l'emostasi locale anche in ulcere voluminose o quando il duodeno è estremamente infiammato o presenta numerose cicatrici. Se la semplice chiusura della duodenotomia può stenosare il lume o se la piloroplastica viene ritenuta insoddisfacente, limitatevi a suturare il duodeno ed eseguite una gastro-enterostomia posteriore (GP) – da sola o associata ad una VT o ad una HSV. I fautori dell'antrectomia+vagotomia per una UD sanguinante sostengono che quando viene evitata la resezione vi è una maggiore incidenza di recidive emorragiche.

Su questo punto non ci troviamo d'accordo, a noi questa evenienza in più di 100 interventi chirurgici d'urgenza per UD sanguinante, non è mai successa e troviamo insensato rimuovere uno stomaco sano, creando dei "menomati" gastrici, per una patologia duodenale benigna che, in ogni caso, sarà successivamente curata con farmaci.

Tuttavia, quando il duodeno viene virtualmente sostituito da un'ulcera gigantesca che coinvolge la parete anteriore e posteriore ("*kissing ulcer*" – ulcera da contatto), si è costretti ad eseguire una **antrectomia** (con VT). In questo caso, per evitare di creare un moncone duodenale "difficile da affondare", preferiamo eseguire una gastro-duodenostomia secondo Billroth I (Fig. 16.2).

UD post-bulbare

Per ragioni sconosciute questo tipo di ulcera è quasi scomparso nel mondo occidentale. Benché nella letteratura del passato vengano menzionate estese procedure resettive (inclusa quella di Whipple in urgenza), tutto quello che dovete fare è mobilizzare il duodeno, eseguire una rafia dell'ulcera attraverso una duodenotomia e – forse – aggiungere una VT con gastro-enteroanastomosi (GE) o una HSV.

Ulcera gastrica (UG)

Tradizionalmente, per la maggior parte dei chirurghi, era imperativo eseguire una resezione gastrica per una UG sanguinante. In effetti la resezione gastrica è efficace nel controllo dell'emorragia, ma nella maggior parte dei casi rappresenta un rituale superfluo. Per un'ulcera superficiale acuta è sufficiente eseguire una rafia della lesione attraverso una piccola gastrotomia. Infatti, nella maggior parte dei pazienti con sanguinamento da UG cronica, è sufficiente suturare al di sotto dell'ulcera, dall'interno, attraverso la gastrotomia. In voluminose ulcere croniche, prima eseguiamo una sutura a punti staccati riassorbibili sotto la sede del sanguinamento, poi, con una robusta sutura a punti riassorbibili, chiudiamo la base dell'ulcera. È molto raro che una E-GIS da ulcera neoplastica richieda un intervento urgente. Tuttavia preleviamo del tessuto dai margini dell'ulcera per l'anatomo-patologo. Una resezione gastrica è necessaria solo in caso di UG gigante sulla piccola curva, con coinvolgimento diretto dei vasi gastrici e splenici sinistri.

Trattamento chirurgico definitivo?

Come abbiamo già detto, è possibile valutare, dopo aver raggiunto l'emostasi, in pazienti selezionati, se è il caso di eseguire un intervento chirurgico definitivo. L'UG cronica non è "una malattia" da trattare con una gastrectomia di routine poiché vi sono "tipi" diversi di ulcera, che devono essere trattati in modo selettivo. Ma, francamente, nella nostra parte di mondo, tali informazioni sono diventate inutili: magari sono ancora valide nel vostro?

- **Tipo I** è la classica UG della piccola curva. Una gastrectomia parziale secondo Billroth I è l'intervento raccomandato dai libri di testo. Invece noi consigliamo, in alternativa, una HSV (prossimalmente dall'ulcera) più l'escissione dell'ulcera (dall'interno dello stomaco).
- **Tipo II** è l'ulcera pre-pilorica. Benché l'antrectomia+vagotomia siano popolari per questa ulcera "ibrida" (tra una UD e una UG), si ottengono ottimi risultati anche con la HSV+piloroplastica. È quello che faremmo noi.
- **Tipo III** è la combinazione di una UG e di una UD; deve essere trattata come il tipo II.
- **Tipo IV** implica una UG della piccola curva alta e iuxta-cardiale. Prima dell'avvento di efficaci farmaci antiulcera, la gastrectomia parziale – distale all'ulcera – era l'intervento di scelta. Dato che è possibile rimuovere tutta la piccola curva, di solito una HSV non è eseguibile perciò una VT associata a drenaggio potrebbe essere una procedura alternativa.
- Una **UG "a cavaliere"** è una variante della UG alta associata ad un'ernia iatale da scivolamento dovuta al danneggiamento dello stomaco erniato, che "cavalca" contro il diaframma. La terapia chirurgica prevede la riduzione dello sto-

maco, lo scollamento dell'ulcera aderente al diaframma, l'emostasi locale e la correzione dei pilastri diaframmatici. Può essere più facile a dirsi che a farsi... poiché a volte una voluminosa ulcera "a cavaliere" è aderente alle strutture mediastiniche e può perciò richiedere un intervento resettivo maggiore.

Ulcera stomale

Questo tipo di ulcera insorge sul lato digiunale dell'anastomosi gastro-digiunale dopo una precedente vagotomia e GE o una resezione gastroduodenale con ricostruzione secondo Billroth II. Poiché le ulcere stomali quasi mai coinvolgono un grosso vaso sanguigno, l'emorragia è generalmente auto-limitante o trattabile endoscopicamente. Ricordatevi anche che tutte le ulcere stomali guariscono con i moderni farmaci antiacidi. Tuttavia, una emorragia persistente o recidivante può costringervi – raramente – ad operare. Nei pazienti ad alto rischio fate il minimo: attraverso una piccola gastrotomia, perpendicolare all'anastomosi, esaminate l'orifizio e l'ulcera: passate sotto quest'ultima qualche punto riassorbibile in profondità, chiudete la gastrotomia e prescrivete al paziente H2-antagonisti o inibitori di pompa protonica per tutta la vita. In pazienti selezionati, potete optare per una procedura più definitiva. Se l'intervento precedente era una vagotomia+GE, ricercate un nervo vago non repertato o eseguite una antrectomia. In caso di precedente resezione gastrica con ricostruzione secondo Billroth II, eseguite anche una VT o valutate se eseguire o meno una resezione gastrica più alta (in seguito non dimenticate di escludere una sindrome di Zollinger-Ellison).

Ricordate: è possibile fermare una emorragia da ulcera stomale con una semplice manovra chirurgica (sutura a tutto spessore in continua); cercate di stare lontani dai guai evitando di trasformare un intervento d'urgenza in un complicato intervento gastrico ricostruttivo che potrebbe uccidere il paziente emorragico.

Lesione di Dieulafoy

È difficile diagnosticare questa piccola malformazione vascolare gastrica solitaria che di solito è all'origine di una "oscura" E-GIS massiva recidivante. Il miglior trattamento è l'escissione trans-gastrica oppure una sutura in continua a tutto spessore sulla malformazione vascolare.

Lesioni mucose acute superficiali

Grazie all'efficace profilassi antiulcera a cui sono sottoposti i pazienti critici, nella vostra carriera chirurgica avrete poche probabilità di operare questo tipo di lesioni. Tuttavia quando è necessario intervenire chirurgicamente per una emorragia massiva, lo stomaco coinvolto può apparire e comportarsi come una spugna intrisa e gocciolante di sangue. Le opzioni chirurgiche elencate nei libri di testo comprendono una VT e il drenaggio o una gastrectomia totale.

La prima si associa ad una percentuale molto alta di recidive emorragiche e la seconda ad una percentuale proibitiva di mortalità. In questo caso, noi invece eseguiamo (e vi consigliamo) la devascolarizzazione gastrica con legatura delle due arterie gastro-epiploiche e gastriche, destra e sinistra, in prossimità della parete dello stomaco. Questo intervento relativamente semplice e ben tollerato determina l'immediato prosciugamento della spugna "gastrica".

E-GIS da una fonte sconosciuta

Casi del genere non ne incontrerete molti se vi sarete attenuti al programma di trattamento sopra descritto (compresa, se necessario, l'endoscopia intraoperatoria). L'angiografia è una opzione e una scusa per coloro che cercano un pretesto per differire l'intervento. È inutile se eseguita quando il sanguinamento non è in atto.

Conclusioni

Accettate i pazienti con E-GIS nel vostro reparto di chirurgia. Non lasciateli in mano agli internisti che vi chiameranno soltanto quando il paziente è quasi morto. Dopo la stabilizzazione individuate la sede dell'emorragia e stadiatela. Date una possibilità al trattamento endoscopico ma non ritardate l'intervento, se indicato. Durante l'intervento l'obiettivo da raggiungere è quello di fermare il sanguinamento – ricordate che la maggior parte delle ulcere può essere curata successivamente con i farmaci. Prima di tutto viene la vita del paziente. Forse questa rima vi aiuterà a ricordarlo:

> Quando il sangue è fresco e rosa ed anziano è il paziente
> È tempo di una azione coraggiosa ed imminente
> Se con un paziente giovane e sangue scuro e vecchio avete a che fare
> Potete rilassarvi ed il bisturi posare

Varici esofagee, ipertensione portale e cirrosi

Fortunatamente, la chirurgia addominale non gioca quasi alcun ruolo nel trattamento moderno della emorragia da varici esofagee o gastriche. Fortunatamente, perché alcuni di noi ricordano ancora i vecchi tempi quando questi pazienti venivano sottoposti in urgenza ad ogni tipo di procedura di shunt porto-cavale e di devascolarizzazione, efficaci nell'arrestare l'emorragia, ma associati ad altissime percentuali di mortalità per l'insufficienza epatica post-operatoria e le sue complicanze (l'intervento riusciva ma i pazienti morivano). In questa parte tratteremo brevemente l'approccio non chirurgico al sanguinamento delle varici e del paziente cirrotico in generale.

Tabella 16.3. Classificazione di Child-Pugh[a]

	Punteggio[b]		
	1	2	3
Bilirubina (mg%)	<2	2-3	>3
Albumina (g%)	>3,5	2,8-3,5	<2,8
Tempo di protrombina (s allungato)	<4	4-6	>6
Encefalopatia	Assente	Lieve	Notevole
Ascite	Assente	Lieve	Notevole

[a] Charles Gardner Child III (1908-1991) era professore di chirurgia all'Università del Michigan. RNH Pugh pubblicò la sua classificazione nel 1973 [Pugh et al. (1973) Transection of the oesophagus for bleeding oesophageal varices. Br J Surg 60:649-690].
[b] I punteggi individuali sono riassunti e raggruppati in:
- <7 = Child A
- 7-9 = Child B
- >9 = Child C

(Con una classificazione Child C è prevista una sopravvivenza inferiore ai 12 mesi)

Stratificazione

Ricordate che qualsiasi cosa programmiate per un paziente cirrotico con o senza varici dovete basarvi sulle sue riserve epatiche: per una migliore valutazione usate la classificazione di Child-Pugh modificata descritta nella ⊚Tabella 16.3.

I pazienti Child A hanno buone riserve epatiche. Tollerano piuttosto bene un sanguinamento dalle varici ed il suo trattamento. Sono anche buoni candidati per eventuali interventi addominali d'urgenza. Praticamente, potete trattarli nella stessa maniera in cui trattereste un paziente non cirrotico. Ma ricordatevi che un fegato cronicamente malato può scompensarsi per le conseguenze metaboliche causate da complicanze chirurgiche gravi.

I pazienti Child C (qualcuno li chiama "palloncini gialli") non hanno riserve epatiche e se non sono sottoposti ad un trapianto di fegato sono destinati a morire entro circa un anno. I pazienti Child C tollerano male un intervento chirurgico e le sue complicanze. Di conseguenza, operateli soltanto se ci sono le indicazioni per salvare loro la vita e se non esistono alternative non-chirurgiche, ma aspettatevi percentuali altissime di mortalità e morbilità, naturalmente a seconda del problema specifico e della gravità dell'intervento.

I pazienti Child B stanno nel mezzo, tra il gruppo A e C; fate il minimo necessario e state molto attenti.

Varici esofagee sanguinanti

I pazienti con E-GIS da varici esofagee generalmente hanno una storia di epatopatia cronica o di cirrosi (alcolica, virale) e/o di pregressi episodi emorragici. Agli esami, la maggior parte presenta le caratteristiche dell'ipertensione portale e della disfunzione epatica elencate nella ⊚Fig. 16.3. La sede del sanguinamento viene diagnosticata o confermata durante l'endoscopia d'urgenza – senza tuttavia dimenticare che 1/3 dei casi di E-GIS in pazienti con ipertensione portale non è di origine varicosa ma è dovuta ad altre cause come ad es. un'ulcera peptica. La *gastropatia ipertensiva* portale può determinare un sanguinamento minore e cronico, ma probabilmente non è in grado di determinare una E-GIS grave. Nei pazienti cirrotici è un errore classico – e imperdonabile – attribuire l'emorragia alle varici, tralasciando una UD che è la vera responsabile.

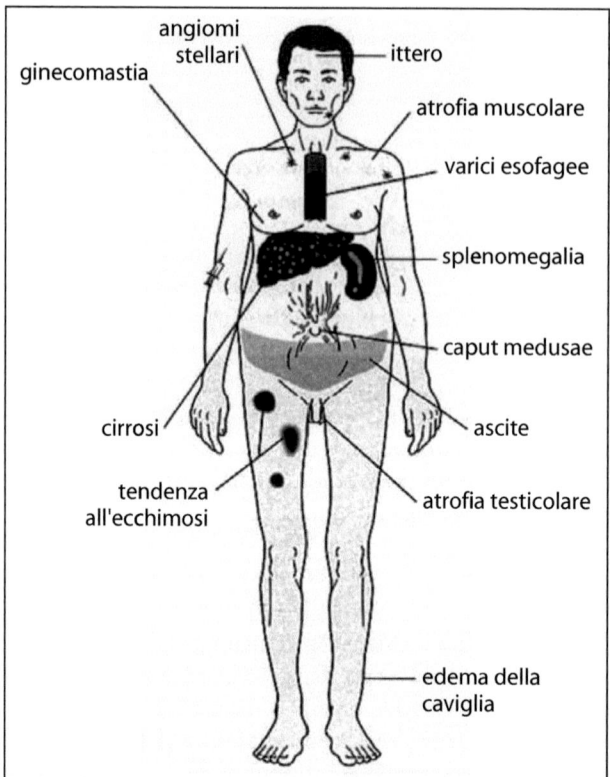

Fig. 16.3. Caratteristiche cliniche della cirrosi

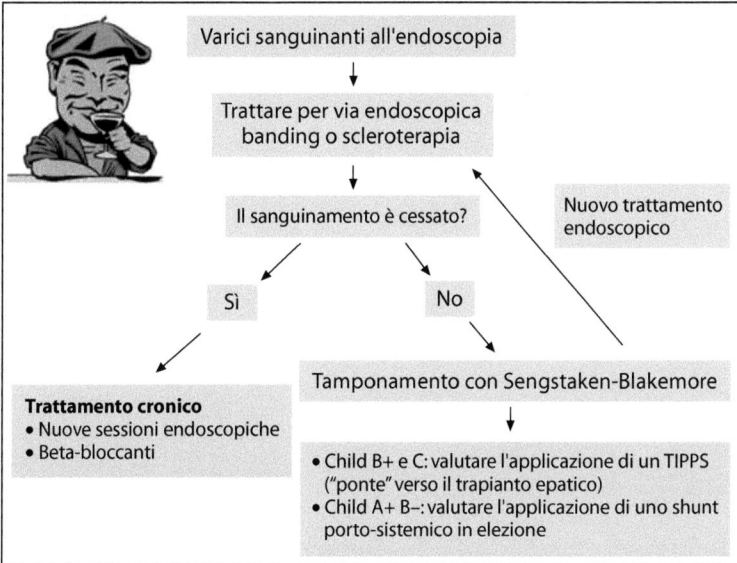

Fig. 16.4. Sanguinamento delle varici; opzioni di trattamento. *TIPPS*, shunt intra-epatico transgiugulare porto-sistemico

L'efficacia del trattamento dell'emorragia da varici esofagee dipende dalle strutture locali, dall'esperienza del vostro ospedale e dalla terapia terziaria disponibile. Le principali opzioni di trattamento sono delineate nella ◐ Fig. 16.4.

Sintesi

Il ruolo del chirurgo nelle emorragie da varici esofagee è marginale. Stabilizzate il paziente, escludete le cause emorragiche non varicose, tamponate l'emorragia con un sondino con palloncino (Sengstaken – Blakemore) e poi richiedete l'aiuto del gastro-enterologo!

Ulcera peptica perforata

MOSHE SCHEIN

– *C'è un buco nel mio secchio… come lo riparo?*
– *Rattoppalo! (canzone folk)*

"Un medico che deve affrontare una ulcera perforata dello stomaco o dell'intestino deve prendere in considerazione l'eventualità di aprire l'addome, di suturare il buco e di evitare una possibile o reale infiammazione, ripulendo attentamente la cavità addominale."
(Johan Mikulicz-Radecki, 1850-1905)

Grazie ai moderni ed efficaci farmaci antiulcera, l'incidenza dell'ulcera peptica perforata è diminuita in maniera drastica, ma non ovunque. L'ulcera perforata è ancora frequente nei paesi socio-economicamente svantaggiati o nelle popolazioni con un alto grado di stress. Di solito la perforazione si verifica su un *background* di ulcera cronica sintomatica, ma non è raro un esordio ex-novo senza storia pregressa. Nei paesi occidentali le ulcere duodenali (UD) perforate sono più frequenti di quelle gastriche (UG), che insorgono più facilmente nei gruppi socio-economici più bassi.

Storia naturale

Generalmente, il dolore addominale dovuto a perforazione peptica insorge in maniera improvvisa ed è localizzato nei quadranti superiori: la maggior parte dei pazienti è in grado di riferire con precisione il drammatico momento in cui sono insorti i sintomi. È possibile suddividere in 3 fasi la storia naturale dell'episodio:

- **Peritonite chimica/contaminazione.** Inizialmente la perforazione determina una peritonite chimica, con o senza contaminazione da parte dei micro-organismi [occorre puntualizzare che la presenza di acido gastrico sterilizza il contenuto gastro-duodenale; quando l'acidità gastrica si riduce per una terapia o per una patologia (ed es. cancro gastrico), batteri e funghi compaiono nello stomaco e nel duodeno]. Di solito si verifica uno spandimento diffuso del contenuto gastro-duodenale che tuttavia, per la presenza di aderenze o per l'azione di sbarramento dell'omento, può anche localizzarsi nei quadranti addominali superiori. Tutti i libri di testo ne descrivono, inoltre, la possibilità di diffusione in fossa iliaca destra, lungo la doccia parieto-colica omolaterale, il che simulerebbe una appendicite acuta: tuttavia nella pratica clinica è riscontrato molto raramente.
- **Stadio intermedio.** Dopo 6-12 ore in molti pazienti si verifica una remissione parziale spontanea della sintomatologia dolorosa e ciò, probabilmente, per la diluizione del contenuto gastro-duodenale irritante da parte dell'essudato peritoneale reattivo formatosi.
- **Infezione intra-addominale.** Nel caso in cui il paziente sfugga inizialmente al bisturi, dopo 12-24 ore sopravviene una infezione intra-addominale. Non cono-

sciamo l'esatto momento in cui i micro-organismi contaminanti diventano invasivi-infettivi. Perciò, quando la perforazione viene trattata chirurgicamente con un ritardo di più di 12 ore, dovete considerarla una infezione piuttosto che una contaminazione. Questo influisce sull'antibioticoterapia post-operatoria, come diremo in seguito. I pazienti trascurati possono presentarsi, pochi giorni dopo la perforazione, in stato di shock settico. Negli stadi iniziali lo shock è molto raro anche se viene spesso citato dagli studenti di medicina, ma quando vi trovate di fronte ad uno stato di shock associato a dolore addominale dovete pensare, per prima cosa, alla rottura di un aneurisma aortico, all'ischemia intestinale o ad una pancreatite acuta grave. Una perforazione non trattata può infine determinare un decesso "settico" precoce per peritonite o l'insorgenza di un ascesso intra-addominale.

Diagnosi

La maggior parte dei pazienti presenta segni di irritazione peritoneale diffusa o localizzata; quasi tutti si lamentano e giacciono immobili sofferenti con un addome duro ligneo, proprio come è descritto nei libri. La "chiusura" spontanea della perforazione, la localizzazione o lo spandimento del contenuto gastro-duodenale nella borsa omentale determinano una presentazione atipica e tardiva. Abbiamo avuto un paziente con una ulcera duodenale ri-perforata qualche anno dopo essere stato sottoposto a riparazione con *patch* omentale. La seconda perforazione era stata così deviata nel retroperitoneo, dietro al pancreas, al colon sinistro e nello scroto: l'addome era trattabile alla palpazione superficiale e profonda, senza resistenze muscolari di difesa reattive. Nei pazienti in cui vi è comparsa improvvisa di dolore addominale localizzato nei quadranti superiori e con peritonite diffusa, la diagnosi è semplice. Possiamo riassumerla con le seguenti formule:

Esordio improvviso di peritonite+presenza di gas libero=viscere perforato
Esordio improvviso di peritonite+assenza di gas libero+livelli normali di amilasi=viscere perforato

Circa 2/3 dei pazienti con perforazione presenta aria libera sotto-diaframmatica. Ricordatevi che per visualizzare al meglio la presenza di aria libera una Rx torace in posizione eretta è più adatta di una Rx diretta addome (◉ Capp. 4 e 5). Se il paziente non è in grado di stare in piedi o a sedere, ordinate un radiografia dell'addome in decubito laterale sinistro. La presenza di gas libero è diagnostica, anche se non è sempre causata da un'ulcera peptica perforata. E allora? Significa che, comunque, un viscere è perforato perciò una laparotomia è quasi sempre indicata. Ma "quasi sempre" non vuol dire "sempre": la presenza di gas libero senza una peritonite clinica NON è una indicazione assoluta ad una laparotomia d'urgenza. Come già menzionato nel ◉ Cap. 4, esiste un lungo elenco di condizioni "non chirurgiche" che possono determinare la presenza di aria libera intra-peritoneale. Aria libera in un addome "trattabile" può anche indicare che la perforazione si è chiusa spontaneamente e che perciò è suscettibile di terapia non chirurgica (come spiegheremo in seguito).

In assenza di aria libera, si deve prendere in considerazione ed escludere una pancreatite acuta, la "grande simulatrice" (⊕Cap. 18). Livelli normali di amilasi sierica sono di sostegno alla diagnosi di perforazione, mentre livelli molto elevati in pazienti "predisposti" (ad es. alcool, calcoli biliari) sono suggestivi di una pancreatite acuta. Il paziente "*border line*" con presentazione atipica e un modesto aumento delle amilasi continua ad essere un problema, poiché anche un'ulcera perforata può determinare una iperamilasemia. Nei bei tempi andati, prima che le tecniche di diagnostica per immagini sostituissero le abilità cliniche, basavamo la decisione di operare o di tenere il paziente in osservazione sul quadro clinico completo. Raramente eseguivamo uno studio con Gastrografin per dimostrare o escludere una perforazione. Adesso invece, in questi casi, vi consigliamo di eseguire una TC addome alla ricerca di aria libera, Gastrografin extra-luminale e liquido peritoneale libero. La TC è eccellente per individuare minime quantità di aria libera intraperitoneale, perciò è uno strumento prezioso per definire la diagnosi nei pazienti con un quadro clinico non chiaro.

Filosofia del trattamento

L'obiettivo principale del trattamento è quello di salvare la vita del paziente eliminando la fonte dell'infezione e ripulendo la cavità addominale. L'obiettivo secondario è quello di curare, se possibile, la diatesi ulcerosa. È possibile raggiungere il primo obiettivo con la semplice rafia dell'ulcera, mentre il secondo richiede un intervento chirurgico definitivo. *Quando fare cosa?* Prima di dirvelo, dobbiamo rispondere ancora ad alcune domande.

Chi sono i pazienti che devono essere sottoposti ad un intervento chirurgico definitivo?

Venti anni fa era più semplice rispondere. La "legge dei terzi" sosteneva che dopo la semplice rafia della perforazione, 1/3 dei pazienti otteneva una guarigione permanente, un altro terzo necessitava di una terapia farmacologia antiulcera a lungo termine e l'ultimo terzo doveva essere sottoposto ad un intervento chirurgico definitivo dell'ulcera a causa della intrattabilità o di ulteriori complicanze. Questo ci forniva una giustificazione razionale per sottoporre ad un intervento definitivo 2/3 dei pazienti. Con l'introduzione dei moderni farmaci antiulcera ci è stato detto che gli interventi definitivi non sono più necessari dato che tutti i pazienti con perforazione possono essere tenuti efficacemente e a tempo indeterminato sotto terapia antiulcera. Abbiamo controbattuto che un intervento per ulcera è più efficace in termini di costi di un trattamento farmacologico a vita, che i pazienti spesso non seguono la terapia e che una perforazione si può verificare anche durante un trattamento antiulcera. Ora che è disponibile il trattamento anti-*Helicobacter pilori* per l'ulcera peptica, ci dicono: "perché volete eseguire anche un intervento chirurgico antiulcera radicale? Chiudete la perforazione e prescrivete un ciclo di antibiotici anti-Helicobacter, così l'ulcera guarirà e non recidiverà." Può essere giusto, ma non sappiamo se nei pazienti operati per ulcera perforata l'*Helicobacter* c'entra. Per di più, i pazienti che vanno incontro a perforazione hanno di solito un pessimo rapporto con la malattia ed inoltre un accesso alle cure mediche al di sotto dello standard: tutto ciò ha un impatto negativo sulla terapia medica antiulcera. Di conseguenza, se l'intervento chirurgico per ulcera perforata può far prendere due piccioni con una fava (soprattutto se l'ambiente in cui lavorate non può garantire una gestione medica ottimale ed il follow-up dei pazienti), perché non eseguirlo?

All'inizio può sembrare un'argomentazione ragionevole, ma dopo averci pensato un po' ci si rende conto che si tratta soltanto degli sragionamenti di un chirurgo votato al trattamento chirurgico dell'ulcera peptica che si lamenta della scomparsa di interventi interessanti. I chirurghi moderni sanno che l'ulcera duodenale è dovuta all'ipersecrezione acida e all'infezione da *H. pilori* e che l'eliminazione dell'infezione determina la guarigione della malattia. Perciò la chirurgia definitiva anti-ulcera è al giorno d'oggi indicata soltanto in situazioni particolari e non deve neanche essere presa in considerazione nelle semplici perforazioni. [Paul Rogers, co-curatore].

Confutazione: sono d'accordo con questo commento per quanto riguarda il mondo occidentale, ma ci sono luoghi dove non sono disponibili né il follow-up né terapie antiulcera efficaci. E ci sono ulcere che si perforano mentre i pazienti stanno presumibilmente assumendo farmaci "efficaci" ed ulcere associate all'assunzione di farmaci anti-infiammatori non steroidei. Perciò, anche se convengo che il ruolo della chirurgia definitiva nelle ulcere perforate e sanguinanti (vedi ⊙ Cap. 16) si sia drasticamente ridotto, i chirurghi dovrebbero sapere ancora come e quando eseguire questo tipo di interventi. [Moshe Schein].

In quali pazienti è sicuro eseguire un intervento definitivo?

Sicuramente non è vostro desiderio imbarcarvi in una lungo intervento chirurgico radicale in un paziente critico e "settico". Negli anni abbiamo incontrato chirurghi che si rifiutavano di eseguire un intervento definitivo a causa di una grave "contaminazione", spesso riferendosi alla leggenda che vuole che la vagotomia in pazienti con perforazione "può diffondere l'infezione nel mediastino". Il gruppo di Hong Kong ha dimostrato che è possibile eseguire una intervento chirurgico antiulcera quando sono presenti i seguenti 3 fattori: pressione sanguigna >90 mmHg, intervento entro le 48 ore dalla perforazione, assenza di patologie mediche associate. Abbiamo rilevato che il sistema APACHE II (p. 57) è utile in questa situazione, dato che i pazienti con ulcere perforate con punteggio inferiore a 11 possono tollerare una intervento chirurgico radicale-definitivo di qualsiasi entità. Al contrario, i pazienti con punteggi APACHE II superiori, devono essere sottoposti agli interventi più semplici.

Trattamento chirurgico: chiusura semplice (⊙ Fig. 17.1)

Di solito, per ottenere una chiusura ottimale dell'ulcera, si utilizza il *patch* omentale secondo Graham (omentopessi). Alcuni punti staccati "a tutto spessore" vengono apposti passando attraverso entrambi i margini della perforazione (trasversalmente – non verticalmente – così da non restringere il lume), senza annodarli; viene creato un peduncolo del grande omento che viene posizionato sopra la perforazione; i punti di sutura vengono delicatamente legati al di sopra dell'omento così da non strozzarlo (⊙ Fig. 17.2). A questo punto si può chiedere all'anestesi-

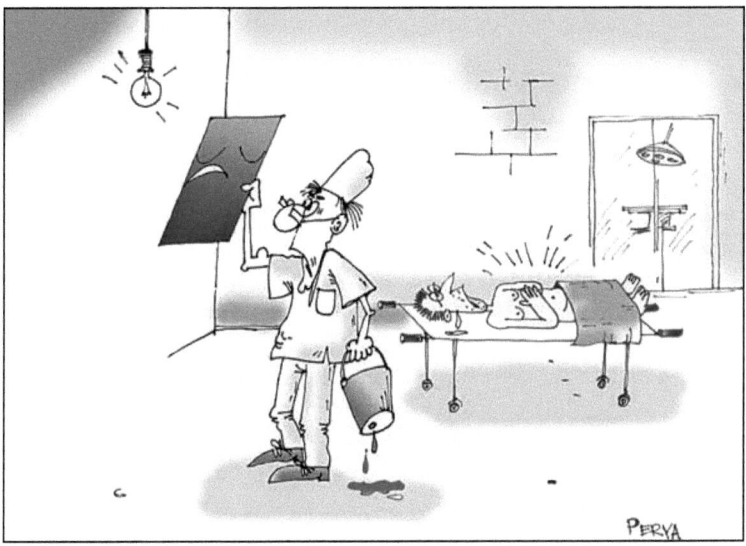

Fig. 17.1. "Come lo ripariamo?"

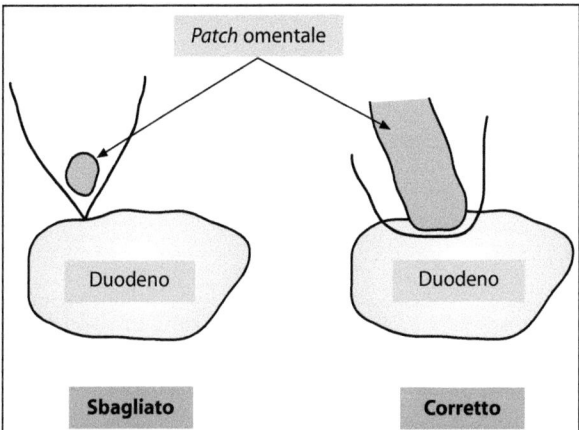

Fig. 17.2. Chiusura semplice. Notate che il *patch* omentale deve "tappare" il foro con i punti di sutura annodati sopra. È sbagliato suturare prima il foro e poi coprire la riparazione con l'omento

sta di iniettare dell'acqua attraverso il sondino naso-gastrico per accertarsi che il *patch* sia a tenuta stagna.

Non sono pochi i chirurghi che ancora non hanno ben compreso l'intervento: prima chiudono la perforazione con i punti e poi coprono la linea di sutura con l'omento. A volte può essere difficile avvicinare i bordi edematosi e friabili della perforazione. In tutti i casi di fistola duodenale post-operatoria che abbiamo osservato, la semplice rafia dell'ulcera duodenale perforata ne era la causa. Ricordatevi, non suturate la perforazione, ma tappatela con omento vitale.

L'omentopessi è facile da eseguire nella maggior parte delle UD perforate. È raro che una gigantesca UD perforata provochi un enorme perforazione bulbo-pilorica anteriore che non si presta ad una chiusura sicura e necessita perciò di una gastrectomia parziale. Le UG perforate sono solitamente più ampie di quelle duodenali. Per quelle situate sulla grande curva, può essere più semplice eseguire una resezione a cuneo dell'ulcera e suturarla a mano o meccanicamente, piuttosto che eseguire una omentopessi. Per grosse ulcere croniche della piccola curva eseguire una omentopessi è notoriamente difficile e pericoloso; meglio eseguire una resezione gastrica.

Trattamento chirurgico: intervento radicale

In emergenza, l'ideale sarebbe scegliere l'intervento chirurgico antiulcera che meglio eseguite in elezione. Il problema è che al giorno d'oggi voi e gli altri giovani chirurghi non avete esperienza di interventi antiulcera in elezione.

In base alla nostra filosofia di evitare, possibilmente, una resezione gastrica per un processo benigno e ai risultati degli interventi per ulcera eseguiti in elezione, raccomandiamo una tattica chirurgica che moduli le procedure definitive ad ogni tipo di ulcera (◉ Tabella 17.1).

Tabella 17.1. Tipi di interventi chirurgici per ulcera perforata

Tipo di ulcera	Opzioni da libro di testo		Nostra preferenza	
	Rischio alto	Rischio basso	Rischio alto	Rischio basso
Duodenale	Omentopessi± VT+D o HSV o VT+A	Omentopessi	Omentopessi+ HSV	Omentopessi
Prepilorica	Omentopessi± VT+D o VT+A	Omentopessi	Omentopessi+ HSV+D	Omentopessi
Gastrica	Omentopessi o escissione a cuneo o resezione gastrica	Omentopessi o resezione gastrica	Omentopessi+ HSV+D o resezione gastrica	Omentopessi o resezione gastrica

VT+D, vagotomia trunculare+drenaggio; *VT+A*, vagotomia trunculare+antrectomia; *HSV*, vagotomia superselettiva; *HSV+D*, vagotomia superselettiva+drenaggio.

Qualunque cosa facciate, per favore ricordatevi che se il vostro paziente "sta male" e voi non siete dei chirurghi gastro-duodenali esperti, è meglio che lasciate stare gli interventi radicali. Limitatevi a rattoppare il foro e via!

Problemi particolari

Ulcere "da contatto": qualsiasi traccia di emorragia GIS che sia essa precedente o co-esistente (ad es. il reperimento di "fondi di caffè" o di sangue fresco nel sondino naso-gastrico o in sede di perforazione o nella cavità peritoneale) deve indurre a considerare la presenza di ulcere "da contatto" – una anteriore perforata ed una posteriore sanguinante. La semplice sutura della prima, senza eseguire l'emostasi dell'altra, potrebbe determinare una grave emorragia postoperatoria. Quindi, trovandosi in simili situazioni è bene allargarsi tramite la perforazione duodenale con una duodenotomia ed esplorare l'interno del duodeno. Se trovate l'ulcera posteriore suturatene la base con punti transfissi come descritto nel ❯ Cap. 16.

Trattamento laparoscopico delle ulcere perforate

L'omentopessi e la *toilette* peritoneale possono essere eseguite per via laparoscopica (❯ Cap. 49). È stata accumulata una lunga esperienza nel trattamento delle UD perforate, con risultati contrastanti. Riteniamo che la laparoscopia sia una opzione ragionevole nei pazienti stabili e "rianimati" con successo e nei casi in cui sia possibile chiudere la perforazione in maniera sicura ed immediata.

Al contrario, i pazienti ad alto rischio o gravemente "settici" tollerano male uno pneumoperitoneo prolungato. In una situazione di emergenza scegliere l'approccio laparoscopico per trattare una ulcera perforata può prolungare l'intervento oltre i limiti ragionevoli.

Trattamento non chirurgico delle ulcere perforate

Alcuni gruppi di chirurghi "entusiasti" hanno dimostrato l'efficacia dell'approccio non chirurgico, che consiste in NPO, posizionamento di un sondino nasogastrico in aspirazione e la somministrazione sistemica di antibiotici e di inibitori della secrezione acida. La *conditio sine qua non* per il successo è la chiusura spontanea della perforazione con l'omento o altre strutture vicine; se ciò avvenisse, l'approccio non chirurgico potrebbe avere esito positivo nella maggioranza dei casi.

Il trattamento non chirurgico può essere particolarmente valido per due tipi di pazienti: il paziente con "presentazione tardiva" ed il paziente "in condizioni molto critiche". Il paziente con "presentazione tardiva" giunge alla vostra osservazione dopo un giorno o più dall'avvenuta perforazione, con un quadro clinico già in via di miglioramento e reperti addominali minimi che, assieme alla conferma radiologica di aria libera, sono indizio di una perforazione localizzata che si è chiusa spontaneamente. In molti casi il trattamento conservativo potrebbe essere coronato da successo ma, la chiusura spontanea della perforazione, va sempre documentata o con transito del GIS con Gastrografin o con una TC con contrasto. I pazienti "in condizioni molto critiche", in cui un intervento metterebbe in serio rischio la loro vita, come ad es. i pazienti con un recente infarto massivo del miocardio, con BPCO (bronco-pneumopatia cronica ostruttiva) di grado IV, o con punteggio APACHE II>25, sono anch'essi candidati alla terapia conservativa. Tuttavia, anche in questo gruppo il successo del trattamento conservativo è possibile solo se è avvenuta la chiusura della perforazione, dimostrata radiologicamente. In situazioni disperate, se non si è verificata la chiusura, abbiamo eseguito con successo una omentopessi in anestesia locale.

Antibiotici

Appena diagnosticata la perforazione ed aver deciso di sottoporre il paziente ad una laparotomia, somministrate una dose di antibiotici ad ampio spettro. La maggior parte dei pazienti si presenta entro 12 ore dalla perforazione ed è perciò affetta da contaminazione peritoneale piuttosto che da infezione. Infatti in molti la peritonite è chimica e non contiene microrganismi. In questo gruppo di pazienti gli antibiotici servono da profilassi e non è necessario eseguire una antibioticoterapia post-operatoria. I pazienti che si presentano dopo le 12 ore possono avere una infezione intra-addominale; in questo caso è necessario proseguire il trattamento antibiotico nel periodo post-operatorio (๏ Cap. 42). Gli antibiotici, somministrati sotto forma di monoterapia o terapia combinata, dovrebbero "coprire", empiricamente, i Gram negativi e gli anaerobi. La tipica messa in coltura del fluido peritoneale non è indicata nei pazienti con perforazione (๏ Cap. 12). Quelli che la eseguono (inutilmente, è nostra opinione) spesso repertano la *Candida* che è un contaminante che non necessita di terapia specifica.

Conclusioni

Se possibile, riparate l'ulcera perforata con patch omentale altrimenti, eseguite una resezione. Valutate la necessità di eseguire anche un trattamento anti-ulcera definitivo-radicale seguendo criteri molto selettivi e non dimenticate che è possibile ricorrere ad un approccio conservativo, non chirurgico: questo è possibile, utile ed indicato in pazienti selezionati.

> "Non abbiamo altra responsabilità verso questi pazienti se non quella di salvare loro la vita. Qualsiasi procedura il cui obiettivo vada oltre può essere considerata una chirurgia 'eccessiva'. Durante l'intervento non è nostra responsabilità eseguire una procedura che curi radicalmente l'ulcera duodenale del paziente." (Roscoe. R Graham, 1890-1948)

Pancreatite acuta

MOSHE SCHEIN

"La pancreatite acuta è la più terribile delle calamità che possono verificarsi in addome."
(Berkeley Moynihan, 1865-1936)

Dio ha messo il pancreas posteriormente perché non voleva che i chirurghi ci giocassero

La maggior parte degli attacchi di pancreatite acuta (PA) è lieve o moderata e si risolve spontaneamente. In questo capitolo focalizziamo l'attenzione sulle complicanze della PA che possono richiedere qualcosa di più di un trattamento conservativo/di supporto.

Classificazione

Nei casi di PA non complicata è raro eseguire degli interventi in urgenza, ma un grave episodio di PA di qualsivoglia eziologia, può determinare una pletora di complicanze, sia settiche che necrotiche, comprendenti:
- La necrosi pancreatica e peri-pancreatica
- La necrosi pancreatica e peri-pancreatica infetta (NPI)
- L'ascesso pancreatico
- La pseudocisti
- La pseudocisti infetta

Storia naturale

La PA non complicata è una "malattia da 1 settimana". La mancata guarigione o la persistenza dei segni di flogosi pancreatica locali e sistemici oltre il VII giorno indicano l'insorgenza di una complicanza. È meglio che conosciate bene questa complicata patologia e che attuiate un approccio clinico razionale al suo trattamento, valutando la sua evoluzione nel corso delle settimane (◉ Fig. 18.1).

I settimana: infiammazione

È la fase dell'infiammazione acuta che dà origine ad una massa flogistica formata dal pancreas e dalle strutture vicine – il cosiddetto flemmone pancreatico. I mediatori pro-infiammatori (ad es. le citochine) sono presenti nell'essudato emor-

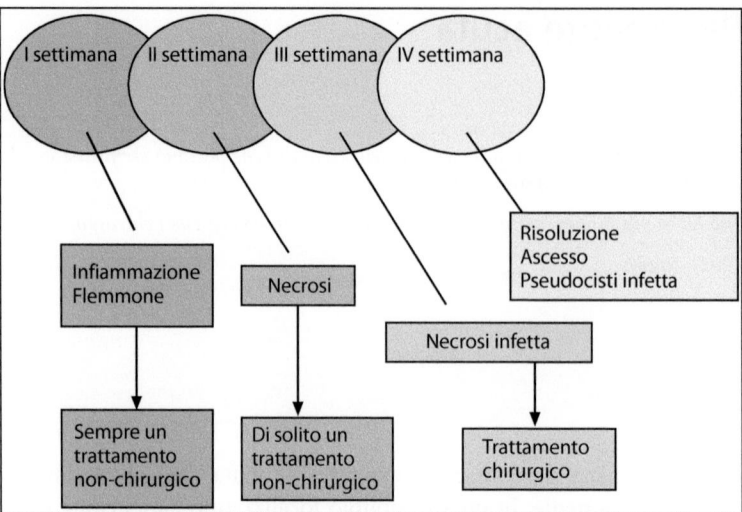

Fig. 18.1. La storia naturale della pancreatite acuta complicata ed il suo trattamento

ragico (simile a birra) della PA severa, e sono responsabili dell'insorgenza della caratteristica infiammazione clinica locale e sistemica (SIRS, sindrome da risposta infiammatoria sistemica). Le ripercussioni sistemiche della PA (ad es. insufficienza respiratoria o renale) dipendono dall'intensità del processo e dalla quantità dei mediatori che penetrano nel retroperitoneo, nella cavità peritoneale e nel circolo sistemico. Nella maggior parte dei pazienti l'infiammazione è lieve e si risolve in pochi giorni. I pazienti con un processo infiammatorio grave tendono a peggiorare nella II settimana.

II settimana: necrosi

È la fase necrotica che inizia al termine della I settimana. Il processo necrotizzante può coinvolgere il pancreas e le strutture limitrofe; gli enzimi proteolitici pancreatici attivati accelerano la diffusione nel retroperitoneo. La gravità della patologia, e di conseguenza la prognosi, dipendono dalla quantità e dall'estensione del tessuto necrotico (che a volte coinvolge tutto il retroperitoneo) e dal sopravvenire o meno di una infezione secondaria. L'accumulo di essudato nella borsa omentale ed al di là di essa, determina le cosiddette raccolte liquide peri-pancreatiche, che possono risolversi spontaneamente o formare gradualmente una *parete flogistica* che darà origine ad una pseudocisti pancreatica. Il processo necrotico può risolversi spontaneamente nel giro di alcune settimane. Tuttavia può essere soggetto ad una infezione secondaria: questo è un processo che può verificarsi già dalla II settimana, anche se generalmente è più tardivo.

III settimana: infezione

Questa è la fase infettiva. Le modalità diagnostiche descritte successivamente possono indicare la presenza di una infezione del tessuto necrotico a partire dalla metà della II settimana, ma l'incidenza maggiore si ha nella III settimana. Gli organismi che causano l'infezione probabilmente provengono dal colon per traslocazione, ma non è rara una superinfezione da *Candida*. La conseguente infezione del tessuto necrotico determina una necrosi pancreatica e/o peri-pancreatica infetta, mentre l'infezione secondaria di una pseudocisti ha come risultato una pseudocisti infetta che è un processo tardivo più raro e benigno. Gli effetti associati della necrosi e dell'infezione determinano le manifestazioni cliniche delle sindromi infiammatorie locali e sistemiche.

È impossibile fare una distinzione clinica tra necrosi sterile e NPI! Una NPI (NPI=necrosi pancreatica infetta) può a volte causare una sindrome sistemica relativamente lieve, mentre una necrosi sterile diffusa può determinare il decesso del paziente: l'esito dipende probabilmente dall'intensità della risposta infiammatoria del singolo paziente.

IV settimana e oltre

I pazienti con necrosi pancreatica e/o peri-pancreatica non infetta, il cui decorso clinico relativamente benigno non ha richiesto un intervento chirurgico, entrano in questa fase "tardiva". Non sappiamo quanto parenchima pancreatico necrotico è in grado di guarire spontaneamente. Sappiamo, tuttavia, che ampie zone necrotiche possono essere riassorbite e perciò guarire o, in alternativa, essere soggette ad una infezione secondaria e presentarsi, qualche settimana più tardi, come ascessi pancreatici. Si tratta di un processo infettivo localizzato che si verifica dopo la risoluzione del processo infiammatorio acuto del pancreas. Perciò la sua presentazione, il suo trattamento e la sua prognosi differiscono drasticamente da quelli della NPI. A questo stadio possono insorgere anche delle pseudocisti.

Valutazione della gravità della malattia

Una PA grave si rivela per la mancata risoluzione o per i suoi drammatici effetti sistemici. È importante che riconosciate precocemente la gravità dell'attacco in modo da ottimizzare il trattamento dei pazienti, da prevenire le complicanze settiche e da prevedere la prognosi.

I primi tentativi di valutazione della gravità ruotavano intorno al dosaggio dei livelli di specifici enzimi pancreatici o delle proteine della fase acuta, ma divenne poi evidente che uno o due esami biochimici non potevano essere sufficienti. La presenza di liquido peritoneale torbido, simile a birra, pone la diagnosi di una pancreatite emorragica necrotizzante (ad es. PA severa), ma il suo accertamento richiede l'aspirazione del liquido peritoneale: questa è una metodica invasiva ed è perciò inaccettabile come procedura di routine nella fase precoce della PA.

Per valutare la severità della PA sono stati sviluppati diversi sistemi di punteggio. La maggior parte si basa sulla valutazione di variabili cliniche e di laboratorio che riflettono l'intensità del processo infiammatorio. Nel Regno Unito è famoso il metodo di Imrie (Clement Imrie, contemporaneo, Glasgow) mentre, da altre parti, la maggioranza degli studenti di medicina e degli entusiasti medici interni è in grado di recitare il lungo elenco dei criteri precoci e tardivi di Ranson (John C. Ranson, 1938-1995). Il sistema APACHE II è utile per misurare la gravità delle malattie acute ed è stato dimostrato che è migliore di altri sistemi nel prevedere l'esito di una PA, perciò vi consigliamo di utilizzare questo sistema facile ed uniforme (p. 57). Un paziente con un APACHE II maggiore di 8 è affetto da PA severa.

La **TC dinamica con mezzo di contrasto** si è dimostrata utile per diagnosticare la PA e per classificarne la gravità. Tuttavia la diagnosi clinica di PA è semplice ed il sistema a punteggio può valutarne meglio la severità. Non è raro vedere pazienti con reperti TC di "pancreatite terribile" che stanno bene e che vengono rimandati a casa dopo pochi giorni senza complicanze. La TC con mezzo di contrasto risulta persino implicata nell'aggravamento del danno micro-vascolare del parenchima pancreatico. Inoltre, i reperti TC durante la I settimana di PA, influiscono raramente sulle decisioni terapeutiche, perciò vi suggeriamo di evitare di eseguire una TC nei pazienti ai primi stadi di malattia e di riservare l'esame a quelli con diagnosi incerta di PA.

Per favore, cercate di non sottoporre il paziente affetto da pancreatite acuta grave a TC giornaliere (non sono certamente terapeutiche! – N.d.T.). Potrebbe invece essere eseguita precocemente una ecografia per confermare o escludere una colelitiasi quale possibile causa di PA.

Approccio diagnostico e terapeutico

Anche in questo caso ogni argomento sarà discusso nell'ordine di insorgenza clinica, settimana per settimana (◉Fig. 18.1).

Inflammazione – I settimana

Generalmente l'approccio alla PA severa ai primi stadi è di tipo conservativo e la terapia è di supporto. In passato sono stati tentati molti approcci diversi per cercare di limitare gli effetti della malattia. Ad esempio, poiché i mediatori pro-infiammatori determinano manifestazioni cliniche, si è tentato di prevenire o diminuire tali risposte, rispettivamente con la *pancreasectomia precoce* e con il lavaggio peritoneale. La resezione del pancreas nella PA grave ai primi stadi si associa ad una elevatissima percentuale di mortalità e, comunque, non previene l'insorgenza di infezione intra-addominale. Anche se il lavaggio peritoneale continuo, iniziato entro un giorno o due, può migliorare le manifestazioni sistemiche, è chiaro che non può prevenire le complicanze tardive maggiori (e la mortalità). È stata anche tentata l'"emofiltrazione" del sangue dai mediatori nocivi liberati dalla PA, ma è un metodo ancora sperimentale. **Sembra che l'unica cosa (niente altro) che possiate offrire a questi pazienti sia un trattamento di supporto, preferibilmente in una Unità di Terapia Intensiva Chirurgica.**

Ricordatevi che la PA severa rappresenta una grave "ustione chimica" addominale, con sequestro di molti litri di liquido nel retroperitoneo e nella cavità peritoneale. Sono indispensabili il bilancio e il reintegro ottimale idroelettrolitico per proteggere i reni e fornire un adeguato ritorno venoso al cuore, che a sua volta, può essere influenzato negativamente dal fattore depressivo cardiaco (FDC), correlato alla pancreatite. D'altra parte una reidratazione eccessiva va evitata, soprattutto in presenza di una sindrome da distress respiratorio acuto. È facile poi che il pancreas aumentato di volume, insieme ai visceri edematosi affetti da SIRS, determini una ipertensione intra-addominale. A meno che non misuriate la pressione intra-addominale, non ve ne potrete rendere conto. Quando **la sindrome compartimentale addominale** complica una PA grave, l'addome deve essere decompresso (⊙Cap. 36). Secondo noi questa è l'unica indicazione ad una laparotomia precoce nella PA.

Ci è sempre stato detto che "mettere a riposo il pancreas" mediante decompressione gastrica, e digiuno assoluto è di beneficio ai pazienti, ma non esistono prove. La decompressione gastrica con sondino naso-gastrico deve essere eseguita soltanto in presenza di ileo gastrico o occlusione meccanica dovuta al pancreas ingrossato. In un recente passato, per supporto nutrizionale, veniva utilizzata la via parenterale, ma studi recenti hanno evidenziato che la nutrizione enterale con sondino trans-duodenale è ben tollerata, dà minori complicanze locali e sistemiche ed esito migliore (⊙Cap. 41). La nutrizione enterale precoce può davvero apportare dei benefici.

Vi sono studi che evidenziano come sia necessaria, in pazienti con PA "grave", la somministrazione e.v. di antibiotici: questa di fatto serve a prevenire la superinfezione del tessuto necrotico, riducendo così l'incidenza della NPI. L'*imipenem*, un antibiotico ad ampio spettro che raggiunge livelli elevati nel parenchima pancreatico, sembra essere il farmaco di scelta. Alcune fonti autorevoli raccomandano l'aggiunta di un agente anti-micotico (ad es. il fluconazolo) per prevenire una superinfezione fungina del pancreas necrotico. Altri somministrano antibiotici in tutti i casi di *pancreatite biliare*; naturalmente questa è la cosa più logica da fare se ci sono i segni di una *colangite ascendente*.

Come abbiamo già detto, non vi è l'indicazione ad una TC a questo stadio a meno che non siate incerti sulla diagnosi. La laparotomia è praticamente controindicata negli stadi iniziali di una PA: deve essere eseguita soltanto nei casi in cui non sia altrimenti possibile escludere una catastrofe chirurgica che possa mettere in pericolo la vita del paziente o – come già detto – per decomprimere una *sindrome compartimentale addominale*. In effetti una *laparotomia esplorativa nei pazienti con PA non è priva di rischi* poiché influenza negativamente la storia naturale della malattia aumentando l'incidenza delle complicanze settiche. Per questo motivo la laparotomia non deve essere eseguita in caso di peritonite di incerta natura a meno che non sia stata esclusa la diagnosi di PA.

La sfinterotomia endoscopica è l'unica modalità terapeutica invasiva che deve essere presa in considerazione ai primi stadi (durante la I settimana) di una

PA biliare severa, soprattutto se sono presenti i segni di una colangite ascendente e si sospetta la presenza di calcoli nella via biliare principale (VBP).

Il vostro trattamento di supporto avrà come risultato la sopravvivenza di gran parte dei pazienti fino a che la malattia non entrerà nella II settimana.

Necrosi – II settimana

La necrosi pancreatica insorge in 1/5 dei pazienti con PA con più di 3 criteri di Ranson o un APACHE II maggiore di 8. Il modo migliore per diagnosticare la necrosi è la TC dinamica con mezzo di contrasto, che dovrebbe essere eseguita nei pazienti che non mostrano miglioramenti al termine della I settimana. In questo stadio, la TC serve anche da "*base-line*" per successivi esami radiologici. Il parenchima pancreatico non perfuso dal mezzo di contrasto è considerato necrotico; a questo punto si valuta il volume di necrosi in rapporto all'area ben perfusa. Una volta diagnosticata la necrosi pancreatica, dovete rispondere a due quesiti:

– il processo è infetto (ad es. NPI)?
– è indicato l'intervento chirurgico e, se sì, quale?

All'inizio della II settimana la probabilità di una infezione è molto bassa, ma aumenta gradualmente, raggiungendo il culmine durante la III settimana. Ora, dato che è impossibile fare una distinzione clinica tra necrosi sterile ed infetta, è necessario eseguire altri esami diagnostici.

In 1/3 dei casi con infezione, si osservano nei radiogrammi diretti o alla TC, *bolle di gas* in regione pancreatica: una volta venivano considerate patognomoniche, ma dato che, in alcuni casi, è stata rilevata la presenza di gas anche in pancreas necrotici *non infetti*, è necessario, in pazienti con sospetta NPI, eseguire l'ago-aspirazione TC-guidata del tessuto necrotico per poi trattarlo con colorazione Gram e messa in coltura.

L'infezione batterica della necrosi pancreatica o peri-pancreatica è considerata letale se non trattata, perciò rappresenta una assoluta indicazione a fare "qualcosa". Le indicazioni alla chirurgia, secondo le linee guida della Associazione Internazionale di Pancreatologia, sono riportate nella ⊘ Tabella 18.1.

Tabella 18.1. Indicazioni alla necrosectomia pancreatica[a]

1. Presenza di necrosi pancreatica infetta (NPI) alla TC (aria extra-intestinale) o all'esame colturale dopo biopsia con ago aspirato
2. Deterioramento clinico irreversibile malgrado un trattamento di supporto intensivo per almeno 2 settimane dall'insorgenza dei sintomi
3. Sospetta NPI senza le caratteristiche sopra descritte (vedi punto 1) in pazienti con >50% di pancreas valutato come necrotico alla TC
4. Necrosi estesa (>50%) ed ileo prolungato o sintomi persistenti (dolore, vomito, incapacità ad alimentarsi) malgrado la risoluzione della disfunzione multiorgano

[a] Uhl W, Warshaw A, Imrie C et al. (2002) International Association of Pancreatology. Guidelines for the surgical management of acute pancreatitis. Pancreatology 2:565-573.

Recenti controversie

Per la maggior parte dei chirurghi la presenza comprovata di una NPI è una indicazione all'intervento chirurgico. Questo dogma è stato recentemente messo in dubbio da alcuni report che hanno documentato la risoluzione della NPI con la sola antibiotico-terapia. È nostra opinione che, nei pazienti che dal punto di vista sistemico sono in buone condizioni e non danno segni di "deterioramento", la diagnosi di NPI non è una indicazione ad intervento chirurgico immediato. Continuando il trattamento di supporto e la somministrazione di antibiotici, anche se non "curativi", ritardiamo l'esecuzione dell'intervento e lo rendiamo più semplice e meno traumatico mentre il processo necrotico-infettivo "matura".

Come trattare la necrosi non infetta?

Una necrosi sterile massiva è responsabile di alte percentuali di morbilità e persino di mortalità; inoltre, può determinare una NPI. D'altra parte, sappiamo che la necrosi sterile può risolversi spontaneamente. Tuttavia non è chiaro se grossi segmenti (più della metà) di parenchima pancreatico possano rispondere positivamente alla terapia conservativa. Tali incertezze determinano approcci diversi. Sono state eseguite resezioni pancreatiche parziali per rimuovere le aree coinvolte, pagando però un prezzo elevato in termini di eccessiva morbilità e mortalità. Spesso viene asportato il parenchima sano, dato che sia i radiologi sia i chirurghi tendono a sovrastimare l'estensione necrotica. Dall'altro lato, ci sono quelli – e sono attualmente la maggior parte degli esperti in questo settore – che prolungano il più possibile il trattamento conservativo in attesa che il tessuto necrotico si demarchi per facilitare l'intervento chirurgico – se mai sarà necessario. Un paziente stabile con necrosi sterile dovrebbe essere sottoposto a TC periodiche e all'ago-aspirazione. L'intervento può diventare necessario nella III o IV settimana se viene riscontrata una infezione o se il paziente non va incontro a guarigione.

Infezione (o risoluzione), pseudocisti – III settimana

In questa fase la maggior parte dei pazienti con NPI è sottoposta ad intervento chirurgico, mentre quelli con necrosi sterile iniziano a guarire. La risoluzione della necrosi può determinare la formazione di una pseudocisti diagnosticabile alla TC o all'ecografia. Se sono presenti segni di infezione, è meglio eseguire una ago-aspirato diagnostico. **Il trattamento di scelta delle pseudocisti infette è il drenaggio percutaneo.**

Ascesso pancreatico – IV settimana e oltre

In alcuni casi di necrosi pancreatica trattata non chirurgicamente, non abbiamo risoluzione. Si ha invece la formazione di una raccolta di pus – l'**ascesso pan-**

creatico – nel retroperitoneo. Generalmente, questi pazienti sono meno gravi di quelli con NPI. Tuttavia, è indicato sempre il drenaggio.

Approccio chirurgico

Drenaggio percutaneo

La risoluzione di ascessi intra-addominali isolati (☛Cap. 44) tramite drenaggio percutaneo (PC) TC o eco-guidato, ha indotto a utilizzare un approccio simile anche per le raccolte dovute a PA.

Ovviamente i drenaggi PC sono in grado di rimuovere l'essudato ed il pus finemente corpuscolato, ma non sono in grado di evacuare il denso "minestrone" tipico di una NPI. Perciò il drenaggio PC può avere successo nel trattamento di raccolte fluide peri-pancreatiche isolate precoci, delle psudocisti infette e non o di ascessi pancreatici isolati tardivi. Se il paziente non migliora entro 24-48 ore dall'esecuzione di un drenaggio PC, iniziate a considerare la necessità di un intervento chirurgico. Il drenaggio PC è destinato a fallire in presenza di una quantità significativa di necrosi pancreatica infetta; in questo caso è sempre necessario l'intervento chirurgico.

L'intervento

L'approccio chirurgico alla necrosi pancreatica infetta o non infetta è essenzialmente lo stesso e ruota intorno alla rimozione del tessuto necrotico (speriamo che non abbiate molte opportunità di operare una necrosi sterile). I punti chiave sono:
- il *timing* (precoce vs. tardivo), come abbiamo già detto;
- l'**approccio** (transperitoneale vs. retroperitoneale);
- la **tecnica** (resezione pancreatica vs. rimozione del tessuto necrotico – necrosectomia);
- la **gestione della ferita** (chiusura dell'addome vs. trattamento *open* – laparostomia);
- il **trattamento post-operatorio** (con o senza irrigazione continua del letto pancreatico);
- il **re-intervento** ("programmato" vs. "à la démand").

È possibile accedere alla sede della necrosi dal davanti per via trans-peritoneale, o extra-peritoneale attraverso una incisione laterale. Quest'ultima previene la contaminazione della cavità peritoneale e può diminuire l'incidenza delle complicanze della ferita, ma è una tecnica "cieca" e quindi associata ad un rischio maggiore di danno al colon trasverso e di emorragia retroperitoneale. Inoltre rende difficile eseguire una corretta esplorazione e la necrosectomia. Per tale motivo preferiamo l'approccio transperitoneale mediante una lunga incisione trasversa (chevron), che consente una ampia esposizione di tutto l'addome. Una incisione mediana permette di ottenere una adeguata esposizione, ma l'intestino tenue può essere di intralcio nei casi in cui sia poi necessario eseguire un re-intervento programmato o una laparostomia (⊙Cap. 46). Le vie extra-peritoneali sono valide nei rari casi in cui il processo sia localizzato nella coda, a sinistra, o nella testa del pancreas, a destra. Sono più spesso utilizzate per evacuare sequestri localizzati di liponecrosi durante successivi reinterventi.

I vostri principali obiettivi in corso di intervento chirurgico sono:
– Evacuare il materiale necrotico ed infetto.
– Drenare i prodotti tossici del processo.
– Prevenire il ri-accumulo di questi prodotti.
– Evitare danni alle strutture viscerali e vascolari contigue.

Vogliamo puntualizzare che la necrosi/infezione pancreatica è drasticamente diversa dagli altri tipi di infezione chirurgica che sarete chiamati a trattare, poiché il processo pancreatico tende a progredire, malgrado uno *sbrigliamento* ed un drenaggio iniziali apparentemente adeguati.

I **tre approcci chirurgici principali adottati attualmente** sono:
1. *Sbrigliamento*, ampio drenaggio e chiusura dell'addome. Ulteriori procedure vengono eseguite "à la démand".
2. Come sopra più irrigazione locale continua della borsa omentale (per qualche settimana!) con reintervento eseguito "à la démand".
3. Metodo aggressivo che prevede lasciare aperto l'addome (laparostomia) e re-laparotomie programmate per sbrigliare il processo necrotico fino alla sua completa rimozione (⊙ Cap. 46). Un altro vantaggio teorico di questo metodo è che previene l'insorgenza della **sindrome compartimentale addominale** da aumento della pressione addominale dovuta all'ingrossamento del pancreas, all'accumulo di materiale necrotico e di liquido e all'edema viscerale.

Qual è l'approccio migliore? Sembra che con i metodi 2 e 3 si ottengano percentuali significativamente minori di mortalità. Il metodo 3 è associato ad una percentuale maggiore di complicanze meccaniche legate ai reinterventi come l'emorragia, la fistolizzazione del colon trasverso e i laparoceli. **È chiaro che il punto forte della terapia è la completa evacuazione della NPI e che un approccio troppo conservativo, in presenza di un processo diffuso, è la principale causa di mortalità.**

Ciascuno dei tre approcci può dare risultati positivi in determinati pazienti e dovrebbe essere utilizzato in maniera selettiva in base all'estensione della NPI e alla gravità della malattia di ogni paziente.

Il primo approccio può essere sufficiente nei pazienti con un processo localizzato ed una quantità minima di necrosi. Il secondo può apportare dei vantaggi quando un processo più esteso è però limitato alla borsa omentale. Tuttavia una NPI estesa ha bisogno di un trattamento più aggressivo, che è poi rappresentato dal metodo 3: di fatto, salva la vita di quei pazienti in cui il processo si è diffuso nel retroperitoneo giù fino alla pelvi.

Note chirurgiche pratiche

Quando operate una necrosi pancreatica o una NPI dovete essere consapevoli che è spesso impossibile eseguire uno *sbrigliamento* definitivo. Lasciate il resto al giorno dopo (ad es. un reintervento). Un *debridement* eccessivamente entusiastico sbriglia l'intestino (che poi si fistolizza) o i vasi vicini (che poi sanguinano). Seguite nel retroperitoneo il processo necrotico, che può estendersi dietro al colon sinistro e destro fino alla pelvi. Dovete rimuovere soltanto il morbido materiale necrotico nero/grigio simile a formaggio Camembert. Se usate le dita o delle pinze smusse per raccogliere il materiale, eviterete di danneggiare il pancreas duro e non necrotico e le altre strutture.

Entrate nella borsa omentale dalla direzione più semplice ed esponetelo completamente. *Cercate di non aggiungere al danno, la beffa.* È più facile... a dirsi che a farsi... mentre si scava nei friabili tessuti flogosati. Salvaguardate i vasi del mesocolon trasverso che vengono spesso danneggiati durante l'accesso transmesocolico alla borsa omentale o dai drenaggi posizionati per questa via. Si può essere tentati di rimuovere la milza che può far parte della massa flogistica della coda del pancreas: non è necessario; cercate invece di non danneggiarla durante il re-intervento. Durante i re-interventi il duodeno e le anse del tenue aderenti subiscono spesso dei danni che, associati all'azione corrosiva degli enzimi pancreatici attivati, determina facilmente la formazione di fistole intestinali. Siate estremamente delicati con l'intestino ed evitate di posizionare drenaggi rigidi vicino al duodeno perché finiscono con l'eroderlo. Spesso poi, dopo una *necrosectomia*, si verifica uno stillicidio dalla cavità neoformata: zaffatela! Cercate di non posizionare le garze direttamente sulle vene scoperte – si eroderanno e sanguineranno! Salvaguardate l'omento e posizionatelo tra le garze ed i vasi scoperti. Per ulteriori dettagli sulla condotta da tenere durante una laparostomia andate al ◉ Cap. 46.

La necrosectomia laparoscopica nella necrosi pancreatica infetta?

Recentemente è stato riportato che in questi pazienti il trattamento laparoscopico – eseguito con approccio trans-addominale anteriore o più frequentemente lombare attraverso il retroperitoneo – può avere esito positivo. Le sedi di *sbrigliamento* sono guidate dai reperti della TC, con accessi multipli di entrata usati simultaneamente o a più riprese. In alcune serie recenti, sono stati riportati risultati favorevoli, ma spesso non è chiaro quanti pazienti siano stati sottoposti a delle procedure inutili per delle necrosi non infette che si sarebbero risolte spontaneamente. Naturalmente è possibile riportare storie di successi usando qualsiasi metodo, ma ci auguriamo che, se e quando vi imbarcherete nella chirurgia laparoscopica per NPI, saprete cosa state facendo.

Conclusioni

È necessario che, per intraprendere un trattamento corretto della pancreatite acuta grave, conosciate la sua storia naturale e che vi armiate di molta pazienza. Nelle fasi precoci della malattia **"la nostra pazienza otterrà molto più della forza"** (**Edmund Burke**); in seguito, quando verrete chiamati ad intervenire chirurgicamente per complicanze necrotiche o infette, ricordatevi che **"pazienza e diligenza muovono le montagne come la fede"** (**William Penn**).

> "In chirurgia tutto è complicato finché non si impara a farlo bene; poi, diventa semplice." (Robert E. Condon)

Colecistite acuta

Moshe Schein

"Nell'idrope della colecisti... e nella colelitiasi, non dobbiamo aspettare che le forze del paziente si esauriscano o che il sangue finisca avvelenato dalla bile con conseguente emorragia; dobbiamo eseguire il prima possibile una incisione addominale, accertarci della vera natura della malattia e poi procedere con il trattamento chirurgico necessario a seconda dei casi." (James Marion Sims, 1813-1883)

La *colecistite acuta* (CA) è *litiasica* o più raramente *alitiasica*. Dato che queste due entità hanno un quadro clinico diverso, saranno discusse separatamente.

Colecistite acuta litiasica

La colecistite acuta inizia con un calcolo che ostruisce lo sbocco della colecisti. Lo spostamento spontaneo del calcolo determina la cosiddetta colica biliare mentre il suo incuneamento persistente provoca la distensione e l'infiammazione della colecisti, ovvero una CA. La CA è inizialmente chimica ma gradualmente, con l'invasione dell'organo infiammato da parte dei batteri intestinali, sopravviene l'infezione. La combinazione di distensione, ischemia ed infezione può dare origine ad un empiema, a una necrosi, a una perforazione della colecisti, ad un ascesso peri-colecistico o a una peritonite biliare. Avrete già letto o sentito parlare diverse volte dei classici sintomi e segni della CA. Perciò concentriamoci sui singoli problemi.

Come differenziare la colica biliare dalla CA

Il tempo è il miglior agente discriminante: il sintomo principale della colica biliare – dolore localizzato prevalentemente in ipocondrio destro ed epigastrio – è auto-limitante e scompare entro poche ore. Al contrario, nella CA, i sintomi e i segni persistono. Inoltre la CA è accompagnata da sintomi locali (ad es. segni di peritonite circoscritta o massa palpabile dolorante) e sistemici di flogosi (ad es. febbre, leucocitosi), mentre questo non avviene per la colica biliare.

Il **quadro clinico**, che conoscete molto bene (non abbiamo bisogno di menzionare nuovamente il segno di Murphy), è molto suggestivo. Il rilevamento da parte dei test di laboratorio di leucocitosi e di aumento della bilirubina e/o degli enzimi epatici può essere di conferma. Ma occorre notare che l'assenza di alcune o di tutte le caratteristiche dell'infiammazione/infezione non esclude la presenza di una CA – come si verifica anche per l'appendicite acuta. Per fortuna, potete (e dovete) confermare la diagnosi di CA con ecografia o con una *scintigrafia con radionuclide* (*HIDA – acido iminodiacetico epatico*), sono rapidamente disponibili. Quale esame fare come prima scelta? Dipende dalla disponibilità dell'esame e dall'esperienza nel vostro ospedale. Noi preferiamo l'ecografia poiché è in grado di fornire informazioni anche sul fegato, sulle vie biliari, sul pancreas, sui reni e sul liquido peritoneale, con possibilità di fornirci diagnosi alternative. *I reperti ecografici in caso di CA* comprendono una colecisti distesa contenente calcoli o fango biliare, ispessimento della parete, distacco della mucosa, raccolta di liquido pericolecistico o aria intramurale. Non tutti questi reperti sono necessari per stabilire la diagnosi. Un *esame positivo con radionuclide* in caso di CA indica il **mancato riempimento** della colecisti da parte dell'isotopo. La specificità del test aumenta (ad es. meno falsi positivi) con la somministrazione di morfina che determina lo spasmo dello sfintere di Oddi ed il reflusso dell'isotopo nel dotto cistico. Esistono altre cause (croniche) del mancato riempimento della colecisti (ad es. un mucocele). Un esame negativo, che indica il riempimento della colecisti da parte dell'isotopo, esclude una CA.

Ittero associato ▸ Nella CA è relativamente frequente un aumento, da lieve a moderato, della bilirubina e degli enzimi epatici a causa della infiammazione reattiva del peduncolo epatico e del parenchima epatico circostante. Perciò non dovete attribuire la presenza di ittero ad una coledocolitiasi a meno che non ci siano i segni clinici ed ecografici di una colangite ascendente e/o di calcoli nel dotto biliare (◉Cap. 20).

Iperamilasemia associata ▸ Anche in questo caso, un lieve aumento dell'amilasi sierica non indica che il paziente è affetto da pancreatite biliare. Di solito, l'iperamilasemia è dovuta alla CA senza che, all'intervento, vi siano segni di pancreatite acuta.

Trattamento

Trattamento non chirurgico

La storia naturale della CA è tale che, in più di 2/3 dei pazienti trattati non chirurgicamente, l'aumento della pressione intra-colecistica diminuisce con il dislocamento del calcolo ostruente e la risoluzione del problema. La terapia conservativa, che dovrebbe essere iniziata in tutti i pazienti con diagnosi di CA, comprende NPO – digiuno – (sondino naso-gastrico solo se il paziente è affetto da vomito), somministrazione di analgesici (somministrate non oppioidi se credete all'ipotetica importanza di evitare lo spasmo dello sfintere di Oddi) e di antibiotici (attivi contro i batteri Gram negativi enterici).

Ai "vecchi tempi", i pazienti erano dimessi dopo che avevano reagito positivamente a qualche giorno di trattamento conservativo e venivano ricoverati nuovamente, qualche settimana più tardi, per essere sottoposti ad una *colecistectomia programmata, tardiva, di "intervallo"*. Questo approccio non è più utilizzato data l'impossibilità di prevedere un possibile fallimento della terapia ed una conseguente CA recidiva, prima dell'intervento programmato, mentre lo riserviamo per i pazienti non idonei clinicamente a sostenere un intervento chirurgico in fase acuta, purché rispondano al trattamento conservativo. Numerose prove dimostrano che prima viene eseguito l'intervento, più è semplice eseguirlo. L'edema infiammatorio acuto scolla i piani tissutali facilitando la colecistectomia. Al contrario, più l'operazione viene ritardata, più si formano fibrosi e tessuto cicatriziale e più traumatico diventa l'intervento.

Trattamento chirurgico

L'intervento chirurgico da eseguire è naturalmente la colecistectomia; elimina l'infiammazione/infezione e previene la recidiva. In base alle vostre impressioni cliniche, potete eseguirla in "urgenza" (eventualità rara) o, più spesso, in "urgenza differita".

Colecistectomia d'urgenza

Un intervento immediato, in urgenza... deve essere eseguito in pazienti con segni clinici di *peritonite diffusa e tossicità sistemica o che presentano gas all'interno della parete della colecisti*, elementi che indicano una perforazione, una necrosi o un empiema della colecisti, ma non dimenticatevi che prima di tutto il paziente dovrà essere stabilizzato da un punto di vista rianimatorio.

Attualmente, in questi casi, la maggior parte dei chirurghi tenta un approccio laparoscopico, convertendo in *"open"* se insorgono difficoltà tecniche. Vi sconsigliamo comunque di prolungare il pneumo-peritoneo in pazienti critici ed evitate quei prolungati tentativi di dissezione laparoscopica su una colecisti necrotica, perforata e difficile da afferrare!

La colecistectomia d'urgenza per una CA complicata in pazienti critici o compromessi può essere eseguita con la tecnica *open* che descriveremo in seguito. È ovvio che il paziente tollera meglio una colecistectomia *open* di breve durata piuttosto che una colecistectomia *open* eseguita dopo 2 ore di inutili tentativi laparoscopici! (Fig. 19.1).

Colecistectomia in "urgenza differita"

La colecistectomia in urgenza differita deve essere eseguita nei pazienti in cui non è clinicamente indicato un intervento d'urgenza. Ma cosa significa "urgenza differita"? Per alcuni significa che non dovete precipitarvi in sala operatoria nel bel mezzo della notte, ma operare durante le ore diurne in condizioni "elettive" favorevoli. Per altri significa che dovete inserire il paziente nella "prima lista in elezione". Ora, a seconda della tabella del chirurgo e della disponibilità della sala operatoria, spesso i pazienti vengono lasciati "raffreddare" per giorni, in attesa di una colecistectomia "semi-elettiva" che è spesso eseguita al termine della lista in elezio-

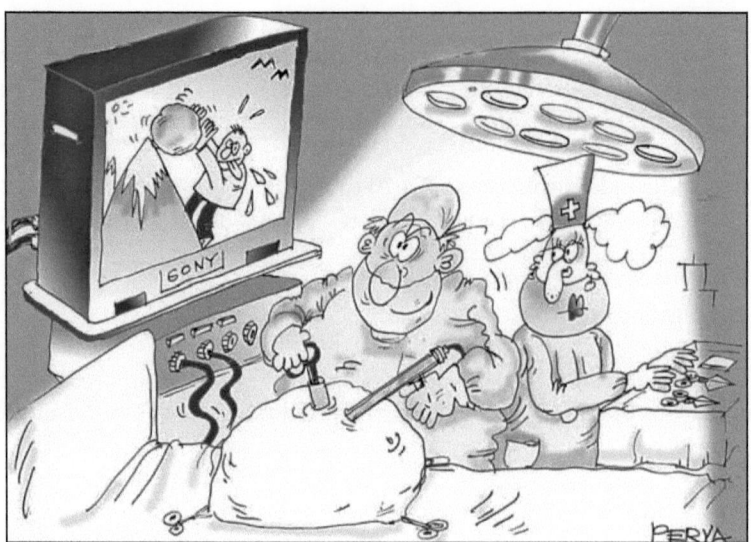

Fig. 19.1. "Io non converto mai…"

ne. A volte un periodo di attesa, anche di sole 48 ore, può determinare un peggioramento del paziente ma, come abbiamo già osservato, la maggior parte dei casi di CA si risolve senza un intervento precoce.

La valutazione clinica della severità della CA è notoriamente inaffidabile; i pazienti con empiema o necrosi della colecisti possono essere, all'inizio, clinicamente silenti per poi peggiorare repentinamente, mentre quelli con segni clinici eclatanti in ipocondrio destro possono essere affetti da una semplice CA. Un intervento eseguito obbligatoriamente nelle prime 24 ore previene i problemi che possono insorgere per un ritardo nell'esecuzione dell'intervento stesso. Inoltre vogliamo nuovamente puntualizzare che la dissezione chirurgica (laparoscopica o *open*) è più semplice ed esangue se eseguita nella fase iniziale dell'infiammazione, mentre lo scollamento tissutale diventa sempre più difficile con il progredire del processo infiammatorio. **Perciò definiamo colecistectomia in "urgenza differita" un intervento eseguito entro 24 ore dal ricovero.**

Nota: esiste un sottogruppo di pazienti che può trarre beneficio da un approccio differito così da essere preparato meglio all'intervento. Ad esempio, si può trattare una insufficienza cardiaca scompensata o correggere disturbi coagulativi. Non brandite il bisturi se il paziente non è stato prima preparato adeguatamente per l'intervento.

I pazienti ad alto rischio che devono essere operati in urgenza

Con le avanzate tecniche anestesiologiche attuali e l'ausilio delle Unità di Terapia Intensiva è raro trovare un paziente che non possa essere sottoposto ad un intervento d'urgenza in anestesia generale. Ma cosa dobbiamo fare con l'occasionale paziente critico che non è "neanche adatto ad un taglio di capelli in locale", come si diceva un tempo? L'opzione migliore è una colecistostomia in anestesia locale. Potete farlo voi stessi in sala operatoria o, meglio ancora e in maniera meno traumatica, i radiologi, inserendo un *tubo* nella colecisti per via percutanea e transepatica sotto guida TC. Se il paziente non migliora entro 24-48 ore, soprattutto dopo una trattamento per via percutanea, vuol dire che c'è del pus non drenato o che la parete della colecisti è necrotica e che perciò è necessario operare.

Colecistite acuta nei pazienti cirrotici

Non è raro che una colecistectomia d'urgenza in un paziente cirrotico con ipertensione portale culmini in un *disastro emorragico* per una emorragia intra- o post-operatoria dal letto congestionato della colecisti o da grossi vasi venosi collaterali del legamento epato-duodenale.

Anche se nei pazienti con ipertensione portale "Child A" la CL convenzionale è reputata sicura (vedi ❂Cap. 16), riteniamo che il segreto sia quello di stare lontani dai guai, evitando una dissezione in prossimità del parenchima epatico indurito e congestionato e del triangolo di Calot molto vascolarizzato. In questo caso, la procedura di scelta è una colecistectomia sub-totale o parziale (vedi sotto).

Note di tecnica

Colecistectomia

Come abbiamo già detto, le procedure in "urgenza" possono essere "*open*" oppure, se vi piace giocare con il laparoscopio in pazienti molto critici, "laparoscopiche". In una colecistectomia in urgenza differita, potete iniziare in laparoscopia, accettando però l'eventualità di dover convertire in "*open*" fino ad 1/3 dei pazienti. È importante non lasciarsi trascinare persistendo con la dissezione laparoscopica di fronte ad una anatomia ostica. Una regola pratica è quella di convertire in laparotomia se dopo 45-60 minuti di intervento laparoscopico avete la sensazione di non stare "arrivando a niente". In molti pazienti si può giungere molto prima alla decisione di convertire: non dovete temere di abbandonare l'approccio laparoscopico in qualsiasi momento, se le circostanze sono ovviamente sfavorevoli. Perseverare inutilmente con l'approccio laparoscopico può finire in tragedia, con la lesione di un dotto biliare. Se cercate una eccellente lista di dritte per prevenire questa calamità, leggete l'articolo di Lawrence W. Way[1].

---

[1] Way LW, Stewart L, Gantert W, Liu K, Lee CM, Whang K, Hunter JG (2003) Causes and prevention of laparoscopic bile duct injuries: analysis of 252 cases from a human factors and cognitive psychology perspective. Ann Surg 237:460-469.

Non c'è bisogno di istruirvi oltre sulla CL. Tuttavia potete aver bisogno di qualche consiglio sulla procedura *open*, che sta diventando rara nella pratica in elezione e che è sempre più riservata ai casi "difficili".

La "maxi"-incisione addominale, grande quanto la colecisti, che veniva eseguita *di routine* è roba passata. Nei casi acuti, iniziate con una "midi" – da 5 a 10 cm – incisione trasversa del QSD, estendendola "un po' alla volta", se necessario. Quando convertite una colecistectomia laparoscopica, basta che estendiate lateralmente l'incisione partendo dal trocar posto in sede epigastrica. Una regola saggia è: "inizia dal fondo e rimani vicino alla colecisti". Dopo aver decompresso la colecisti distesa con un ago di grosso calibro collegato all'aspiratore, tenete il fondo sollevato e lontano dal fegato con uno strumento e dissecate verso il basso in direzione del dotto cistico e dell'arteria, che sono le ultime connessioni a essere legate e sezionate. Osservando questa regola è praticamente impossibile danneggiare qualcosa di importante come il coledoco.

Colecistectomia subtotale (parziale)

Il dott. Asher Hirshberg ha sintetizzato molto bene la questione: "**è meglio rimuovere il 95% della colecisti (ad es. colecistectomia subtotale) che il 101% (ad es. con un pezzetto di coledoco)**".

Sì, sì, sì – qualsiasi chirurgo navigato vi dirà che questa è la procedura da eseguire per evitare danni in casi problematici come un triangolo di Calot fibrotico, una ipertensione portale, o una coagulopatia. La colecistectomia parziale o subtotale è stata resa popolare negli Stati Uniti da Max Thorek (1880-1960), tanto da essere definita come procedura di Thorek. Thorek, tuttavia, era anche un acuto aforista e disse: "**... come sono vecchie le nostre più recenti conoscenze, con quanto orgoglio e quanta sofferenza lottiamo per effettuare delle scoperte che invece di essere delle nuove verità sono soltanto riscoperte di conoscenze ormai perdute**". La colecisti viene resecata a partire dal fondo; la parete posteriore (o ciò che resta in caso di necrosi) viene lasciata adesa al letto epatico ed il bordo viene coagulato con bisturi elettrico o suturato in continua per ottenere l'emostasi.

A livello della tasca di Hartmann, si identifica, dall'interno, l'apertura del dotto cistico. L'esecuzione di una accurata sutura a borsa di tabacco intorno all'apertura – descritto da alcuni – non è sufficiente perché la sutura tende a staccarsi dal tessuto infiammato e friabile. Una opzione migliore è quella di lasciare un bordo di 1 cm di tessuto della tasca di Hartmann e di suturarlo al di sopra dell'apertura del dotto cistico. Quando non rimane neanche un pezzetto di parete di colecisti sana per chiudere il dotto cistico, si può tranquillamente lasciare un drenaggio in aspirazione e via. Se non c'è ostruzione distale del coledoco non vedrete neanche una goccia di bile nel drenaggio poiché, in questi casi, il dotto cistico è ostruito dal processo infiammatorio.

La mucosa esposta e spesso necrotica della parete posteriore della colecisti viene coagulata con bisturi elettrico (alcuni dicono fino a che non sentite odore di fegato bruciato...) e sopra vi viene adagiato l'omento. In questa procedura le strutture del triangolo di Calot non vengono sezionate, evitando così un sanguinamento dal letto epatico; è una procedura veloce e sicura che presenta i vantaggi sia della colecistectomia che della colecistostomia.

Colecistostomia

Da noi, la colecistectomia sub-totale ha quasi sostituito la colecistostomia "*open*" in caso di colecisti "difficile". Quest'ultimo intervento è indicato in quei rari pazienti che devono essere sottoposti ad anestesia locale e solo quando una colecistostomia percutanea non è fattibile o non ha successo.

Dopo l'infiltrazione di anestesia locale, eseguite una "mini"-incisione nel punto di massima dolorabilità o dove è palpabile la massa colecistica. Potete contrassegnare la posizione del fondo della colecisti sulla cute durante l'ecografia preoperatoria dato che è piuttosto spiacevole, sia per voi che per il paziente, entrare in addome, con il paziente sotto anestesia locale, e scoprire che la colecisti è lontana. In questa fase la visualizzazione di una necrosi della parete colecistica richiede una colecistectomia subtotale; altrimenti aprite il fondo e rimuovete i calcoli dalla colecisti e dalla tasca di Hartmann. Per migliorare l'ispezione del lume colecistico e completare l'estrazione dei calcoli e del fango biliare, può essere utile un rettoscopio sterile(!). Successivamente, inserite nel fondo un sondino a vostra scelta (noi preferiamo un grosso Foley), fissandolo in sede con una sutura a borsa di tabacco. Fissate il fondo della colecisti alla parete addominale come in una gastrostomia. L'esecuzione di una colangiografia attraverso il sondino, una settimana dopo l'intervento, vi dirà se il dotto cistico e i dotti biliari sono pervi; in questo caso potete rimuovere il tubo senza problemi. Ci sono alcune controversie sul fatto se sia indicato o meno eseguire successivamente una colecistectomia "programmata". D'altra parte (in base al dogma più diffuso) una ostruzione del dotto cistico richiede una colecistectomia differita.

Coledocolitiasi associata a colecistite acuta

Circa un decimo dei pazienti con CA presenta anche calcoli nei dotti biliari. Tuttavia, ricordatevi che la CA può causare ittero e alterazioni degli enzimi epatici senza che sia presente una patologia del coledoco. La CA raramente si associa alle complicanze di una coledocolitiasi. In altre parole, la CA associata alla pancreatite acuta, alla colangite ascendente e all'ittero non è frequente. Perciò va data grande importanza al trattamento della CA che è una patologia che può mettere a rischio la vita del paziente; i calcoli coledocici, se presenti, sono di importanza secondaria.

Il trattamento dei pazienti con diagnosi di CA e sospetta coledocolitiasi dovrebbe essere modulato alla severità della CA, all'aspetto ecografico dei dotti biliari e alle condizioni del paziente. Aggiungete al tutto poi la valutazione delle vostre infrastrutture locali. Come ben sapete oramai, "tutte le strade... portano a Roma":

- **Colecistite acuta, con livelli leggermente elevati di bilirubina e di enzimi, dotti biliari non dilatati all'ecografia:** iniziamo con una CL associata a colangiografia intra-operatoria. Se quest'ultima è positiva possiamo procedere con una esplorazione *open* del coledoco o – se i calcoli sono piccoli – lasciate che ci pensi la CPRE (colangio-pancreatografia retrograda endoscopica) post-operatoria. Naturalmente, se siete abili nell'eseguire una esplorazione trans-cistica laparoscopica del coledoco, dateci sotto!
- **Se all'ecografia i dotti biliari risultano dilatati**, se ci sono disturbi della funzionalità epatica e la CA non è clinicamente "grave", possiamo trattarla conservativamente e valutare il coledoco con la colangio-pancreatografia in risonanza magnetica (MRCP) o con la CPRE. I calcoli coledocici, se presenti, devono essere trattati con una sfinterotomia endoscopica prima di una CL.
- Nei pazienti critici con o senza empiema o perforazione della colecisti possiamo anche non eseguire la colangiografia, non trattare la coledocolitiasi sintomatica, programmando invece una toilette della via biliare principale per via endoscopica... ma tutto ciò, solo dopo aver eseguito una colecistectomia o una colecistostomia salva-vita.

Colecistite alitiasica

È manifestazione di un disturbo del micro-circolo in pazienti critici. Benché *l'eziologia sia multi-fattoriale* (ad es. digiuni prolungati, nutrizione parenterale totale ecc...), la patogenesi più frequente è probabilmente l'ischemia della colecisti con lesione della mucosa ed invasione batterica secondaria. La colecistite alitiasica può essere una *patologia fatale* che insorge in corso di una grave malattia, ad es. in seguito ad un intervento chirurgico maggiore o dopo un trauma grave. A volte, in questi casi, possono esserci dei calcoli in una colecisti con flogosi acuta, ma probabilmente non sono significativi dal punto di vista eziologico.

Nei pazienti critici post-operatori o traumatizzati *la diagnosi clinica è estremamente difficile* dato che la sintomatologia addominale non è così evidente. Generalmente sono presenti febbre, ittero, leucocitosi e disturbi della funzionalità epatica ma sono del tutto aspecifici. Da parte vostra, per poter avanzare una diagnosi precoce, è necessario riuscire a sospettare in tempo debito tale patologia: sospettate ed escludete una colecistite come causa di uno "stato settico" o di una SIRS inspiegabili.

L'ecografia al letto del paziente è la modalità diagnostica di scelta. *L'ispessimento della parete della colecisti* (>3,0-3,5 mm), *la presenza di gas intramurale, dell'"alone" e di liquido pericolecistico* sono particolarmente indicativi. Un eventuale esame TC conferma la diagnosi anche se, con entrambe le tecniche, sono stati riportati falsi positivi e negativi. Lo *scanning epato-biliare* con radioisotopo si associa ad una elevata incidenza di falsi positivi. Tuttavia *il riempimento della colecisti da parte del radioisotopo (con l'ausilio della morfina, se necessario) esclude la presenza di una colecistite*. Un quadro clinico altamente indicativo associato all'incertezza diagnostica richiede una esplorazione addominale.

Il **trattamento** dovrebbe essere attuato rapidamente dato che la colecistite alitiasica progredisce velocemente in necrosi e perforazione. *Selezionate* la modalità di trattamento migliore in base alle condizioni del paziente e alle competenze del vostro ospedale. La *colecistectomia* è indicata nei pazienti stabili, che possono tollerare l'anestesia generale. Quando sono presenti una coagulopatia, una ipertensione portale o una grave obliterazione flogistica del triangolo di Calot è più sicuro eseguire una *colecistectomia sub-totale*. È possibile eseguire una *CL* nei pazienti ben selezionati e stabili. **Nota:** durante la laparoscopia, la pressione di insufflazione deve essere mantenuta sotto i 10 mmHg in modo da non turbare il fragile equilibrio cardio-respiratorio ed emodinamico di questi pazienti.

Può essere indicata una **colecistostomia** "*open*" **con inserimento di un sondino** in anestesia locale, nei pazienti moribondi, quando non si ha l'esperienza necessaria per eseguire una *colecistostomia percutanea transepatica*, che è la procedura di scelta nei pazienti gravemente compromessi in cui vi è una forte certezza diagnostica.

Ricordate: la colecisti di molti di questi pazienti è completamente necrotica o anche perforata, perciò una colecistostomia può non bastare. La *colecistostomia percutanea è una tecnica alla cieca*; quando non si verifica la risoluzione rapida della "sepsi", dovete sospettare la presenza di pus o necrosi residui o una diagnosi intra-addominale o sistemica alternativa.

Antibioticoterapia nella colecistite acuta

Benché gli antibiotici siano somministrati di routine, il loro ruolo è, come abbiamo già detto, soltanto complementare al trattamento chirurgico. In fase precoce la CA è una infiammazione sterile mentre successivamente rappresenta, nella maggior parte dei casi, una "infezione resecabile", ad es. una infezione nella colecisti che deve essere rimossa (☉ Cap. 12).

Perciò i pazienti con semplice CA necessitano soltanto di una "copertura" antibiotica peri-operatoria che viene interrotta nel post-operatorio. In caso di empiema o gangrena della colecisti, raccomandiamo la somministrazione post-colecistectomia di antibiotici per uno o due giorni. In caso di perforazione con ascesso pericolecistico o peritonite biliare vi consigliamo di proseguire la terapia per un massimo di 5 giorni (☉ Cap. 42).

> Quando la colecisti è "difficile" – inizia dal fondo e rimani vicino alla parete della colecisti.

Colangite acuta

GARY GECELTER

Che un intervento chirurgico per una colangite acuta sia raramente indicato, non significa che non lo debba mai essere.

Qual è il meccanismo?

La colangite acuta ascendente è una conseguenza settica-infiammatoria dell'ostruzione biliare. Un aumento della pressione intra-biliare >30 cmH$_2$O (normale 10-15) si associa ad una stasi biliare completa, provocando un reflusso colangio-venoso. Questo ha come risultato la traslocazione di microrganismi e una risposta infiammatoria che, qualora non venga attuato un trattamento adeguato, può determinare il decesso del paziente.

La colangite può "ascendere" da una ostruzione dell'albero biliare extra-epatico: le due cause più frequenti di ostruzione biliare extra-epatica sono i calcoli del coledoco ed il carcinoma pancreatico (o periampollare). La coledocolitiasi è più frequente come causa primaria di colangite mentre il trattamento endoscopico dei carcinomi periampollari è la causa principale di colangite iatrogena.

Nei primi 10 anni di chirurgia laparoscopica della colecisti, l'incidenza di stenosi biliare acquisita è decuplicata e la sua manifestazione di esordio è stata spesso associata alla colangite. Tipica della colangite da coledocolitiasi è una storia pregressa di ittero "oscillante" – confermata da pregressi episodi recidivanti di ittero. Viceversa, i pazienti con tumore periampollare presentano un ittero progressivo (o ingravescente). Il paziente può anche riferire di aver avuto, in passato, una diagnosi di calcoli della colecisti o di essere stato sottoposto ad una pregressa colecistectomia.

Quali sono i rischi?

È bene cercare di capire quali sono i pazienti a rischio elevato di decesso per una determinata patologia e il motivo per cui sono a rischio.

Come per ogni patologia acuta, una compromissione cardio-respiratoria dovuta all'evento attuale e a precedenti problemi medici del paziente, contribuiscono ad aumentare il rischio di mortalità per colangite acuta.

In Pronto Soccorso è sempre utile avere come punto di riferimento il sistema APACHE II e annotare mentalmente i cambiamenti durante il monitoraggio dei pazienti per assicurarvi che i vostri interventi, o la loro mancata esecuzione, non stiano determinando un aumento dello *score* (p. 57). Come regola, in questa patologia, i livelli diretti di bilirubina diminuiscono se il trattamento è efficace.

Come stabilire la diagnosi? (◉ Fig. 20.1)

La colangite ascendente acuta è caratterizzata dalla **triade di Charcot** (Jean Martin Charcot, Parigi, 1825-1893):
— dolore in ipocondrio destro
— febbre
— ittero.

È facile determinare la presenza di febbre ed ittero. Nella nostra esperienza, i medici interni spesso non riconoscono la differenza oggettiva tra il reperto clinico di un fegato che, in caso di colangite, determina dolore in ipocondrio destro, ed il segno di Murphy, che indica una ostruzione della colecisti. Il **segno di Murphy** (John Benjamin Murphy, Chicago, 1857-1916) è determinato dalla presenza di dolorabilità nella regione del fondo della colecisti distesa, mentre questa discende, durante una profonda ispirazione, verso le dita della mano destra del medico. La dolorabilità in ipocondrio destro nella colangite acuta è rilevata alla palpazione profonda in ipocondrio destro lungo tutto il margine epatico debordante dalla arcata costale ma, soprattutto, in epigastrio dove il lobo sinistro non è coperto dalla arcata costale. Inoltre è sempre presente un aumento di volume

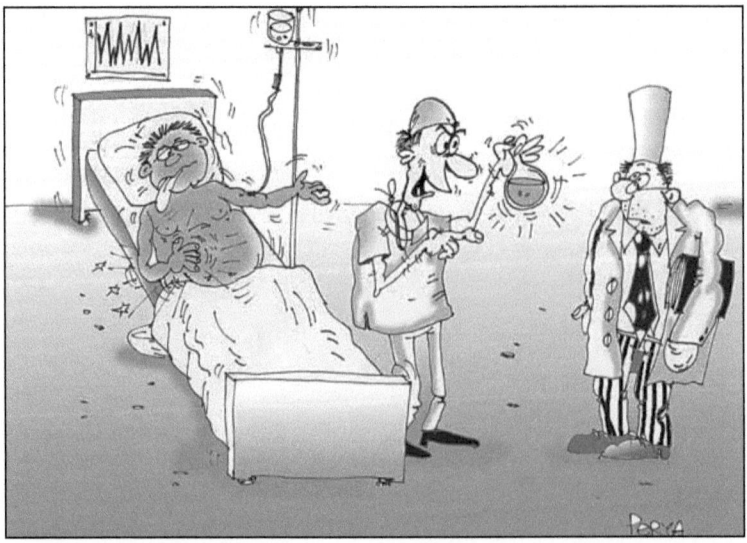

Fig. 20.1. "Oh, l'urina è scura... com'è che si chiama, triade? – Triade di Charcoal?" (N.d.T.: gioco di parole tra Charcot e charcoal – carbone)

del fegato che facilita l'evocazione del segno. Se il segno viene correttamente identificato sul "lettino" del Pronto Soccorso, è possibile iniziare il trattamento per colangite prima di procedere con gli esami.

Quali sono i segni delle complicanze?

Nei pazienti anziani, o quando vi è un ritardo nell'intervento medico, la sindrome può presentare altri due aspetti clinici:
– Stato confusionale (non pensate che tutti i pazienti anziani in stato confusionale siano affetti da demenza senile – informatevi del loro stato mentale di base)
– Shock "settico".

Questi, aggiunti alla *triade di Charcot*, vanno a costituire la *pentade di Reynolds* (B. M. Reynolds, USA), che è associata ad un aumento quattro volte maggiore del rischio di mortalità; di conseguenza, gli intervalli tra una decisione clinica e l'altra devono avvenire ogni ora non ogni 4 ore!

Esami particolari

La colangite ascendente è diagnosticata in base ai segni clinici già menzionati.
Se la presentazione è precoce, l'ittero può essere soltanto biochimico e deve essere comprovato da un batteria di test di funzionalità epatica. Un *panel* tipico presenta un lieve aumento delle transaminasi, un aumento variabile della bilirubina totale con una preponderanza di quella diretta e un aumento sproporzionato della fosfatasi alcalina e della gamma-glutamil transferasi; i globuli bianchi sono di solito aumentati, le amilasi a volte lievemente elevate (inferiore ad un aumento quintuplo), ma non lasciatevi confondere dalla pancreatite acuta! (⊘ Cap. 18). Tuttavia sappiate che i pazienti con pancreatite da calcoli della colecisti possono avere una componente di colangite ascendente. Altri dati di laboratorio, indicativi del grado di idratazione e dello stato respiratorio del paziente, possono peggiorare rapidamente se il paziente si presenta tardi o se la diagnosi è tardiva.

L'ecografia dell'addome superiore è l'esame migliore per confermare la diagnosi. Sono sempre presenti calcoli della colecisti (a meno che il paziente non sia stato sottoposto precedentemente a colecistectomia). Si evidenzia anche una lieve alterazione dei dotti intra-epatici e una dilatazione variabile del dotto epatico comune/coledoco, superiore al normale calibro di 7 mm. È raro che il calcolo (calcoli) incriminato del coledoco venga visualizzato direttamente, piuttosto ne viene dedotta la presenza dai sopramenzionati reperti associati. Se nella colecisti non vengono visualizzati calcoli, allora deve essere sospettata una ostruzione biliare (neoplastica) periampollare che giustifica l'esecuzione di una TC del pancreas a strato sottile. Generalmente viene richiesta dopo che è stato iniziato il trattamento e in orari normali per evitare uno studio notturno *substandard*.

Trattamento

Trattamento iniziale

— **Antibiotici.** Il trattamento iniziale prevede una corretta somministrazione empirica di antibiotici con messa a riposo dell'intestino e reidratazione. Benché si sia sempre ritenuto che la scelta degli antibiotici debba basarsi sulla capacità da parte del farmaco di concentrarsi nel sistema biliare, una recente rivalutazione di questo concetto ha concluso che nessun antibiotico è in grado di raggiungere la bile ostruita e che i vari patogeni sospetti costituiscono un bersaglio migliore per la selezione di antimicrobici. La copertura deve essere per gli organismi Gram- di origine intestinale (i tipici *E. coli* e *Klebsiella* spp.). Fino a un quinto delle colture biliari sviluppa organismi anaerobici come i *Bacteroides* o i *Clostridium* spp., perciò è una buona idea includere empiricamente una copertura adeguata.

— **CPRE (colangiopancreatografia retrograda endoscopica).** È importante capire che la maggior parte dei pazienti sottoposti al trattamento suddetto diventa apiretica entro 24 ore, consentendo di programmare, selettivamente ed in elezione, le terapie interventistiche. Un numero ridotto di pazienti continua ad avere febbre e dolore e può presentare un aumento dei livelli di bilirubina, indicativo di una ostruzione completa persistente. È in questo momento che è indicata una CPRE urgente con sfinterotomia e rimozione dei calcoli. È compito del gastro-enterologo assicurare la decompressione biliare al primo tentativo. Questo non implica una completa *clearance* del coledoco poiché può essere difficile rimuovere i calcoli durante una prima sessione, ma può indicare la necessità di introdurre uno *stent* biliare o un sondino naso-biliare. Il vantaggio di quest'ultimo è che può essere rimosso senza dover eseguire una nuova endoscopia dopo la colecistectomia. Se la CPRE non ha successo, nei pazienti colangitici gravi esiste una alternativa non chirurgica – il drenaggio percutaneo eco-guidato del sistema duttale ostruito eseguito dal radiologo. Valutatela.

Strategie chirurgiche

Se il paziente fa parte della maggioranza che risponde alle terapie conservative iniziali, allora è possibile scegliere, in base alle competenze locali, una delle seguenti procedure semi-elettive:
— CPRE preoperatoria con *clearance* del coledoco, seguita da CL.
— CPRE, soltanto con *clearance* del coledoco, lasciando in sede la colecisti. Indicata in pazienti ad alto rischio; al follow-up la maggior parte dei pazienti trattata in questo modo non necessita di una colecistectomia.
— Colecistectomia laparoscopica con esplorazione laparoscopica del coledoco.
— Colecistectomia *open* con esplorazione del coledoco.

Ormai la CPRE è una metodica ampiamente diffusa, disponibile nella maggior parte degli ospedali, è da considerarsi inoltre un esame diagnostico, in quanto evidenzia al chirurgo l'anatomia delle vie biliari e, quindi, se si sospetta la presenza di una neoplasia periampollare, è da considerarsi l'esame di prima scelta. Se tecnicamente l'esecuzione dell'esame (CPRE) è impossibile e quindi la papilla non può essere incannulata, allora il chirurgo sa, già prima dell'intervento, di dover assicurare la *clearance* dell'albero biliare durante l'intervento chirurgico (o il by-pass del coledoco).

Trattamento chirurgico immediato d'urgenza

Abbiamo avuto modo di osservare un altro sottogruppo di pazienti, con un rapido deterioramento clinico, in grado di sviluppare segni sistemici suggestivi di una perforazione della colecisti. È questo gruppo che probabilmente trae maggior beneficio da un intervento chirurgico sollecito dopo la stabilizzazione. La cosa diventa ancora più complessa se questi pazienti sono stati sottoposti ad una pregressa gastrectomia che impedisce un rapido incannulamento della via biliare mediante CPRE. La chirurgia in più tempi, che comprende inizialmente l'inserimento di un tubo a T (Kehr) e successivamente una colecistectomia in elezione dopo che il paziente si è ristabilito, è una scelta sicura da prendere in considerazione in questi casi.

Conclusioni

La colangite acuta è trattata meglio da una équipe multidisciplinare che agisce in armonia e che è in grado di capire quando è necessario eseguire un intervento adeguato. Dall'avvento del trattamento endoscopico della coledocolitiasi, è raramente necessario eseguire un intervento chirurgico in urgenza. I due obiettivi del trattamento sono l'asportazione della colecisti e la rimozione dei calcoli dalla via biliare principale. In assenza di calcoli, sospettate un carcinoma periampollare. Se il paziente è in stato tossico e la CPRE non dà risultato o non è immediatamente disponibile, non procrastinate in attesa di una "re-CPRE domani" – operate e drenate il sistema biliare ostruito!

> Nella colangite ascendente considerate il coledoco come un ascesso.

Occlusione dell'intestino tenue

MOSHE SCHEIN

"È meno pericoloso saltare dal Ponte Sospeso di Clifton che avere una occlusione intestinale acuta e rifiutare l'intervento chirurgico." (Fredrick Treves, 1853-1923)

Le cause più frequenti di occlusione dell'intestino tenue (*small bowel obstruction*, SBO) sono le aderenze post-operatorie e le ernie. Altre eziologie meccaniche più rare sono l'ostruzione da bolo (ad es. il bezoario), le patologie maligne o infiammatorie (ad es. la malattia di Crohn) o l'intussuscezione.

Le ernie, all'origine di una SBO, saranno argomento di discussione nel ⊚ Cap. 22 mentre, l'occlusione post-operatoria precoce del tenue (EPSBO) e l'ileo paralitico, verranno trattati nel ⊚ Cap. 43. Due parole saranno spese anche per la SBO in addome vergine, la intussuscezione, le neoplasie, l'enterite attinica e l'ileo biliare. L'argomento principale di questo capitolo sarà però la SBO causata da aderenze.

Il dilemma

Un numero significativo di pazienti con SBO risponde positivamente alla terapia conservativa (non chirurgica) però, in alcuni casi, perseverando con il trattamento conservativo, rischiamo di ritardare l'identificazione di una compromissione intestinale (sofferenza di ansa o addirittura suo strangolamento) e, di conseguenza, determiniamo eccessive percentuali di morbilità e mortalità. Ovviamente, la vostra sfida consiste nel risolvere le seguenti questioni:

– Quali sono i pazienti che devono essere sottoposti ad una laparotomia d'urgenza per una sofferenza d'ansa o strangolamento intestinale in atto? E, quando è appropriato e sicuro attuare un trattamento conservativo iniziale?
– Una volta intrapreso il trattamento conservativo, per quanto tempo dovrà poi essere protratto prima di ritenere opportuno intervenire chirurgicamente? In altri termini, come evitare un intervento chirurgico senza rischiare di compromettere l'intestino?

Vi forniremo le linee guida per poter rispondere a queste domande ma, prima, dobbiamo fare un po' di chiarezza sulla terminologia.

Definizioni

- **Occlusione "semplice"**: l'intestino è bloccato, compresso o angolato, ma non è compromesso il suo apporto vascolare.
- **Strangolamento-occlusione**: è compromesso l'apporto vascolare al segmento intestinale occluso.
- **Occlusione ad ansa chiusa**: un segmento intestinale è occluso sia distalmente che prossimalmente. Di solito, il tratto di ansa intestinale coinvolta è strozzata.

Per pianificare il trattamento è fondamentale comprendere i termini occlusione "**parziale**" versus "**completa**", basati sui reperti della *radiografia diretta dell'addome* (vedi ◎ Cap. 5).

- **Occlusione parziale**: oltre alla distensione del tenue con presenza di livelli idro-aerei, è visibile anche gas nel colon.
- **Occlusione completa**: nessuna presenza di gas nel colon.

La maggior parte degli episodi di SBO parziale si risolvono senza un intervento chirurgico, mentre quasi tutti i pazienti con occlusione completa dovranno essere operati.

Caratteristiche cliniche (◎ Fig. 21.1)

Le tre principali manifestazioni cliniche della SBO sono il dolore addominale a mo' di colica, il vomito e la distensione addominale. La costipazione e l'assenza di flatulenza (alvo chiuso a feci e gas) sono sintomi relativamente tardivi della SBO. Il *quadro* di queste manifestazioni dipende dalla sede, dalla causa e dalla durata dell'occlusione. Ad esempio, in una occlusione alta, prevale il vomito mentre il dolore e la distensione sono assenti o di lieve entità; in una occlusione più bassa, il dolore crampiforme diviene sempre più consistente. In una SBO distale, la distensione è la caratteristica predominante mentre il vomito, s'instaura più tardivamente. L'emissione di **vomito fecaloide** è il sintomo distintivo di una SBO completa, distale e di lunga durata ed è tipica di una massiva proliferazione batterica prossimale all'occlusione (*ricordate* – le feci sono costituite quasi completamente da batteri). Questo è un segno prognostico infausto – più l'aspirato del sondino naso-gastrico è denso e maleodorante, minori sono le possibilità che l'occlusione si risolva spontaneamente.

Le caratteristiche radiologiche essenziali, evidenziate alla radiografia diretta dell'addome in posizione eretta e supina, sono le seguenti: distensione gassosa dell'intestino prossimale all'occlusione, presenza di livelli idro-aerei e, in caso di SBO completa, assenza di gas distalmente all'occlusione. La presenza di striature parallele (causate dalle valvole conniventi), che decorrono trasversalmente al lume, sono tipiche della distensione dell'intestino tenue. (vedi anche ◎ Capp. 4 e 5).

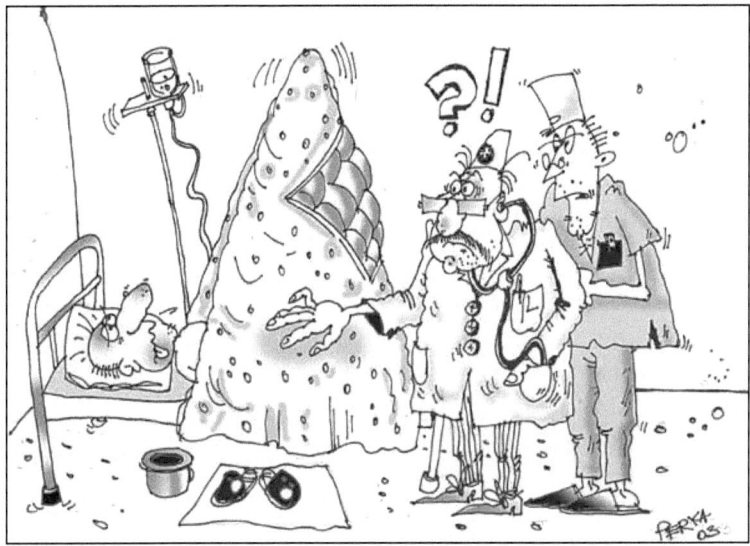

Fig. 21.1. "Ho il sospetto che si tratti di occlusione intestinale…"

C'è uno strangolamento?

Se la risposta a questa domanda è: sì, vi è uno strangolamento di ansa, non soltanto è obbligatorio intervenire chirurgicamente, ma è necessario anche farlo con rapidità. La caratteristica principale dello strangolamento è la presenza di dolore *continuo*. Possono essere presenti i segni di una irritazione peritoneale (reazione di difesa, Blumberg positivo) ma, ricordatevi che:
- Un addome relativamente "innocente" può contenere un intestino necrotico.
- I segni di irritazione peritoneale sono raramente utili per differenziare una occlusione "semplice" da uno strangolamento poiché si possono riscontrare anche in una SBO "semplice" con cospicua distensione: le anse intestinali dilatate sono dolenti alla palpazione – sicuramente avrete visto alcuni internisti palpare con mano pesante, rustica, un addome disteso e diagnosticare una "peritonite".

Ricordatevi: né la presenza né l'assenza di caratteristiche cliniche o di reperti di laboratorio isolati possono escludere o confermare lo strangolamento o la necrosi dell'intestino. Soltanto gli sciocchi si lasciano guidare dai livelli di acido lattico. Non aspettate che compaiano febbre, leucocitosi o acidosi per diagnosticare una ischemia intestinale perché quando sono presenti questi segni sistemici, significa che l'intestino è già necrotico!

Dopo aver diagnosticato uno strangolamento, vi faranno le congratulazioni per aver rapidamente portato in sala operatoria e stabilizzato il paziente. Risparmiatevi l'imbarazzo di giustificare, il giorno successivo, la presenza di una lunga incisione mediana per trattare un piccolo segmento di intestino ischemico rimasto intrappolato nell'inguine! Non dimenticate mai che un'ernia impegnata della parete addominale, può essere frequentemente causa di strangolamento intestinale. Il sospetto di strangolamento vi deve indurre ad esaminare, o piuttosto a riesaminare, con maggiore attenzione i 5 orifizi erniari esterni: i due inguinali, i due crurali e quello ombelicale (● Cap. 22).

Dovete rendervi conto che niente, niente può aiutarvi a distinguere con precisione tra una SBO "semplice" ed una "con sofferenza di ansa". Perciò come andare sul sicuro?

Trattamento

Liquidi ed elettroliti

Non c'è bisogno di ricordarvi che una SBO determina una perdita copiosa (o un sequestro) di liquidi extra-cellulari e di elettroliti, che devono essere reintegrati per via endovenosa. Quanto debbano essere aggressivi la reintegrazione dei liquidi ed il monitoraggio emodinamico dipende dalle condizioni del paziente. Il liquido di scelta è il Ringer lattato. Il minimo che si può fare è monitorare l'output urinario nei pazienti cateterizzati. Anche i pazienti con sofferenza di ansa che necessitano di una laparotomia urgente, richiedono una adeguata stabilizzazione pre-operatoria (● Cap. 6). A volte i pazienti con SBO presentano una ipertensione intra-addominale che può, falsamente, far aumentare la pressione di riempimento cardiaco (pressione venosa centrale e settoriale), per cui per mantenere un adeguato *output* cardiaco, devono essere sottoposti ad un reintegro idroelettrolitico più aggressivo (● Cap. 36).

Aspirazione naso-gastrica

È necessario un sondino naso-gastrico (NG) di grosso calibro (con un diametro di almeno 18F). Il sondino NG ha funzioni sia terapeutiche che diagnostiche. Controlla il vomito ma il suo obiettivo primario è quello di decomprimere lo stomaco dilatato e di conseguenza l'intestino prossimale all'occlusione, il cui contenuto refluisce nello stomaco. Nell'occlusione "semplice", la decompressione dell'intestino ostruito allevia rapidamente il dolore e la distensione. Fondamentalmente, il segmento intestinale prossimale all'occlusione e distale alla giunzione gastro-esofagea agisce alla stregua di un'ansa chiusa – la decompressione gastrica con sondino NG la trasforma in una occlusione "semplice". In caso di sofferenza d'ansa o di occlusione ad ansa chiusa, il dolore persiste malgrado l'aspirazione naso-gastrica.

L'inserimento di un sondino NG è particolarmente spiacevole. Molti pazienti lo ricordano come l'esperienza più terribile della loro degenza ospedaliera (e certamente opporrebbero una feroce resistenza ad ogni tentativo di re-inserimento). La procedura può essere resa molto più "gentile": ammorbidite il sondino immergendolo per un minuto o due in acqua molto calda, lubrificatelo e spruzzate dell'anestetico locale nella narice del paziente. Non otterrete alcun vantaggio connettendo il sondino ad un apparecchio di aspirazione; il drenaggio per gravità è altrettanto efficiente e più "fisiologico". I lunghi sondini naso-intestinali sono dei marchingegni che non offrono vantaggi comprovati – il loro posizionamento risulta indaginoso e sono causa di ritardo quando è necessario l'intervento chirurgico.

Quando operare?

È obbligatorio sottoporre tutti i pazienti ad almeno un'ora o due di reidratazione idroelettrolitica. Rivalutate quindi i pazienti: che tipo di dolore presentano adesso? Ci sono dei miglioramenti alla rivalutazione dell'addome?

Un **intervento d'urgenza** è richiesto soltanto da una piccola percentuale di pazienti: quelli che non sono migliorati, quelli con dolore continuo o quelli che presentano una significativa dolorabilità alla palpazione dell'addome. In questi casi, una Rx diretta addome mostra di solito una occlusione completa. La probabilità di strangolamento è alta. Programmate subito un intervento d'urgenza.

All'inizio è generalmente possibile attuare un approccio non chirurgico poiché la maggior parte dei pazienti migliora con il regime "gocciola ed aspira". In questa fase, si può, con molta probabilità, scommettere che i pazienti con occlusione parziale, visualizzata radiologicamente, non dovranno essere operati, mentre quelli con occlusione totale finiranno in sala operatoria. Ma per quanto tempo è possibile continuare il trattamento conservativo senza correre dei rischi? Alcuni chirurghi interrompono il trattamento dopo 24 ore qualora il paziente non mostri di "aprirsi": vi è sempre la preoccupazione di una possibile sofferenza d'ansa e ciò anche in pazienti con addome apparentemente innocente. Altri sono pronti a perseverare fino a 5 giorni, monitorando accuratamente i pazienti. Ora, il nostro approccio nei pazienti con SBO è il seguente: se non vi è una indicazione immediata ad intervenire chirurgicamente, preferiamo somministrare del mezzo di contrasto idrosolubile (ad es. Gastrografin). Il Gastrografin, un agente iperosmolare che promuove la "ipercinesia" intestinale, gioca due ruoli: quello *diagnostico-prognostico* e quello *terapeutico*.

"Test di stimolazione" con Gastrografin

Dopo la decompressione gastrica iniziale, vengono iniettati 100 ml di Gastrografin attraverso il sondino NG che, successivamente, viene clampato per 2 ore. Dopo 4-6 ore, è necessaria una normalissima Rx diretta addome. Assicuratevi che al paziente non sia somministrato del bario (๏ Cap. 4).

— La presenza di mezzo di contrasto nel colon indica che l'occlusione è parziale. Nella maggior parte di questi casi, il Gastrografin viene somministrato anche per via rettale. In caso di SBO parziale, il Gastrografin è spesso terapeutico poiché rende più rapida la risoluzione dell'episodio occlusivo.

— D'altra parte, se il Gastrografin non raggiunge il colon entro 6 ore, è presente una occlusione completa. La possibilità di una risoluzione spontanea dopo il fal-

limento di un "*test di stimolazione*" con Gastrografin è minima; in ogni caso la maggior parte di questi pazienti deve essere operata perciò, perché non farlo adesso?
— Un altro segno di insuccesso è quando il Gastrografin ristagna nello stomaco e non riesce a progredire nel tenue. Questo indica una notevole pressione a monte dell'intestino ostruito e la necessità di un intervento chirurgico immediato.

Perciò se nel corso del pomeriggio ricoveriamo un paziente con sospetta SBO da aderenze e senza segni che richiedono l'esecuzione immediata di un intervento chirurgico, utilizziamo il Gastrografin e, se il mattino seguente il mezzo di contrasto non ha raggiunto ancora il colon, operiamo. Naturalmente i risultati dell'esame con Gastrografin devono essere correlati con quelli del quadro clinico completo. Occorre notare che il Gastrografin può passare attraverso un restringimento cronico del tenue. Dunque, per considerare risolto l'episodio "occlusivo", devono scomparire anche i sintomi ed i segni clinici.

Esami aggiuntivi

Nella maggior parte dei pazienti l'esame clinico ed una radiografia diretta dell'addome, integrati da un esame con Gastrografin, sono sufficienti a farci prendere la decisione più giusta. È utile o necessario aggiungere esami di diagnostica per immagini? Alcuni colleghi, entusiasti, hanno riportato che l'*ecografia* è in grado di definire accuratamente la sede dell'occlusione e di stabilire se sia o meno presente uno strangolamento. Per ottenere questi risultati è necessario però un ecografista esperto che, nella maggior parte degli istituti, in realtà manca. La TC *con mezzo di contrasto per os o ev* si è rivelata utile per definire accuratamente il livello di occlusione e per identificare un segmento intestinale ostruito (vedi ● Cap. 5). Con ciò non si deve pensare che la TC sia di solito necessaria. La TC dovrebbe essere eseguita in maniera selettiva nei seguenti casi:
— Pregressi tumori maligni addominali. La presenza alla TC di una carcinomatosi diffusa con o senza ascite può indicarci che il trattamento sintomatico è la strada da seguire.
— Addome "vergine" (vedi in seguito).
— Quadro clinico non compatibile con la solita SBO parziale da aderenze. È facile confondere un *ileo paralitico* con una SBO parziale (● Cap. 42). Nel colon è presente aria, il Gastrografin riesce a passare, ma il paziente rimane sintomatico; possono esserci febbre e/o leucocitosi. La TC è in grado di documentare la patologia di base responsabile dell'ileo paralitico (ad es. una appendicite acuta o una diverticolite).

Antibiotici

Studiando la SBO su modelli animali, si è visto che la somministrazione di antibiotici per via parenterale, ritarda la compromissione intestinale e diminuisce la mortalità. Nella pratica clinica in realtà, non è necessario somministrare antibiotici nei pazienti trattati conservativamente e preferiamo operare ogni qualvolta vi sia il sospetto di una compromissione intestinale. Come profilassi viene somministrata preoperatoriamente una singola dose di antibiotici e pensiamo non sia necessario sottoporre il paziente ad una antibioticoterapia post-operatoria – anche se è stata eseguita una resezione intestinale! (◉ Capp. 7 e 42) L'unica indicazione alla somministrazione terapeutica post-operatoria di antibiotici è una gangrena intestinale di lunga durata con infezione intra-addominale in atto.

Guida all'intervento

— L'incisione per riaccedere in addome è stata discussa nel ◉ Cap. 10 ma vi ricordiamo di cercare di evitare a tutti costi enterotomie iatrogene che potrebbero essere responsabili di una elevata morbilità post-operatoria. Ci può volere tempo per accedere alla cavità peritoneale, ma siate pazienti perché questa è la parte più lunga dell'intervento. Il resto è generalmente più facile.

— Repertate un'ansa non distesa del tenue e seguitela prossimalmente. Vi condurrà nel punto dell'occlusione, subito distalmente all'intestino ostruito dilatato. A questo punto pensate alla causa dell'ostruzione, che si tratti di una semplice briglia o di una angolazione intestinale. Mobilizzate il segmento intestinale coinvolto con una dissezione tagliente e smussa, facendo trazione sulle due strutture per separarle.

— Resecate solo se il segmento intestinale non è vitale o se non si riesce a liberare il segmento coinvolto. Spesso, un'ansa intestinale apparentemente ischemica permane di colore scuro anche dopo essere stata liberata. Non affrettatevi a resecarla; coprite l'intestino con una garza laparotomica calda ed umida e pazientate; di solito l'ansa diventa rosea entro 10 minuti. Se questo non avviene, resecate.

— Concentratevi solo sull'ansa responsabile dell'occlusione; non è necessario liberare completamente tutto l'intestino lisando tutte le aderenze innocenti rimaste. Questa manovra può essere esteticamente attraente, ma un'aderenza lisata oggi si riformerà domani. Come ha detto giustamente Timothy Fabian: *"non è necessario lisare tutte le aderenze del tenue poiché ritengo che l'intestino sia tenuto 'bloccato in posizione aperta' proprio da queste aderenze croniche."*

— A volte, sono presenti più punti di occlusione senza una evidente area di demarcazione tra l'intestino dilatato e quello non disteso. Questo avviene più di frequente nei pazienti che sono stati sottoposti ad interventi multipli per SBO o in quelli con SBO post-operatoria precoce. In questo caso, l'intestino deve essere liberato per tutta la sua lunghezza.

Come gestire una lesione intestinale iatrogena durante l'adesiolisi?

Le enterotomie transmurali devono essere riparate: a tal fine consigliamo di eseguire un sutura in continua, monostrato, con monofilamento riassorbibile (◉ Cap. 13). Lasciate stare le lacerazioni superficiali della sierosa. Le zone in cui la mucosa sporge attraverso il difetto devono essere riparate con una sutura siero-muscolare continua con monofilamento.

Decomprimere o no?

Il tentativo di decomprimere l'intestino prossimale disteso rappresenta un'arma a doppio taglio. Da una parte, l'eccessiva distensione dell'intestino impedisce la chiusura dell'addome e contribuisce all'instaurarsi di una ipertensione intra-addominale post-operatoria con le sue ben note deleterie conseguenze fisiologiche (◉ Cap. 36), mentre dall'altra, la decompressione intestinale può contribuire all'instaurarsi di un ileo post-operatorio e persino determinare una contaminazione peritoneale. La maggior parte dei chirurghi decomprime l'intestino disteso spremendo delicatamente il suo contenuto verso lo stomaco, dove è aspirato dall'anestesista. Spremete molto delicatamente l'intestino tra l'indice ed il medio poiché l'intestino occluso ha pareti sottili e perciò è facilmente soggetto a lesioni. Non esercitate una eccessiva trazione sul mesentere. Di tanto in tanto palpate lo stomaco; se è pieno, spremetelo e scuotetelo delicatamente per ripristinare la pervietà del sondino NG. In caso di SBO distale, dovete spremere il contenuto intestinale anche verso il colon non disteso. Sia come sia, non è saggio eseguire una decompressione *open* attraverso una enterotomia: si corre il rischio di una grave contaminazione! La decompressione con ago poi, non è efficace data l'eccessiva viscosità dei succhi enterici. Ovviamente, vi conviene eseguire la decompressione *open* nel momento in cui l'intestino viene resecato – inserite attraverso il moncone prossimale dell'intestino resecato un tubo di aspirazione (magari con doppia camera, una interna più piccola ed una esterna più grande, N.d.T.) o un grosso drenaggio fenestrato (anch'esso meglio se con doppia camera) collegato all'aspiratore sul quale viene sospinto, a mo' di "fisarmonica", l'intestino.

Prima di chiudere, controllate nuovamente l'intestino in caso vi sia sfuggita qualche enterotomia iatrogena. Controllate l'emostasi poiché una adesiolisi estesa lascia ampie zone speritoneizzate che sanguinano; un sanguinamento intraperitoneale può favorire l'istaurarsi di un ileo e di una sepsi e la formazione di altre aderenze. Chiudete l'addome seguendo una metodica sicura (◉Cap. 38). La SBO è una patologia a rischio di deiscenza della ferita ed è un "classico" nei Morbidity and Mortality Meetings (M&M) (◉Cap. 52).

Approccio laparoscopico

Non sarebbe bello risolvere una SBO per via laparoscopica? In effetti la lisi laparoscopica delle aderenze sembra essere allettante dato che in molti casi è soltanto una singola briglia a causare la SBO ma... è più facile dire che fare! L'esperienze collettiva pubblicata (e quella non pubblicata che è anche più realistica) indica, in corso di interventi laparoscopici, un rischio maggiore di lesioni dell'intestino ostruito, disteso e friabile. Questo, naturalmente, si traduce in una maggiore percentuale di complicanze settiche e di morbilità post-operatoria.

Se doveste tentare l'approccio laparoscopico, fatelo selettivamente nei casi più semplici:
— primo episodio di SBO;
— addome non eccessivamente dilatato;

– paziente "stabile" e in grado di tollerare un pneumoperitoneo prolungato in un addome già disteso.

Il primo *trocar* deve essere posizionato con approccio *open* e distante da pregresse incisioni. Importantissimo: non "incaponitevi" e sappiate quando fermarvi – prima di fare troppi buchi.

Circostanze particolari

Addome "vergine"

Il paziente presenta le caratteristiche cliniche e radiologiche di una SBO, ma non presenta cicatrici addominali di un pregresso intervento chirurgico. Cosa fare? La dimostrazione di una occlusione completa è ovviamente indicazione alla laparotomia, ma se la SBO è parziale?

Come per l'occlusione parziale da aderenze, consigliamo vivamente il *test di stimolazione* con Gastrografin.

In una occlusione causata da un bolo intraluminale – che si tratti di parassiti o di frutta secca – il Gastrografin può far svuotare l'intestino. In questi casi, suggeriamo di programmare un esame diagnostico per immagini dell'addome (in elezione) per escludere una patologia di base. Se l'occlusione parziale non si risolve malgrado l'utilizzo del Gastrografin, è probabile che la causa sia meccanica, come una aderenza congenita, un'ernia interna, una neoplasia, una flogosi o persino un bezoario impattato.

Di solito la laparotomia rivela una patologia ostruttiva trattabile.

Una TC preoperatoria eseguita "soltanto per vedere con cosa abbiamo a che fare" non è obbligatoria e può addirittura ritardare l'intervento chirurgico senza modificarne le indicazioni ma, se avete dei dubbi, se l'esame è subito disponibile e non sono presenti segni clinici di sofferenza d'ansa, può essere di grande aiuto. La presenza di un *carcinoma del cieco* è la tipica causa di SBO distale in un addome "vergine" (o anche "non vergine"). L'esordio clinico è, di solito, graduale e "latente". Il Gastrografin può passare nel cieco. In questo caso una TC è diagnostica.

Una SBO per una *malattia di Crohn* non diagnosticata precedentemente, ma sospettata, è una eccezione; in questo caso può essere indicata una TC, inducendoci poi ad insistere con la terapia conservativa (Cap. 24).

Intussuscezione

Mentre è frequente nei pazienti pediatrici (Cap. 32), negli adulti è una causa rara di SBO.

Negli adulti il punto di intussuscezione principale è generalmente organico (ad es. neoplasia, lesioni infiammatorie) e raramente *idiopatico* come nei bambini. I pazienti con intussuscezione del tenue o ileo-colica presentano caratteristiche aspecifiche di SBO (in un addome "vergine") e devono essere sottoposti ad intervento chirurgico. È possibile ottenere una diagnosi specifica preoperatoria con l'ecografia o con la TC, che mostrano il tipico segno ad *anelli concentrici multipli* (intestino dentro intestino); questi esami tuttavia non possono modificare quello che dovete fare – operare e resecare il segmento intestinale coinvolto. Benché sia discutibile, alcuni tentano di ridurre l'intussuscezione in assenza di segni esterni di ischemia o di un tumore maligno; se dopo la riduzione non vengono repertati punti di intussuscezione (come ad es. una intussuscezione idiopatica), si può "lasciar stare" l'intestino.

Paziente con pregressa neoplasia

Prendiamo come esempio un paziente che viene ricoverato per SBO dopo uno, due anni da che è stato sottoposto ad intervento per cancro gastrico o del colon. Prima di tutto dovete cercare di ottenere più informazioni possibili sulla precedente laparotomia: più il cancro era avanzato, più è probabile che l'attuale ostruzione sia neoplastica. Dal punto di vista clinico, la presenza di cachessia, di ascite o di una massa addominale è suggestiva di una carcinomatosi diffusa. Questi casi rappresentano un dilemma sia medico che etico. Se da un lato vogliamo risolvere l'occlusione ed offrire al paziente un ulteriore periodo di buona qualità di vita, dall'altro cerchiamo di risparmiare al paziente terminale una operazione inutile. È necessario valutare i pro ed i contro di ogni caso. Se non sono presenti i segni di una patologia avanzata e se l'occlusione è completa, è giustificato eseguire un intervento chirurgico. In molti casi si possono repertare delle aderenze; in altri, è possibile by-passare un segmento intestinale occluso per disseminazione locale o metastasi. Quando si sospetta clinicamente o alla TC una carcinomatosi, una opzione ragionevole è quella di eseguire una gastrostomia palliativa percutanea, permettendo così al paziente di morire tranquillamente a casa o in un reparto per malati terminali.

Enterite attinica

Il trattamento radiante dei tumori addominali o pelvici non è infrequente come causa di SBO; di solito insorge dopo mesi o addirittura anni dall'irradiazione. Sono caratteristici episodi continui e multipli di SBO parziale che, inizialmente, rispondono al trattamento conservativo ma che, alla fine, culminano in una ostruzione completa. C'è inoltre la possibilità che possa trattarsi di una ostruzione neoplastica o aderenziale. Speriamo sempre che sia aderenziale, poiché una SBO per un danno da irradiazione è davvero una "brutta notizia". Quando un chirurgo è costretto ad operare per una occlusione completa, scopre che le anse intestinali irradiate sono adese o saldate assieme e alle strutture adiacenti.

L'intestino, sottile come carta, si rompe facilmente: le enterotomie accidentali sono frequenti, sono difficili da riparare e frequentemente determinano la formazione di fistole post-operatorie. Se sono coinvolti brevi segmenti intestinali, è buona norma resecarli ma, quando si trovano segmenti più lunghi, frequentemente adesi alla pelvi, è meglio uscirne fuori con un by-pass entero-enterico o enterocolico. Qualunque sia la procedura eseguita è frequente che insorga una sindrome post-operatoria da intestino corto. La prognosi a lungo termine è infausta – una enterite da radiazioni è grave quasi quanto il tumore che l'irradiazione ha cercato di controllare (vedi anche ●Cap. 43).

Episodi multipli ricorrenti di SBO

Il paziente viene ricoverato ogni 2 mesi per SBO ed in passato è stato sottoposto ad interventi multipli per questa patologia. Come gestirlo? Deve essere trattato come ogni altro paziente affetto da SBO aderenziale. Per fortuna, la maggior parte di questi episodi è "parziale" e risponde positivamente al trattamento conservativo. Quando si sviluppa una ostruzione completa è, ovviamente, necessario operare. Alcuni consigliano di cercare di prevenire possibili episodi successivi, con la plicatura dell'intestino o del mesentere o con l'inserimento di lunghi *stent*. L'evidenza in favore di tali manovre è, nel migliore dei casi, aneddotica. Noi non le eseguiamo. A volta l'ostruzione insorge subito dopo un intervento per SBO; questo è il caso in cui un prolungato trattamento non chirurgico è il trattamento migliore: si sottopone il paziente a nutrizione parenterale totale fino a che le aderenze non maturano e l'occlusione non si risolve (vedi ●Cap. 43).

Qualche parola sulla pazienza

Avrete ormai capito che, in alcuni casi, una laparotomia per SBO è un intervento lungo e difficile, come ad esempio quando ci si trova in presenza di aderenze multiple o di una enterite attinica.

Se iniziate l'intervento pensando che ne verrete fuori rapidamente e senza tanta sofferenza ed invece vi ritrovate con un addome da incubo, la prima cosa che dovete fare è resettare il vostro orologio mentale.

Se non lo fate potreste essere presi da una frenesia isterica: "la chirurgia veloce", causando inevitabilmente un disastro con enterotomie multiple accidentali, contaminazione peritoneale ed infine, un intervento ancora più lungo e pericoloso. Quando entrate in un addome inaspettatamente "disastrato", avvertite subito tutti che l'intervento si protrarrà per qualche ora, liberate tutte le anse necessarie per arrivare al problema e risolvetelo. Prendetevela comoda, siate attenti e scrupolosi, non abbiate fretta!

Ileo biliare

L'ileo biliare è tipico delle persone anziane affette da colelitiasi da lungo tempo. È causato da un grosso calcolo della colecisti che erode un segmento intestinale vicino – di solito il duodeno – per poi migrare distalmente, fino a che non si ferma nell'ileo in un punto ristretto. L'esordio clinico è generalmente incerto poiché, all'inizio, il calcolo può disincunearsi spontaneamente, determinando episodi intermittenti di occlusione parziale. Sarà impossibile non diagnosticarlo se cercherete abitualmente e ossessivamente la presenza di aria nei dotti biliari nelle varie Rx dirette addome che avrete richiesto (⊗ Cap. 5). L'aria entra nel dotto biliare attraverso la fistola entero-colecistica causata dall'erosione del calcolo. Il trattamento è chirurgico e deve essere modulato sulle condizioni del paziente. Nei pazienti sofferenti e debilitati, trattate soltanto la SBO: eseguite una enterotomia prossimalmente al calcolo, rimuovetelo e poi cercate altri calcoli nell'intestino – non vorrete certo rioperare! In pazienti più giovani ed in condizioni migliori potete anche trattare la causa del problema – la colecisti. Eseguite una colecistectomia e chiudete il difetto duodenale.

Prognosi

Complessivamente, è possibile trattare senza un intervento chirurgico circa metà dei pazienti con SBO. Malgrado il trattamento, chirurgico o conservativo, circa la metà dei pazienti avrà episodi recidivanti di SBO. L'obiettivo, perciò, è quello di operare solo quando vi è l'indicazione, senza però ritardare un intervento necessario.

> L'unica cosa prevedibile dell'occlusione dell'intestino tenue è la sua imprevedibilità.

Ernie della parete addominale complicate

PAUL N. ROGERS

"Potete giudicare il valore di un chirurgo da come opera un'ernia."
(Thomas Fairbank, 1876-1961)

Ernia inguinale complicata

Attualmente, nel mondo occidentale vengono trattate in elezione molte più ernie che in passato e, malgrado ciò, i chirurghi si trovano spesso a dover trattare ernie inguinali complicate: è importante sapere quindi come agire.

Qualche accenno sulla terminologia: le ernie inguinali o crurali possono essere riducibili, irriducibili, incarcerate, strozzate. Questa terminologia può creare confusione ed i termini, che possono avere significati diversi da persona a persona, sono molto meno importanti dei concetti su cui si basano l'identificazione e la gestione delle ernie acute. La cosa importante da capire è che le ernie che causano dolore, che sono dolenti alla sola pressione, che non sono subito riducibili, devono essere considerate urgenze chirurgiche.

Esordio

I pazienti possono avere un esordio acuto con:
- Sintomi e segni correlati direttamente all'ernia.
- Sintomi e segni addominali che inizialmente possono non sembrare correlati ad un'ernia.

Il **primo tipo** di esordio di solito si presenta come una ernia tesa, irriducibile, molto dolente, spiccatamente dolorabile alla palpazione. Ricordiamoci che, un'ernia riducibile può improvvisamente divenire irriducibile. Il problema è evidente come si deduce dalla ⊙ Figura 22.1.

Il **secondo tipo** è molto più insidioso. Occhio alla signora anziana con vomito! Inizialmente trattata dal medico di famiglia per una gastroenterite, finisce per essere ricoverata per una emesi incoercibile: è disidratata e ha bisogno di essere sottoposta a terapia infusionale per riequilibrare lo scompenso idroelettrolitico creatosi. In questi casi, è sorprendentemente facile non accorgersi della piccola ernia crurale, appena palpabile all'inguine, che ha intrappolato un piccolo tratto di intestino tenue: quanto basta per provocare una occlusione. Non sono presenti sinto-

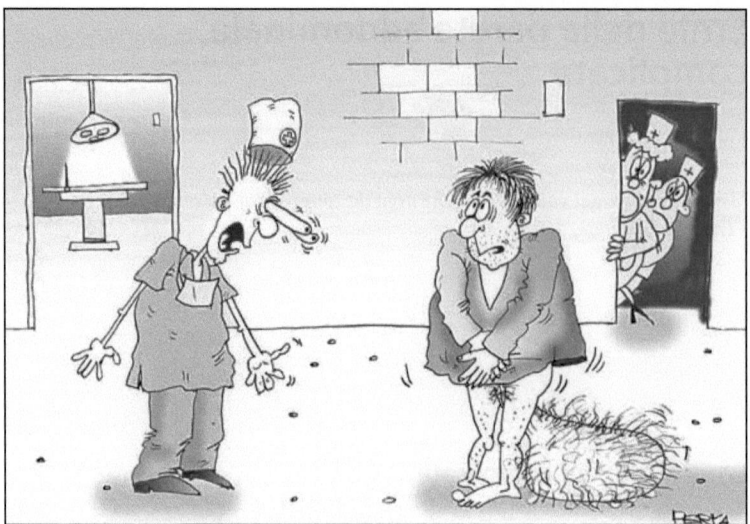

Fig. 22.1. "Questa deve essere strozzata, eh?"

mi o segni addominali e la Rx diretta addome non è diagnostica. Nonostante la presenza di tali difficoltà, pensate comunque all'imbarazzo quando, il mattino seguente, verrà scoperta l'ernia!

Le ernie rimangono una delle cause più frequenti di occlusione dell'intestino tenue (⊙ Cap. 21). In tutti i casi di occlusione intestinale in atto o sospetta è necessario ricercarle con attenzione; questo implica la palpazione meticolosa, prolungata e sgradevole di inguini che non vedono la luce del sole da tempo, figuriamoci acqua e sapone! Tuttavia, nella maggior parte dei casi, la diagnosi è facile con tanto di tipica occlusione intestinale e di ernia che protrude dallo scroto.

Attenti all'ernia di **Richter,** tipica delle ernie crurali in cui soltanto una parte della circonferenza intestinale è strangolata. Dato che il lume intestinale non è completamente bloccato, l'esordio avviene tardivamente e non è specifico.

Preparazione

L'intervento chirurgico per le ernie complicate inguinali deve essere eseguito senza eccessivo ritardo; tuttavia i pazienti non devono essere sottoposti di corsa all'intervento senza essere stati prima valutati e preparati adeguatamente (⊙Cap. 6). Come abbiamo già detto, alcuni possono aver bisogno di assistenza/stabilizzazione al fine di conseguire, durante il ricovero in ospedale, un equilibrio idroelettrolitico, cardiocircolatorio e respiratorio.

L'analgesia è una fase importante del trattamento di questi pazienti. La somministrazione di oppioidi ed il riposo con i piedi del letto tenuti leggermente sollevati, possono portare alla risoluzione di una ernia intasata e dolente che si è manifestata da poco tempo. Una volta che gli analgesici hanno avuto effetto è giustificabile eseguire dei delicati tentativi di riduzione dell'ernia. Se la riduzione dell'ernia ha successo è possibile eseguire un intervento in semi-elezione, sulla prima lista di routine disponibile, invece di un intervento in urgenza in ore impossibili – un vantaggio sia per il chirurgo che per il paziente. Occorre notare che la riduzione manuale di un'ernia incarcerata deve essere tentata soltanto in assenza di segni di strangolamento intestinale; deve essere eseguita delicatamente per evitare una "riduzione *en masse*" – quando cioè sia l'intestino erniato che l'anello erniario vengono ridotti in blocco, con segni persistenti di strangolamento.

Intervento chirurgico

Ernia inguinale

L'incisione inguinale è un approccio soddisfacente. Se è necessario eseguire una resezione intestinale è possibile effettuarla mobilizzando un tratto sufficientemente lungo di intestino attraverso il canale inguinale.

Per quanto riguarda la dissezione, la differenza principale tra un intervento in urgenza ed uno in elezione è nel momento in cui viene aperto il sacco erniario. In urgenza, l'ernia spesso si riduce spontaneamente appena viene sezionato l'anello erniario. La sede del restringimento può essere l'anello inguinale superficiale; in questo caso l'ernia si riduce quando viene aperto l'obliquo esterno. Consigliamo caldamente di aprire il sacco e di afferrarne il contenuto, per ispezionarlo successivamente, *prima* che esso scivoli in cavità addominale. Se l'ernia si riduce prima dell'ispezione del contenuto del sacco è importante che questo venga successivamente identificato e recuperato in modo da non lasciare accidentalmente in addome un'ansa intestinale non vitale. Il recupero del contenuto del sacco ridotto attraverso l'anello interno può risultare difficoltoso e a volte può essere necessario eseguire una laparotomia per poter esaminare adeguatamente il contenuto.

Se il sacco erniario contiene soltanto l'omento, è doveroso resecare tutto il tessuto necrotico o di dubbia vitalità, assicurando una emostasi meticolosa durante tale procedura. Se invece è coinvolto l'intestino, le zone di dubbia vitalità devono essere avvolte in garze umide, calde, e lasciate così per qualche minuto per permetterne il recupero vascolare. L'intestino ischemico irrecuperabile deve essere resecato. Se c'è una piccola area necrotica che non interessa tutta la circonferenza intestinale, questa può essere trattata con una "invaginazione" piuttosto che con la resezione: in questo caso, la parete dell'intestino danneggiato viene invaginata con una sutura siero-muscolare, facendo delle "prese" sull'intestino vitale di entrambi i lati del difetto. A volte, soprattutto se è stato necessario eseguire una resezione intestinale, la presenza di un edema dell'intestino erniato rende difficile il suo riposizionamento in addome. Manovre come quella di posizionare il paziente in un marcato Trendelenburg e di comprimere delicatamente l'intestino eviscerato, coperto da una garza umida, permettono il riposizionamento dell'intestino in addome. È possibile ridurre le probabilità che si verifichi questo problema stando bene attenti, in corso di resezione, ad estrarre dall'addome solo lo stretto necessario.

È raro che i visceri erniati non si riposizionino in addome senza tirarli dall'interno; in tal caso può essere utile la **manovra di La Rocque**: estendete l'incisione verso l'alto e lateralmente, ampliate lo *split* dell'aponeurosi obliqua esterna, seguitela con una incisione e divaricate l'obliquo interno e i muscoli trasversi al di sopra dell'anello interno. Mediante questa incisione accedete alla cavità peritoneale e riducete il contenuto erniario limitandovi a tirarlo dall'interno.

Quale tipo di riparazione eseguire dipende sì dal singolo chirurgo, però ad una condizione. Nell'attuale era delle riparazioni erniarie *tension-free* non è prudente posizionare nell'inguine una *mesh*, se è stato resecato un intestino necrotico. In questo caso è consigliabile eseguire un altro tipo di riparazione per evitare l'infezione della *mesh*.

Ernia crurale

Potete accedere ad un'ernia crurale complicata, da sotto, da sopra o attraverso il canale inguinale.

— Adottando **l'approccio inferiore**, praticate l'incisione al di sotto del legamento inguinale, direttamente sopra il rigonfiamento. Cercate il sacco erniario ed apritelo, assicurandovi di afferrare il contenuto per una adeguata ispezione. È possibile escidere l'omento strangolato e ridurre l'intestino vitale, riposizionandolo nella cavità peritoneale attraverso l'anello femorale. Quando l'anello è stretto – e solitamente lo è – potete allargarlo con il mignolo, inserendolo medialmente alla vena femorale. Con questo approccio potete resecare il tenue non vitale e persino anastomizzarne le estremità; tuttavia spingere una anastomosi manuale o meccanica in addome è come cercare di spremere un pomodoro in un bicchiere da cocktail. Perciò quando l'intestino deve essere resecato, è consigliabile farlo mediante una piccola laparotomia, nel quadrante inferiore destro e divaricando i ventri muscolari (come per l'appendicectomia).

— Alcune fonti autorevoli preferiscono l'approccio attraverso **il canale inguinale**, ma non vediamo molti vantaggi in questo approccio che distrugge l'anatomia del canale ed è probabilmente associato al rischio di ernie inguinali recidive.

— Un altro approccio è quello di McEvedy che prevede l'accesso allo spazio extraperitoneale lungo il margine laterale della parte inferiore del *rectus abdominis*. L'incisione cutanea può essere verticale, allineata al bordo del *muscolo retto*, o obliqua/orizzontale. L'incisione verticale ha il vantaggio di permettere l'estensione fino al di sotto del legamento inguinale; questo può essere utile per ridurre le ernie irriducibili, consentendo la trazione da sopra e la compressione da sotto. Una volta entrati nello spazio dietro il muscolo retto, potrete liberare l'ernia da dietro il legamento inguinale. È possibile aprire il peritoneo quanto serve per poter ispezionare il contenuto del sacco erniario ed eseguire, se necessario, una resezione intestinale.

Tutti gli approcci suddetti sono giusti a condizione che permettano di esaminare il contenuto del sacco erniario e di gestirlo adeguatamente. Come per le ernie inguinali, è bene evitare di impiantare grosse quantità di rete nei pazienti con contaminazione del campo operatorio da parte del contenuto intestinale. Dopo questo avvertimento, la scelta della riparazione non è diversa da quello che fareste in elezione.

Laparoceli

I laparoceli sono frequenti, ma la maggior parte di essi sono asintomatici, se escludiamo l'antiestetico rigonfiamento e il fastidio che a volte possono provocare. Sono i piccoli laparoceli con colletto stretto che diventano acutamente sintomatici – incarcerando l'omento o l'intestino.

Conoscete bene la presentazione: un vecchio laparocele "silente" o una cicatrice addominale, improvvisamente cominciano a provocare dolore addominale; se l'intestino è incarcerato possono associarsi i sintomi di una occlusione del tenue (⊙ Cap. 21). Il laparocele è teso, dolente alla palpazione, irriducibile. È importante fare una distinzione tra una occlusione intestinale causata da un laparocele e una occlusione associata ad esso. Quest'ultimo caso, non è raro, indica che il paziente è affetto da SBO dovuta, ad esempio, ad aderenze e che le anse intestinali ostruite e distese, invadono il vecchio laparocele. All'esame clinico, il laparocele dolente, contenente l'intestino, può simulare una incarcerazione. Per questo motivo è necessario esaminare attentamente, durante l'intervento, il contenuto laparocelico nei casi associati ad occlusione, per assicurarsi che il laparocele ne sia veramente la causa. Questo vale anche per tutti i tipi di ernia. Ci ricordiamo di un caso di occlusione che fu trattato riducendo e riparando un'ernia crurale non riducibile; molti giorni dopo, dato che il paziente non mostrava segni di ripresa dal primo intervento, fu riscontrata alla laparotomia un'ernia otturatoria che era la vera causa dell'occlusione.

Tutti i laparoceli "complicati" rappresentano una urgenza chirurgica. Questo vale anche per altri tipi di ernie della parete addominale, come ad esempio quelle paraombelicali o epigastriche. Tuttavia va notato che le ernie epigastriche raramente, se non addirittura mai, danno dei problemi: contengono soltanto del grasso extraperitoneale proveniente dal legamento falciforme e, per questo motivo, non è neanche necessario – se asintomatiche – sottoporle ad intervento di routine. In corso di intervento è necessario entrare nel sacco erniario per valutare il contenuto incarcerato che deve essere ridotto o resecato a seconda dei reperti. I reperti chirurgici devono giustificare la presentazione clinica. Ad esempio, se nel sacco non si reperta omento od intestino strangolato, è necessario esaminare l'intero intestino per cercare una SBO distale. Se nel sacco c'è del pus dovete ricercarne la origine. Abbiamo visto pazienti operati per un "laparocele strozzato" mentre la diagnosi di base era una appendicite perforata. Dopo aver sistemato il contenuto laparocelico, identificate i margini fasciali del difetto, eseguite la vostra riparazione convenzionale "migliore", ma non dimenticatevi che il posizionamento di una *mesh (rete)* in un campo contaminato può dare dei problemi. Ricordatevi anche che lasciando una *mesh* non riassorbibile a contatto con l'intestino potrebbero poi insorgere delle difficoltà e verificarsi un disastro. In un paziente critico, quando riteniamo che la riparazione sia complessa o che possa aumentare notevolmente la pressione intra-addominale, ci limitiamo a richiudere la cute, lasciando il paziente con un grosso laparocele. Ricordatevi – i pazienti non muoiono di ernia (o laparocele), ma per le sue complicanze intestinali o per una plastica di parete troppo stretta (◉ Capp. 36 e 38).

> "Nei casi di vomito persistente eseguite sempre una esplorazione se scoprite che una massa, anche piccola, occupa uno degli anelli addominali e se la sua natura è incerta." (Augustus Charles Bernays, 1854-1907)

Ischemia intestinale acuta

MOSHE SCHEIN • PAUL N. ROGERS

"La chirurgia vascolare è particolare perché, sopra ogni cosa, è la chirurgia dei disastri."
(Cid dos Santos)

"L'ostruzione dei vasi mesenterici è considerata una di quelle condizioni impossibili da diagnosticare, con prognosi infausta, per cui il trattamento è praticamente inutile."
(A. Cokkins, 1921)

L'ischemia intestinale acuta coinvolge, naturalmente, la regione irrorata dall'arteria mesenterica superiore (AMS). L'organo prevalentemente coinvolto è quindi l'intestino tenue, ma anche il colon destro può essere interessato – in quanto sempre vascolarizzato dalla AMS. Dell'ischemia del colon, che è molto meno frequente, discuteremo in un capitolo a parte (vedi *colite ischemica*, ⊙ Cap. 24).

Il problema

Il problema è dovuto all'improvvisa diminuzione della perfusione arteriosa del tenue che determina rapidamente l'insorgenza di dolore addominale localizzato in mesogastrio. Se non trattato, questo processo coinvolge progressivamente lo strato muscolare dell'intestino ed è soltanto dopo qualche ora, quando viene coinvolta anche la sierosa, che compaiono i segni peritoneali. Per cercare di semplificare le cose, suddividiamo l'ischemia intestinale acuta (IIA) in 3 tipi, tutti e tre piuttosto frequenti:

- **Trombotica**: dovuta ad una trombosi arteriosa acuta che di solito ostruisce l'ostio della AMS con conseguente ischemia massiva di tutto l'intestino tenue e del colon destro – l'area rifornita dalla AMS.
- **Embolica**: dovuta ad una embolizzazione prossimale ad origine cardiaca (fibrillazione atriale, sindrome miocardica post-infartuale, valvulopatia) o dall'aorta aneurismatica o aterosclerotica. L'embolo generalmente si localizza nella AMS prossimale ma al di là dell'origine dell'arteria colica media, perciò – di regola – il segmento più prossimale dell'intestino tenue viene risparmiato con il colon trasverso e (probabilmente) con quello destro. Gli emboli tendono a frammentarsi e a riembolizzare distalmente, dando origine ad una ischemia a chiazze del tenue.
- **Non occlusiva**: dovuta ad una ridotta perfusione, senza una trombosi arteriosa o un embolo documentati. Occorre comunque notare che una aterosclerosi mesenterica di base può rappresentare il fattore precipitante/contribuente. Il

"flusso ridotto" è determinato da un deficit dell'*output* cardiaco (ad es. shock cardiogeno), da una riduzione del flusso mesenterico (ad es. ipertensione intra-addominale) o da una vasocostrizione mesenterica (ad es. somministrazione di vasopressori) – tuttavia, di solito è dovuto alla combinazione di questi fattori e si sviluppa su un *background* di pre-esistente patologia critica.

Anche una trombosi venosa mesenterica può determinare una ischemia del tenue. Le caratteristiche ed il trattamento di tale entità sono completamente diverse. Questo argomento verrà discusso a parte.

Il problema è che, nella pratica clinica, al di fuori dei libri di testo, l'ischemia intestinale viene generalmente riconosciuta quando ha già determinato una gangrena intestinale. A quel punto il vaso di Pandora (ovvero la SIRS – sindrome da risposta infiammatoria sistemica) è stato aperto e, anche rimuovendo tutto l'intestino infartuato, non sempre sarà possibile prevenire una insufficienza d'organo ed il decesso. Anche nel caso in cui tali conseguenze fisiologiche vengano risolte, il paziente finisce spesso col diventare un "menomato intestinale", con una sindrome da intestino corto.

La valutazione del problema

È tipico che il quadro clinico precoce sia **aspecifico** – il paziente lamenta un forte dolore addominale, sempre che sia in grado di lamentarsi – ed il medico non ha rilievi significativi all'esame clinico.

Ci possono essere stati pregressi episodi di un simile dolore ai pasti, accompagnati da calo ponderale, suggestivi di una pre-esistente *angina mesenterica*. L'anamnesi o la manifestazione di una patologia vascolare aterosclerotica sistemica sono praticamente la norma nei pazienti con trombosi mesenterica, mentre nei pazienti con embolia mesenterica è frequentemente presente una fonte di emboli, come ad es. una fibrillazione atriale. I pazienti con ridotta perfusione, sono spesso moribondi a causa della grave malattia di base da cui sono affetti.

Nausea, vomito, diarrea ed ematochezia insorgono tardivamente, a volte mai. Dovete resistere alla tentazione istintiva di attribuire i sintomi aspecifici a qualche altra patologia benigna come ad una gastroenterite, a meno che non sia presente una storia, associata ai sintomi, di patologia alternativa. E, a proposito, negli anziani è molto raro che una diagnosi di "gastroenterite acuta" sia quella **definitiva**.

I risultati dell'**esame clinico** nei primi stadi della malattia, sono proditoriamente ingannevoli; l'irritazione peritoneale appare troppo tardi, quando l'intestino è ormai necrotico.

La **radiografia diretta dell'addome**, se eseguita negli stadi precoci della malattia, non ci è di aiuto: è sempre "nella norma"; in seguito, potrà mostrare un ileo adinamico con anse del tenue visibili e livelli idro-aerei, ma con gas e feci in un colon e retto normali. Anche i **test di laboratorio** sono il più delle volte nella norma, almeno sino a quando l'intestino non sarà più vitale; soltanto allora si avrà leucocitosi, iperamilasemia e acidosi lattica.

In conclusione, nelle fasi iniziali di una ischemia intestinale acuta, l'esame clinico, tutti i più disparati esami radiologici e tutti i test ematici disponibili possono risultare *nella norma*. A questo punto, se sospettate una ischemia intestinale, avete due possibilità: la prima è di annotare sulla cartella "esame dell'addome nella norma; non è da escludere una ischemia intestinale: da rivalutare in seguito", la seconda è di ordinare una TC, che ha sostituito l'angiografia mesenterica come modalità di *screening* iniziale nella IIA. Benché l'angiografia sia più specifica ed accurata i chirurghi sono riluttanti ad eseguire una procedura invasiva in pazienti con un quadro clinico aspecifico. Sfortunatamente la prima opzione è quella più frequentemente adottata dai più – determinando così una procrastinazione, una diagnosi ed un trattamento tardivi ed una percentuale elevata di mortalità.

Tomografia computerizzata

Per essere diagnostico l'esame deve prevedere l'utilizzo del mezzo di contrasto per os ed ev (angio-TC) e concentrarsi su due aree: la parete intestinale ed i vasi mesenterici. Il reperto più frequente è l'ispessimento della parete intestinale che, tuttavia, non è specifico. La parete intestinale può presentarsi con un basso valore di attenuazione per la presenza di edema o, quando è in atto una emorragia sottomucosa, con un valore di attenuazione alto per la presenza di emoderivati.

La visualizzazione dell'*enhancement (segnale di rinforzo)* dinamico nelle anse intestinali interessate può migliorare la diagnosi. Le anse coinvolte possono mostrare assenza di *enhancement, enhancement* ritardato o *enhancement* persistente rispetto a quelle non coinvolte. La pneumatosi è un segno raro ma specifico, dovuto alla presenza di gas intraluminale che disseca la parete intestinale friabile. L'angio-TC è anche in grado di visualizzare emboli nella AMS o una trombosi della AMS alla sua origine. Da queste descrizioni è facile capire che anche i reperti TC, in questa patologia, sono difficilmente definiti ed è facile non riconoscerli.

Angiografia mesenterica

Per poter essere utile l'angiografia deve essere eseguita prima che l'intestino diventi gangrenoso. L'orologio corre ed ogni minuto che passa riduce le possibilità che il paziente ed il suo intestino sopravvivano. Occorre puntualizzare che in un "addome acuto" con segni peritoneali l'angiografia è controindicata. Il radiologo dovrebbe iniziare con una angiografia in più proiezioni (cioè includendo una visualizzazione laterale che mostri le origini della AMS e l'asse celiaco). Se *l'ostio della AMS è ostruito significa che è in atto una trombosi* e che perciò è necessario intervenire immediatamente (l'angiografia fornisce il mappaggio per una ricostruzione vascolare), a meno che non sia chiaramente evidente un buon circolo collaterale vicariante. Se l'ostio è pervio, il radiologo fa avanzare il catetere lungo la AMS. La presenza di *emboli* distalmente all'origine dell'arteria colica media determina un difetto di riempimento in una AMS sostanzialmente normale.

Trattamento non chirurgico

In assenza di segni peritoneali è giustificato tentare un trattamento non chirurgico, modulato sui reperti clinici/TC/angiografici. L'angiografia diagnostica selettiva può, a questo punto, diventare terapeutica con l'infusione di un agente trombolitico per lisare il trombo o l'embolo, aggiungendo o meno papaverina[1] per ridurre il vasospasmo mesenterico associato. La remissione dei sintomi addominali e la risoluzione angiografica indicano che l'emergenza è terminata; una preesistente stenosi dell'arteria mesenterica potrà essere trattata in elezione, sempre che ve ne sia l'indicazione.

Nel caso di una ischemia mesenterica non occlusiva l'approccio prevede il tentativo di risolvere la compromissione emodinamica. Per ridurre l'arteriospasmo associato è stata consigliata l'infusione selettiva intra-arteriosa di un vasodilatatore, la papaverina[2]. I pochi fautori di questo metodo hanno riportato "risposte positive". Quando la causa è un embolo, dopo che il trattamento endovascolare ha avuto successo, è indicata una terapia anticoagulante a lungo termine. Un'ultima cosa – mentre vi affrettate verso la sala arteriografica, ricordatevi di idratare adeguatamente il paziente per contrastare gli effetti nefrotossici del mezzo di contrasto – ne potrebbe essere utilizzato in grandi quantità.

Trattamento chirurgico

Come abbiamo già detto, la presenza di segni peritoneali è una controindicazione all'arteriografia, ma pone l'indicazione all'intervento chirurgico; la stessa cosa vale quando il trattamento non chirurgico non ha successo (vedi sopra).

Attraverso una incisione mediana valutate la vitalità dell'intestino. Di solito ci sono due possibilità: in una l'intestino è francamente necrotico (morto), nella seconda l'intestino appare ischemico (scuro) e di dubbia vitalità.

– Infarto intestinale. L'infarto dell'intestino tenue di solito si associa ad un infarto del colon destro (stessa, medesima vascolarizzazione!) ed indica una trombosi della AMS. Teoricamente, qualche sporadico paziente potrebbe sopravvivere alla resezione di tutto l'intestino tenue e del colon destro. Potrebbe addirittura tollerare una anastomosi duodeno-colica ed essere poi sottoposto, a domicilio, a nutrizione parenterale totale (NPT). Ma la mortalità, nei pazienti anziani vasculopatici sottoposti a questo trattamento, si aggira sul 100% ed i costi sono immensi. Se

---

[1] Che l'infusione di papaverina intra-arteriosa apporti dei vantaggi fa parte di un mito nato con uno studio retrospettivo di 20 anni fa, in un ospedale di New York e, da allora, perpetuato in *review* e testi ma mai ulteriormente corroborato da una significativa esperienza clinica.
[2] Leggi nota precedente.

doveste trovarvi coinvolti in una situazione simile, il nostro consiglio è di uscire un momento dalla sala operatoria, parlare con i familiari del paziente, spiegare loro che tutto ciò che potreste fare servirebbe soltanto ad aumentare la sofferenza del loro caro, tornare in sala operatoria e richiudere l'addome contenente l'intestino non vitale. Somministrate un bel po' di morfina e di conforto. La gangrena franca di un *segmento breve* o di segmenti multipli del tenue denota una *embolia*. Dopo aver resecato tutti i segmenti non vitali, esaminate con attenzione il restante intestino. Misuratelo: quant'è lungo? Soltanto circa la metà dei pazienti con un intestino tenue residuo inferiore ad 1 metro sopravvive senza NPT (il risparmio della valvola ileo-cecale migliora la prognosi). A questo punto osservate l'intestino residuo. Siete sicuri che non sia compromesso? Le arcate mesenteriche stanno pulsando normalmente? Palpate la AMS alla radice – la sua pulsazione è valida?

– Intestino cianotico. Quando l'intestino residuo non vi soddisfa o quando, sin dall'inizio, l'intestino è francamente ischemico, di colorito violaceo e la sua vitalità è dubbia, procedete in questo modo: avvolgete l'intestino con delle garze calde intrise di fisiologica ed aspettate 15 minuti. Toglietevi i guanti e prendetevi un caffè; i chirurghi non riescono a stare a guardare un campo inattivo per troppo tempo senza iniziare ad agitarsi. Se l'intestino non diventa di un bel rosa significa che è necessario resecare. Quando la lunghezza dell'intestino residuo sano si riduce ad 1,5 metri è consigliabile lasciare in sede l'intestino dubbio per riesaminarlo in seguito (*second look* – vedi in seguito). Salvando anche un piccolo segmento di tenue è possibile aumentare le probabilità di una discreta qualità di vita. Alcuni autori raccomandano l'uso del Doppler portatile per valutare la perfusione del versante antimesenterico dell'intestino; altri utilizzano l'angiografia intraoperatoria con fluorosceina. Potete decidere di utilizzare questi apparecchi se sono a vostra disposizione, ma il vostro giudizio clinico è efficace quanto un qualsiasi aggeggio di tal fatta (●Fig. 23.1).

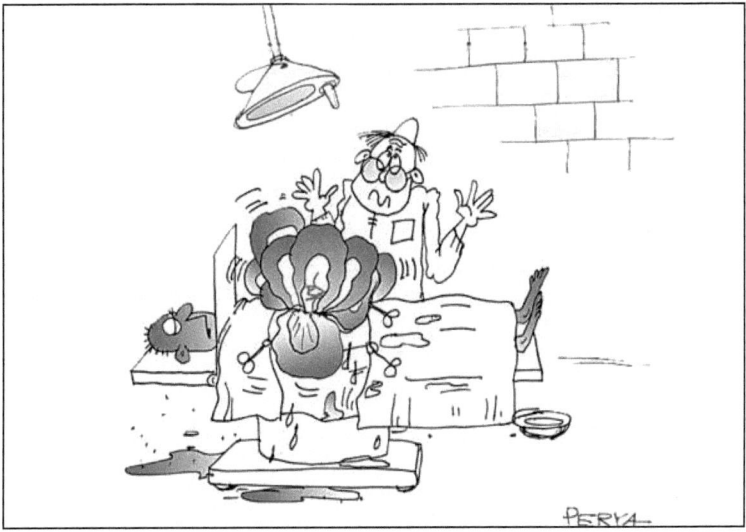

Fig. 23.1. "Quanto devo resecare?"

Tecniche vascolari aggiuntive

La situazione ideale per migliorare chirurgicamente la perfusione di un intestino tenue ischemico è eseguire l'intervento dopo una arteriografia d'urgenza (e dopo il fallimento del trattamento endovascolare) in un intestino vitale o dubbio. È ovvio che quando l'intestino è necrotico, certamente non potrà essere rivascolarizzato! L'arteriografia a questo punto è, a tutti gli effetti, una mappa stradale: quando la AMS è occlusa – trombizzata all'origine – è indicato un bypass in vena o in protesi – che sia esso anterogrado o retrogrado – per riperfondere la AMS (questo quadro è, comunque sia, piuttosto raro); è più facile invece che abbiate a che fare con un quadro di embolia della AMS. Cercate la AMS palpando subito alla base del mesocolon: se non pulsa, la troverete dopo aver inciso il peritoneo, a destra della vena mesenterica superiore (quel vaso grosso/blu!). Dopo averne ottenuto il controllo, aprite l'arteria trasversalmente e introducete, a monte e a valle, un piccolo catetere di Fogarty. Potete terminare la procedura iniettando distalmente dell'urochinasi per lisare i coaguli nei rami distali che non possono essere raggiunti dal Fogarty.

Anastomizzare o non anastomizzare?

Dovete essere molto **selettivi** se volete tentare una anastomosi dopo resezione dell'intestino devitalizzato. Il paziente deve essere emodinamicamente stabile e lo stato nutrizionale essere almeno discreto. Per poter essere anastomizzato, l'intestino residuo deve essere, senza ombra di dubbio, vitale e non deve esserci una infezione in atto nella cavità peritoneale. Ancora più importante è la risoluzione della causa dell'ischemia. Un altro fattore che può significativamente influenzare la vostra decisione è la lunghezza dell'intestino residuo: quando si reseca più della metà di intestino tenue, la resezione è considerata "massiva" e, ripristinare la continuità intestinale in questi casi, determinerebbe una diarrea intrattabile e sicuramente mal tollerata. Infine, la ragione principale per cui non si deve confezionare una anastomosi intestinale è la possibilità che si verifichi un ulteriore evento ischemico intestinale.

Nel caso in cui quindi manchino i fattori favorevoli descritti precedentemente o in cui la resezione sia "massiva", raccomandiamo di esteriorizzare le due estremità di intestino resecato come per una ileostomia terminale ed una fistola mucosa, possibilmente attraverso un'unica apertura della parete addominale (questo consentirebbe di eseguire una re-anastomosi successiva senza dover ricorrere ad una laparotomia maggiore). L'aspetto della stomia, nel periodo post-operatorio, rifletterà accuratamente lo stato dell'intestino residuo.

Procedure second-look?

Un "*second-look*" pianificato di routine consente di rivalutare direttamente e il più precocemente possibile la vitalità dell'intestino, prima che siano rilasciati ulteriori mediatori della SIRS, con l'obiettivo di conservare una lunghezza maggiore di intestino vitale. Questo concetto è, almeno in teoria, interessante e spinge molti chirurghi a riesplorare routinariamente i pazienti dopo 24-48 ore. Riscontrare, in corso di re-intervento, un intestino completamente sano è, ovviamente, rassicurante ma, attenzione, l'anastomosi può andare incontro a *filtrazione* anche dopo 5 giorni da che è risultata integra! Se pianificate un "*second-look*", non c'è poi bisogno di chiudere l'addome al termine del primo intervento: trattatelo come una laparostomia (⊙Cap. 38); seguendo questa condotta comportamentale, si ridurrà una possibile ipertensione intra-addominale aumentando quindi ulteriormente il flusso ematico della mesenterica.

Una alternativa comportamentale è il chiudere l'addome lasciando alcuni *port* laparoscopici vicini all'intestino attraverso cui inserire, successivamente, un laparoscopio per valutare lo stato dell'intestino.

In breve – un *second-look* risulta indicato nella maggior parte dei pazienti in cui, al termine dell'intervento, non sia stata confezionata una stomia. I pazienti che presentano una stomia vitale e che, clinicamente, sono peraltro in buone condizioni, possono essere semplicemente tenuti sotto controllo clinico.

Trombosi della vena mesenterica

È una condizione rara in cui si ha una ostruzione del deflusso venoso dall'intestino. La presentazione clinica è del tutto aspecifica con dolore addominale e sintomi gastro-intestinali variabili, che possono durare per qualche giorno, fino a che l'intestino non risulta compromesso e non insorgono segni peritoneali. La trombosi venosa mesenterica può essere idiopatica (ad es. il medico è un idiota – ignaro della patologia di base), ma spesso sono presenti una ipercoagulabilità di base (come nella policitemia rubra vera) o un flusso portale rallentato per una cirrosi epatica.

È tipico che molti di questi pazienti siano ricoverati in "medicina" e che il chirurgo venga consultato molto dopo – ritrovandosi ad operare un intestino non vitale. Tuttavia, facendo un salto veloce in sala TC per un esame con mezzo di contrasto, è possibile giungere ad una diagnosi precoce, evitando così l'intervento e migliorando la sopravvivenza.

I reperti tipici alla TC formano la seguente **triade:**
- ipodensità nel tronco della vena mesenterica superiore;
- liquido intraperitoneale associato;
- ispessimento del segmento di intestino tenue.

Con questi reperti e in assenza di segni peritoneali, una terapia sistemica anticoagulante con eparina può determinare la risoluzione spontanea del processo.

Non è chiaro il ruolo della trombolisi sistemica. Il mancato miglioramento o l'insorgenza di segni peritoneali richiedono l'intervento chirurgico.

Durante l'intervento troverete del liquido peritoneale siero-ematico libero e l'intestino tenue sarà spesso, edematoso, blu scuro, ma non francamente "morto", con il segmento intestinale coinvolto, scarsamente demarcato. Saranno presenti le pulsazioni arteriose e visibili le vene trombosate. Dovrete resecare l'intestino interessato. Per quanto riguarda l'anastomosi e la necessità di un *"second look"*, usate gli stessi parametri di giudizio consigliati per l'ischemia arteriosa.

È obbligatorio eseguire una terapia anticoagulante post-operatoria per prevenire la progressione del processo trombotico. Alcuni consigliano di eseguire anche una trombectomia venosa o una trombolisi intra-operatoria; i reali vantaggi di questi approcci controversi sono ancora sconosciuti.

Conclusioni

Quasi ovunque la percentuale di mortalità per ischemia intestinale acuta è ancora proibitiva. Perché? Perché i chirurghi non adottano le seguenti regole:
— Sospettare l'ischemia prima che si sviluppi un infarto intestinale
— Procedere con l'angiografia diagnostica/terapeutica
— Migliorare la perfusione intestinale durante la laparotomia
— Esteriorizzare l'intestino od eseguire un *second-look*.

Se volete che vi siano dei sopravvissuti a questa terribile patologia, siate aggressivi.

D'altra parte, l'esordio clinico è così aspecifico ed i reperti TC così vaghi che, adottando un approccio aggressivo, molti pazienti con problemi addominali minori auto-limitanti rischierebbero di essere sottoposti ad esami e ad interventi inutili e, comunque sia, alcuni casi continuerebbero a non essere identificati. Inoltre è raro che questi pazienti siano affetti da una patologia semplice. Spesso hanno una malattia multisistemica e, anche eseguendo un trattamento ottimale, le percentuali di mortalità sarebbero alte. Purtroppo, nella maggior parte dei pazienti, è probabile che questa condizione rimanga un problema agonico.

> È quasi impossibile migliorare l'M&M associato ad ischemia intestinale acuta. "L'uomo è vecchio come le sue arterie." (Thomas Sydenham,1662-1689)

Malattie infiammatorie dell'intestino ed altri tipi di colite*

PER-OLOF NYSTRÖM

Quando un internista vuole che voi operiate d'urgenza un suo paziente con MII potete presumere che l'intervento sarebbe stato opportuno da almeno una settimana...

La **colite ulcerosa** (CU) è una malattia limitata alla mucosa del colon mentre la **malattia di Crohn** (MC) interessa tutti gli strati intestinali e può manifestarsi in qualunque tratto dell'intestino. Per questa differenza, la CU è curabile con una proctocolectomia mentre la MC non può essere trattata chirurgicamente. In una MC la resezione del segmento intestinale interessato serve soltanto a ridurre i sintomi poiché la malattia finisce col recidivare in quasi tutti i pazienti. Negli ultimi anni la necessità di operare d'urgenza una malattia infiammatoria intestinale (MII), si è drasticamente ridotta grazie ad una diagnosi più precoce e ad una migliore supervisione dei pazienti da parte dei gastro-enterologi. In paesi dove il trattamento specialistico della MII è ancora arretrato, è più frequente che si ricorra alla chirurgia d'urgenza.

Circa 1/3 dei pazienti con CU alla fine necessita di un intervento chirurgico mentre quasi tutti quelli con MC vengono prima o poi sottoposti ad uno o più interventi. La maggior parte dei chirurghi generali ne tratta soltanto alcuni casi all'anno ed i pazienti possono giungere tardivamente all'osservazione, a meno che non vi sia collaborazione tra gastro-enterologi e chirurghi che, peraltro, dovrebbero condividere la stessa filosofia su ciò che il trattamento medico e quello chirurgico possono e devono offrire al paziente stesso. I gastro-enterologi dovrebbero sapere ed apprezzare il fatto che una chirurgia qualificata, "dedicata", presenta alte percentuali di successo là dove il trattamento medico fallisce. Ma anche i chirurghi dovrebbero rendersi conto che un intervento può danneggiare il paziente, trasformandolo in un invalido intestinale.

Attacco acuto di CU

Un tempo la mortalità per un attacco acuto di CU era elevata, sia con il trattamento medico che con quello chirurgico. Sono stati i gastro-enterologi ed i chirurghi britannici che hanno contribuito a ridurre quasi totalmente la mortalità, stabilendo dei criteri per misurare la gravità dell'attacco ed il *timing* dell'intervento chirurgico. La cosa più semplice e saggia è riconoscere precocemente il fallimento del trattamento

---

* Al termine del capitolo troverete un commento dei curatori sulla enterocolite neutropenica e sulla colite ischemica.

medico dato che questo è indicazione all'intervento chirurgico. Grazie ad una ulteriore evoluzione è stata quasi abolita la necessità di eseguire una colectomia in urgenza per CU; infatti adesso possiamo pianificare, in semi-elezione, una colectomia in quasi tutti i pazienti. Il bravo gastro-enterologo è in grado di decidere con rapidità quando il trattamento medico non ottiene risultati e a quel punto la colectomia può essere discussa con il paziente senza fretta. Questo è lo standard di trattamento che il chirurgo dovrebbe adottare. Dunque, nella vostra pratica, la necessità di una colectomia d'urgenza per una CU presuppone il fallimento da parte del *team* medico.

Valutazione dei pazienti con CU acuta

Quando vi chiedono di valutare un caso di CU acuta da sottoporre a colectomia, dovete considerare:

— **Quanto è estesa la colite e quanto è grave l'interessamento della mucosa?** L'attacco acuto generalmente evolve nel corso delle settimane. Il paziente è stato trattato ambulatoriamente con steroidi per os, poi ricoverato in ospedale per un peggioramento e trattato con steroidi per via parenterale. Alcuni gastro-enterologi preferiscono non eseguire una pancolonscopia in caso di attacco acuto, per il rischio di una perforazione; a maggior ragione poi è da notare che è sufficiente una sigmoidoscopia per mettere in evidenza delle ulcerazioni. Con la Rx diretta addome è spesso possibile valutare l'estensione della colite, dimostrando l'assenza di contenuto intestinale nel colon interessato. L'aria introdotta attraverso un sonda rettale funziona da mezzo di contrasto, confermando efficacemente l'estensione della colite e, spesso, rivelando la presenza di ulcerazioni (Fig. 24.1). Il cosiddet-

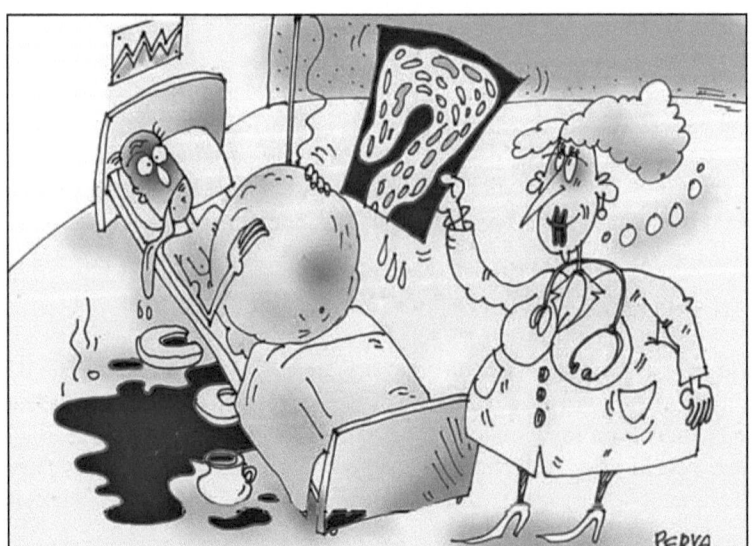

Fig. 24.1. "Pancolite, eh? Non dovremmo aumentare gli steroidi ed aggiungere dell'Imuran?"

Tabella 24.1. Il *grading* della colite ulcerosa

	Colite leggera/moderata	Colite severa
Temperatura	<38°	>38°
Pulsazioni	<90/min	>90/min
Diarrea	5 al giorno o inferiore	6 al giorno o superiore
Sangue nelle feci	Assente o poco	Grosse quantità
Anemia	Assente o leggera	Grave (75% o inferiore)
Albuminemia	>3 g/l	<3 g/l
Dolore addominale	Assente o leggero	Severo

to megacolon tossico, una abnorme dilatazione del colon con rischio di perforazione imminente associata a tossicità sistemica, è roba passata. Non dovrebbe mai verificarsi nei pazienti sottoposti a cure adeguate, in cui l'intervento chirurgico sia stato pianificato molto prima che si verifichi una tale alterazione del colon.

— **La patologia colica quanto ha influenzato la fisiologia del paziente?** Una colite limitata al colon sinistro, generalmente, determina segni minori di flogosi sistemica e di deperimento. La maggior parte di questi pazienti non è candidata alla chirurgia a meno che non sia chiaro che la colite non possa essere controllata a seguito del fallimento di un trattamento medico intensivo. Tuttavia abbiamo visto attacchi acuti limitati al colon sinistro causare la perforazione del sigma. In generale, l'estensione e la gravità della colite sono correlate ad alterazioni della fisiologia del paziente: sono presenti febbre, leucocitosi, livelli elevati di proteina C-reattiva; l'emoglobina e l'albumina possono diminuire notevolmente, spesso nel giro di pochi giorni. Durante il trattamento con alte dosi di steroidi parenterali, il paziente è peggiorato e, a questo punto, il suo assetto fisiologico si sta deteriorando. È tempo di decidere di eseguire l'intervento. La ⊙Tabella 24 vi permetterà di distinguere meglio tra colite lieve/moderata e colite grave (che dovrebbe essere seriamente presa in considerazione). In questo caso, anche l'APACHE II è utile per valutare la gravità della malattia (⊙Cap. 6).

— **Ci sono complicanze legate alla colite?** Non diamo troppa importanza al numero delle scariche alvine, dato che il conteggio dipende moltissimo dal tenesmo e dall'urgenza. Ci sono pazienti che hanno 20 o più scariche al giorno dovute all'urgenza, ma il numero più frequente è circa 10. È frequente trovare sangue nelle feci: cercate di ottenere informazioni oggettive su quanto ce n'è e quanto spesso questo si verifica, facendo un confronto con la concentrazione di emoglobina. Il paziente è in grado di compensare la perdita di sangue? Se non lo è, l'indicazione all'intervento chirurgico è maggiore. Un sanguinamento che richiede diverse trasfusioni è una indicazione alla colectomia d'urgenza; per fortuna, oggi si verifica raramente. Considerando che ci possono essere estese ulcerazioni della mucosa, è da rilevare come sia relativamente rara una sepsi sistemica con esami colturali ematici positivi. Può a volte essere presente una polmonite associata. Non vi deve essere fretta in presenza di infezioni secondarie: è meglio trattare l'infezione con antibiotici ed eseguire la colectomia qualche giorno dopo. Abbiamo assistito a diversi casi con fenomeni trombo-embolici venosi; probabilmente tali complicanze sono una prima avvisaglia di distruzione delle difese dell'ospite e della omeostasi, per cui è necessaria una colectomia. La trombosi e soprattutto la trombo-embolia, sono gravi complicanze, dato che il loro trattamento con eparina può aumentare il sanguinamento intestinale, ma la stessa colectomia è un ben noto fattore di rischio per un ulteriore episodio trombo-embolico.

— **Qual è lo stato generale del paziente?** È necessario valutare come la colite ed il suo trattamento abbiano influenzato il paziente in un lungo arco di tempo. A parte qualche edema e un po' d'acne, è raro trovare stigmate evidenti di un trattamento cortisonico. Se sono presenti una faccia a luna piena, atrofia muscolare, adiposità a livello dei fianchi e strie cutanee, il paziente è stato sottoposto troppo a lungo al trattamento o è troppo sensibile al cortisone. Secondo il nostro punto di vista questo paziente dovrebbe essere sottoposto ad una colectomia per eliminare la terapia con steroidi. Com'è il paziente? È fuori dal letto, legge o guarda la TV? Alla prima visita il paziente può rifiutare l'intervento come alternativa, ma appena si manifesta un qualche malessere associato alla patologia in atto, di solito il paziente è propenso ad acconsentire all'intervento. Devono essere prese in considerazione sia le conseguenze a breve che a lungo termine della colite: **peggiore è stato il decorso precedente, maggiore è l'indicazione ad una colectomia durante l'attacco attuale.**

— **Qual è lo stato nutrizionale del paziente?** Eliminare cibo e liquidi non migliora l'attacco acuto ma, l'assunzione di cibo, aumenta la diarrea e la maggior parte dei pazienti non è in grado di alimentarsi correttamente durante gli stadi più avanzati dell'attacco acuto. Generalmente, nei pazienti con IBD è preferibile la nutrizione enterale a quella parenterale, anche se la nutrizione parenterale totale forse potrebbe essere maggiormente indicata nei casi in cui ci si trovi di fronte ad un paziente con episodio acuto che deve essere sottoposto, a breve, ad intervento chirurgico.

L'intervento per la colite acuta

Se il paziente è in buone condizioni, pianificate l'intervento per il giorno successivo ma non ritardatelo oltre. Non è necessaria una preparazione intestinale preoperatoria, mentre è necessario sottoporre il paziente a profilassi antitrombotica con eparina a basso peso molecolare, come per gli interventi in elezione. Per l'antibiotico-profilassi è sufficiente una dose singola di antibiotici. Non dimenticatevi di "coprire" la fase peri-operatoria con idrocortisone.

L'intervento per colite acuta è la **colectomia totale**. In pazienti giovani e magri la colectomia è semplice da eseguire e richiede circa 2 ore; in pazienti maschi di mezza età può risultare sostanzialmente più difficile. Spesso ci sono soltanto segni minori di flogosi all'esterno del colon; in superficie la parete può essere ispessita e possono essere presenti capillari infiammatori tortuosi. I vasi sanguigni segmentari possono presentarsi ingrossati per l'abbondante flusso ematico. Potete iniziare la dissezione a destra o a sinistra a seconda di dove è più conveniente. Incidete le riflessioni peritoneali lateralmente ed identificate il piano di clivaggio tra il mesocolon e la fascia retroperitoneale. Sezionate il legamento gastro-colico per rimuovere l'omento con il colon, preservando l'arteria gastro-epiploica per lo stomaco. Dopo che il colon è stato liberato lateralmente è il momento di sezionare le arterie segmentarie. Sezionate l'ileo a circa 5 cm dalla giunzione ileo-colica e la giunzione retto-sigmoidea, appena al di sopra del promontorio, con una suturatrice meccanica. Non è necessario affondare ulteriormente con un sopraggitto in seta la rima di sutura meccanica! Niente drenaggi. L'ileo terminale affondato, viene portato fuori, a destra, attraverso una stomia passante per il muscolo retto dell'addome. La sede deve essere marcata prima dell'intervento. Evitate di suturare la stomia o il mesentere ileale alla parete addominale dato che creereste soltanto ulteriori aderenze. Chiudete l'addome e confezionate la stomia. Sezionate l'intestino 5 cm al di sopra della cute, estroflettetelo e suturatelo alla cute ottenendo una protrusione di 2,5 cm.

La **procto-colectomia** e la proctostomia con un lungo moncone rettale esteriorizzato attraverso la ferita o una incisione separata, eseguite per un attacco acuto di colite ulcerosa, appartengono alla storia. Il retto infiammato residuo rimasto in sede è troppo piccolo perché il paziente continui ad avere dei disturbi. Dopo l'intervento il retto affondato, diventa silente, ma è una buona idea completare l'intervento girando il paziente di lato e svuotando manualmente il retto per via transanale da eventuali raccolte ematiche: il sangue rimasto potrebbe suppurare e causare problemi nel decorso post-operatorio. Il vostro paziente può essere giovane e stare relativamente bene e potete considerare l'intervento un gioco da ragazzi. Ma resistete alla tentazione di aggiungere una anastomosi ileo-rettale o una ileo-proctostomia ricostruttiva con *pouch*, limitandovi alla colectomia totale. Questi pazienti sono catabolici e trattati con steroidi – la punizione per aver determinato delle complicanze anastomotiche è estremamente severa!

La colectomia per colite acuta è un intervento delicato nei pazienti compromessi che, per la sindrome da risposta infiammatoria sistemica, possono manifestare con più probabilità complicanze post-operatorie. Controllate con attenzione questi pazienti. La colectomia sarà seguita da un secondo **intervento ricostruttivo** nell'arco di pochi mesi. Il chirurgo che esegue la colectomia può rendere più facile il secondo intervento. La cosa più importante è evitare la formazione di aderenze seguendo i piani di accollamento embrionari che possono essere diffuse quando tutti e 4 i quadranti addominali sono stati manipolati. È importante eseguire una chirurgia accurata sui piani embrionari con minime perdite ematiche. Evitate di suturare il peritoneo o la stomia. Un foglio di Seprafilm nella pelvi a ricoprire il moncone rettale chiuso può fare meraviglie per prevenire le aderenze pelviche, ed è soprattutto importante in pazienti di sesso femminile che desiderano avere dei figli.

Chirurgia d'urgenza per la malattia di Crohn

La necessità di dover eseguire un intervento d'urgenza per una MC è davvero rara. Alcuni pazienti presentano una colite acuta, non clinicamente distinguibile da una CU acuta. Questi vengono trattati per la colite acuta, ma, la maggior parte delle volte, il decorso e le caratteristiche anatomiche della colite suggeriscono che si tratta di una MC piuttosto che di una CU. Quando è interessato il tenue la diagnosi di MC è evidente.

Un intervento chirurgico per MC richiede molta più attenzione poiché il paziente non guarisce e la scelta ed il *timing* dell'intervento possono fare la differenza per il futuro. Sta aumentando la consapevolezza che interventi chirurgici reiterati contribuiscono, e forse sono il fattore principale, a creare il fenomeno dei "menomati da MC" e anche al decesso prematuro dei pazienti con questa malattia. Tuttavia sembra che i pazienti con MC recidivante o cronica sintomatica, come quelli con artrite cronica, si deteriorino lentamente negli anni, un deperimento a cui contribuiscono gli steroidi e le ripetute "amputazioni" intestinali. Per quelli come noi che ritengono che un intervento segni il paziente per sempre, biologicamente e socialmente, è preoccupante che alcuni pazienti con MC siano sottoposti a numerosi interventi nel corso della loro vita. Tuttavia va puntualizzato che per la maggior parte dei pazienti un intervento tempestivo fa parte del trattamento ottimale. Ci sono altri casi, esclusa la colite acuta, in cui viene presa in considerazione l'eventualità di eseguire un intervento d'urgenza nei pazienti con MC: nella sospetta appendicite, nell'occlusione dell'intestino tenue e negli ascessi intra-addominali.

Appendicite acuta

Se operate per una sospetta appendicite acuta (Cap. 28) e repertate delle alterazioni compatibili con una MC dell'ileo terminale e del cieco (ad es. infiammazione della sierosa, ispessimento del mesentere), che cosa dovete fare? Se il cieco è coinvolto, ma l'appendice appare sana, probabilmente l'opzione migliore è di lasciar stare dato che una appendicectomia può avere come risultato una fistola entero-cutanea. Il paziente viene trattato con steroidi. In questo caso, una resezione ileo-cecale può fornirvi la diagnosi istologica, ma tale intervento è inutile o, in ogni caso, potrebbe essere posposto per diversi anni. Quasi tutti i pazienti sottoposti a resezione ileo-colica svilupperanno una flogosi di Crohn recidivante dell'anastomosi, generalmente entro un anno, un altro motivo per cui non bisogna prendere alla leggera la resezione. Non dimentichiamoci che nei pazienti con MC può insorgere una appendicite acuta che deve essere trattata con una appendicectomia.

Occlusione dell'intestino tenue (Small Bowel Obstruction, SBO)

L'SBO si verifica frequentemente nei pazienti con MC. Di solito è causato da un segmento di ileo terminale patologico, stenosante, ma può essere dovuto anche ad una stenosi più prossimale da *skip-lesion*. In caso di diagnosi nota di MC, l'episodio occlusivo deve essere trattato conservativamente; la SBO in caso di MC è generalmente una "occlusione semplice" del segmento ristretto e si risolve spontaneamente, almeno fino al successivo aggravamento. In assenza di una precedente diagnosi di MC, una anamnesi attenta può rivelare pregressi sintomi addominali tipici tra cui episodi di occlusione transitoria e segni sistemici di flogosi compatibili con una diagnosi di MC. *Una TC (che mostra una tipica parete intestinale segmentaria e un tipico ispessimento del mesentere), più che non un transito completo del tenue*, *è in grado di fornire la diagnosi*. Il trattamento conservativo della SBO è discusso nel ◎ Cap. 21; è necessaria la somministrazione di steroidi.

Se in corso di un intervento chirurgico per occlusione intestinale coinvolgente il tenue vi trovate con un ileo terminale sede di intensa flogosi, con pareti ispessite, reperti compatibili con la MC, cosa fate? È meglio e più semplice operare una MC in elezione, quando l'intestino è vuoto ed il suo interno può essere ispezionato intra-operatoriamente con l'endoscopio, alla ricerca di stenosi attraverso una enterotomia. Ma, l'intestino è occluso e disteso, perciò "percorrete" l'intestino per identificare le *skip-lesions* più prossimali e assicuratevi che consentano il transito intestinale, ovvero che non siano ostruttive. Registrate tutte le skip-lesions ma lasciatele stare. Il vostro compito è quello di trattare una SBO acuta. È molto raro che l'occlusione nella MC sia completa o possa determinare uno strozzamento di ansa (◎ Cap. 21) perciò l'opzione migliore è richiudere l'addome e prescrivere al paziente steroidi, risparmiando così l'intestino. Raramente sarete chiamati ad operare un paziente con occlusione che non ha risposto positivamente al trattamento conservativo. In questo caso le opzioni chirurgiche sono: la resezione ileo-cecale, la stricturoplastica o una "loop ileostomy" prossimale temporanea. Quando viene adottata quest'ultima opzione l'infiammazione è trattata con terapia medica fino a che la fase acuta non si risolve ed è possibile eseguire un intervento in elezione per trattare in modo permanente l'intestino coinvolto.

Ascesso intra-addominale

Questa è una patologia più grave. È raro che sia necessario eseguire un intervento d'urgenza ed è meglio convertire una situazione acuta in semi-elettiva. La maggior parte degli ascessi addominali nei pazienti con MC può essere drenata per via percutanea (◎ Cap. 44). In seguito il paziente viene trattato con antibiotici, steroidi e con il supporto nutrizionale per consentire la risoluzione della fase acuta prima di eseguire la resezione in elezione dell'intestino coinvolto – fonte dell'infezione. Gli ascessi complessi, che non possono essere risolti con il drenaggio percutaneo, richiedono l'intervento chirurgico; il segmento intestinale interessato deve essere resecato. Se ripristinare la continuità intestinale con una anastomosi o se esteriorizzare le estremità intestinali per confezionare una stomia a canna di fucile dipende dalle condizioni del paziente, dell'addome e dell'intestino (◎ Cap. 13). Un reintervento nei pazienti con MC, sottoposti ad uno o più interventi pregressi, può risultare difficile; c'è anche un rischio maggiore di fallimento dell'anastomosi e di formazione di una fistola enterica post-operatoria. Gli ascessi complessi indicano che il paziente è a rischio maggiore.

Colite da *Clostridium difficile*

Questa non è considerata una MII ma si tratta di una colite acuta. Con l'eccessivo e cattivo utilizzo dei farmaci antimicrobici da parte dei medici e dei chirurghi, la colite da *Clostridium difficile* (CDC) è un problema diffuso nei pazienti ricoverati. Di solito la CDC si manifesta con diarrea e dolore addominale, la anamnesi evidenzia una assunzione di antibiotici, con fattori di rischio indipendenti quali età superiore ai 65 anni, utilizzo di cefalosporina, di antibiotici multipli, ricovero prolungato ed utilizzo di antibiotici per più di una settimana. Infatti più antibiotici vengono somministrati e maggiore è la probabilità che nel paziente insorga una CDC, anche se questa può presentarsi anche dopo la somministrazione di una sola dose. Il dramma è che, generalmente, i pazienti muoiono per CDC dopo aver assunto antibiotici senza una vera e propria indicazione clinica. Il quadro clinico della CDC è ampio; si va da una diarrea lieve alla perforazione del colon. Il *gold standard* per la diagnosi è l'esame citotossico delle feci per la tossina B; tuttavia i risultati dell'esame possono richiedere da 1 a 3 giorni. Dunque, molti istituti eseguono il test di agglutinazione del lattice che ha un tempo di risposta inferiore, ma è meno sensibile. Un esame eccellente è anche la sigmoidoscopia con fibre ottiche, che evidenzia le tipiche pseudo-membrane ed ulcerazioni. La terapia medica preferita per la CDC comprende la somministrazione orale di metronidazolo o di vancomicina e, se il paziente non è in grado di assumere farmaci orali, il metronidazolo per endovena. Queste terapie sono molto efficaci nella maggior parte dei pazienti e alla fine soltanto una minoranza necessita di un intervento chirurgico. Nei pazienti con CDC le indicazioni per una laparotomia comprendono il deterioramento sistemico e la peritonite, nonostante sia stata instaurata una terapia medica ottimale.

Un altro sottogruppo di pazienti con CDC, manifesta sin dall'inizio un "addome acuto" e viene di solito esposto a laparotomie esplorative inutili ed associate ad elevata morbilità che evidenziano una CDC in atto e non perforata. Perciò ricordatevi di escludere urgentemente una CDC nei pazienti con "addome acuto" che hanno una storia di assunzione recente o attuale di antibiotici, senza reperti che richiedano una esplorazione immediata (ad es. presenza di aria libera). La diagnosi tempestiva di CDC mediante sigmoidoscopia e/o la TC – che evidenziano un ispessimento diffuso della parete del colon e dilatazione colica – consente di adottare un trattamento medico adeguato e può evitare ai pazienti critici un intervento inutile e rischioso.

In corso di intervento per CDC fulminante, in cui il trattamento conservativo non ha dato esito positivo, l'intestino appare grigio e sottile come carta; possono essere presenti delle mini perforazioni "sigillate". Non ci sono dubbi che, quando il colon non è vitale o è perforato, la procedura di scelta è la colectomia sub-totale. Questa potrebbe essere una opzione ragionevole, ma in realtà non dimostrata, anche nel caso di intervento per una CDC fulminante che non ha mostrato miglioramenti con la terapia medica. Non sappiamo se sia consigliabile o meno eseguire una colectomia sub-totale in corso di una laparotomia esplorativa per un addome acuto in pazienti critici, in cui si abbia la sorpresa di repertare una CDC non diagnosticata. La confezione di una anastomosi intestinale può essere controindicata quando si esegue un intervento per CDC; perciò l'ileo dovrebbe essere esteriorizzato per una ileostomia ed il retto affondato (intervento secondo Hartmann).

Sarebbe più corretto un intervento di Hartmann con affondamento del retto, esteriorizzazione ileale ed ileostomia.

Sintesi

Nella CU acuta:
- Tenete rapporti diretti con un gastro-enterologo
- Valutate l'entità e la severità della colite
- Valutate gli effetti della colite sullo stato generale del paziente
- Operate in semi-elezione ed eseguite una colectomia totale

Nella MC:
- Se possibile evitate l'intervento chirurgico
- Le indicazioni all'intervento in urgenza comprendono la colite di Crohn, la sospetta appendicite, la SBO e l'ascesso
- Durante un intervento per sospetta appendicite evitate di resecare la MC a meno che non sia presente una appendicite
- Nella SBO operate soltanto se l'intestino è completamente ostruito
- Drenate gli ascessi per via percutanea ed operate successivamente in elezione programmata

Nella CDC:
- Eseguite il trattamento medico con metronidazolo o vancomicina
- Se dovete operare, resecate senza confezionare una anastomosi

Commento dei curatori

Riteniamo che in questo capitolo sia doveroso menzionare l'enterocolite neutropenica e la colite ischemica.

Enterocolite neutropenica

Si tratta di una infiammazione transmurale del colon in pazienti mielo- e immunodepressi che generalmente sono affetti da disordini mieloproliferativi e che sono trattati con chemioterapia o sono stati sottoposti a trapianto di organi solidi o di midollo osseo. Il comune denominatore sembra essere una grave neutropenia; il processo prevede un danno della mucosa ed una alterazione della flora batterica che successivamente interessa la parete intestinale. Ad essere principalmente coinvolto è il cieco, ma il processo può estendersi al colon ascendente e persino all'ileo. L'esordio clinico può simulare una appendicite acuta; soltanto la metà dei pazienti presenta diarrea acquosa o sanguinolenta. Possono essere presenti dolorabilità in fossa iliaca destra, cieco palpabile, segni e sintomi peritoneali dell'ileo. La neutropenia è un reperto di laboratorio patognomonico. Generalmente una radiografia diretta dell'addome non è specifica: può rivelare un ileo associato, può mostrare segni di emorragia intramurale del colon destro e aria intramurale (pneumatosi), denotando un coinvolgimento grave della parete del cieco. La TC addominale è l'esame diagnostico di scelta; mostra l'ispessimento del cieco e la presenza di aria libera in caso di perforazione. All'inizio il trattamento dovrebbe essere di supporto e comprendere antibiotici ad ampio spettro efficaci contro i batteri Gram- del colon e gli anaerobi; possono essere presi in considerazione i fattori di stimolazione dei granulociti del colon (GCSF). Il deterioramento clinico, l'evidenza di perforazione libera e, raramente, l'emorragia gastro-intestinale inferiore possono richiedere un intervento chirurgico. Alla laparotomia, la superficie della sierosa apparentemente normale può nascondere disfacimento e necrosi della mucosa. Dunque, è necessario resecare tutto il segmento colico interessato; l'anastomosi, in questi pazienti debilitati, dovrebbe essere evitata. La mortalità è ovviamente elevata. Il punto chiave è riconoscere la condizione ed evitare di eseguire un intervento nella maggior parte dei pazienti.

Colite ischemica

La colite ischemica è una entità scarsamente definita che comprende una ampia varietà di condizioni. Paradossalmente l'occlusione delle arterie che riforniscono il colon non si associa alla colite ischemica, ma possono giocare un ruolo le variazioni vascolari locali della parete colica. Perciò i pazienti con gangrena del sigma dopo un intervento di aneurisma dell'aorta addominale e *legatura* dell'arteria mesenterica inferiore presentano una *ischemia del colon*, ma non una *colite ischemica*, mentre quelli con ipotensione preoperatoria trattati per la rottura di un aneurisma dell'aorta addominale, in cui si sviluppa una gangrena del colon destro dopo l'intervento, presentano una colite ischemica.

La colite ischemica insorge in due diversi *quadri* clinici:
- **Spontanea**: in pazienti con insufficienza cardiaca di base, malattia polmonare cronica, insufficienza renale, diabete e malattie del collagene – probabilmente correlati ai vasi intramurali interessati.
- **Associata a shock**: in pazienti che hanno subito uno shock prolungato indipendentemente dall'eziologia (ad es. la rottura di un aneurisma aortico).

Vi è un interessamento della parete del colon che si potrebbe definire tipica in quanto il grado di coinvolgimento parietale del processo patologico, è variabile. Il coinvolgimento transitorio della mucosa può o meno evolvere in una necrosi a spessore parziale che, a sua volta, può risolversi con o senza stenosi o evolvere in una gangrena a tutto spessore. Benché sia più frequente nell'area di confine tra flessura splenica e colon sinistro, la malattia può interessare qualsiasi tratto del colon e del retto e raramente tutto il colon; di solito è focale ma può anche essere non uniforme o diffusa.

È tipico dei pazienti con colite ischemica spontanea manifestare dolore addominale aspecifico ed ematochezia (emissione di feci sanguinolente). Quelli con colite ischemica associata a shock presentano queste caratteristiche quando sono al culmine della loro patologia di base.

Come per l'ischemia intestinale (◉ Cap. 23), il quadro clinico ed i reperti di laboratorio sono completamente aspecifici così come lo è l'ileo generalmente associato. La Rx diretta addome può evidenziare un ileo e una dilatazione del colon prossimale all'area ischemica o un colon ischemico dilatato. Nei rari casi con interessamento transmurale (quindi in stato avanzato di malattia), possono essere visibili una pneumatosi colica e la presenza di gas libero. I reperti TC comprendono ispessimento della parete del colon, liquido libero endoperitoneale e pneumatosi colica. Una endoscopia del tratto GI inferiore, spesso eseguita al letto del paziente, è l'esame diagnostico migliore poiché visualizza una alternanza di zone emorragiche ed ischemiche che, benché non specifiche e simili a quelle della colite CD (vedi sopra) sono altamente suggestive del quadro clinico specifico.

Trattamento ▶ Le manifestazioni cliniche e l'evidenza radiologica di una perforazione del colon o l'immagine endoscopica di un intestino necrotico (nero, paralizzato) richiedono l'esecuzione di una laparotomia e la resezione del segmento interessato, anche se questo è raramente necessario. Una ischemia non transmurale viene trattata non chirurgicamente con misure di supporto ed antibiotici ad ampio spettro purché il paziente non si stia deteriorando. Un dolore addominale ingravescente o persistente, febbre, ileo, leucocitosi, acidosi ed un progressivo cambiamento del quadro radiologico possono richiedere l'esecuzione di una laparotomia con resezione del colon.

Benché la maggior parte dei pazienti si riprenda dall'insulto acuto, alcuni possono sviluppare una stenosi ischemica cronica, ma ciò esula dall'ambito del nostro studio.

Occlusione del colon

Per-Olof Nyström

L'unica volta in cui un essere umano desidera defecare e scorreggiare è quando non lo può fare.

In questo capitolo prenderemo in esame la causa più frequente di occlusione acuta del colon, il **cancro**, ma accenneremo anche ad una causa meno frequente, la **diverticolite**. Inoltre parleremo di una condizione che simula l'occlusione: la **pseudo-occlusione** o **sindrome di Ogilvie**. Infine, tratteremo il **volvolo del colon** che interessa il sigma ed il cieco.

Occlusione del colon: neoplastica e diverticolare

I quattro *step* che dovete seguire nell'approccio ai pazienti con occlusione meccanica del colon sono:
— Stabilire una diagnosi esatta
  Poi, durante l'intervento…
— Decomprimere il colon
— Resecare la lesione ostruente
— Decidere se confezionare o meno una anastomosi (primaria o immediata) o una colostomia

Diagnosi preoperatoria e trattamento

I segni clinici caratteristici della occlusione intestinale del colon sono: distensione addominale associata ad alvo chiuso a feci e gas. L'occlusione è di solito graduale e si instaura nell'arco di qualche giorno, a volte con un cambiamento delle abitudini intestinali. Un carcinoma ostruente insorge il più delle volte nel sigma o nel colon sinistro. Il sigma può essere anche sede di insorgenza di masse diverticolari ostruenti. Le lesioni del colon destro diventano ostruenti soltanto nella regione ileo-cecale. A causa dell'ampio calibro del retto, è molto raro che una neoplasia rettale si manifesti con una occlusione completa.

La maggior parte dei pazienti è anziana e, dato che l'occlusione può essere presente già da diversi giorni, i pazienti possono essere disidratati per non aver mangiato e bevuto correttamente. Eseguite un esame completo dell'addome: generalmente è disteso. State attenti soprattutto ai segni di peritonite, possono indicare una perforazione del colon in atto o imminente – il più delle volte, prossimale alla lesione ostruente. La sede della perforazione, può essere un pre-esistente diverticolo del sigma o del colon discendente, ma più frequentemente è nel colon destro. Il colon destro ed il cieco hanno diametro maggiore rispetto al resto del colon e, per tale motivo, sono la parte più estensibile in caso di una maggiore tensione della parete intestinale (legge di Laplace): questa è la spiegazione del perché colon destro e cieco si perforano più frequentemente (perforazioni diastasiche)!

Quando la valvola ileo-cecale è competente, il tenue è poco dilatato mentre il colon destro presenta una cospicua distensione ed una elevata pressione: tale pressione può lacerare lo strato muscolare circolare o determinare una necrosi ischemica con successiva perforazione. Una dolorabilità alla palpazione nei quadranti destri dell'addome può essere il segno di tale evoluzione.

Ora, se alla Rx diretta addome si evidenzia una notevole distensione del colon destro (oltre i 10 cm), alla palpazione dei quadranti destri l'addome è poco trattabile, dolente alla palpazione superficiale e profonda, l'intervento non deve essere ritardato oltre le normali esigenze (di un corretto riequilibrio idroelettrolitico, circolatorio e respiratorio del paziente).

La **radiografia diretta dell'addome** (⊙ Capp. 4 e 5) generalmente mostra una distensione del colon, poiché la lesione ostruente si trova quasi sempre nel colon sinistro. Quando l'ostruzione è nel colon destro, nel cieco, a volte può essere difficile differenziare una occlusione del tenue da una occlusione del colon. Nel caso di una occlusione del colon sinistro di lunga data, quando la valvola ileo-cecale è incompetente, anche l'intestino tenue è dilatato. Anse del tenue notevolmente dilatate ripiene di liquidi possono nascondere il colon disteso, una immagine che può essere erroneamente interpretata come una ostruzione parziale del tenue. Malgrado ciò che appare alla Rx torace o diretta addome, dovete assolutamente fare diagnosi, ricorrendo anche ad ulteriori indagini, ma è importante che si escluda, come diagnosi differenziale, una pseudo-occlusione (vedi in seguito). Ciò che dovete fare è documentare la sede dell'ostruzione con la **colonscopia** o con un **clisma con mezzo di contrasto**. Per le ragioni riportate nel ⊙Cap. 4, in questi casi abbiamo dei pregiudizi sull'utilizzo del bario, preferendo invece il mezzo di contrasto idrosolubile come il Gastrografin. Di solito viene visualizzata la sede dell'ostruzione, ma non la causa. A questo punto "**l'ostruzione è ostruzione**" ed **il trattamento è lo stesso**, vuoi che a causarla sia un carcinoma (frequente), che una massa diverticolare (più raro). Una **TC** preoperatoria non è indispensabile ma, generalmente, ci fa fare diagnosi. Quando i risultati clinici e di laboratorio sono suggestivi per una carcinosi o per la presenza di estese metastasi epatiche, la documentazione TC di una patologia neoplastica avanzata consente di pianificare meglio il trattamento con il paziente e con i familiari. Non è certo vostra intenzione operare un paziente itterico e con un fegato quasi completamente metastatico, dato che questi sarebbe sicuramente destinato a morire per insufficienza epatica dopo l'intervento.

Pianificazione e timing dell'intervento

Generalmente, in assenza di segni di compromissione manifesta o imminente della parete intestinale, non vi è ragione di affrettarsi ad eseguire l'intervento. La "chirurgia di elezione" con tutte le sue implicazioni per quanto riguarda l'equipe chirurgica ed il personale paramedico è l'opzione migliore per il paziente e voi stessi. C'è tutto il tempo necessario per preparare il paziente ad un intervento definitivo che risolva l'ostruzione. D'altro canto, se il paziente è affetto da peritonite, da sindrome da risposta infiammatoria sistemica (SIRS) o se è presente aria libera in addome, evidenziata radiologicamente, è necessario operare d'urgenza. Si deve instaurare un trattamento antibiotico e decidere il momento dell'intervento in base alle sempre indispensabili manovre di stabilizzazione del paziente (circolatorio, respiratorio, idroelettrolitico – ◉ Cap. 6).

È evidente che nei pazienti con ostruzione del colon la preparazione intestinale è controindicata. Lassativi somministrati dall'alto si accumulerebbero cranialmente all'ostruzione, determinando una ulteriore dilatazione del colon ostruito e rendendo le cose più difficili durante l'intervento. Ad alcuni chirurghi piace eseguire dei clisteri per ripulire il retto ed il colon, distalmente all'ostruzione ma, il più delle volte, questi tratti di intestino sono vuoti. Non dimenticatevi di eseguire la solita antibiotico-profilassi sistemica prima dell'intervento (◉ Cap. 7).

In generale, l'intervento per occlusione acuta del colon è considerato un "intervento maggiore", di cui le vittime sacrificali sono spesso pazienti anziani e debilitati. La conseguenza di tutto ciò è che la mortalità e la morbilità sono significative (siamo spiacenti – i curatori non hanno permesso l'uso di percentuali). Per evitare complicanze e mortalità, dovrete far ricorso al vostro giudizio migliore e alle seguenti linee di condotta.

L'intervento

È quasi sempre preferibile eseguire una lunga incisione mediana. La presenza di ascite, di carcinosi peritoneale, di una "torta omentale" (*voluminosa massa di omento aderente – di solito sede di inseminazione peritoneale neoplastica, NdT*) e di metastasi epatiche, indica che la battaglia è persa in partenza e che l'intervento è puramente palliativo. Se la neoplasia, e quindi la ostruzione, è nel colon destro, di solito non vi è una grande distensione intestinale. A questo punto, l'intervento di scelta è una emicolectomia destra con anastomosi ileo-colica.

La sede di ostruzione più frequente è, comunque sia, il colon sinistro o il sigma: in questo caso il colon prossimale è disteso e, sicuramente, l'intervento sarà più laborioso. Per prima cosa ispezionate il colon destro alla ricerca di fissurazioni lineari o di necrosi dovute alla distensione (perforazioni diastasiche, NdT). Se sono presenti, possono essere di diverso grado, da lievi ad estese con micro-perforazioni. Sottolineo l'importanza di andare a ricercare eventuali fissurazioni: se queste sono estese o necrotiche può essere indicata una colectomia sub-totale. Altrimenti procedete in questa maniera:

– **Decompressione.** A causa della distensione intestinale può essere difficile esporre la lesione a sinistra e manipolare l'intestino. A volte è meglio eseguire una enterotomia nell'ileo terminale ed inserire un aspiratore (gli autori utilizzano un aspiratore particolare che consente di aspirare liquido senza che l'aspiratore stesso venga ad essere ostruito: è costituito da una cannula di metallo interna, rivestita da un'altra cannula leggermente più grande, anch'essa in metallo, con piccoli fori lungo la sua superficie. Il reale vantaggio è che mucosa, feci solide e schifezze varie... raramente riescono a bloccare la suzione, NdT) per decomprimere il tenue quindi, aspirare anche attraverso la valvola ileo-cecale per decomprimere il colon destro. Suturate l'enterotomia trasversalmente. Adesso è possibile esporre la lesione ostruente: spesso, nei casi diagnosticati e trattati precocemente, la distensione colica è dovuta al gas e non al materiale fecale per cui può essere risolta inserendo semplicemente un grosso ago o un angiocatetere collegato al tubo di aspirazione e tunnellizzato attraverso una tenia coli.

— **Resezione.** Che si tratti di cancro o di diverticolite-sigmoidite (◉Cap. 26) i principi del trattamento sono gli stessi. Mobilizzate la lesione come per un intervento in elezione e resecatela. Se siete abituati ad utilizzare suturatici lineari (TLC o GIA), questa è una delle opportunità migliori per farlo: sezionate l'intestino ai lati della lesione, il mesentere ed i vasi segmentali possono essere trattati in diversi modi, con semplici legature, con suturatrice meccanica – cartucce vascolari – (oppure utilizzando nuovi marchingegni quale l'Ultracision/Harmonic Scalpel della Ethicon che sigillano e contemporaneamente tagliano i vasi che incontrano, NdT). In questo modo avrete resecato la causa dell'occlusione con un controllo completo dei monconi intestinali e nessuna perdita. Ora è il momento di decidere se anastomizzare i due monconi o se portare all'esterno quello prossimale per confezionare una colostomia.

Ora, ciò che è giusto è giusto quindi è bene dirlo apertamente: occorre notare che è molto più difficile intervenire d'urgenza su una lesione stenosante che determina uno stato occlusivo del colon piuttosto che non su un caso analogo in elezione! Per ottenere una buona esposizione avrete bisogno di una terza persona – un assistente – che vi dia una mano e, durante l'intervento sicuramente vi saranno delle decisioni difficili da prendere quindi, sarebbe consigliabile avere di fronte a voi come aiuto un collega che vi possa realmente aiutare a decidere! Se è un intervento per neoplasia, dovete eseguire una resezione per cancro che sia oncologicamente corretta e non soltanto un intervento che risolva l'ostruzione. È consentita una "semplice" resezione intestinale solo se il cancro è disseminato poiché il tipo di resezione non ha alcuna influenza sulla prognosi. In questo caso l'opzione migliore è di solito una colostomia dato che è più sicura per il paziente e comporta un rischio minore che possa verificarsi, a causa di una recidiva neoplastica locale, una nuova occlusione intestinale.

Anastomizzare o no?

Il processo decisionale non è molto diverso da quello che si pone dopo una sigmoidectomia per diverticolite (◉Cap. 26). La differenza è che qui non vi è una peritonite ed una suppurazione associata. In sostanza, dopo aver resecato la lesione, vi rimangono le seguenti opzioni:
— colostomia terminale sinistra (iliaca) – intervento di Hartmann;
— anastomosi immediata colo-colica o colo-rettale;
— colectomia subtotale con anastomosi ileo-sigmoidea.

Se il cancro è localizzato nel colon *trasverso* o *discendente* molte volte è meglio eseguire una colectomia subtotale e una anastomosi ileo-sigmoidea. Ciò **vuol dire** anastomizzare l'intestino tenue vuoto o lievemente disteso e ben perfuso, al colon sano che si trova al di sotto dell'ostruzione. La maggior parte dei pazienti riesce a gestire l'anastomosi ileo-sigmoidea senza diarrea ed incontinenza invalidanti, mentre per eseguire una anastomosi ileo-rettale è necessario essee sicuri che il paziente sia stato normalmente continente prima della malattia. Nelle neoplasie del **sigma** o della **giunzione retto-sigmoidea**, è corretto eseguire una **colectomia sigmoidea** mentre una colectomia subtotale è da prendere in considerazione solo se il colon ascendente è ischemico o perforato – come abbiamo già visto.

Alcune controversie

La controversia maggiore verte sull'eseguire o meno una anastomosi d'emblée, immediata, primaria e sui metodi per raggiungere tale obiettivo. Il problema si pone poi, in fin dei conti, quasi esclusivamente per le lesioni ostruenti del colon discendente. Uno dei metodi proposti al fine di riuscire ad eseguire una anastomosi colo-rettale "immediata", con il minor rischio possibile di deiscenza anastomotica, è stata l'irrigazione intestinale sul tavolo operatorio: il colon prossimale ed il retto sono così resi "puliti". La sua efficacia è discussa nel ⊙ Cap. 26 sulla diverticolite (nella sezione "Fecologia"). L'irrigazione prolunga considerevolmente l'intervento e quindi a nostro parere rappresenta un "damage control negativo". Una alternativa è **la colectomia subtotale o totale con ileo-sigmoido o ileo-retto stomia**. Anche questo è un intervento complesso che richiede tempi operatori più lunghi: in un ampio *trial* randomizzato scozzese che confronta le due tecniche che prevedono una anastomosi immediata (resezione subtotale vs. segmentale), non vi sono state differenze di cicatrizzazione dell'anastomosi né tanto meno vi è stata una differenza di sopravvivenza dei pazienti sottoposti a tale studio[1]. Attualmente vi sono diversi *trial* randomizzati che riguardano la resezione del colon in elezione con o senza preparazione meccanica dell'intestino: anche qui non sono state riportate differenze in termini di cicatrizzazione dell'anastomosi. Può non essere del tutto valido estrapolare i risultati da interventi di resezione colica eseguiti in "elezione" e quindi con un colon contenente poche feci residue, confrontando poi il tutto con resezioni coliche eseguite in "urgenza" con un colon pieno di feci! Sembra comunque possibile confezionare una anastomosi su un colon ostruito dopo averlo decompresso e aver rimosso le feci, aspirandole, spremendo e svuotando l'estremità del colon prima di anastomizzarla al retto. Personalmente, come altri, confezioniamo l'anastomosi nell'"intestino non preparato" solo in casi selezionati.

Perché preoccuparsi di confezionare una anastomosi subito, se questa allunga i tempi operatori e rende l'intervento più complesso? La resezione secondo Hartmann e la colostomia sono più veloci e semplici: il bravo chirurgo sa che la resezione sec. Hartmann è spesso l'opzione migliore se il paziente è in cattive con-

---

[1] SCOTIA Study Group (1995) Single-stage treatment for malignant left-sided colonic obstruction: a prospective randomized clinical trial comparing subtotal colectomy with segmental resection following intraoperative irrigation. Br J Surg 82: 1622-16227.

dizioni o se la neoplasia non può essere rimossa radicalmente. Quasi la metà delle resezioni sec. Hartmann non saranno mai ricanalizzate, spesso per ottime ragioni. Per i chirurghi con una minore esperienza, consigliamo di eseguire la resezione di Hartmann: per noi è sempre una valida opzione. **La colostomia decompressiva senza resezione della lesione ostruente ha un suo ruolo?** Questa tattica in più stadi era eseguita di frequente solo qualche decina di anni fa e, di solito, consisteva in una colostomia sul trasverso che rappresentava il primo stadio dell'intervento. Attualmente riserviamo questa opzione in due soli casi:

— pazienti critici che non sono in grado di tollerare un "intervento maggiore"; ad es. un paziente in cui sia insorta un'occlusione intestinale e che solo 1 settimana prima sia stato colpito da un IMA (Infarto Miocardico Acuto). In questo caso, una colostomia sul trasverso o anche una cecostomia in anestesia locale possono risolvere l'ostruzione;

— quando è dimostrata, già pre-operatoriamente, una patologia maligna diffusa (come abbiamo già discusso sopra).

La colostomia

È necessario comprendere che il confezionamento di una colostomia in urgenza potrebbe essere potenzialmente problematico. Un problema frequente è la *retrazione* dovuta ad una inadeguata mobilizzazione dell'intestino: questo causa frequentemente il disfacimento della linea di sutura muco-cutanea nella prima fase del decorso post-operatorio, seguita dalla retrazione dell'estremità intestinale nel sottocute e dalla stenosi progressiva dell'orifizio cutaneo. Altre volte può verificarsi una retrazione della bocca colostomica in cavità peritoneale con spandimento di feci al suo interno. Per stare tranquilli, assicuratevi che il colon sinistro sia stato mobilizzato ben in alto, fino alla fessura splenica (a volte anche comprendendola). Il moncone prossimale chiuso dovrebbe sporgere di diversi centimetri dalla cute e rimanere in quella posizione senza ancoraggi. Non accontentatevi facendo meno o renderete la vita del paziente un inferno. Il foro della colostomia attraverso il muscolo *rectus abdominis* deve essere più ampio del normale a causa della distensione intestinale. È a volte necessario evacuare gas e feci prima di portare fuori l'intestino. Una semplice regola pratica: l'estremità intestinale deve passare "senza sforzo" tra i divaricatori che tengono aperto la breccia della colostomia, mentre non deve più retrarsi una volta che i divaricatori sono stati rimossi. Non c'è bisogno di chiudere la doccia laterale o di fissare l'intestino alla parete addominale anteriore se è stato sufficientemente mobilizzato; tutto ciò di cui avete bisogno è eseguire un sutura muco-cutanea del colon con punti riassorbibili.

Dovrete scegliere tra una anastomosi o una colostomia. La stomia prossimale "di protezione" per una anastomosi è un ibrido di discutibile valore. Se vi dovesse essere una deiscenza anastomotica, la colostomia "di protezione" sarebbe di scarso aiuto dato che il colon non è pulito e perderebbe comunque le feci residue distalmente alla stomia di protezione. In ogni caso è necessario rioperare. Non esistono studi che provino che la stomia di protezione sia in grado di prevenire la deiscenza dell'anastomosi.

Le nostre preferenze

Riteniamo che, al giorno d'oggi, nella maggior parte dei pazienti, sia possibile e sicuro resecare le lesioni ostruenti e confezionare una anastomosi immediata, d'emblée. Per le lesioni del sigma optiamo per una sigmoidectomia seguita da una anastomosi colo-rettale; se il colon prossimale è eccessivamente "pieno" o sembra essere "compromesso" procediamo ad una colectomia subtotale e ad una anastomosi ileo-rettale. Preferiamo quest'ultima anche per le lesioni del colon discendente prossimale e del colon trasverso. Riserviamo l'intervento di Hartmann ai pazienti ad alto rischio e a quelli defedati.

Pseudo-ostruzione acuta del colon (sindrome di Ogilvie)

> William Heneage Ogilvie (1887-1971) non è stato soltanto un grande chirurgo britannico, ma anche un acuto aforista in campo chirurgico. Un esempio: "le statistiche personali sono alla base di tutti gli insegnamenti sbagliati; sono o troppo buone per essere vere o troppo vere per essere buone."

È importante la diagnosi differenziale con l'occlusione meccanica del colon.

La pseudo-ostruzione presenta gli stessi sintomi, segni e aspetti radiografici dell'occlusione acuta del colon, ma non c'è ostruzione meccanica. I radiogrammi indicano una ostruzione del colon sinistro che però non viene confermata dagli esami con mezzo di contrasto o dalla colonscopia.

Questa pseudo-ostruzione può essere così intensa che il colon destro diventa ischemico e va incontro a perforazione per l'elevata pressione intramurale (perforazione diastasica).

I meccanismi alla base della pseudo-ostruzione sono sconosciuti. È stato ipotizzato che possa essere dovuta ad una eccessiva attività del simpatico, alla soppressione del parasimpatico o ad entrambi. Al momento della sua insorgenza, la maggior parte dei pazienti si trova già in ospedale per altri motivi: è una rara, ma riconosciuta sequela del parto, ma si riscontra più frequentemente dopo un intervento chirurgico maggiore (non interessante l'intestino) o un trauma o su un *background* di una grave patologia medica.

Questo è il motivo per cui non dovreste operare una sospetta occlusione colica senza aver eseguito una colonscopia preoperatoria, un clisma con mezzo di contrasto o una TC. Sottoporre a laparotomia un paziente anziano che presenta più condizioni pre-morbose e scoprire che si tratta "soltanto" di una distensione colica è un errore madornale. Evitatelo! Questi pazienti non devono essere trattati chirurgicamente bensì con terapia medica o devono essere decompressi mediante colonscopia.

— Nel *trattamento medico* viene proposto l'utilizzo di **neostigmina** (2 mg) acché induca efficacemente la peristalsi intestinale e lo svuotamento del colon nell'arco di pochi minuti. Ci sono effetti collaterali quali bradicardia, salivazione, nausea e crampi addominali. Per tale motivo durante il trattamento il paziente deve essere tenuto sotto stretta sorveglianza.

— Se il trattamento medico non risulta efficace, con la *colonscopia* è possibile decomprimere il colon. L'obiettivo è la decompressione del cieco abnormemente disteso; a volte, sono necessarie ripetute decompressioni colonscopiche. Dopo la colonscopia può essere lasciata in sede, per qualche giorno, una grossa e lunga sonda rettale. Il clisma diagnostico con Gastrografin può a volte essere anche terapeutico poiché il mezzo di contrasto ipersmolare promuove la peristalsi colica.

Il trattamento chirurgico è necessario se il cieco si perfora o, e ciò avviene molto raramente, se il trattamento medico non dà risultati ed il cieco raggiunge dimensioni gigantesche. Se il cieco diventa necrotico o si perfora è necessario eseguire una emicolectomia destra. Dato che l'ostruzione funzionale si verifica nel colon sinistro, non è opportuno confezionare una anastomosi primaria (o immediata). È meglio confezionare una ileostomia terminale e portare fuori l'estremità distale del colon attraverso la stessa incisione utilizzata per la colostomia, creando così una stomia "a canna di fucile". Così facendo si facilita il successivo intervento di ricanalizzazione in quanto il campo di azione rimarrà limitato a livello della colostomia senza dover riaprire l'addome.

Quando alla laparotomia il cieco appare disteso ma *vitale*, la maggior parte dei chirurghi opta per una **cecostomia**. La cecostomia con inserimento di una Petzer o un qualsiasi altro tubo è "indaginosa": è associata ad una incidenza elevata di complicanze locali come la perdita di feci intorno ad essa o addirittura in cavità addominale. Per minimizzare tali rischi usate un sonda morbida di grosso calibro, confezionate una doppia borsa di tabacco nella sua sede di ingresso nel cieco; a questo punto la sede della cecostomia deve essere accuratamente suturata alla parete addominale (come per una gastrostomia). I tubi della cecostomia tendono ad occludersi con il materiale fecale e richiedono un lavaggio regolare. Una alternativa alla cecostomia su tubo è la classica cecostomia: limitatevi ad esteriorizzare una porzione di ceco al di sopra della cute e suturatela alla cute circostante. In pazienti con pseudo-ostruzione, portatori di gravi patologie mediche, può essere facilmente eseguita in anestesia locale.

Commento dei curatori – Un'altra opzione

Desideriamo menzionare *un'ulteriore opzione* nel trattamento dell'ostruzione colica distale, ovvero l'inserimento di uno *stent* per via endoscopica. Può essere palliativa – evitando una colostomia prossimale in pazienti con disseminazione tumorale che hanno una aspettativa di vita soltanto di pochi mesi. In alternativa può servire come misura per guadagnare tempo, in modo da poter decomprimere l'intestino ed ottimizzare le condizioni del paziente e di poter così eseguire con più sicurezza un intervento chirurgico definitivo in condizioni ideali. Infine, state attenti alle lesioni ostruenti del cieco in regione ileo-cecale perché sono infide. Di solito si presentano con le caratteristiche di una subocclusione o anche di una occlusione parziale ed intermittente del tenue ed alla radiografia diretta dell'addome i reperti risultano aspecifici. Gli endoscopisti spesso non si accorgono della presenza di tali lesioni quando non riescono a raggiungere completamente la regione ileo-cecale. Una anemia da carenza di ferro dovrebbe mettervi in allarme e la TC è diagnostica.

Volvolo del colon

> "In una persona grassa, occasionalmente
> La diagnosi non risulta molto evidente
> Ecco che la radiografia diretta vi può aiutare
> gas nell'intestino è in grado di mostrare
> Così vedrete la spirale che nel radiogramma
> dalla pelvi va fino al diaframma."
> (*The Acute Abdomen in Rhyme*. Zachary Cope, 1881-1974)

Anche se il volvolo costituisce soltanto un decimo di tutti i casi di occlusione colica è facile ricordare questo tipo di pazienti. Probabilmente a causa della sua spettacolare presentazione alla radiografia diretta dell'addome e al modo altrettanto spettacolare di trattarlo. Il volvolo del colon sigmoideo è di gran lunga il più comune, seguito da quello del ceco. Esiste anche il volvolo del colon trasverso, ma è talmente raro che probabilmente non vi capiterà neanche un solo caso in tutta la vostra esperienza chirurgica.

Volvolo del colon sigmoideo

In questi pazienti il sigma è lungo con un mesentere ridondante che permette al sigma di ruotare attorno al proprio asse mesenterico, generalmente in senso antiorario.

Non sappiamo perché ciò si verifichi soprattutto nei pazienti molto anziani; si verifica anche in pazienti più giovani anche se, di solito, sono pazienti ricoverati in istituto.

Per poter causare l'ostruzione ed essere così sintomatica la rotazione deve essere almeno di 180 gradi ma se la rotazione è di 360 gradi c'è anche il rischio di strangolamento. Si può quindi dire che vi sono due tipi di volvolo: una forma "lenta" in cui l'ostruzione si verifica in maniera progressiva ed una forma "rapida" in cui prevale lo strangolamento. Dato che il punto di ostruzione è distale alla giunzione retto-sigmoidea, la propulsione del colon prossimale fa gonfiare l'ansa sigmoidea ostruita, facendole raggiungere dimensioni impressionanti.

Il paziente tipo si presenta con una storia di recente costipazione, alvo chiuso ai gas e addome molto disteso. Poiché metà dei pazienti presenta episodi ricorrenti di volvolo, la diagnosi può essere già nota. Una **Rx diretta addome** ci mostra la diagnosi: una enorme ansa del colon riempie l'addome dalla pelvi all'addome superiore. Un clisma con Gastrografin rivela l'ostruzione alla giunzione retto-sigmoidea. È tipico che il mezzo di contrasto finisca in un assottigliamento "a becco" molto caratteristico: è la torsione inferiore che forma questa immagine.

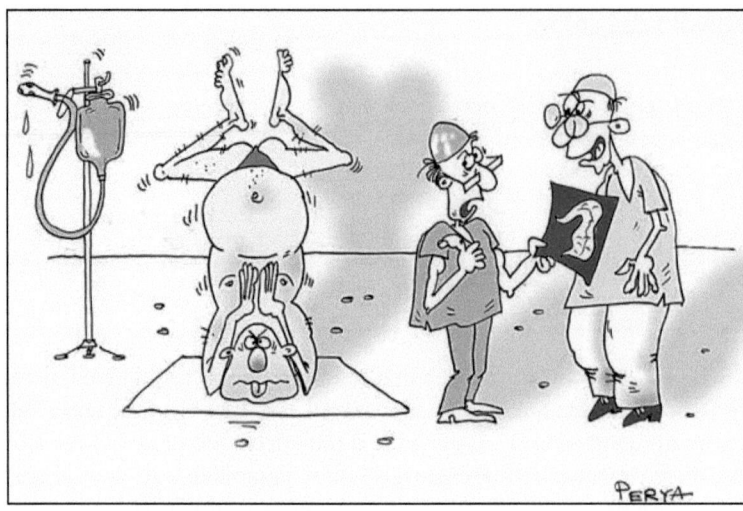

Fig. 25.1. Trattamento non chirurgico del volvolo sigmoideo

Trattamento del volvolo sigmoideo

Approccio non chirurgico

Fino a circa il 1950 il trattamento del volvolo del sigma era essenzialmente chirurgico ed era associato ad una notevole mortalità. In seguito venne dimostrato che il volvolo poteva essere decompresso, facendo passare un tubo attraverso il retto, con percentuali minori di morbilità e mortalità. Ci sono 3 modi per poter eseguire questa procedura. Se siete così fortunati da lavorare in un ospedale in cui è il radiologo a trattare il paziente, ecco come viene eseguita: un tubo di grosso calibro, flessibile ma piuttosto rigido (dimensioni: 30-36 cm, lunghezza: 50 cm) viene inserito attraverso l'ano ed il retto fino alla sede dell'ostruzione. Una sacca di bario viene collegata al tubo; lasciando fluire un po' di mezzo di contrasto, la pressione idrostatica riapre l'intestino ruotato tanto da permettere il passaggio del tubo nel sigma ostruito. Un getto di gas e feci indica che la decompressione ha avuto successo: la metodica viene eseguita sotto controllo radiologico. È ancora argomento di dibattito se il tubo debba essere lasciato in sede per un giorno o se debba essere rimosso immediatamente (◐ Fig. 25.1).

Potreste dover eseguire voi stessi la procedura senza l'ausilio radiologico, usate un rettoscopio rigido e fatelo passare attraverso la torsione che dovrebbe essere visibile. Inserite un tubo lubrificato attraverso il rettoscopio e tentate di introdurlo con attenzione nel sigma. Un terzo metodo è quello di utilizzare un colonscopio flessibile e cercare di inserirlo nel sigma. Il successo di tali manovre si palesa di solito da… un getto improvviso di gas e feci liquide in faccia (perciò attenzione!).

Trattamento chirurgico

Nella maggior parte dei casi i metodi non chirurgici funzionano dato che lo strangolamento è raro.

Se clinicamente sono sospettati strangolamento e necrosi del sigma (evidenza di peritonite) o se i tentativi di decompressione non chirurgica falliscono, allora è necessario eseguire una laparotomia in urgenza. Durante l'intervento (in posizione litotomica) repertererete un colon sigmoideo disteso in maniera abnorme che deve essere decompresso. Potrete ottenere una migliore decompressione detorcendo delicatamente il sigma e facendo avanzare un tubo rettale pre-posizionato nel segmento dilatato. Attualmente, nella maggior parte dei pazienti sottoposti ad intervento in urgenza per un volvolo del sigma, l'intestino non è vitale o è compromesso. **Per tale motivo il trattamento di scelta è la resezione del sigma – con una anastomosi colo-rettale o con un intervento sec. Hartmann.** L'atteggiamento comportamentale da tenere in questi pazienti segue gli stessi principi enunciati per i pazienti affetti da occlusione neoplastica del colon. Dobbiamo infine accennare all'opzione della **sigmoidopessi** – ancoraggio del sigma alla parete addominale laterale. Si tratta di una opzione teorica nel caso in cui il sigma sia vitale e ben decompresso e riteniate che la resezione con anastomosi sia "troppo" per il paziente.

Dopo una riuscita decompressione non chirurgica

Una sigmoidectomia in elezione per prevenire le recidive è molto semplice. Viene eseguita con una piccola incisione trasversale attraverso la quale l'ansa sigmoidea, ipertrofica e mobile, è liberata e resecata. Non è stato ancora raggiunto un consenso unanime che stabilisca quando un paziente debba essere sottoposto ad una sigmoidectomia per prevenire la recidiva. Circa la metà dei pazienti ha un solo episodio, ma quelli con due episodi, spesso ne hanno anche un terzo. Perciò la maggior parte dei chirurghi propone la resezione dopo il secondo episodio. Ecco un aneddoto: una minuta signora di circa 85 anni andava incontro a ricorrenti episodi di volvolo del sigma ma non veniva mai ritenuta idonea ad essere sottoposta ad un intervento "in elezione" data la benignità della patologia di cui era affetta. Dopo il dodicesimo volvolo, finalmente, fu sottoposta a sigmoidectomia: il decorso fu regolare e la donna venne dimessa dopo 5 giorni.

Volvolo del cieco

È molto meno frequente – probabilmente non ne vedrete più di 4 casi nella vostra carriera – ma necessita di solito di intervento chirurgico. La diagnosi non è così semplice come quella del volvolo del sigma. I pazienti presentano segni clinici e radiologici di occlusione del tenue. Inoltre, è tipico che in fossa iliaca destra manchi l'"ombra" cecale. Il cieco invece, ridondante e scarsamente aderente – spostato a sinistra e verso l'alto – viene visualizzato in epigastrio o ipocondrio sinistro, con la concavità che punta verso il quadrante inferiore destro. Può essere visibile un singolo livello idro-aereo che rappresenta il ceco dislocato e che è spesso confuso con la bolla gastrica. Se avete dei dubbi, in assenza di segni peritoneali, prescrivete un clisma con Gastrografin che vi mostrerà il tipico "becco" nel colon destro.

Ci sono sporadici *report* di **decompressione colonscopica** del volvolo del ceco ma la complessità della procedura ed i dubbi risultati suggeriscono che il trattamento di scelta è l'intervento chirurgico. Cosa fare? Esiste una controversia infinita – che probabilmente non verrà mai risolta – tra i fautori della cecopessi – e quelli della resezione a tutti i costi.

Ecco il nostro approccio selettivo: per prima cosa detorcere il ceco; la torsione è in senso orario, perciò detorcere il cieco mobile. Se dopo la detorsione l'intestino appare comunque non vitale, o di dubbia vitalità, procedere all'**emicolectomia destra**. Generalmente è consentito confezionare una anastomosi immediata, ma, a volte, in alcune circostanze, è preferibile una stomia. In questo caso devono essere esteriorizzati sia il tenue, per l'ileostomia terminale, sia un angolo del moncone chiuso del colon attraverso lo stesso accesso per la stomia. Questa stomia "a canna di fucile" permette di chiudere e ripristinare facilmente la continuità intestinale attraverso la sede della stomia. Se il cieco è vitale non vediamo il motivo di resecarlo. Perché rimuovere un organo sano che può essere "aggiustato"? Per prevenire la recidiva del volvolo fissate il cieco mobile alla parete addominale laterale (**cecopessi**). Iniziate decomprimendo il cieco "spremendone" il contenuto verso il retto, dato che i punti di sutura dati per la pessia è meglio non passarli attraverso una parete intestinale distesa. Si esegue la cecopessi suturando l'intera lunghezza del cieco alla parete addominale laterale. Usate del materiale non riassorbibile e fate delle belle prese siero-muscolari sull'intestino e prese profonde sulla parete addominale. Alcuni chirurghi sollevano un lembo di peritoneo parietale che viene suturato alla parete anteriore del cieco. La cecostomia, con tubo o "maturata" alla cute, è una opzione che in letteratura è considerata un'alternativa alla cecopessi. Noi riteniamo che sia una cattiva idea: perché convertire una procedura semplice e pulita (la cecopessi) in una procedura contaminata e potenzialmente complicata (la cecostomia)?

> "A volte una spira intestinale va fuori carreggiata
> intorno ad una base stretta finisce attorcigliata
> l'apporto di sangue strangolando gradualmente
> fa correr il rischio che tale spira divenga poi morente
> Questo è il VOLVOLO che dovete sapere
> Significa girare dal latino – volvere."
> (*The Acute Abdomen in Rhyme*. Zachary Cope, 1881-1974)

Diverticolite acuta*

Per-Olof Nyström

Pensate alla diverticolite acuta come ad una appendicite acuta sinistra che, comunque, viene di solito trattata senza intervento chirurgico.

I diverticoli del colon non sono dei "veri" diverticoli bensì delle erniazioni della mucosa attraverso un punto debole della parete muscolare dell'intestino. Possono formarsi ovunque nel colon anche se sono più frequenti nel sigma. La mucosa sporge dai punti di penetrazione dei vasi sanguigni che attraversano la parete intestinale su entrambi i lati, dove il mesentere si unisce all'intestino. Si ritiene che la pressione all'interno del sigma, che può essere molto elevata, causi l'espulsione della mucosa. La muscolatura liscia del colon sigmoideo interessato, a differenza di quella del resto del colon e del retto, è spesso ipertrofica. Questa ipertrofia è sempre localizzata nella parte superiore del sigma e raramente si estende per più di 15 cm. I diverticoli compaiono principalmente in questo segmento ispessito di ansa sigmoidea, ma non si limitano ad esso. L'ipertrofia muscolare può interessare la giunzione retto-sigmoidea, ma non si estende mai al retto (15 cm dalla rima anale) è invece frequente riscontrare dei diverticoli che si estendono nel colon discendente. Sappiate che la **diverticolosi** – la semplice presenza di diverticoli nel sigma – è più frequente in individui che seguono una dieta di tipo occidentale, mentre la **diverticolite acuta** – l'infiammazione del segmento colico contenente diverticoli – è relativamente più rara.

Patologia chirurgica

Il termine "diverticolite acuta" copre un ampio spettro di condizioni patologiche, ognuna delle quali è correlata ad uno specifico quadro clinico che a sua volta richiede un trattamento selettivo.

In corso di intervento per diverticolite acuta, il sigma appare come una massa fusiforme ispessita, contenente soltanto qualche diverticolo, ma ci sono anche casi in cui vi è un ispessimento minore e numerosi diverticoli, uno dei quali, perforandosi, è causa della flogosi acuta. Tali osservazioni fanno riflettere sulla patologia di base della diverticolite acuta. B.C. Morson, il famoso patologo del St. Mark's Hospital di

---

*Al termine del capitolo troverete un commento dei curatori.

Londra, ha evidenziato come l'ipertrofia della parete intestinale sia la patologia primaria. Ora, noi siamo inclini ad accettarlo, aggiungendo che anche il tessuto adiposo mesenterico ha un ruolo importante: difatti esso, "risalendo" lungo la parete intestinale, va incontro a flogosi, determinando un flemmone o un ascesso e, guarendo, una fibrosi. Secondo la nostra esperienza sarebbe più corretto definire molti casi di diverticolite acuta delle sigmoiditi acute – riconoscendo che si tratta di una infiammazione acuta della parete intestinale e del mesentere ispessiti. Quando è un diverticolo ad essere eroso da un coprolita, si riscontra una flogosi localizzata che individua la sede della perforazione mentre, se ci troviamo di fronte ad una peritonite stercoracea diffusa, l'agente causale è un diverticolo perforato. Frequentemente in questi casi il mesentere, le appendici epiploiche, sbarrano la perforazione favorendo così la formazione di un ascesso peri-colico. A volte poi la perforazione si fa strada nel solo mesentere, con conseguente flemmone o ascesso mesenterico. Quest'ultimo può successivamente perforarsi nella cavità peritoneale libera dando però segni addominali e sistemici minori; altre volte può causare invece una setticemia – di solito in pazienti in cui non è possibile circoscrivere ed isolare la perforazione. La diverticolite e la sigmoidite tendono facilmente a formare aderenze locali e a fistolizzare. Il meccanismo che determina la formazione di fistole è ignoto; la maggior parte dei pazienti con questo tipo di problema, non si presenta in urgenza e spesso non riferisce neanche all'anamnesi di aver avuto precedenti attacchi di diverticolite acuta. Molto spesso la fistolizzazione avviene in vescica. Il paziente si rivolge al medico per una pneumaturia o una infezione persistente del tratto urinario.

Le fistole possono anche comunicare con le tube di Falloppio, l'utero, l'intestino tenue o la cute. Di solito si ritiene che la fistola sia la sequela di un ascesso ma, spesso, non vi sono segni di ascesso associato e comunque, se realmente presente, sicuramente doveva essere stato silente o essersi drenato spontaneamente attraverso il tratto fistoloso.

Caratteristiche cliniche, diagnosi ed approccio

È clinicamente pragmatico pensare ad una diverticolite acuta o ad una sigmoidite acuta come ad una "appendicite acuta sinistra". Tuttavia, a differenza dell'appendicite, la maggior parte degli episodi di diverticolite acuta si risolve senza un intervento chirurgico (così come in realtà potrebbe risolversi la maggior parte degli episodi di appendicite acuta. Vedi ◉ Cap. 28 – i curatori).

Di fatto, riteniamo utile inquadrare gli scenari clinici della diverticolite acuta in ordine di gravità crescente:
- diverticolite flemmonosa semplice

e FORME COMPLICATE:
- ascesso peri-colico
- perforazione libera con peritonite purulenta
- perforazione libera con peritonite stercoracea

Diverticolite flemmonosa

La maggior parte dei pazienti ricoverati in ospedale per diverticolite acuta ha un flemmone ed è ancora in grado di avere una risposta anti-infiammatoria che soffoca l'infiammazione. Questi pazienti sono in buone condizioni generali, ma sono affetti da dolore acuto e da dolorabilità alla palpazione in fossa iliaca sinistra ed ipogastrio. Sempre all'esame clinico dell'addome o all'esplorazione rettale è possibile palpare una massa. Ci sono segni di flogosi sistemica con febbre, aumento della PRC (proteina C-reattiva) e leucocitosi con formula leucocitaria spostata a sinistra. A questo stadio la diagnosi è clinica. Il paziente viene trattato con terapia conservativa e, di solito, risponde positivamente.

Trattamento conservativo della diverticolite acuta

Generalmente i pazienti con diverticolite flemmonosa "lieve" sono ricoverati in ospedale, dove sono trattati con digiuno assoluto, infusione di liquidi per ev, antibiotici ad ampio spettro che vengono protratti fino a quando i segni dell'infiammazione sistemica non si riducono. Tuttavia il colon contiene le feci e continuerà a contenerle anche dopo qualche giorno di digiuno. Perciò qual è la base logica del regime "tradizionale"? Controbattiamo che, in assenza di ileo intestinale associato, potete nutrire il paziente o almeno somministrargli liquidi per os piuttosto che per endovena. Lo stesso vale per gli antibiotici: potete ottenere una "copertura" perfettamente adeguata per batteri anaerobi ed aerobi del colon con farmaci per os quali il metronidazolo e la ciprofloxacina. Perciò se la terapia endovenosa non è necessaria, perché ricoverare il paziente? Difatti è possibile trattare la diverticolite acuta lieve ambulatorialmente, con la semplice somministrazione di antibiotici per os.

Diverticolite complicata

In una minoranza di pazienti con diverticolite i segni locali e sistemici di flogosi persistono o si accentuano dopo un paio di giorni. A questo punto dovreste iniziare a considerare la presenza di forme complicate di diverticolite: è il momento di prescrivere una TC addome (⊙ Cap. 5) per definire meglio il quadro clinico anatomo-patologico.

P. Ambrosetti di Ginevra ha individuato dei criteri per classificare in maniera clinicamente significativa la diverticolite acuta alla TC[1]:
- **Attacco lieve:** ispessimento della parete intestinale >5 mm con segni di flogosi del grasso peri-colico;
- **Attacco grave:** in aggiunta ai segni suddetti, presenza di ascesso, di gas extraluminale o spandimento del mezzo di contrasto.

---

[1] Ambrosetti P, Grossholz M, Becker C, Terrier F, Morel P (1997) Computed tomography in acute left colonic diverticulitis. Br J Surg 84:532-534.

Circa metà dei pazienti con "attacco grave" dimostrato alla TC richiede un intervento chirurgico durante il ricovero o successivamente ad esso, tuttavia, è significativo che la metà di questi pazienti non necessiti di intervento: è opportuno che i reperti TC siano utilizzati **in associazione** al quadro clinico per poter personalizzare il trattamento più idoneo. Dovete richiedere una TC di routine ogni qualvolta vi sia un paziente con sospetta diverticolite acuta? È senza dubbio "eccessivo" dato che la maggior parte dei pazienti risponde positivamente al trattamento conservativo. Inoltre, in molti casi di diverticolite clinicamente lieve, la TC è negativa.

Approccio alla diverticolite complicata

Un ristretto numero di pazienti presenta sin dall'inizio una peritonite diffusa con o senza aria libera intra-addominale alla Rx diretta addome (Capp. 3-5). In questo caso è ovvio che una TC possa rivelarsi una perdita di tempo: meglio utilizzare questo tempo in una Unità di Terapia Intensiva per la preparazione preoperatoria (Cap. 6). La diagnosi finale verrà perciò stabilita all'intervento. Questo vale anche per i pazienti che mostrano segni di peritonite diffusa e flogosi sistemica ingravescente accompagnati da tachicardia, tachipnea, ipovolemia con oliguria, ipossia o acidosi.

I reperti TC di un "**attacco grave**" (gas extraluminale, spandimento del mezzo di contrasto o ascesso) in pazienti che non hanno risposto positivamente a qualche giorno di terapia antibiotica non sono necessariamente indicazioni all'intervento chirurgico immediato. È curioso vedere che, in assenza di segni addominali diffusi o di deterioramento sistemico, anche i piccoli ascessi peri-colici (<5 cm) generalmente guariscono senza intervento (è probabile che si drenino spontaneamente nell'intestino). In tal caso, consigliamo di continuare il trattamento conservativo.

Gli **ascessi** peri-colici più voluminosi (>5 cm) devono essere drenati: meglio se il tutto viene fatto per via percutanea sotto guida TC. Dopo che il drenaggio è riuscito, si consiglia di eseguire una resezione del sigma "in semi-elezione". Ora, non sappiamo se questo intervento sia assolutamente necessario poiché è probabile che, in una percentuale non nota di pazienti, non si verifichi un altro attacco di diverticolite acuta.

L'intervento per diverticolite acuta

Se sarete "costretti" ad operare una diverticolite acuta, l'intervento di scelta sarà la **sigmoidectomia**. Si apre l'addome con una incisione mediana inferiore che deve essere estesa al di sopra dell'ombelico per permettere l'accesso al colon discendente; potrà poi essere estesa ulteriormente per raggiungere la flessura colica sinistra nel caso in cui questa debba essere mobilizzata. Spesso il sigma infiammato si ripiega su se stesso nella pelvi – adeso al margine sinistro della pelvi e adagiato sulla vescica o sull'utero. A volte scende più in profondità nella pelvi tra il retto e la vescica nell'uomo o dietro all'utero e la vagina superiore nella donna, a seconda di quanto è profonda la fossa pelvica. Una diagnosi differenziale facile facile è con una neoplasia perforata. Ricordiamoci che la flogosi si trova sempre alla sommità dell'ansa sigmoidea! Il retto e la giunzione retto-sigmoidea, anteriori al promontorio, non sono mai coinvolti. Di solito si accede al retto anteriore, dal lato destro della pelvi, per poter identificare il sigma ripiegato. In questi casi, dove sono presenti flogosi e aderenze, cercate di non eseguire una dissezione con tagliente, la dissezione con le dita è la cosa più sicura: "pizzicare" delicatamente con le dita i piani, consente di separare il sigma infiammato dalle aderenze alle strutture circostanti.

Non è un intervento per cancro; il vostro obiettivo è quello di rimuovere il sigma che è, del resto, l'origine del problema. Restare vicini alla parete intestinale può tenervi fuori dai guai, ben lontani dall'uretere sinistro e dai vasi gonadici che possono far parte della massa flogistica. È meglio iniziare a sezionare il mesentere lontani dal processo infiammatorio, al di sotto e al di sopra del sigma. Dopo aver sezionato e clampato (o usato una suturatrice meccanica) il sigma ad entrambe le estremità, occupatevi del resto del mesentere sigmoideo. È più prudente suturare con punto transfisso i vasi nel mesentere ispessito-edematoso piuttosto che utilizzare delle semplici legature che possono scivolare via. Un'altra – anche se più costosa – alternativa per controllare il mesentere è quella di utilizzare una cartuccia vascolare con una suturatrice meccanica (oppure utilizzare la tecnologia più recente – ULTRACISION, Ethicon – che utilizza gli ultrasuoni per sigillare e, contemporaneamente, tagliare il tessuto consentendoci una maggior rapidità di esecuzione dell'intervento – ma certamente a costi immediati maggiori – NdT). Rimuovete il sangue, il pus o il contenuto intestinale residui (⊙ Cap. 12) e pensate al prossimo passo (l'autore di questo capitolo ritiene che anche il mesentere infiammato debba essere rimosso).

Anastomizzare o non anastomizzare?

Le due estremità intestinali devono essere anastomizzate o è meglio eseguire un intervento sec. Hartmann con una colostomia sigmoidea terminale? Nella maggior parte dei pazienti è giustificato confezionare una anastomosi, ma ci sono diversi fattori da prendere in considerazione. Sicuramente una peritonite localizzata o un ascesso non costituiscono delle controindicazioni all'anastomosi e neanche una peritonite generalizzata di per sé lo sarebbe, sebbene il chirurgo debba tenerla in speciale considerazione. Una peritonite diffusa di fatti, che sia purulenta o fecale, comporta un insulto maggiore (rispecchiato dallo score corrispondente dell'APACHE II) ed un rischio più elevato di mortalità (⊙ Cap. 6). Il trauma operatorio viene a sommarsi alla SIRS post-operatoria (sindrome da risposta infiammatoria sistemica) ed alla MODS (sindrome da disfunzione multiorgano) (⊙ Cap. 48). La maggior parte dei pazienti con peritonite generalizzata da perforazione di diverticolite presenta un deficit immunologico che impedisce la delimitazione del processo; di solito questi pazienti sono affetti da una malattia polmonare ostruttiva cronica o da una artrite cronica ed inoltre da una dipendenza da farmaci anti-infiammatori o steroidei che dura da anni. Altre volte sono stati sottoposti a chemioterapia o si stanno riprendendo da un intervento di chirurgia maggiore come ad es. un by-pass coronarico. D'altra parte i pazienti senza deficit immunologico sono generalmente in grado di circoscrivere l'infiammazione e raramente hanno una peritonite diffusa. Ovviamente i pazienti con peritonite diffusa non sono in grado di tollerare una deiscenza anastomotica perciò è molto meglio non doversi preoccupare dell'integrità di una anastomosi nel decorso post-operatorio e quindi, in questi pazienti, preferiamo eseguire un **intervento di Hartmann** con sigmoidectomia, colostomia terminale ed affondamento del moncone rettale.

È nostra impressione che i chirurghi facciano poca attenzione alle conseguenze del trauma chirurgico associato ad una flogosi acuta. Ci sono chirurghi che, in caso di decorso sfavorevole in alcuni di questi pazienti, danno la colpa alla diverticolite e alla peritonite, ritenendo che il problema sia l'infezione residua. Dovrebbero invece sempre temere il trauma chirurgico e la SIRS post-operatoria. Prendete il seguente esempio. Se un paziente defedato viene gettato dalla finestra (accidentalmente, è ovvio!) e il chirurgo dà la colpa alla patologia di base per il decorso successivo, diremmo tutti che si tratta di un errore di valutazione. L'altezza da cui cade il paziente è il trauma chirurgico. Più è lungo l'intervento, più è estesa la dissezione, più è cospicuo il sanguinamento, maggiore sarà il trauma chirurgico. Questa metafora racchiude in sé il concetto moderno di "Damage Control" (⊙ Capp. 12 e 35): i chirurghi dovrebbero capire bene quando è il momento di fermarsi.

Fecologia

La presenza di una modesta quantità di feci nel colon non è una controindicazione all'anastomosi. Potete evacuare gran parte del materiale fecale dal colon sinistro, spremendolo in un contenitore. Tuttavia, a volte, il colon può contenere una grossa quantità di materiale fecale a causa della sigmoidite che ha determinato uno stato sub-occlusivo nei giorni precedenti l'attacco acuto. Una massiva quantità di feci è un fattore che controindica l'esecuzione dell'anastomosi. Per ovviare a questo problema, è stata proposta l'irrigazione intestinale anterograda sul tavolo operatorio (attraverso il ceco o il moncone appendicolare) per pulire il colon prima di eseguire l'anastomosi.

A meno che questo tipo di irrigazione non sia normalmente eseguito nel vostro ospedale e abbiate perciò tutto l'equipaggiamento necessario, ci vorrà almeno mezz'ora, e spesso anche di più, per completarla. Per la successiva anastomosi ci vorranno altri 20-30 minuti da aggiungere alla durata dell'intervento. Se le cose dovessero stare proprio così, il confezionamento di un ano preter-naturale è più veloce e consente maggiormente di rispettare i criteri del "Damage Control". In breve: prendete in considerazione l'eventualità di confezionare una anastomosi nei pazienti in buone condizioni di salute, senza peritonite diffusa. Non dovrebbero esserci problemi tecnici nel confezionare una anastomosi se i monconi intestinali sono indenni e non sottoposti a tensione (come farlo? Consultate il ⊙ Cap. 13).

Alcune controversie

—   Alcuni chirurghi ritengono che il mesentere sede di flogosi debba essere anatomicamente resecato con il sigma, asserendo che questa tattica di solito consente di ottenere un miglior controllo dell'infezione e una anastomosi più sicura, senza che il mesentere possa interporsi. Benché la sigmoidite coinvolga la sommità del colon sigmoideo, il mesentere è spesso retratto dall'infiammazione. La transezione distale dell'intestino dovrebbe essere sempre eseguita alla giunzione retto-sigmoidea poiché lasciando una parte del sigma distale si determina la recidiva della diverticolite. Per queste ragioni alcuni ritengono che sia meglio effettuare la resezione del sigma utilizzando la stessa tecnica e la stessa accortezza che si usa quando si interviene per una resezione per cancro.

—   La flessura sinistra deve essere sempre mobilizzata? No. Questo è indicato soltanto in una minoranza di pazienti nei quali il colon prossimale non raggiunge facilmente il retto e quindi non si riesce a confezionare una buona anastomosi senza tensione o nei pazienti con dubbio flusso dell'arteria marginale. I diverticoli del colon discendente sono frequenti, ma non esitiamo ad anastomizzare al retto un colon discendente contenente diverticoli. La recidiva di una diverticolite prossimalmente al sigma è estremamente rara.

—   Cosa dovete fare in caso di diverticolite flemmonosa, riscontrata incidentalmente all'intervento, senza perforazione franca o suppurazione? Probabilmente nulla; limitatevi a chiudere e a somministrare antibiotici. La maggior parte di questi pazienti non ritorna in ospedale.

Concetti recenti

Sono stati riportati casi in cui il **trattamento laparoscopico** consistente nel lavaggio peritoneale della diverticolite perforata – causa a sua volta della peritonite generalizzata – senza resezione dell'intestino coinvolto, ha avuto successo. Tutti i pazienti hanno avuto un decorso normale e al follow-up di 12-24 mesi sono risultati in buona salute. Il concetto emergente è che il processo patologico può essere invertito senza una resezione intestinale, che può essere differita o non eseguita affatto. È tuttavia necessaria una più ampia esperienza per validare questo tipo di approccio.

Dopo l'attacco

La maggior parte dei pazienti con diverticolite risponde positivamente alla terapia conservativa; è calcolato che circa un quarto ha una recidiva. Questi dati possono provocare disorientamento e vengono ora interpretati come una conferma alla necessità di poter eseguire l'intervento chirurgico in elezione o anche come dimostrazione che la maggior parte dei pazienti non ha bisogno il più delle volte di essere operata. Un secondo attacco può essere una indicazione alla sigmoidectomia "in elezione": questo è valido soprattutto per i pazienti più giovani.

Se guardiamo il "quadro generale", risulta che operiamo troppo presto i pazienti con diverticolite acuta, che eseguiamo troppe TC, che posizioniamo troppi drenaggi percutanei, che rimuoviamo troppi colon, che confezioniamo troppe colostomie, che ri-operiamo in elezione troppi pazienti e che effettuiamo troppo pochi *trial* randomizzati controllati per capire cos'è giusto e cos'è sbagliato.

Commento dei curatori – Altre forme

La diverticolite sigmoidea è molto frequente nella pratica giornaliera, tuttavia esistono altre forme di diverticolite che devono essere ricordate.

— Con l'orribile quantità di cibo "spazzatura" che viene consumata nella "società occidentale", assistiamo ad un numero sempre più crescente di giovani pazienti con **pandiverticolosi colica** che si estende dalla giunzione retto-sigmoidea alla valvola ileo-cecale. Non pochi presentano una diverticolite acuta del colon destro o trasverso che può simulare una colecistite acuta o una appendicite acuta. In questi casi la chiave per stabilire la diagnosi è eseguire una TC addome che evidenzi un flemmone localizzato del colon. Si eviterà così l'esecuzione di una laparotomia inutile e la conseguente tentazione di procedere ad una resezione colica: la stragrande maggioranza dei pazienti generalmente risponde al trattamento conservativo con terapia antibiotica.

— Diverticolite "solitaria" del cieco. Questa è una entità diversa: pazienti giovani, in prevalenza di sesso maschile, con uno o due diverticoli nel ceco, ma senza diverticoli distali. Una volta o due l'anno vi capiterà un paziente con quella che riterrete essere una "classica" appendicite acuta, ma all'intervento reperterete una massa cecale flogistica o un flemmone di varie dimensioni. La presenza di una perforazione libera e di una peritonite localizzata non è frequente. Alla TC un buon radiologo dovrebbe essere in grado di distinguere una diverticolite del ceco da una appendicite acuta ed in questo caso, potrete instaurare un trattamento conservativo dato che questi pazienti in genere rispondono positivamente agli antibiotici – esattamente come quelli con diverticolite del sigma. Naturalmente, in pazienti trattati con terapia conservativa sono state riportate diverticoliti cecali recidivanti. C'è da dire però che la maggior parte dei pazienti viene sottoposta ad intervento sia perché di solito non viene eseguita la TC, sia perché i reperti TC vengono erroneamente interpretati per appendicite acuta. Quello che farete all'intervento dipenderà dall'entità del processo: si va da una diverticolectomia (posizionate una suturatrice meccanica alla base del diverticolo – compresa la parete sana del ceco – e sparate) ad una cecotomia parziale (di nuovo, utilizzate la suturatrice stando attenti a non restringere la giunzione ileo-cecale). I chirurghi inconsapevoli della presenza di questa condizione o che non sono in grado di riconoscerla, spesso si fanno prendere la mano ed eseguono una emicolectomia destra. Ma, a questo punto, sapete che è inutile. I chirurghi che durante una appendicectomia laparoscopica repertano tale processo, di solito non capiscono quello che vedono (è necessario palpare) e devono convertire.

— Per "completezza", accenniamo che la diverticolite acuta molto raramente colpisce i pazienti con diverticolosi digiunale. Questi pazienti presentano segni sistemici di flogosi e segni peritoneali localizzati in mesogastrio. La chiave per

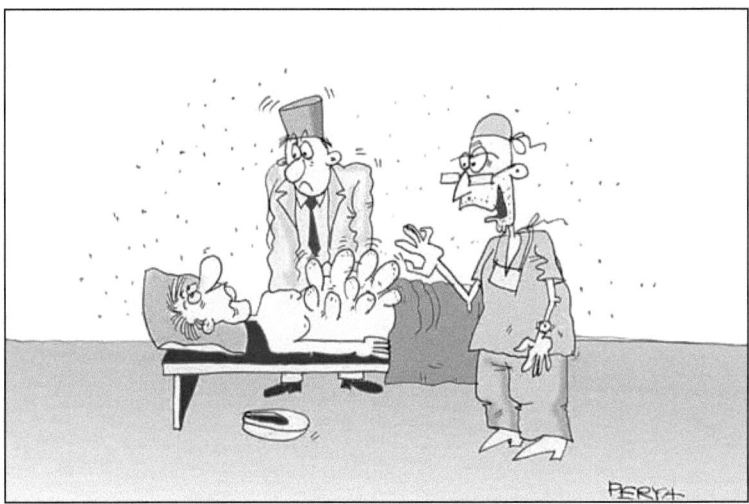

Fig. 26.1. "Quale dobbiamo rimuovere?"

poter stabilire una diagnosi e un *trial* sul trattamento non chirurgico, con antibioticoterapia (solitamente con risultati positivi), è la TC, che mostra la presenza di una massa flogistica coinvolgente un segmento del digiuno ed il suo mesentere. Se sarete costretti ad operare, limitatevi ad una resezione segmentale del tenue e all'anastomosi.

La ◉ Figura 26.1 vi ricorda che i diverticoli intestinali possono insorgere in qualsiasi persona, che possono causare complicanze ma che, la maggior parte, può essere trattata senza un intervento chirurgico. Nel cuore dell'Africa raramente vedrete un caso di diverticolite acuta: la gente lì ancora non mangia le schifezze che mangiamo noi.

Emorragie massive del tratto gastro-intestinale inferiore

PER-OLOF NYSTRÖM

"Non è un sanguinamento finché non lo sentirete sanguinare."
(Gail Waldby)

Una "emorragia massiva" è un "dissanguamento" od una emorragia emodinamicamente significativa che dura insistentemente e che richiede almeno 4 unità di sangue nell'arco di 24 ore. Per fortuna, una vera emorragia massiva del colon e del retto si verifica raramente. La maggior parte degli episodi di emorragia del tratto gastro-intestinale inferiore (*lower gastrointestinal bleeding*, LGIB) è auto-limitante e non emodinamicamente significativa. Come per tutti i tipi di emorragia gastro-intestinale, non trascuratela o non ritenetela poco importante, almeno finché, dopo un periodo di attenta osservazione, non capirete che il sanguinamento è minore o maggiore e che è già terminato o è ancora in atto.

Eventi casuali

È probabile che per molti episodi di emorragia del colon non si riesca ad accertare né la sede né la causa precisa. Spesso si presume che il sanguinamento origini da una patologia già nota ma, successivamente, quando l'emorragia è ormai terminata, un *workup* diagnostico può rivelare, come causa, una patologia precedentemente sconosciuta o suggerire, retrospettivamente, che una lesione ne possa essere stata la causa. La ⊙ Tabella 27.1 elenca le cause più comuni (senza riportare la loro relativa frequenza).

Tabella 27.1 Cause di emorragia colo-rettale

- Neoplasie
- Malattie intestinali infiammatorie
- Diverticolosi – diverticolite
- Colite ischemica
- Malformazioni vascolari – angiodisplasia
- Emorroidi
- Post-operatorie – anastomotiche
- Diverticolo di Meckel
- Infettive

Un breve commento sulle cause elencate nella tabella potrà aiutarvi ad identificare la causa più probabile, nel vostro prossimo paziente con rettorragia.

Le neoplasie, che si tratti di cancro o di un polipo benigno, raramente determinano una emorragia massiva, ma sono spesso all'origine di un sanguinamento occulto che può determinare una notevole anemia. Il cancro del retto di solito provoca un sanguinamento evidente che, se associato ad anemia, può in un primo tempo far pensare ad una emorragia massiva (fino a quando non viene eseguita una rettoscopia). I pazienti con cancro del retto generalmente riferiscono una storia di tenesmo e di episodici sanguinamenti minori con le feci. Il sanguinamento nella **malattia intestinale infiammatoria** (MII) non è quasi mai il primo sintomo e raramente è massivo (◉ Cap. 24). Nella maggior parte di questi pazienti la diagnosi è già nota ed il sanguinamento è correlato ad un aggravamento in cui la diarrea precede di diversi giorni il sanguinamento vero e proprio. Fa eccezione la proctite che può presentarsi con un sanguinamento, anch'esso facilmente identificabile alla rettoscopia. La diagnosi differenziale di proctite prevede la presenza di **infezioni** (ad es. da *Campylobacter* o amebiasi). L'esordio è più repentino, con la comparsa simultanea, qualche giorno prima, di diarrea sanguinolenta. Una **proctite da irradiazione** può sanguinare copiosamente, ma in questo caso la storia clinica è nota.

Si ritiene che i **diverticoli** del colon sigmoideo rappresentino la causa più frequente di emorragia massiva acuta del tratto gastrointestinale inferiore (LGIB). Di solito si verifica soprattutto in pazienti anziani ed in particolare in quelli che assumono farmaci anti-infiammatori non steroidei (NSAID) o anticoagulanti. Nei pazienti di mezza età, ma anche in pazienti anziani, con una rettorragia di origine sconosciuta, dovete prendere in considerazione come possibile causa una **angiodisplasia** della mucosa. La rettorragia può essere massiva e recidivante. Nei pazienti anziani, è raro che la **colite ischemica** si manifesti con una rettorragia massiva. Una emorragia **post-operatoria** da una anastomosi colica, dalla sede di una polipectomia o dopo chirurgia del canale anale è facilmente identificabile. Infine, non dimenticate che le emorroidi interne possono sanguinare copiosamente: non vorrete diagnosticare una emorragia di origine anale durante una laparotomia!

Diagnosi

È estremamente irritante visitare un paziente con rettorragia e trovare scritto nella richiesta di consulenza un semplice: "paziente con melena". Dietro ad una annotazione del genere può celarsi di tutto. Ci rivela anche che nella richiesta non è stato usato un granché di cervello. Esistono due strumenti molto validi che vi possono essere di aiuto: l'anamnesi e la rettoscopia. Per prima cosa, scoprite se il sangue è roseo e fresco o se è marrone e quasi fresco: questo è indice di **ematochezia** (feci sanguinolente) e di una origine colica (frequente) o ileale (rara). Non è necessario ricordarvi che la presenza di feci nere come pece, tipiche della **melena**, indica una fonte gastro-intestinale alta (UGI), al di sopra del legamento di Treitz (◉ Cap. 16). Ricordatevi che in presenza di una emorragia massiva del tratto UGI vi può essere un transito intestinale rapido e può comparire nel retto sangue fresco non digerito. L'inserimento di un sondino naso-gastrico ed il lavaggio gastrico possono indirizzarvi velocemente verso un sanguinamento gastrico ma ricordatevi che in presenza di un'ulcera duodenale sanguinante può non esserci sangue nello stomaco (๏ Cap. 16).

Rettoscopia

In tutti i casi di rettorragia e ematochezia, l'esecuzione di una rettoscopia è il primo passo da fare. È incredibile come nella pratica "moderna" venga spesso trascurata: quante volte vediamo pazienti immediatamente indirizzati ad una "pan-colonscopia". Utilizzate un rettoscopio rigido poiché il sangue potrebbe ricoprire velocemente uno strumento flessibile ed impedire così la visualizzazione. Tenete sotto mano un buon dispositivo di aspirazione. Non di rado vi renderete conto che c'è troppo sangue per poter veramente vedere qualcosa (๏ Fig. 27.1). Se il sangue può essere aspirato ed il retto è visibile, diventa facile identificare un cancro rettale o una proctite. Non formulate troppo alla leggera una diagnosi di proctite poiché la mucosa può apparire completamente rossa per la presenza di sangue fresco. La mucosa dovrebbe essere edematosa senza vasi sanguigni visibili. Spesso la proctite è così distale che è visibile il margine tra la mucosa infiammata e quella sana. Più il sangue è rosso, più la fonte del sanguinamento è vicina all'ano. Il sanguinamento dal canale anale superiore e dal retto inferiore refluisce almeno fino alla giunzione retto-sigmoidea, perciò non lasciatevi fuorviare dalla presenza di sangue fresco a quel livello. Con una buona visione, nel caso in cui il sanguinamento non sia eccessivo, potrete osservare il sangue fre-

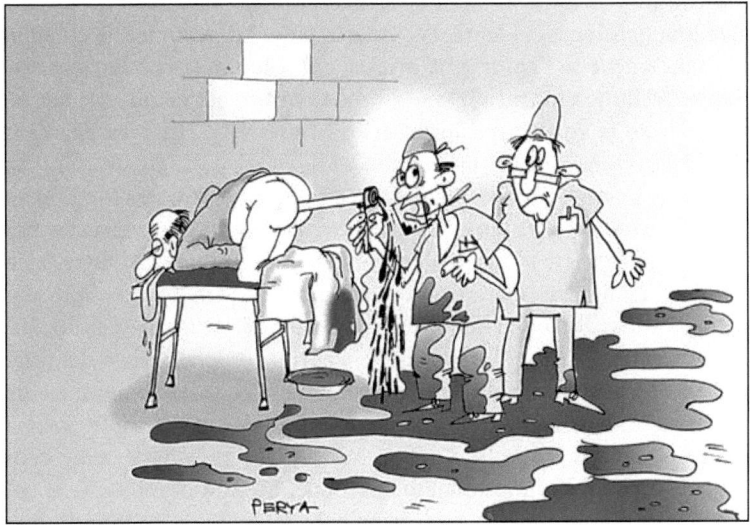

Fig. 27.1. "Ehi, sei sicuro che venga tutto da sopra?"

sco che scorre lungo la parete o che gocciola dall'alto – nel qual caso è probabile che l'origine del sanguinamento sia più prossimale. Se vogliamo essere franchi, nei pazienti con sanguinamento in atto non vedrete molto alla rettoscopia, ma almeno avrete l'opportunità di escludere una origine anale e di osservare di persona il carattere e l'entità del sanguinamento.

Dimentichiamoci, a questo punto, della gran parte dei pazienti in cui il sanguinamento cessa spontaneamente. Questi pazienti saranno ulteriormente esaminati con una colonscopia eseguita in un intestino ben preparato. Concentriamoci invece su quella minoranza di pazienti problematici che sanguinano copiosamente o continuano a sanguinare. In questi, è necessario usare metodi più aggressivi per poter stabilire e trattare la causa del sanguinamento.

I mezzi diagnostici "sofisticati"

In questi casi esistono due modalità per stabilire la diagnosi: **la scintigrafia con globuli rossi marcati con tecnezio e l'angiografia mesenterica**. Quali dei due esami debba essere scelto dipende dall'intensità del sanguinamento. Se il sanguinamento è profuso, è meglio iniziare con l'angiografia. In questo modo, non soltanto è possibile identificare la sede del sanguinamento, ma è anche possibile trattare il vaso sanguinante con l'embolizzazione attraverso il catetere angiografico. Entrambe le metodiche richiedono che il paziente abbia una emorragia in atto; non fate perdere tempo al radiologo se il paziente non sanguina.

L'intervento

Ecco come procedere, se decidete di eseguire una laparotomia in un paziente che non mostra di stabilizzarsi. Esaminate velocemente il colon per escludere una patologia evidente. Poi ispezionate l'intestino tenue che può contenere sangue anche se l'emorragia origina dal colon destro, benché sia insolito che il sangue refluisca in tutto il tenue. Se riscontrate del sangue nel tenue superiore, indirizzate la vostra ispezione verso il tratto UGI. La presenza di sangue nel colon destro, ma non nel tenue, non indica necessariamente che il sanguinamento sia nel colon destro poiché il sangue può refluire per lunghi tratti del colon. Formulate la vostra ipotesi basandovi su quello che repertate perché è adesso che viene la parte più difficile. Rischiate una colectomia destra o sinistra? Vi fidate degli esami pre-operatori di localizzazione, sempre che siano stati eseguiti? O siete sicuri di poter identificare la sede del sanguinamento? Neanche aprendo e ripulendo tutto il colon sarete sicuri di vedere la sede del sanguinamento. È un macello e ci vuole tempo, ecco perché gli insegnamenti tradizionali erano a favore di una emicolectomia destra "alla cieca" (sempre che la causa sia una angiodisplasia). A volte il colon è così pieno di sangue che è consigliabile eseguire una colectomia totale o subtotale. Mentre mobilizzate il colon, il clampaggio temporaneo dei 3 vasi principali del colon consente di ridurre il sanguinamento.

La strada che porta alla ragione

L'esperienza e la percezione della LGIB differiscono leggermente da chirurgo a chirurgo. Questo è comprensibile se ci rendiamo conto che tutti i dati pubblicati sull'argomento appartengono a studi retrospettivi su pazienti scarsamente stratificati. Ecco ciò che pensiamo:

— Siamo sinceri – in 9 pazienti su 10 con LGIB, l'emorragia cessa spontaneamente. In questi pazienti non è necessario eseguire esami di localizzazione in urgenza ed è indicata una colonscopia in elezione. Tuttavia medici isterici tendono a sottoporli ad una sovrabbondanza di esami, balzandogli addosso con test diagnostici con isotopi ed angiogrammi: tutto inutile se l'emorragia non è in atto.

— Ognuno di noi opera una o due volte l'anno una LGIB "massiva" (emorragia persistente che richiede >4-6 unità nell'arco di 24 ore), per cui l'esperienza collettiva di ogni ospedale è limitata e non consente di effettuare studi prospettivi significativi. Tutto ciò che è stato pubblicato sull'argomento è perciò retrospettivo e condizionato dai dogmi e dalle attrezzature locali.

— I rapporti dei radiologi che vantano elevate percentuali di accuratezza degli esami con isotopi e dell'angiografia, spesso sono privi di senso, poiché non discutono i benefici clinici di tale accuratezza; ad es. questi esami hanno modificato il trattamento ... e in che modo?

— La maggior parte dei LGIB nei pazienti anziani ha origine da diverticoli del colon (nel colon sinistro o meno comunemente in quello destro) e da angiodisplasia (frequentemente del colon destro). È vero, le lesioni angiodisplasiche sono frequenti ma non sappiamo quante volte sanguinano. Abbiamo l'impressione che gli endoscopisti, dopo che la rettorragia è terminata, spesso "sovra-diagnostichino" queste lesioni come fonte del sanguinamento, mentre la vera origine è da un'altra parte (ad es. un diverticolo).

Ecco il nostro approccio ad un LGIB, in base alle precedenti considerazioni:

— Iniziare con un trattamento di supporto. Escludere una emorragia del tratto digestivo superiore UGI. Non c'è bisogno di eseguire una endoscopia routinaria del tratto UGI dato che l'emissione di sangue fresco dal retto in pazienti stabili indica che la causa di emorragia non è nel tratto UGI. Eseguire una rettoscopia per escludere una origine ano-rettale.

— Se è necessario trasfondere la seconda e la terza unità di sangue è il momento di cominciare ad agitarsi un po'. A questo punto è indicata una angiografia – se riesce a localizzare l'origine del sanguinamento nel colon sinistro o destro è meglio. Se non ci riesce... niente di grave. L'esame con isotopo radioattivo richiede tempo ed è, dal punto di vista clinico, quasi inutile in pazienti con emorragia in atto. Il sangue migra nel lume del colon così come l'isotopo stravasato. Personalmente non teniamo in gran conto questo tipo di esame (medicina nucleare=medicina poco chiara [UN-CLEAR=NUCLEAR, posposizione sillabica, NdT]).

— Quando il paziente è alla quinta o sesta unità e continua a perdere sangue dal retto, è arrivato il momento di portarlo in sala operatoria. Se l'angiografia ha localizzato l'origine del sanguinamento nel colon sinistro o destro eseguiamo una colectomia segmentale – o una emicolectomia destra o sinistra. Se l'angiografia non è disponibile o non ha localizzato la causa, eseguiamo una colectomia subtotale con una anastomosi ileo-rettale. Una colectomia segmentale "alla cieca" potrebbe determinare un episodio emorragico recidivante in pazienti che, a questo punto, non sarebbero più in grado di tollerare un reintervento maggiore.

— Alcuni autori hanno descritto la colonscopia intra-operatoria dopo lavaggio del colon "sul tavolo operatorio". In teoria è una metodica attraente, ma in pratica, è indaginosa e richiede tempo. Se l'emorragia si è fermata non vedrete molto; cercate di distinguere fra una angiodisplasia e del semplice sangue vecchio coagulato.

— Non c'è dubbio, sottoponiamo questi pazienti a troppi esami e, spesso, aspettiamo troppo a lungo prima di operare. Il sanguinamento o cessa o continua; se persiste dobbiamo operare – ma operare un paziente ben stabilizzato che non sia stato lasciato a deteriorarsi in una corsia medica. Una rapida colectomia subtotale è una procedura sicura e definitiva che può salvare la vita del paziente.

Se uno ha ragione o torto dipende da quali lavori scientifici legge, da ciò che crede, dalle strutture locali e dalla propria filosofia personale. Speriamo che adotterete la nostra.

> Attenzione: nei casi di sanguinamento del tratto gastro-intestinale inferiore è imbarazzante rimuovere il lato sbagliato del colon ed è vergognoso rimuovere un segmento colico mentre la causa del sanguinamento è nell'ano o nel retto.

Appendicite acuta

MOSHE SCHEIN

Tutti sappiamo che: "qualunque sia la presentazione clinica, qualunque siano i reperti addominali, tenete sempre presente l'appendicite acuta in un angolo della vostra mente."

L'appendicite acuta (AA) viene discussa in tutti i testi di chirurgia, a partire da quelli dell'inizio del XIX secolo. Se guardiamo i lunghi capitoli dedicati a questo argomento, ci chiediamo spesso cosa ci sia tanto da discutere. Sapendo che vi hanno propinato l'AA *fino alla nausea* già dai primi giorni di università, non è nostra intenzione ripetervi tutta la "tiritera". Invece vi promettiamo di essere brevi, di non annoiarvi e, forse, di insegnarvi alcune cosette che vi sono sfuggite fino ad oggi.

Diagnosi

L'AA è una infiammazione dell'appendice che evolve in una infezione. La lunghezza e la posizione di questa struttura rudimentale variano, complicando così le cose. Persino un dentista (ma non un ginecologo) è in grado di diagnosticare un caso di AA "*classica*" (◐ Fig. 28.1); un dolore addominale localizzato in mesogastrio, che si sposta successivamente in fossa iliaca destra e diviene un dolore somatico vero e proprio, parla da solo. Aggiungeteci poi la clinica e gli esami di laboratorio suggestivi per una infiammazione/infezione sistemica e, cosa ancora più importante, all'esame obiettivo il riscontrare i segni di una irritazione peritoneale localizzata, cosa si vuole di più... Sfortunatamente (o per fortuna, altrimenti sarebbero i dentisti a trattare l'AA), per ogni caso di AA classica si presentano due casi atipici. Ormai dovreste sapere che l'AA può non essere diagnosticata ai due estremi di età, che nelle donne fertili è spesso scambiata per una patologia ginecologica (◐ Cap. 31), che le appendici retrocecali e pelviche sono più problematiche e che dovete sempre e comunque "tenerla a mente" – almeno al secondo posto nella lista delle diagnosi differenziali. Dunque cosa possiamo aggiungere a quello che già sapete? Forse nulla – ma permetteteci di sottolineare alcuni punti:

- Mai confermare o escludere una diagnosi di AA in base alla presenza o meno di un qualche sintomo, segno o reperto che "dovrebbe esserci" poiché non esiste una tale variabile obbligatoria. Invece, dovete sospettare una AA basandovi sull'intero quadro clinico e sui vari test di laboratorio.
- Ogni chirurgo alle prime armi si sente obbligato a pianificare il proprio iter di *screening* diagnostico per la AA. Il "test della tosse", il "segno del salto", il "test del

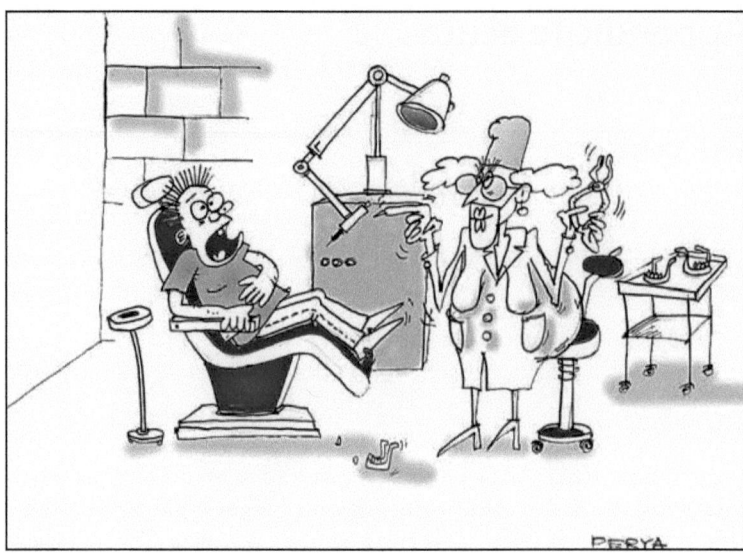

Fig. 28.1. Anche un dentista può diagnosticare una classica appendicite.

per favore, porti la pancia verso il mio dito" e molti altri ancora. Sono tutti molto divertenti ma nessuno di questi raggiunge una sensibilità o una specificità del 90% (ops, scusate, avevamo promesso di non usare percentuali!). La verità è che è impossibile stabilire una diagnosi clinica di AA certa in tutti i casi. Se la vostra politica è quella di operare solo in base alla valutazione clinica e ai valori di laboratorio, allora uno o due appendicectomie su dieci risulteranno essere appendici sane, "bianche" (in donne fertili la percentuale è molto più elevata…). Un numero maggiore implicherebbe che siete dei "cowboy", un numero minore che siete pericolosamente… prudenti.

Dunque, sospettate seriamente una AA dopo aver escluso, o almeno così pensate, un problema ginecologico, una patologia urologica, una gastro-enterite, una nebulosa "linfadenite mesenterica" o quella pattumiera che è il "dolore addominale aspecifico". A questo punto procedete direttamente in sala operatoria o fate eseguire un bell'esame radiologico?

Caveat

Il trattamento dei pazienti con sospetta appendicite si è tradizionalmente concentrato sulla prevenzione della perforazione con un intervento chirurgico precoce, ma a scapito di un'alta percentuale di interventi inutili. Malgrado l'esecuzione di un numero maggiore di esami diagnostici moderni, *la percentuale di perforazione non è diminuita*. Inoltre, studi sulla popolazione hanno documentato, con l'aumento delle percentuali di appendicectomia, una diminuzione dell'accuratezza diagnostica, ma nessuna modifica delle percentuali di perforazione. Questo ci insegna che la perforazione è una patologia diversa: i pazienti vengono ricoverati in ospedale per perforazione – questa non si verifica mentre sono sotto esame o tenuti sotto osservazione. Certo, a volte può succedere di non riconoscere una perforazione "mascherata", ma questa è un'altra storia.

La diagnostica per immagini dell'addome nell'appendicite acuta

Anche se è chiaro che non possiamo modificare la percentuale di appendiciti perforate (1 su 4 è perforata), possiamo diminuire il numero di appendicectomie inutili e negative. È stato detto che "uno sciocco con uno strumento resta pur sempre uno sciocco". L'uso indiscriminato e non selettivo della tecnologia diagnostica moderna non cambierà di certo questa osservazione. Ciò che serve è il buon senso e un impiego razionale degli esami disponibili. Francamente, trattando negli adulti (>13 anni) almeno 1 caso di appendicite acuta alla settimana, non ricordo quando è stata l'ultima volta in cui ho rimosso una appendice sana (durante una laparotomia non terapeutica) o in cui non ho riconosciuto una non sana (ma dopo tutto, i miei pazienti non stanno forse tutti bene?).

Ecco come faccio:

1. Pazienti maschi con esordio "tipico". Operare immediatamente o la mattina dopo.
2. Pazienti maschi con esordio "atipico". Si ripetono gli esami di laboratorio e l'esame clinico – se non va "meglio" o il caso è ancora "atipico", faccio una TC (vedi ◉ Cap. 5).
3. Donne in età fertile con esordio "tipico". Inizio sempre con una ecografia (US) trans-vaginale che spesso rileva una patologia ovarica e la presenza di liquido nel Douglas, il che spiega il quadro clinico. Se l'US non è di aiuto le pazienti vengono inviate alla TC.
4. Donne con esordio "atipico". Vedi punto 2 e 3.
5. Poiché l'approccio suddetto serve a differenziare coloro che necessitano di un intervento chirurgico da quelli che non lo richiedono, non vedo il motivo di eseguire una laparoscopia soltanto per il gusto di fare una diagnosi. La laparoscopia diagnostica di per sé è una procedura costosa ed invasiva (alcuni la definiscono un "trauma addominale penetrante controllato") e malgrado le affermazioni secondo cui una appendice sana repertata laparoscopicamente deve essere lasciata stare, molti chirurghi non si sentono tranquilli utilizzando questo approccio. Perciò generalmente una "laparoscopia negativa" implica una "appendicectomia negativa". D'altro canto, studi sull'appendicectomia laparoscopica riportano percentuali molto più elevate di appendicectomie negative.

L'**ecografia**, se in "buone mani", si è dimostrata accurata nella diagnosi di AA ed è utile per escludere altre diagnosi che possono richiedere una terapia diversa (ad es. l'idronefrosi), un altro tipo di incisione (ad es. la colecistite acuta) o nessuna terapia (ad es. una semplice cisti ovarica). La maggior parte di noi non lavora in istituti dove ci si possa fidare del tutto della diagnosi fatta dal radiologo mediante ecografia.

Rivalutazione periodica

Molti di voi – ad esempio in Russia o nelle "foreste" – non dispongono di una TC, perciò non possono seguire il consiglio che abbiamo dato sopra. Questo non significa che avranno un'alta percentuale di appendicectomie negative. Nei casi dubbi, la rivalutazione periodica è un metodo diagnostico venerando e comprovato. Sfortunatamente, l'arte del riesame periodico e la virtù della pazienza stanno scomparendo dalla pratica moderna, in cui prevale l'attività frenetica e in cui si deve sempre "fare qualcosa" per dare prova di sé. In assenza di peritonite e tossicità evidenti è molto raro che gli attacchi di AA costituiscano una vera e propria emergenza da operare immediatamente. Se siete indecisi, ricoverate il paziente e riesaminatelo periodicamente nel corso del giorno o della notte. Nella maggior parte dei casi la AA si rende evidente, mentre, se non si tratta di AA, l'"attacco" si risolve. **I pazienti sotto osservazione chirurgica non si perforano – sono quelli ricoverati in pronto soccorso o nelle corsie pediatriche che hanno perforazioni trascurate.**

[Nota: se decidete di tenere sotto osservazione il paziente, non somministrate antibiotici poiché questi possono mascherare i reperti, "trattare parzialmente" o persino curare l'AA.]

Dunque, cerchiamo di prescrivere gli esami di *imaging* in maniera selettiva. Purtroppo, nella nostra parte di Atlantico, l'algoritmo diagnostico aumenta sempre più per il dogmatismo del personale di Pronto Soccorso, che preferisce eseguire una TC piuttosto che una valutazione clinica. Un uso così indiscriminato della TC determina un nuovo tipo di sindrome che noi chiamiamo "appendicite da TC". Voi ponete sotto osservazione un paziente con dolore al quadrante inferiore destro e reperti clinici vaghi; nel frattempo i medici del Pronto Soccorso gli/la sottopongono ad esame TC i cui risultati vengono riferiti dal radiologo il mattino seguente. A questo punto, il paziente si sente molto meglio, ha un addome trattabile e vuole tornarsene a casa, ma il radiologo asserisce che l'appendice è notevolmente infiammata. *Dobbiamo trattare l'immagine digitale della TC o il paziente?*

Classificazione

Riportiamo qui una semplice classificazione dell'AA per facilitare la discussione sul suo trattamento. In poche parole, l'AA è "**semplice**" o "**complicata**". L'AA "semplice" implica una infiammazione dell'appendice di qualsiasi grado **senza gangrena appendicolare, perforazione o formazione peri-appendicolare di pus**. Una AA è definita "complicata" quando è presente una di queste su menzionate alterazioni. Un'altra entità con cui dovrete familiarizzare è la **massa appendicolare**, che si sviluppa tardivamente nella storia naturale dell'AA. La "massa" è un flemmone infiammatorio costituito dall'omento o/e dai visceri contigui che va a tamponare una appendicite "complicata". Una "massa" contenente una quantità variabile di pus costituisce un **ascesso appendicolare**.

Trattamento

Antibiotici

La somministrazione oculata di antibiotici per coprire i **Gram-negativi e i batteri anaerobi**, è in grado di minimizzare l'incidenza delle complicanze della ferita chirurgica (frequenti) e quelle dovute a sepsi intra-addominale (rare). Nella AA "semplice" la somministrazione di antibiotici è considerata **profilattica**, mentre in quella complicata è **terapeutica**. Vi consigliamo di somministrare la prima dose di antibiotici poco prima dell'intervento. Se all'intervento l'AA si dimostra "semplice", non è necessario somministrare altre dosi nel post-operatorio. Se invece l'AA è "complicata", è indicata la somministrazione di altri antibiotici dopo l'intervento. Vi suggeriamo di basare la durata della somministrazione sui reperti operatori. Una AA gangrenosa senza pus rappresenta una "infezione resecabile" che non richiede più di 24 ore di antibioticoterapia post-operatoria. Una AA perforata con o senza pus intraperitoneale, deve essere trattata più a lungo – ma **non oltre i 5 giorni** (◉Capp. 7, 12 e 42). Forse non sapete che la maggior parte degli attacchi di AA semplice risponde positivamente al trattamento conservativo con antibiotici. Anche l'AA complicata può rispondere positivamente agli antibiotici, o almeno evolvere in un ascesso. Perciò perché non trattare la maggior parte dei casi di AA inizialmente con terapia conservativa così come avviene per la diverticolite acuta (◉Cap. 6) del colon sigmoideo? Perché il trattamento chirurgico della AA è più semplice ed associato a minore morbilità di quello per diverticolite. Tuttavia, se doveste avere a che fare con una AA lontani dalle strutture chirurgiche (ad es. in mezzo all'oceano), trattate il paziente con antibiotici (che dovrebbero essere presenti su ogni nave). Come diremo in seguito anche in presenza di una massa appendicolare è preferibile il trattamento conservativo.

L'intervento

> "L'appendice è generalmente attaccata al ceco." (Mark M. Ravitch, 1910-1989)
> "Il punto di massima dolorabilità è, nell'adulto medio, quasi esattamente a 2 pollici dalla spina iliaca anteriore su una linea che va da questa all'ombelico" (Charles McBurney, 1845-1913)

Quando operare?

Non dovete correre in sala operatoria per ogni paziente con diagnosi di AA! È ovvio che se il paziente è sistemicamente "compromesso" ed i reperti addominali sono significativi (denotano una perforazione), dovete operare subito. Qualche ora di ritardo mentre il paziente è sotto antibiotici è accettabile. Non correte in sala operatoria per un caso di diverticolite acuta (⊙ Cap. 26), dunque qual è la differenza?

Approccio open versus laparoscopico?

Come abbiamo puntualizzato prima, l'uso indiscriminato della laparoscopia diagnostica per sospetta AA determina una elevata incidenza di rimozioni inutili di appendici sane – interventi che non sono esenti da complicanze. Ma cosa dire della appendicectomia laparoscopica (AL) una volta stabilita la diagnosi? L'evidenza suggerisce che, rispetto alla procedura *open*, l'AL determina minor dolore post-operatorio, una dimissione più rapida (1 giorno) e una minore incidenza di infezione della ferita. Tuttavia, quando è eseguita per una AA complicata, si associa ad un rischio maggiore di complicanze settiche intra-addominali. Per quanto riguarda i costi, il denaro risparmiato grazie ad una dimissione più veloce dopo AL, viene speso per un intervento più lungo e costoso. Perciò sembra che i chirurghi che come noi preferiscono l'appendicectomia *open*, abbiano il sostegno della letteratura, ma questo non significa che debbano evitare sempre una AL; sicuramente questa gioca un ruolo importante nei pazienti molto obesi (in quanto evita una incisione ampia) e in quelli con appendicite non perforata che chiedono espressamente di essere sottoposti a laparoscopia.

Note tecniche

In questa sede discuteremo esclusivamente dell'intervento *open*. Tuttavia se vi piace giocare con il gas, i "bastoncini" e le suturatrici, fate pure!

Riteniamo che, come interni, abbiate già eseguito la vostra parte di appendicectomie. Tuttavia, avendo visto molti chirurghi trasformare una normale appendicectomia in un intervento complicato simile ad una Whipple, vi ricordiamo il principio dell'FSS (falla semplice, stupido!):

— **Incisione:** non avete bisogno di praticare una lunga e brutta incisione obliqua. Usate quella trasversa. Un errore frequente è quello di farla troppo mediale sulla guaina del muscolo retto; restate laterali. Iniziate con una mini-incisione; potete sempre allargarla.
— **Appendicectomia:** potete rimuovere l'appendice in senso anterogrado o retrogrado ma non c'è bisogno di affondare con borsa di tabacco il moncone, a meno che non siate legati a degli inutili rituali. Perciò limitatevi a legare o a suturare-transfiggere l'appendice alla base e a sezionare il resto. I soliti rituali che pre-

vedono di spennellare il moncone con Betadine o di bruciarlo con il bisturi elettrico sono semplicemente ridicoli.

— **Toilette peritoneale**: aspirate il liquido e ripulite ciò che rimane del pus con un tamponcino montato asciutto (non dimenticate la pelvi). Il lavaggio peritoneale attraverso questa piccolissima incisione è inutile. Non fatelo.

— **Drenaggi**: non sono quasi mai necessari ma potrebbero essere indicati dopo il drenaggio di un voluminoso ascesso appendicolare.

— **Chiusura**: non è necessario suturare separatamente il peritoneo. L'instillazione di un antibiotico (oltre alla somministrazione sistemica di antibiotici) nel sottocutaneo protegge dalle infezioni della ferita. Non eseguite suture sottocutanee (corpi estranei). Siamo propensi per la chiusura immediata della cute in tutti i casi. In alcuni pazienti potrà insorgere una infezione della ferita, che verrà trattata rimuovendo (alcuni) punti. Non pensate che sia meglio di una chiusura in due tempi che condanna i pazienti ad ulteriori manovre e ad una orribile cicatrice? (◉Capp. 38 e 49).

L'appendice "bianca"

Cosa dovete fare quando l'appendice risulta essere sana-bianca? Beh, potete strofinarla in modo da far diagnosticare al patologo una lieve infiammazione acuta (scherzo!). Il detto tradizionale è che quando c'è una incisione addominale per appendicectomia è meglio rimuovere l'appendice per non confondere le cose in futuro. Che dire di una appendice normale visualizzata in corso di laparoscopia? Deve essere anch'essa tolta? In base al consenso emergente è meglio lasciarla stare ed informare il paziente ed i suoi familiari che l'appendice è rimasta in sede. Tuttavia la maggior parte dei laparoscopisti non è molto d'accordo su questa raccomandazione, in quanto si preoccupa che ciò che appare normale attraverso la videocamera possa poi risultare patologico all'istologia. Perciò per la maggior parte dei chirurghi una laparoscopia diagnostica per sospetta appendicite porta ad eseguire l'appendicectomia, indipendentemente dal fatto che l'appendice sia sana o malata. È ovvio che quando l'appendice è sana dovete cercare diagnosi alternative, come una diverticolite di Meckel, una patologia annessiale, una diverticolite cecale perforata (◉Cap. 26), o una linfadenite mesenterica (qualunque cosa essa sia). Tuttavia nella maggior parte dei casi non troverete nulla. Cosa fare se doveste repertare del liquido peritoneale maleodorante, denso o con tracce di bile, suggestivo di una grave patologia alternativa in qualche altra sede? La presenza di bile vi dovrebbe indirizzare verso l'addome superiore. Chiudete l'incisione e praticatene un'altra, dove è il vero "campo di battaglia". Presenza o odore di feci vi indirizzeranno verso il sigma; estendete l'incisione lungo la linea mediana ed eccovi arrivati.

L'appendice di "Valentino"

Una flogosi intra-peritoneale di qualsiasi origine, può infiammare, iniettando l'appendice da fuori, e simulare una AA. Questo accadde al famoso attore del cinema e donnaiolo Rodolfo Valentino che, nel 1926 a New York, fu operato di appendicectomia per una sospetta appendicite acuta; dopo l'intervento ebbe un grave peggioramento e morì. L'autopsia rivelò la presenza di un'ulcera peptica perforata. Il rilevamento di liquido peritoneale e pus e di una appendice non gangrenosa e non perforata, dovrebbe farvi sospettare che la patologia sia altrove – cercatela!

Flemmone del moncone appendicolare post-appendicectomia

Il vostro paziente è stato sottoposto ad una regolare appendicectomia per appendicite acuta dopo di che è tornato felicemente a casa. Dopo 7 giorni si ripresenta con dolore in fossa iliaca destra, febbre e aumento dei globuli bianchi. La ferita sembra OK. Questa è la tipica manifestazione di un flemmone del moncone appendicolare. Attualmente è semplice stabilire la diagnosi: la TC è in grado di mostrare il flemmone coinvolgente il ceco – invece di un ascesso da drenare. Qualche giorno di antibioticoterapia è in grado di curare questa complicanza relativamente rara che, per qualche motivo, non è citata nei testi standard.

Appendicite del moncone: attenzione perché, in qualsiasi momento *dopo una appendicectomia*, può svilupparsi una classica appendicite acuta. Nell'era dell'AL, questo avviene sempre più di frequente poiché, durante l'intervento, i chirurghi possono sbagliare ad identificare la base dell'appendice e lasciare così un lungo moncone appendicolare – che è soggetto ad appendicite e che necessita perciò di una ri-appendicectomia.

Massa appendicolare

Tipicamente i pazienti con una massa appendicolare si presentano in uno stadio avanzato della malattia, con sintomi addominali che durano da una settimana o oltre. A volte, riferiscono un miglioramento spontaneo dei sintomi il che indica una localizzazione del processo infiammatorio. All'esame clinico si reperta una massa in fossa iliaca destra. Una eccessiva dolorabilità o l'obesità possono celare la presenza della massa. Perciò, nei pazienti che si presentano "tardivamente" o in quelli con un quadro atipico "che cova sotto la cenere", sospettate una massa appendicolare. Se non palperete niente, fate eseguire una TC, che è il modo migliore per identificare una massa appendicolare. Un'altra indicazione alla TC è l'evidenza clinica di pus non drenato, con picchi di febbre e tossicità sistemica, che indicano la presenza di un **ascesso appendicolare**.

Perché dovreste fare una distinzione tra AA e una massa (o ascesso) appendicolare se il trattamento è lo stesso (ad es. intervento e antibiotici)? Perché la massa (o ascesso) appendicolare può essere trattata non chirurgicamente. Potete operare entrambi come nel caso di una AA, ma la rimozione dell'appendice compresa in una massa flogistica, può essere più complicata del solito e a volte può essere necessario eseguire una emicolectomia.

D'altra parte, il trattamento conservativo con antibiotici porta alla risoluzione della massa nella maggioranza dei casi. Dato che soltanto 1 paziente su 5 ha una recidiva di AA (generalmente entro 1 anno e non si tratta di un attacco grave), il dogma che prevede di eseguire routinariamente una "appendicectomia di intervallo" entro 6 settimane è diventato obsoleto. È interessante notare che, in molti di questi pazienti, l'appendice risulta rudimentale e con cicatrici. Nei pazienti con età maggiore di 40 anni suggeriamo una colonscopia in elezione e una TC (dopo 3 mesi) per escludere la possibilità – rara – in cui la causa della massa si riveli essere un carcinoma del cieco.

Se la massa non risponde positivamente agli antibiotici significa che c'è un ascesso. Il drenaggio percutaneo TC o ecoguidato è l'approccio più razionale (◉Cap. 44).

Se entro 48 ore non vi è miglioramento clinico, è necessario operare. All'intervento, drenate il pus e, se non è troppo difficoltoso, rimuovete l'appendice. Prestando molta attenzione, potete evitare l'intervento nella maggior parte dei pazienti con massa appendicolare. *E ricordate – la presenza di una massa appendicolare rappresenta una situazione sfavorevole per le vostre capacità laparoscopiche.*

Appendicite epiploica

Facciamo cenno a questa condizione per il suo nome, perché probabilmente non ne sapete molto, perché non è così rara e perché spesso simula una AA. L'appendicite epiploica segue la torsione spontanea di un'appendice epiploica – lobulo di tessuto adiposo rivestito da peritoneo attaccato lungo una tenia colica. È più frequente negli obesi, nel cieco e nel sigma. Poiché il colon sigmoideo spesso attraversa la linea mediana, la manifestazione frequentemente comprende dolorabilità e segni peritoneali localizzati in fossa iliaca destra. È tipico che, malgrado questi reperti, i pazienti non stiano poi così male. Perciò, la presenza di una "AA all'esame clinico", in pazienti apiretici e di aspetto sano, dovrebbe farvi venire qualche dubbio. La storia naturale è una remissione spontanea, poiché l'appendice epiploica si disfa trasformandosi in quella massa peritoneale calcifica e pendula che a volte viene repertata in corso di procedure addominali non correlate. La TC può identificare l'area localizzata di flogosi peri-colica. Se siete tratti in inganno, tanto da eseguire un intervento, limitatevi a rimuovere il lobulo adiposo necrotico.

Conclusioni

L'appendicite acuta, come ogni altra condizione chirurgica, ha il proprio "spettro". Per ottenere la diagnosi, considerate insieme le variabili anamnestiche, fisiche e di laboratorio. Nessuna variabile singola è in grado di confermare o escludere una AA, mentre, più variabili tipiche sono presenti, più è probabile che abbiate a che fare con una AA. Il fatto se dobbiate operare immediatamente o il giorno successivo, se dobbiate osservare o prescrivere ulteriori test, è determinato selettivamente in base al singolo paziente. Non siate superficiali; l'AA può uccidere ancora oggi ed umiliare anche il chirurgo più esperto.

> Ci sono due cose nella vita che non capirò mai: le donne e l'appendicite acuta.
> "Il chirurgo in grado di descrivere l'entità di una peritonite appendicolare si è auto-condannato ad eseguire un intervento improprio." (Mark M. Ravitch, 1910-1989)

Urgenze ano-rettali*

Luis A. Carriquiry

"Soffriamo e moriamo per i difetti che si sviluppano nel nostro sistema di fognature e di drenaggio." (William A. Lane, 1856-1943)

Perché un capitolo sulle urgenze ano-rettali in un libro che tratta di chirurgia addominale d'urgenza? La risposta più semplice è quella basata sull'anatomia – il retto è un viscere dell'addome e l'ano, benché non sia proprio addominale, fa parte del perineo che è, in *sensu latu*, il pavimento della cavità addominale. Ma la ragione principale per cui è stato incluso è soprattutto pragmatica – le urgenze ano-rettali sono di solito trattate dai chirurghi generali in turno di guardia che devono perciò sapere come gestire correttamente queste comuni urgenze, senza provocare ulteriori danni al paziente.

Come definire una urgenza ano-rettale? In linea di massima, si tratta di una qualsiasi condizione correlata all'ano e/o al retto, associata al rischio di decesso o di lesione o, più semplicemente, a dolore intenso e sofferenza e che necessita di un trattamento immediato.
Considerate i seguenti casi:
- Trauma del retto e dell'ano
- Corpi estranei nel retto
- Ascesso perianale
- Infezioni necrotizzanti del perineo
- Emorroidi interne acute strozzate
- Prolasso rettale acuto a tutto spessore incarcerato

Trauma del retto e dell'ano

Non ho mai visto una lesione anale o del retto associata ad un trauma addominale chiuso; la lesione è la conseguenza di un trauma penetrante (quasi sempre una ferita da arma da fuoco), di gravi lacerazioni perineali per una caduta su superfici scabre o appuntite, o di impalamento o abusi sessuali.

---

* Al termine del capitolo troverete un commento dei curatori.

È in sala operatoria, con il paziente in anestesia generale e in posizione litotomica, che si può fare una più esatta valutazione del danno – usando le dita e un procto-sigmoidoscopio. Non c'è bisogno di ricordarvi le solite priorità per il trattamento del trauma; l'ossigenazione, l'emostasi e gli organi vitali vengono prima di un sedere lacerato. Non dimenticatevi di "preparare" l'addome nel caso in cui fosse necessario eseguire una laparotomia o una colostomia.

— **Le lesioni del retto** intraperitoneale di solito sono causate da ferite da arma da fuoco (◉Cap. 34). Questi danni vanno ricercati accuratamente nel corso di una laparotomia esplorativa, soprattutto se la traiettoria del proiettile è nella pelvi. Queste lesioni si verificano anche a seguito di un impalamento con bastoni lunghi: non è eccezionale che il retto alto o persino il sigma siano perforati e che anche altri organi addominali possano risultare danneggiati (so addirittura di un danno del miocardio causato da un impalamento con una stecca da biliardo). Quasi sempre le lesioni intraperitoneali sono trattate come una qualsiasi lesione del colon, ovvero con una semplice sutura. In casi eccezionali, come quando non è sicuro riparare una lesione grave del retto, può essere necessario eseguire una colostomia prossimale o un intervento di Hartmann. Comunque sia, non temete di suturare il retto quando l'intestino non è preparato… il retto non deve intimidirvi più – ad esempio – del ceco.

— **Le lesioni del retto** extraperitoneale sono quelle più difficili. Il sospetto di lesione del retto extraperitoneale in base alla traiettoria del proiettile deve essere confermato o confutato dall'esame clinico. Perdita di sangue e la presenza di un foro nella parete rettale alla palpazione, sono di conferma. Fino a poco tempo fa, il trattamento si basava su tre principi fondamentali, stabiliti per le ferite di guerra, che si sono dimostrati molto validi nel ridurre la mortalità e la morbilità: *sigmoidostomia derivativa*, *drenaggio pre-sacrale* e *washout* rettale (quando era tecnicamente possibile veniva aggiunta la riparazione della lesione rettale). Tuttavia, negli ultimi anni, l'utilizzo routinario di questi principi per le ferite civili è stato messo in dubbio. La riparazione del retto con *sutura* è un concetto "carino", ma poco raccomandabile. Non è semplice eseguirla per via trans-anale e tutti concordano sul fatto che, l'apertura del peritoneo pelvico in corso di una esplorazione addominale, sia indicata soltanto per arrestare una emorragia dai vasi maggiori o per *lo sbrigliamento* in un danno esteso del tessuto osseo e molle. Nella maggior parte delle ferite rettali civili si può non eseguire la sutura senza influenzare le percentuali di morbilità e mortalità (una situazione analoga riguarda l'escissione locale a tutto spessore di tumori del retto senza suturare il difetto rettale). Il *washout rettale* è la seconda vittima degli iconoclasti. Nelle serie più recenti non è stato eseguito e ciò non ha modificato i risultati. Anche la validità del *drenaggio pre-sacrale* è stata messa in dubbio. Soltanto la *diversione fecale prossimale* sembra rimanere un punto fermo, anche se in recenti dibattiti è stato messo in dubbio sia il suo ruolo di protezione sulle anastomosi rettali molto basse, sia la necessità della preparazione meccanica nella chirurgia del colon e del retto. Personalmente, osservo questi sviluppi con mente aperta; probabilmente è possibile evitare una colostomia per le ferite da proiettile a bassa velocità, ma resto incline ad eseguirla nel trattamento della maggior parte delle lesioni. La colostomia dovrebbe essere confezionata il più distalmente possibile; è stato dimostrato che una colostomia su bacchetta (loop colostomy) eseguita ad arte, con uno sperone adeguato, è completamente derivativa e che non è necessario eseguire una colostomia terminale o una *loop-end colostomy*. L'unica recente innovazione da prendere in considerazione è l'approccio laparoscopico, nell'intento di ricercare danni intraperitoneali associati e esteriorizzare il sigma senza dover eseguire una laparotomia formale. Benché io non sia un fan incondizionato dell'approccio laparoscopico, ritengo che possa essere una buona idea; probabilmente si tratta di una delle migliori indicazioni alla chirurgia laparoscopica del colon.

– **Lesioni del canale anale.** Si ottiene l'emostasi e si sbriglia la lacerazione, cercando di risparmiare il più possibile gli sfinteri. Le ferite vengono lasciate aperte. La colostomia sul sigma è raccomandata soltanto per lacerazioni anali e perineali molto estese; nei casi meno gravi, non è necessaria. In urgenza, non consiglio di tentare la ricostruzione dello sfintere – le suture non tengono bene sul muscolo traumatizzato e una dissezione difficile in un campo cruentato può causare lesioni nervose, determinando perciò un fallimento che rischierebbe di compromettere la riuscita di una ulteriore ricostruzione. Meglio lasciare il lavoro di ricostruzione del canale anale ad un chirurgo specializzato che può, a tempo debito, eseguire una sfinteroplastica o addirittura prendere in considerazione tecniche più complesse come l'impianto di uno sfintere artificiale o la creazione di un neosfintere col muscolo gracile elettrostimolato.

Corpi estranei nel retto

Non sono infrequenti. Nei casi più rari, possono essere dovuti ad una ingestione accidentale, dopo di che il corpo estraneo percorre il tratto digestivo fino ad impattarsi nelle pareti rettali o anali (ho visto uno stecchino da denti impattato trasversalmente nel canale anale dare origine ad un ascesso anale bilaterale). La maggior parte di questi oggetti è inserita nell'ano e quasi sempre dal paziente in cerca di gratificazione sessuale. A proposito, non pensate che questo accada soltanto in individui "vistosamente" gay – nella maggior parte dei casi si tratta di uomini sposati di mezza età o anche anziani che forniscono le spiegazioni più assurde alla sfortunata collocazione del corpo estraneo. L'auto-inserimento di corpi estranei, qualunque sia la loro forma e dimensione, non sempre causa una lesione del retto che si estende oltre la mucosa, ma questo non vale quando l'inserimento è dovuto ad una violenza sessuale: in questo caso non è una cosa eccezionale che la perforazione si verifichi a livello della riflessione peritoneale o persino della giunzione retto-sigmoidea.

Quando un paziente racconta una storia di impalamento (vera o finta), dovete eseguire un accurato esame dell'addome e prendere in considerazione l'eventualità di ricorrere alla radiologia per confermare o confutare una perforazione viscerale che potrebbe richiedere una laparotomia. In tutti gli altri casi, è bene cercare inizialmente di rimuovere il corpo estraneo attraverso il canale anale in anestesia locale, regionale o generale, il che permette il rilassamento degli sfinteri anali e previene la rottura dei muscoli per il forzato stiramento. Sono stati descritti numerosi strumenti e numerose manovre per afferrare il corpo estraneo, ma se l'estrazione risulta difficoltosa il rischio di lacerare la parete rettale o il canale anale aumenta con il tempo e gli sforzi, nel qual caso dovrebbe essere presa in considerazione l'eventualità di una laparotomia con il paziente in posizione litotomica: cercate prima di far giungere nelle mani dell'operatore "perineale" il corpo estraneo attraverso l'ano, manipolandolo lungo la parete rettale; a volte, però, aprire il retto e rimuovere l'oggetto dall'alto è paradossalmente il modo meno aggressivo per risolvere il problema.

È obbligatorio eseguire una rettoscopia dopo l'estrazione, per assicurarsi dell'integrità della parete rettale.

Ascessi perianali

Nei dipartimenti di chirurgia d'urgenza sono frequentissimi. La loro incidenza, per ragioni sconosciute, è più elevata nei giovani uomini. Nei pazienti con dolore anale acuto, continuo e ingravescente dovrebbe essere presa in considerazione, fino a prova contraria, l'eventualità che sia presente un ascesso perianale. Chiedete al paziente di sdraiarsi nella posizione laterale di Sim, preferibilmente con il lato interessato in basso, ed esaminate la zona perianale. A volte l'ascesso è evidente: un rigonfiamento rosso localizzato e molto sensibile, sul margine anale. Altre volte, dovrete palpare con attenzione il margine anale per provocare una reazione dolorosa localizzata. State attenti affinché questa manovra sia eseguita il più rapidamente e delicatamente possibile; ripeterla molte volte o premere con il dito l'area dolorabile è da considerarsi una vera e propria tortura. Se suscitate una reazione di dolorabilità localizzata, non avrete bisogno di eseguire esami di diagnostica per immagini per confermare la diagnosi di ascesso; trattatelo e basta.

Dove? I chirurghi nord-americani, sempre consapevoli dei costi o costretti ad esserlo dalle organizzazioni sanitarie, preferiscono drenare l'ascesso in anestesia locale, con una incisione eseguita in Pronto Soccorso. [La pigrizia è un altro fattore. Negli stati Uniti, il chirurgo di ruolo deve essere presente a tutti gli interventi eseguiti in sala operatoria. Ordinare allo specializzando di "incidere" l'ascesso in Pronto Soccorso in anestesia locale, con o senza somministrazione di morfina in endovena, risparmia al chirurgo un viaggio in ospedale e in sala operatoria in piena notte – i curatori]. Come molti chirurghi europei, preferisco completare il mio esame ed eseguire il drenaggio in anestesia generale in sala operatoria. Una esplorazione ed un drenaggio ben fatti sono troppo dolorosi da eseguire in un paziente sveglio e, l'anestesia locale, non funziona bene in questi casi. La maggior parte dei pazienti sottoposta a drenaggio in PS ha un brutto ricordo di questa travagliata esperienza. Forse, adottando una postura più eclettica, potreste riuscire a drenare un ascesso perianale piccolo, ben definito e protrudente che è sul punto di drenarsi spontaneamente già in corsia, ma nel caso di ascessi più voluminosi – soprattutto quelli della fossa ischio-rettale – è obbligatorio fare un salto in sala operatoria.

Come? Preferisco eseguire una incisione radiale nell'area del rigonfiamento. Quando la localizzazione non è evidente, a parte il dolore, pungetelo con un ago alla ricerca di pus. Non c'è bisogno di praticare la "classica" incisione crociata o una resezione cutanea. L'incisione deve essere abbastanza lunga da permettere l'introduzione di un dito per sbrigliare delicatamente la cavità e cercare diramazioni inaspettate. Il lavaggio con normale soluzione fisiologica è utile per rimuovere pus o sangue residui, dalla cavità. Molti chirurghi preferiscono l'anestesia generale per poter ricercare fistole ano-rettali associate – presenti in più della metà dei pazienti – ed eseguire una fistolotomia immediata o posizionare, a drenaggio, un setone a seconda del tipo di fistola. I risultati raccolti dimostrano che questo tipo di trattamento determina un numero minore di recidive. Personalmente condivido questo punto di vista ma ritengo che non sia saggio che un chirurgo generale, che tratta ascessi solo occasionalmente, e soprattutto un chirurgo in formazione, indulga in questa pratica, che potrebbe causare la formazione di nuovi tratti fistolosi e persino incontinenza. Limitatevi a drenare e a sbrigliare, non zaffate e non lasciate drenaggi, eccetto che in ampie cavità. Il dolore scompare quasi immediatamente per cui il paziente ne sarà molto grato; tuttavia, nei mesi successivi, quasi la metà dei pazienti svilupperà una fistola che potrà essere trattata in elezione. E – per favore – questo tipo di pazienti, non ha bisogno di antibiotici!

Infezione perineale necrotizzante

Una infezione perineale necrotizzante può essere la conseguenza di una infezione ano-rettale trascurata, ma può anche insorgere per un trauma, per una infezione della cute o dopo l'utilizzo di strumenti uretrali. Un'origine uretrale implica una *gangrena di Fournier* – un eponimo che è stato erroneamente esteso allo spettro completo di questa entità. Ma, più importanti dell'eziologia, sono la diagnosi ed il trattamento precoci.

Questi pazienti sono, il più delle volte, diabetici o immunodepressi. L'azione sinergica dei batteri Gram negativi, degli anaerobi e dello streptococco determina una disseminazione rapida dell'infezione lungo i piani *superficiali* fasciali e sottocutanei, con ischemia secondaria della cute. Il dolore può essere il primo sintomo, ma può essere vago. Il rigonfiamento del perineo, la crepitazione, la dolorabilità locale, l'eritema cutaneo – ed infine la necrosi – sono i tipici elementi che si riscontrano ad un esame clinico.

Non è necessario eseguire una radiografia o una TC, a meno che non si sospetti una estensione ai tessuti addominali o retroperitoneali fasciali. Soltanto un trattamento tempestivo può prevenire una evoluzione letale; questo implica un trattamento di sostegno, la somministrazione di alte dosi di antibiotici per via parenterale a copertura su batteri aerobi ed anaerobi ed un tempestivo *sbrigliamento* chirurgico – che poi, alla fine, è il punto chiave del trattamento. La cute necrotica deve essere resecata ma, dato che la necrosi fasciale e del tessuto adiposo si estende oltre, è di solito necessario praticare estese incisioni cutanee per escidere radicalmente l'intera area compromessa ed arrivare finalmente a tessuto fasciale ed adiposo ben perfuso e vitale. Se l'infezione interessa i muscoli perineali è necessario sacrificarli seguendo gli stessi criteri. Nei giorni successivi non devono essere lesinate accurate revisioni chirurgiche. Lasciate al chirurgo plastico i problemi di una futura ricostruzione, ma se fosse necessario escidere la cute dello scroto è bene avvolgere i testicoli, che raramente sono compromessi, con il tessuto sano della parete addominale o della coscia.

Sezionate tutto ciò che è maleodorante, scuro, grigio o morto, senza riguardo a quanto sarà ampia e orribile la ferita. E fatelo ancora, e poi ancora, tutte le volte in cui sarà necessario. Alla fine tutto diventerà roseo, granulerà, si ridurrà e guarirà.

Rimangono due punti controversi: la necessità di eseguire una colostomia e l'utilizzo dell'ossigeno iperbarico. La maggior parte degli autori ritiene che non sia necessario creare uno stoma diversivo, neanche in caso di ano fluttuante. Tuttavia, quando non è facile trattare una contaminazione fecale in corso (ad es. nei pazienti incontinenti, in strutture d'assistenza non adeguate), considererei l'eventualità di eseguire una derivazione fecale prossimale. È stato caldamente raccomandato l'utilizzo dell'ossigeno iperbarico per l'azione dei radicali liberi di ossigeno contro i batteri anaerobi, ma tale utilizzo è controverso, ingombrante e costoso, perciò non può essere considerato una componente necessaria dello standard di trattamento. È il vostro bisturi lo strumento che dovrebbe apportare ossigeno alla ferita.

Emorroidi interne strozzate acute

Si verifica relativamente di frequente nei pazienti con emorroidi di III o IV grado. Le emorroidi prolassate a causa dell'aumento di volume, diventano irriducibili ed inoltre, spesso, vanno incontro a trombosi. Il paziente è affetto da dolore intenso ed ha difficoltà a sedersi e a camminare. All'esame, reperterete i gavoccioli prolassati (*piles*, è così che i Britannici definiscono le emorroidi) – blu con aree di necrosi della mucosa.

Deve essere preso in considerazione un trattamento d'urgenza. Ci sono tre opzioni: il trattamento medico, la dilatazione anale e l'emorroidectomia d'urgenza. La maggior parte degli specialisti in coloproctologia preferisce quest'ultima, che è la soluzione più rapida al problema, anche se ammette che, l'aumento di volume, può costringere ad una escissione eccessiva della mucosa anale con l'insorgenza successiva di una stenosi anale. Perciò, se vi sentite forti del vostro *training* in chirurgia proctologica, procedete con l'emorroidectomia, ma tenete sempre a mente che la presenza di qualche lembo di cute residua dovuto ad una insufficiente rimozione delle pliche perianali e mucose è preferibile ad una stenosi dovuta ad una escissione troppo entusiastica. Alcuni chirurghi sono soliti rimuovere solo le emorroidi prolassate con o senza una sfinterotomia interna per risolvere lo spasmo anale secondario. Se non siete sicuri di poter trattare questa condizione in maniera idonea, potete tranquillamente ricorrere alla divulsione anale in anestesia generale – riducendo le emorroidi prolassate verso l'alto da dove provengono – o persino al trattamento medico con riposo a letto (con i glutei in alto) e alla somministrazione di analgesici fino alla risoluzione spontanea. Potete tentare con lo zucchero per accelerare la risoluzione (vedi il *Commento dei curatori* al termine del capitolo).

Prolasso rettale incarcerato a tutto spessore

È una patologia rara ma molto dolorosa e penosa per il paziente. È più frequente in soggetti di mezza età che in quelli più anziani che presentano sfinteri più deboli. La prima opzione è quella di cercare di ridurre il prolasso in anestesia locale o generale. Anche per questa condizione è stato raccomandato l'utilizzo dello zucchero che, agendo per osmosi, riduce l'edema della mucosa e ne semplifica perciò la riduzione. In caso di fallimento o di estesa necrosi della mucosa, ritengo che il trattamento operatorio sia l'opzione migliore e che la retto-sigmoidectomia perineale con sutura colo-anale manuale (intervento di Altmeier) sia la scelta più idonea. Ovviamente si tratta di un intervento maggiore e specialistico, perciò non è nostra competenza trattarlo in questo testo.

Commento dei curatori

In questo capitolo il dott. Luis A. Carriquiry ha eloquentemente trattato tutte le urgenze ano-rettali "gravi", ma ne ha omesse alcune "banali" – che, tuttavia, sono una giornaliera "spina nel sedere" – come la *ragade anale acuta* e l'*ematoma perianale acuto* (Fig. 29.1). Questi, assieme all'ascesso perianale, rappresentano le

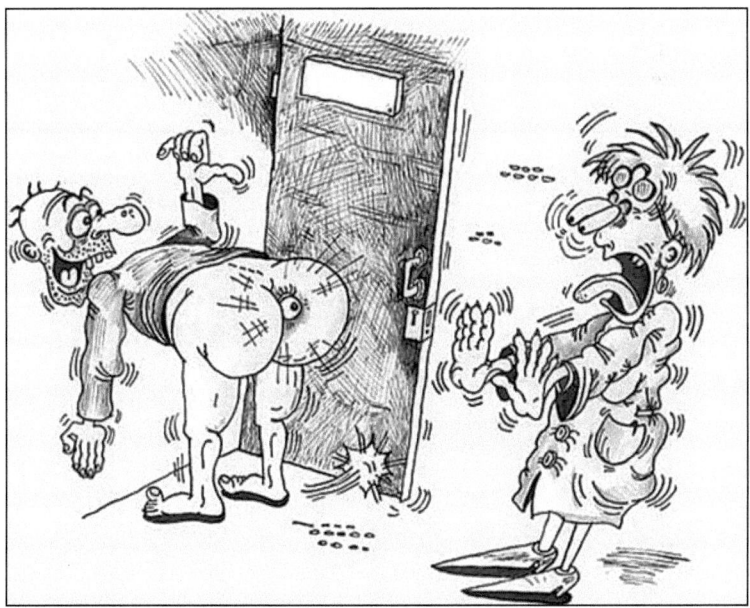

Fig. 29.1. "So di essere una spina nel sedere, ma per favore aiutatemi!"

cause più frequenti di dolore anale acuto. Perciò ecco un approccio pratico al trattamento di queste condizioni "minori" ma dolorose. Occorre notare che è generalmente, e facilmente, possibile fare una diagnosi accurata senza dover ricorrere ad una dolorosa esplorazione rettale!

Qual è il "pattern" del dolore?

La ◉ Figura 29.2 mostra come ognuna delle tre condizioni suddette presenti un proprio *pattern* di dolore. Nella ragade anale il dolore è *acuto* ed *intermittente*, si aggrava alla defecazione ed è minore dopo di essa. Negli ascessi perianali (come abbiamo già detto) il dolore è *costante, sordo* ed *aumenta gradualmente* fino che il pus non è chirurgicamente drenato o non si drena spontaneamente. In caso di ematoma perianale acuto il dolore, molto spesso, è già in fase di diminuzione quando il paziente giunge alla vostra osservazione.

Esame clinico

Posizionate il paziente in decubito laterale o in piedi, piegato in avanti e voi seduti dietro al suo sedere. Delicatamente divaricate i glutei ed osservate la regione perianale – in questo modo potrete facilmente visualizzare l'ematoma perianale e spesso anche la ragade. In caso contrario, considerate che si tratti di un ascesso perianale e continuate come abbiamo detto sopra.

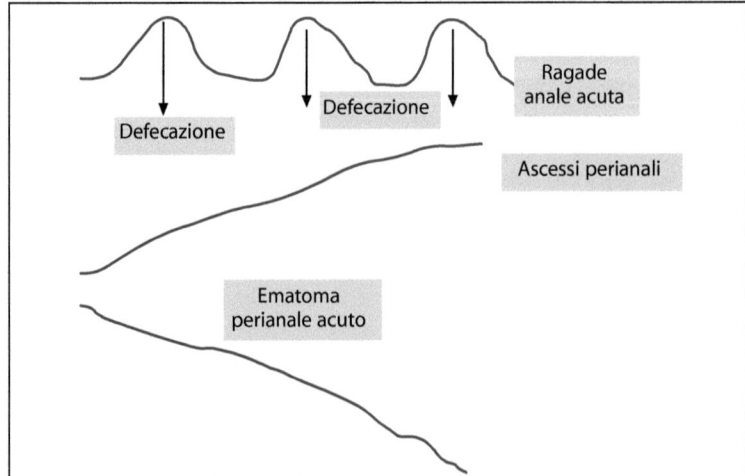

Fig. 29.2. Pattern del dolore anale acuto

Ragade anale acuta

Si tratta di una lacerazione lineare superficiale che si estende dall'anoderma alla linea dentata – di solito ad ore 6, ma nelle pazienti di sesso femminile non è raro che si trovi sulla linea mediana anteriore, ad ore 12. Sono assenti il lembo di cute sentinella e una papilla anale ipertrofica tipici della ragade *cronica*. È raro che una ragade acuta richieda un intervento chirurgico. Il vostro obiettivo è quello di interrompere il ciclo dolore-spasmo-dolore, ovvero il dolore causato dalla ragade che determina lo spasmo dello sfintere interno che a sua volta aumenta il dolore. Siamo soliti iniettare, usando un ago da 23 gauge, qualche millilitro di anestetico locale (ad es. marcaina) subito sotto la ragade. Il dolore scompare rapidamente e con esso lo spasmo. A questo punto il paziente acconsentirà a sottoporsi ad una esplorazione rettale: introducete delicatamente il dito, ricoperto da una dose abbondante di crema anestetica locale (lignocaina), dilatando gentilmente il canale anale. Rimandate il paziente a casa con blandi lassativi e indicazioni su come massaggiare il proprio ano con una crema anestetica locale. Certamente spose o compagni volenterosi potranno eseguire molto meglio questo compito! Il trattamento di ragadi recidivanti, persistenti o croniche – con applicazione topica di gliceril trinitrato o diltiazem, con iniezione di botulino o eseguendo una sfinterotomia laterale interna – esula dall'ambito del trattamento in urgenza.

Ematoma perianale acuto

Lo riconoscerete immediatamente appena avrete separato i glutei – un rigonfiamento delle dimensioni e forma di chicco d'uva, bluastro, teso e situato sulla rima anale. È anche chiamato erroneamente "emorroide trombizzata esterna" benché sia ritenuto che rappresenti una vena perineale coagulata di eziologia non chiara. Se non viene trattato, il dolore diminuisce gradualmente entro 1 o 2 giorni e il gonfiore scompare in una settimana circa. Dalla nostra esperienza personale sappiamo che blandi lassativi e creme anestetiche locali alleviano rapidamente i sintomi. Ma se il paziente è isterico e voi siete di quelli a cui piace sempre "fare qualcosa", potete iniettare della lignocaina nella lesione o "addormentarla" con dell'etil-cloruro spray ed evacuare il coagulo con una minuscola incisione radiale attraverso il mucoderma che la ricopre. Questo risolve i sintomi, ma vi avvertiamo che abbiamo visto pazienti ritornare per un ascesso o un sanguinamento nella sede dell'incisione. Perciò siamo nettamente a favore del trattamento non chirurgico.

"Parlami dello zucchero"

Il dott. Carriquiry raccomanda di applicare dello zucchero sulle emorroidi prolassate strozzate o/e sul retto prolassato. Non è uno scherzo bensì una idea eccellente. Lo zucchero igroscopico riduce rapidamente l'edema tissutale – rimpicciolendo i tessuti prolassati e permettendo la riduzione manuale. Ponete il paziente in posizione prona e applicate abbondante zucchero sulle parti strozzate fin quando l'ano "torturato" non assomiglierà ad un dolce ricoperto di glassa. Ripetete se necessario dopo ogni semicupio – non crederete ai vostri occhi quando vedrete il gonfiore ridursi rapidamente!

> "Non si dovrebbe lasciare che un ascesso in prossimità dell'ano scoppi da solo, bensì inciderlo coraggiosamente con una lancetta molto affilata così da far uscire il pus ed il sangue alterato. Oppure... l'intestino denominato retto... esploderà... allora potrà... essere chiamato fistola. E ho visto alcuni che hanno sette o nove fori su un lato dei glutei... nessuno dei quali, eccetto uno, comunica con il retto." (John of Arderne, 1306-1390)

Complicanze chirurgiche dell'endoscopia

AHMAD ASSALIA • ANAT ILIVITZKI

"Se siete troppo amanti dei rimedi nuovi, per prima cosa non curerete i pazienti e per seconda non avrete pazienti da curare" (Astley Paston Cooper, 1768-1841)

Le complicanze dell'endoscopia possono essere *immediate*, cioè verificarsi durante il trattamento o prima che il paziente lasci la sala endoscopica, o *tardive*, manifestandosi nell'arco di 30 giorni dal trattamento.

Alcuni principi di base

Complicanze

- Nel mondo reale, le complicanze sono molto più frequenti di quanto si deduce dalle "belle" percentuali riportate nei libri che leggiamo!
- Le percentuali delle complicanze variano in base all'esperienza e al numero dei casi; aspettatene di più negli ospedali più piccoli e con endoscopisti con minor esperienza.
- I rischi associati all'endoscopia sono maggiori quando la patologia è più complessa; sono inoltre più frequenti nelle procedure *terapeutiche* rispetto a quelle *diagnostiche*.
- Riguardo alle complicanze endoscopiche, è spesso più importante riconoscere quando non operare che quando operare; molti episodi di sanguinamento e di perforazione dopo un esame endoscopico, sono trattati meglio conservativamente. È inutile eseguire una laparotomia per delle complicanze post-endoscopiche per poi non essere in grado di identificare la perforazione o la causa del sanguinamento.

Quando sarete chiamati a visitare un paziente "in cattive condizioni" dopo un esame endoscopico:
- Sospettate una catastrofe! E, fino a prova contraria, considerate che nel paziente siano in atto le più terribili complicanze chirurgiche: **emorragia o perforazione**. La **pancreatite severa** è un'altra eventualità dopo CPRE (colangio-pancreatografia retrograda endoscopica).
- Ciò che è frequente è frequente! Gli eventi avversi che si verificano immediatamente dopo un esame endoscopico sono, con tutta probabilità, dovuti all'esame stesso.

- Trasferite sempre i pazienti "in cattive condizioni" in un reparto di chirurgia, indipendentemente dal fatto che vi sia più o meno bisogno di un intervento chirurgico immediato. Nell'interesse di tutti, e *soprattutto del paziente*, l'ambiente migliore è il reparto chirurgico, dove il paziente può essere monitorato e trattato in maniera idonea.
- L'identificazione ed il trattamento precoce delle complicanze sono la chiave per poter ottenere un esito positivo. Perciò… se non ci penserete, non le diagnosticherete.
- Indipendentemente dall'eziologia, trattate immediatamente lo shock, preparate il paziente con segni palesi di peritonite ad una laparotomia d'urgenza.
- Per favore, **LEGGETE** sempre con molta attenzione la cartella clinica e il referto endoscopico; **PARLATE** con il paziente, con il suo medico curante e *contattate direttamente l'endoscopista che ha eseguito l'esame "senza alcuna difficoltà"* (ci possono essere molti indizi sulla possibile complicanza, spesso non citati nel referto) e **CONTROLLATE**, di persona, tutte le immagini rilevate all'endoscopia e successivamente ad essa.

Complicanze dell'endoscopia del tratto gastro-intestinale superiore

L'esofago-gastroduodenoscopia (EGD) con endoscopio flessibile è un esame relativamente sicuro, con poche complicanze. Quasi la metà delle complicanze gravi sono cardio-polmonari, correlate all'aspirazione, all'ipossiemia, ai riflessi vasovagali e all'endocardite. Le complicanze chirurgiche comprendono:

- **Perforazione esofagea.** L'esofago cervicale è l'area più probabilmente a rischio. I fattori di rischio includono: osteofiti cervicali anteriori, diverticolo di Zenker, stenosi o membrana esofagea e costola cervicale. La maggior parte delle perforazioni dell'esofago cervicale si verifica durante l'esecuzione di una endoscopia con strumento rigido o per l'introduzione alla cieca di un endoscopio flessibile. Avere dei conati di vomito con lo stomaco insufflato e l'endoscopio che occlude la giunzione gastro-esofagea può determinare una lacerazione di Mallory-Weiss o una perforazione transmurale. Il dolore cervicale, il crepitio e la cellulite sono tutti segni di una perforazione esofagea alta. Le perforazioni distali causano dolore toracico; una radiografia del tessuto molle cervicale e una Rx del torace possono essere utili negli stadi iniziali per identificare la presenza di aria cervicale, di pneumomediastino, di pneumotorace o di un versamento pleurico. La diagnosi è confermata dall'esofagografia con contrasto idrosolubile o dalla TC. Se avete dei dubbi, non perdete tempo. Una TC d'urgenza con mezzo di contrasto per os è in grado di rilevare le perforazioni più piccole e di fornire altre preziose informazioni sulla sede e altri reperti importanti. Il trattamento delle perforazioni esofagee è accennato nel ◉Cap. 14.
- L'approccio ed il trattamento di una emorragia del tratto GI superiore (dovuto o no a varici) **dopo EGDS**, si basa sui principi presentati nel ◉Cap. 16.
- **Altre complicanze.** Dopo una scleroterapia e, meno frequentemente, dopo legatura di varici esofagee, quasi la metà dei pazienti presenta una o più delle

seguenti complicanze: dolore toracico, versamento pleurico, infiltrato polmonare e batteriemia (senza perforazione). La batteriemia è frequente soprattutto dopo una dilatazione esofagea e, per tale motivo, dovrebbe essere presa in considerazione l'eventualità di instaurare una antibiotico-profilassi con l'intento di prevenire, in individui predisposti, una endocardite batterica. La presenza nell'esofago di uno *stent*, posizionato a livello della giunzione gastro-esofagea per una stenosi maligna, può causare erosione, sanguinamento, migrazione, accrescimento intraluminale del tumore con ostruzione recidivante, impattamento di cibo o esofagite con aspirazione. Ricordate: questi pazienti hanno una breve aspettativa di vita perciò fate il minimo indispensabile per la palliazione. Questa può includere ripetute sedute endoscopiche per l'ablazione del tumore o il posizionamento di un secondo *stent*.

Complicanza della CPRE

La CPRE è associata ad una incidenza relativamente elevata di complicanze. Se i curatori non ci avessero vietato di citare le percentuali in questo libro, vi diremmo che, in ordine decrescente, le complicanze comprendono: pancreatite (2%-5%), emorragie (2%), colangite (1%-2%) e perforazione (0,5%-1,2%). La mortalità può raggiungere l'1,5%. Perciò la CPRE – soprattutto quella terapeutica – dovrebbe essere considerata un esame endoscopico potenzialmente rischioso!

Pancreatite

Mentre una iperamilasemia si verifica in almeno 2/3 dei pazienti, una pancreatite clinica insorge raramente. L'incidenza è la stessa sia per gli esami ad intento diagnostico che per quelli terapeutici. Nella maggior parte dei casi la gravità varia, da lieve a moderata ed è auto-limitante. Sfortunatamente, però, dopo una CPRE possono verificarsi pancreatiti gravi e persino decessi. È interessante notare che la pancreatite si verifica più frequentemente in pazienti più giovani e che l'incidenza è maggiore nei pazienti sottoposti a CPRE per sospetta "disfunzione dello sfintere di Oddi".

Diagnosi ▶ La presenza di intenso dolore addominale localizzato nei quadranti superiori, associato ad iperamilasemia dopo CPRE, deve farvi sospettare una pancreatite. A volte è difficile stabilire una diagnosi, dato che la perforazione (vedi sotto) può manifestarsi con un quadro clinico simile. Se l'incannulamento del dotto è stato semplice e non sono stati tentati interventi "*pre-cut*" o terapeutici, l'eventualità di una perforazione duodenale è bassa. Comunque, se sospettate una perforazione fate eseguire un Gastrografin del tratto gastro-intestinale alto o, meglio ancora, una TC addome per escludere la presenza di perforazione e confermare la pancreatite.

Trattamento ▸ Di solito sono necessari soltanto la somministrazione di liquidi ev e digiuno assoluto fino alla risoluzione dei sintomi. In una piccola percentuale di pazienti può esserci un decorso più lungo e laborioso: per questi casi, la strategia di trattamento è discussa nel ⊙ Cap. 18. È ovvio, la presenza di calcoli impattati nel coledoco può scatenare la pancreatite e protrarre il decorso; se così fosse, potrebbe essere indicato ripetere una CPRE o eseguire una esplorazione chirurgica del coledoco.

Emorragia

Dopo una sfinterotomia endoscopica (SE) può verificarsi una emorragia clinicamente significativa. Nei pazienti con ittero ostruttivo, prima di sottoporli a SE, è importante controllare e, se necessario, correggere il tempo di protrombina (TP). Se la SE deve essere eseguita in urgenza, è necessario somministrare del plasma fresco congelato. La somministrazione di farmaci antiaggreganti dovrebbe essere interrotta 7-10 giorni prima della SE. Allo stesso modo, in caso di SE urgente, deve essere misurato il tempo di coagulazione e, se anomalo, corretto con trasfusione di concentrati piastrinici.

Diagnosi ▸ L'emorragia può manifestarsi come una emorragia del tratto GI superiore, ma può anche evidenziarsi simulando una emorragia del tratto GI inferiore; il paziente può emodinamicamente destabilizzarsi prima che compaiano ematemesi o melena. Per ottenere un valido monitoraggio e trattare adeguatamente una emorragia GI è opportuno ricoverare il paziente in Unità Intensiva o in reparto chirurgico.

Trattamento ▸ Per stabilire una diagnosi accurata, è indicato ripetere l'esame endoscopico, e ciò anche per chiarire se l'emorragia è sotto forma di stillicidio o di intensa "perdita" arteriosa, come anche per tentare l'emostasi. In caso di fallimento o quando non sia disponibile una EGDS, se il paziente è stabile ed è presente un radiologo interventista competente, una angiografia del tripode celiaco con embolizzazione selettiva del ramo sanguinante dell'arteria gastro-duodenale, può evitare l'intervento chirurgico. Tuttavia, se anche questa fallisce o non è disponibile ed il sanguinamento continua o il paziente è instabile, allora deve essere eseguito l'intervento chirurgico. Dopo kocherizzazione completa del duodeno, una duodenotomia longitudinale della seconda porzione vi permetterà di accedere alla papilla di Vater. È possibile controllare l'emorragia con una sutura, stando attenti a non stenosare lo sbocco della papilla o la sede della sfinterotomia (spesso convertendo quest'ultima in una sfinteroplastica chirurgica). Se il paziente è stabile ed in caso di fallimento della CPRE e della SE, l'attenzione va focalizzata sulla correzione chirurgica definitiva della patologia per cui la SE era stata eseguita. Altrimenti deve essere fatto il minimo indispensabile per permettere il drenaggio del sistema biliare ostruito (ad es. una colecistectomia con posizionamento di Kehr – tubo a T).

Perforazione

Questa è senza dubbio la complicanza più seria della CPRE e dell'endoscopia in generale, con una mortalità che arriva fino ad 1/5 dei pazienti. La stragrande maggioranza delle perforazioni si verifica nel retroperitoneo nella zona periampollare ed è causata da procedure "*pre-cut*" o dalla SE. Sono meno frequenti le perforazioni del coledoco e del dotto pancreatico causate dal filo guida. Solo 1/10 delle perforazioni è intra-peritoneale ed è causato dall'endoscopio (generalmente sulla parete anteriore della seconda porzione duodenale). I fattori di rischio sono la poca esperienza dell'endoscopista, la tecnica "*pre-cut*", una SE troppo generosa, un trattamento terapeutico, l'iniezione intramurale di mezzo di contrasto, ripetuti esami CPRE e pazienti con gastrectomia sec. Billroth II.

Diagnosi ▶ È spesso ovvia in corso di trattamento o al termine di essa, quando l'endoscopista sospetta che qualcosa sia andato storto. La comparsa di dolore addominale irradiato al dorso – durante o subito dopo una CPRE – e la presenza di aria nel retroperitoneo ad una Rx diretta addome, confermano la diagnosi. In alternativa è possibile evidenziare la lesione facendo iniettare dall'endoscopista, del mezzo di contrasto che così, mostrerà la perdita. La migliore metodica diagnostica è la TC – in quanto rileva la presenza di aria retro- o intra-peritoneale e lo spandimento di mezzo di contrasto. Tutto ciò evita, alla fine, una diagnosi errata di pancreatite che porterebbe a determinare ritardi ad un corretto trattamento.

Trattamento ▶ In centri altamente specializzati, è possibile tentare "ex novo" una CPRE con inserimento di uno *stent* per "sigillare" la perforazione, ma la maggior parte degli endoscopisti è riluttante a ripetere l'esame in questi pazienti in quanto proprio l'esame endoscopico è stato la causa del problema. Benché non vi sia un unanime consenso nello stabilire quale sia la strategia di trattamento migliore da seguire per risolvere questo problema, sembra che in presenza delle seguenti condizioni la maggior parte dei pazienti possa essere trattata non chirurgicamente con risultati positivi:
- **Assenza di spandimento libero di mezzo di contrasto**
- **Assenza di peritonite clinicamente evidente e/o flogosi sistemica** (compromissione emodinamica, febbre alta e leucocitosi)
- **Assenza di voluminoso pneumoperitoneo**

I pazienti con spandimento di mezzo di contrasto, aria intra-peritoneale (che denota una perforazione intra-peritoneale), peritonite e/o sepsi devono essere trattati chirurgicamente.

Se vi sono le condizioni per poter eseguire un trattamento non chirurgico, deve essere inserito un sondino naso-gastrico e somministrati antibiotici ad ampio spettro con una adeguata copertura sui Gram negativi. I pazienti devono essere seguiti con attenzione; il miglioramento dovrebbe avvenire entro 12-24 ore. Di solito questi pazienti guariscono entro 7-10 giorni e, se ancora indicato, in caso di necessità, dopo tale periodo potranno essere sottoposti ad un nuovo trattamento. La mancanza di miglioramento, la presenza di irritazione peritoneale o di sepsi in atto richiede un immediato intervento chirurgico.

Dopo aver completamente "kocherizzato" il duodeno, la sede della perforazione è generalmente individuata sulla parete duodenale posteriore. A seconda del grado di indurimento e di flogosi dei tessuti, viene eseguita o una semplice raffia o una riparazione con lembo omentale (vedi ⊙Cap. 17) lasciando sempre un drenaggio in sede. Il passo successivo dipende dalle condizioni del paziente, dalla patologia di base, dal fallimento o dal successo della CPRE, causa delle complicanze e dall'adeguatezza della sutura duodenale. I principi sono: se il paziente è in condizioni stabili e la riparazione è adeguata (questo accade per le perforazioni ad uno stadio precoce), non c'è bisogno di eseguire un intervento di esclusione del piloro. Se il sistema biliare è ostruito deve essere decompresso, preferibilmente con un KEHR (dopo colecistotomia ed esplorazione e *clearance* del coledoco). Se siete in sede, per favore non lasciate il paziente, di nuovo, alla mercé dell'endoscopista! Se non siete comunque sicuri e siete preoccupati sulla tenuta della duodenorafia, o temete che residui una stenosi duodenale, dovete completare il vostro intervento con una esclusione pilorica: si fa una gastrotomia quindi si chiude il piloro dall'interno con punti di sutura riassorbibili e si confeziona una gastro-digiunostomia (⊙Cap. 35). Infine, inserite in profondità nell'ansa efferente della gastro-digiunostomia, distalmente allo stoma e alla sutura duodenale, un sondino naso-digiunale di piccolo calibro per nutrire il paziente.

> Le complicanze importanti e la mortalità dopo CPRE sono strazianti, ma ciò che è tragico, è che in molti di questi casi – retrospettivamente – l'esame endoscopico che ha causato tutto questo massacro, in realtà, non era indicato!

Complicanze della colonscopia

La colonscopia è un esame relativamente sicuro: le sue complicanze principali sono la perforazione e l'emorragia. Negli esami diagnostici, la percentuale di complicanze è piuttosto bassa (fino allo 0,3% per le perforazioni e lo 0,2% per l'emorragia), aumentando poi quando la procedura diventa terapeutica, soprattutto dopo una polipectomia (fino allo 0,4% per le perforazioni e il 2,3% per l'emorragia).

Emorragia

Questa si può verificare subito dopo l'esame endoscopico o può essere "secondaria" o tardiva – da un'ulcera insorta in sede di polipectomia o biopsia. Il rischio è maggiore con la resezione di polipi >15 mm, dopo esami ripetuti o indaginosi o in caso di diatesi emorragica. È raro che l'emorragia possa essere causata da un danno della mucosa provocato dall'inserimento o dalla manipolazione traumatica dello strumento. Molto raramente una energica manipolazione a livello della flessura splenica del colon determina una lesione splenica ed una emorragia intra-addominale.

Trattamento ▶ Prevede le ben note manovre di stabilizzazione del paziente e la correzione di una eventuale coagulopatia, quindi nuovo esame endoscopico per tentare di trattare l'emorragia. Se, dopo aver reintegrato i liquidi e corretto il deficit coagulativo, il sanguinamento è terminato, si può decidere di non ripetere la colonscopia in modo da minimizzare il rischio di perforazione in sede di biopsia. La persistenza invece del sanguinamento indica naturalmente che il nuovo esame endoscopico non ha avuto successo ed è quindi necessaria una immediata esplorazione dell'addome. **Tenete sempre l'endoscopista pronto in sala operatoria per eseguire una colonscopia intra-operatoria** (o meglio ancora – imparate voi stessi la tecnica). **Ricordatevi:** trovare la sede del sanguinamento può risultare un compito arduo: una colonscopia intra-operatoria minimizza la perdita di sangue ed evita una inutile resezione intestinale. Nella maggior parte dei casi, dopo aver localizzato l'origine dell'emorragia, è sufficiente eseguire una colotomia ed ottenere l'emostasi suturando la sede del sanguinamento, quindi richiudere la colotomia. Se l'emorragia è causata da "un qualche cosa" che richiede una resezione (ad es. un grosso polipo o un carcinoma), allora deve essere eseguita una colectomia adeguata.

Perforazione

> Il meccanismo di perforazione determina la grandezza del foro che in seguito può essere trattato selettivamente da un chirurgo in gamba – non da un gastroenterologo "cieco".

Colonscopie difficili, traumatiche e terapeutiche si associano ad un rischio maggiore di perforazione del colon. Il barotrauma da eccessiva insufflazione di aria, un eccessivo utilizzo dell'elettrobisturi, una dilatazione troppo zelante delle stenosi, sono fattori causali frequenti. Inoltre, un precedente intervento chirurgico, una diverticolite, la presenza di pre-esistenti aderenze, un intestino insufficientemente preparato, possono aumentare le difficoltà dell'esame e la possibilità che si verifichi una perforazione.

Quando si verifica una perforazione del colon, la gamma delle conseguenze è ampia e imprevedibile. Il *meccanismo* di perforazione è importante: le perforazioni dopo una colonscopia terapeutica (nella sede della biopsia o della polipectomia) sono generalmente piccole e più suscettibili ad un trattamento non chirurgico. Le perforazioni conseguenti a colonscopia diagnostica determinano invece, il più delle volte, lacerazioni di dimensioni considerevoli della parete colica e richiedono, per tale motivo, un trattamento chirurgico tempestivo.

Diagnosi ▶ La chiave della diagnosi è essere sempre in allerta. Dovete sospettare una perforazione in tutti i pazienti con malessere o dolore addominale che sono stati sottoposti recentemente ad una colonscopia. La presentazione è variabile: quando c'è una cospicua lacerazione del colon i problemi e la sintomatologia addominale possono insorgere subito dopo la colonscopia. Alcuni pazienti invece, possono presentarsi dopo qualche giorno con segni ingravescenti di infezione locale e sistemica. Questa presentazione tardiva è tipica delle perforazioni che all'inizio sono "circoscritte" al retroperitoneo o ai foglietti mesenterici e che gradualmente filtrano o si perforano nella cavità peritoneale libera. Conoscete bene i segni addomino-peritoneali e le ripercussioni sistemiche della perforazione colica. Ma ricordate che le anse intestinali – insufflate con aria durante la colonscopia – possono essere ancora dolorabili dopo molte ore dall'esame. Si deve cercare la presenza di aria libera con una Rx torace in ortostatismo e con una Rx diretta addome in decubito laterale sinistro. La presenza di aria libera endo-addominale e un quadro clinico di peritonite, localizzata o diffusa, ci fanno fare una diagnosi di perforazione. A volte, dopo una colonscopia, in assenza completa o con una lievissima sintomatologia clinica di perforazione, è possibile visualizzare la presenza di un pneumoperitoneo (pneumoperitoneo post-colonscopia "benigno").

Al contrario, altre volte, l'aria libera può non essere presente quando la perforazione è inizialmente circoscritta o è retroperitoneale. Basare le proprie decisioni sull'assenza o meno di aria libera è indice di ingenuità, frequente nei non chirurghi (ad es. gastro-enterologi) che tentano di trattare le urgenze addominali chirurgiche.

Ovviamente la presenza di una sintomatologia clinica segno di perforazione, aria libera alla Rx diretta addome, pone la diagnosi di perforazione. In assenza di aria libera insistete per ottenere una TC (o un clisma con Gastrografin in mancanza di una TC). La TC non soltanto è in grado di mostrare la presenza di aria libera non visualizzata alla radiografia diretta, ma può anche mostrare altri dettagli indicativi di un danno come un ematoma della parete del colon o la presenza di aria nella parete colica, nel mesentere o nel retroperitoneo. Quando la TC è associata ad un clisma con Gastrografin, di solito, ci indica la sede e le dimensioni della perdita e se questa è o meno circoscritta. La presenza di liquido libero può indicare uno spandimento del contenuto fecale o una peritonite.

Ricordate: la principale causa di morte dovuta ad una perforazione colonscopica è il ritardo nella diagnosi con conseguente ritardo nel trattamento! Questo ritardo è di solito causato dal medico, responsabile (che poi è – il più delle volte – lo stesso endoscopista, al quale si presenta il paziente complicatosi) di non aver preso in considerazione questo tipo di diagnosi. Vi ricordate dello "struzzo chirurgico" (Fig. 30.1) che non è capace di diagnosticare le proprie complicanze? Bene, i gastro-enterologi non sono da meno. E noi dobbiamo aiutarli.

Trattamento non chirurgico ▶ Non tutti i pazienti con una lesione intestinale da colonscopia devono essere sottoposti a laparotomia. I pazienti che sono poco sintomatici, senza febbre o tachicardia e con esame dell'addome negativo (ad es. assenza di segni di peritonite), possono essere trattati non chirurgicamente con digiuno assoluto e somministrazione di antibiotici ad ampio spettro (come per una diverticolite acuta – Cap. 26). I pazienti che rispondono positivamente al trattamento conservativo di solito non presentano pneumoperitoneo (o se è presente è minimo) e la perdita del mezzo di contrasto alla TC è minima o assente.

Come abbiamo detto sopra, la perforazione in sede di polipectomia è più suscettibile ad un *trial* di trattamento non chirurgico. Questo approccio ha fre-

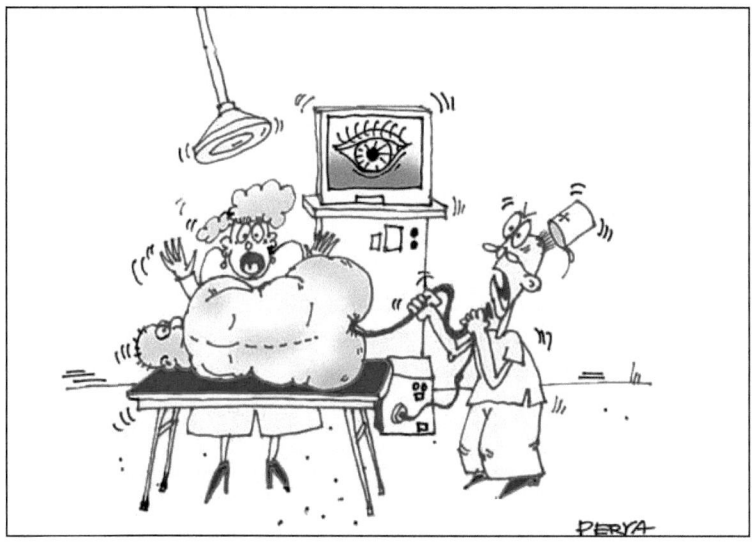

Fig. 30.1. "Infermiera, è quello l'omento?"

quentemente successo dato che i pazienti sono sempre sottoposti a preparazione intestinale prima dell'esame endoscopico; tutto ciò riduce il potenziale di contaminazione addominale. Tutti i pazienti devono essere attentamente monitorati per valutare la progressione locale e sistemica del processo o per constatare la mancanza di miglioramento. Un deterioramento delle condizioni cliniche richiede un tempestivo intervento chirurgico. Una perforazione in un segmento colico patologico, che necessita comunque di colectomia (ad es. un tumore maligno), è una indicazione ad intervento chirurgico immediato e definitivo.

Trattamento chirurgico ▸ I pazienti compromessi, che lamentano dolore localizzato o diffuso, con sepsi sistemica e peritonite localizzata o generalizzata dovrebbero essere sottoposti ad antibioticoterapia e ad una laparotomia d'urgenza. Nella maggior parte dei pazienti sottoposti ad una tempestiva esplorazione, i reperti sono quelli di una *contaminazione* peritoneale piuttosto che di una *infezione* in atto; è sufficiente eseguire una "toilette peritoneale" (◉ Cap. 12) e una sutura immediata/primaria della perforazione come per una qualsiasi lesione traumatica del colon (◉ Cap. 35).

L'assenza di feci nel colon aiuta a minimizzare la gravità della contaminazione/infezione. In pazienti selezionati, può essere indicata una colostomia derivativa o una esteriorizzazione della lesione colica; ad es. in caso di peritonite in atto trascurata o di debilitanti comorbilità gravi quali malnutrizione o dipendenza da steroidi. Il ruolo della laparoscopia nella diagnosi e nel trattamento delle perforazioni coliche non è stato ancora definito. Tuttavia, un laparoscopista esperto, con l'ausilio della colonscopia intra-operatoria, può diagnosticare con accuratezza e trattare le perforazioni del colon.

Conclusioni

Il trattamento delle lesioni endoscopiche dei visceri gastro-intestinali cavi, dall'esofago fino al retto, può essere così sintetizzato:
- Sospettare sempre una tragedia
- Eseguire esami di *imaging* per la diagnosi
- I pazienti trascurati o quelli in cui la lesione non è riconosciuta vanno incontro a morte
- Alcuni possono essere trattati conservativamente
- Alcuni richiedono un intervento immediato
- Alcuni sottoposti a trattamento conservativo possono alla fine richiedere un intervento chirurgico
- Per ottenere risultati ottimali: siate selettivi, attenti e sempre pronti a cambiare idea

> Uno stupido con uno strumento rimane pur sempre uno stupido.

Urgenze ginecologiche

Bashar Fahoum • Moshe Schein

Avete mai visto un ginecologo convinto che un "addome acuto" sia di origine ginecologica e non dovuto ad appendicite acuta?

Il famoso autore e medico inglese W. Somerset Maugham (1874-1965) scrisse: "…la donna è un animale che urina una volta al giorno, defeca una volta alla settimana, ha le mestruazioni una volta al mese, partorisce una volta all'anno e copula ogni qualvolta ne ha l'opportunità…". Oggi nessuno farebbe una affermazione così "sessista" e politicamente scorretta, ma se qualcuno lo facesse, dovrebbe aggiungervi un commento sul "dolore localizzato nei quadranti inferiori dell'addome…".

Essendo chirurghi generali di professione, è improbabile che vi capiti di dover far nascere un bambino, ma vi capiteranno problemi ginecologici che dovrete sapere come trattare.

In donne fertili, il dolore addominale acuto è molto frequente: di solito è di origine "ginecologica", ma è anche probabile che possa essere di natura "chirurgica". I vostri colleghi ginecologi sono quasi sempre persone "carine", ma la loro visione è generalmente molto limitata! (⦿ Fig. 31.1). Di conseguenza, sono spesso

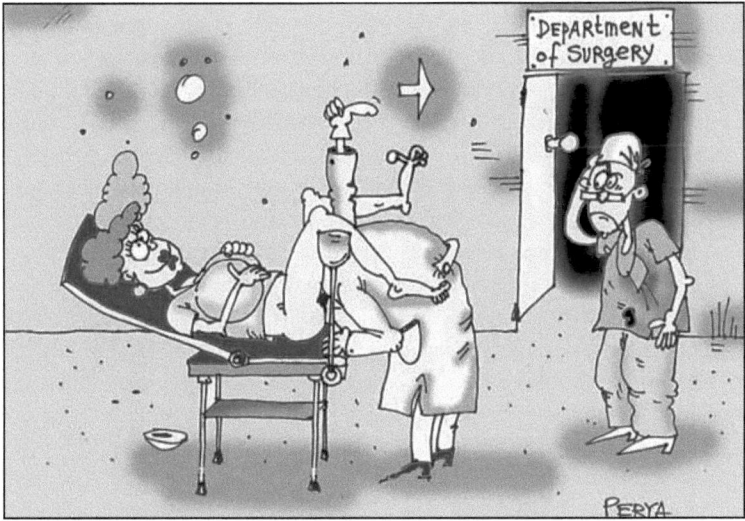

Fig. 31.1. "Chiamate il chirurgo generale!"

riluttanti a diagnosticare una urgenza come "ginecologica" a meno che voi non abbiate escluso la possibilità che possa trattarsi di una appendicite acuta. A volte, operate quella che pensate essere una appendicite acuta e vi ritrovate poi ad avere a che fare con patologie "ginecologiche". Dovete sapere come comportarvi in queste situazioni. Un altro caso, che vi offre la piacevole possibilità di interagire con ginecologi-ostetrici, è quello di una paziente in stato di gravidanza. Come sapete, la gravidanza stessa può causare dolore addominale e, contemporaneamente, modificare il quadro clinico di frequenti problemi chirurgici, rendendo così difficile la diagnosi e costituendo in fin dei conti, una sfida notevole in pazienti che presentano lesioni di varia natura.

Dolore addominale acuto in pazienti fertili

Valutazione ed approccio

Non abbiamo bisogno di ricordarvi di fare una anamnesi per quanto riguarda il *ciclo mestruale*, l'*attività sessuale* e l'*uso di contraccettivi*. Deve essere sempre esclusa una gravidanza, che sia uterina od ectopica; nella maggior parte degli ospedali questo viene fatto con un test di gravidanza.

Una anamnesi di dolore addominale nei primi giorni del ciclo mestruale può farci pensare alla presenza di un'*endometriosi* o di un *endometrioma* ("cisti cioccolato") di base e, se il dolore acuto dovesse insorgere a metà del ciclo (*mittelschmerz*), la causa potrebbe essere la rottura di un follicolo di Graaf durante l'ovulazione. Se la paziente riferisse dolore alla spalla, vi potrebbe essere *sangue endo-peritoneale libero* che irrita il diaframma: in questi casi, la probabile causa dell'emorragia è una *cisti ovarica rotta* o una *gravidanza ectopica*.

Non vogliamo assolutamente tediarvi con l'esame obiettivo, di sicuro saprete che le condizioni che andremo a trattare possono produrre segni di irritazione peritoneale che sono, poi e spesso, indistinguibili da quelli di una appendicite acuta: la *sede del dolore e l'esame obiettivo* sono utili a restringere la diagnosi differenziale. Quindi in poche parole: se il dolore è localizzato su tutta la fascia addominale inferiore (fossa iliaca destra e sinistra, ipogastrio), prendete in considerazione una malattia infiammatoria pelvica (MIP); se è localizzato in fossa iliaca destra, pensate ad una appendicite acuta; se poi è prevalente a sinistra e, magari, in una signora un po' anzianotta, sicuramente vi ricorderete della esistenza della diverticolite acuta (◉ Cap. 3).

L'esplorazione vaginale bimanuale, eseguita dal vostro amico ginecologo (o da voi), è essenziale per la valutazione di queste pazienti. Palpate alla ricerca di una massa o di una "pastosità" nel cul-de-sac (scavo di Douglas) e di *dolorabilità provocata* – quando muovendo la cervice si evoca molto dolore (MIP, gravidanza ectopica). Speriamo che il vostro amico sia munito anche di un ecografo con sonda trans-vaginale che gli (più spesso è una "lei") consenta di visualizzare l'utero e gli annessi e la eventuale presenza di liquido libero. Quando c'è del liquido nel cul-de-sac, questo può essere aspirato con un ago attraverso la vagina (culdocentesi); se è presente del pus, pensate ad una MIP o a una appendicite perforata, mentre la presenza di sangue indica la rottura di una cisti o una gravidanza ectopica.

In generale, la maggior parte delle patologie ginecologiche che si presentano con dolore addominale acuto è trattata non chirurgicamente. Dopo avervi dato tutte queste informazioni, adesso il vostro compito è quello di classificare, assieme al ginecologo, le pazienti in uno dei seguenti gruppi:

- Esame obiettivo addominale "negativo": molto probabilmente una patologia ginecologica – trattare conservativamente.
- Esame obiettivo addominale "importante": con, apparentemente, nessuna patologia ginecologica in atto. Questa è probabilmente la miglior indicazione per procedere ad una laparoscopia diagnostico/terapeutica.
- Esame obiettivo addominale "incerto": ricoverate e tenete sotto osservazione – con o senza TC (●Capp. 3 e 28).

I problemi ginecologici acuti più frequenti sono le cisti ovariche complicate, la gravidanza ectopica e la MIP. Dovete perciò sapere come diagnosticarli, come trattarli in maniera conservativa e cosa fare – se riscontrati in corso di una laparoscopia o una laparotomia – quando il vostro vecchio amico ginecologo non è nei paraggi o gli ci vogliono alcune ore per arrivare in ospedale.

Cisti ovariche

Le *cisti "funzionali"* (follicolari o del corpo luteo) sono frequenti e generalmente asintomatiche. Ad una ecografia trans-vaginale sono tipicamente solitarie con componenti non solide e di dimensioni <5 cm. *Il dolore acuto insorge quando si ha la rottura o la torsione di una cisti*. Una rottura con obiettività locale e sistemica modesta, deve essere trattata conservativamente. Se, invece, la rottura determina una significativa emorragia intra-peritoneale – e quando non è da escludere un'altra patologia – è indicato eseguire una laparotomia o una laparoscopia. Se c'è emorragia in atto causata dalla rottura di una cisti, cercate di fare, con qualsiasi mezzo, l'emostasi locale: non c'è bisogno di aspirare o resecare la cisti e, per favore, non pensateci neanche a "portar via" l'ovaio. La *torsione* si associa di solito a dolore più intenso, ad un quadro clinico addominale e a manifestazioni sistemiche che richiedono una laparotomia o una laparoscopia: se la tuba e l'ovaio sono vitali, possono essere sottoposte a de-torsione e perciò risparmiate; se non lo sono, resecate.

Gravidanza ectopica

Il grande chirurgo francese Henri Mondor (1885-1962) disse:

> "Quando siete in presenza di un addome acuto, prendete in considerazione la possibilità che si tratti di una gravidanza ectopica, pensateci sempre, ripensarci non basta, perciò continuate a pensarci."

"Ectopico" significa che l'uovo fecondato si è impiantato in una sede diversa dal normale (il corpo dell'utero). Le tube costituiscono la sede più frequente, ma l'impianto può avvenire anche nelle ovaie, nella cervice e nella cavità addominale. In queste pazienti la presentazione clinica varia incredibilmente: la più classica è comunque dolore addominale e sanguinamento vaginale (metrorragia).

Molte donne non sono neanche consapevoli della gravidanza e trascurano i sintomi associati ad essa quali il salto di un ciclo mestruale; anche lo spettro delle manifestazioni cliniche è ampio, va dal dolore localizzato ai quadranti addominali inferiori, alla peritonite diffusa con shock ipovolemico. Un quadro clinico importante associato a test di gravidanza positivo ed a riscontro ecografico di utero "vuoto", è una conferma alla diagnosi. Come chirurghi generali, è più probabile che dobbiate trattare un quadro più drammatico quale la rottura di una tuba, sede di una gravidanza ectopica – può verificarsi alla IV settimana di gestazione. L'improvvisa insorgenza di peritonite acuta e di shock ipovolemico vi costringerà a correre in sala operatoria senza il ginecologo: evacuate il sacco gestazionale, controllate l'origine dell'emorragia con punti transfissi e preservate l'ovaio. Presentazioni meno drammatiche sono trattate generalmente direttamente dal ginecologo, o con la sua collaborazione, spesso per via laparoscopica. Occorre notare che all'intervento, nella maggior parte delle gravidanze ectopiche, l'emorragia è già terminata; se è in atto può richiedere una semplice salpingectomia. Se le ovaie sono lasciate intatte la paziente può essere sottoposta ad inseminazione in vitro, anche dopo una salpingectomia bilaterale.

Malattia infiammatoria pelvica

MIP è una sindrome infettiva che coinvolge, in maniera più o meno estesa, l'endometrio, le tube e le ovaie. Lo spettro clinico dell'infezione è ampio: và dalla dolenza addominale (quadranti inferiori), dispareunia, febbre e perdite vaginali, associati a lieve endometrite/salpingite, fino ad una peritonite grave e shock settico dovuti alla rottura di un ascesso tubo-ovarico. Anche l'obiettività clinica dipende dal processo patologico e varia dalla dolorabilità addominale localizzata a quella generalizzata per arrivare alla resistenza muscolare alla palpazione superficiale e profonda con Blumberg positivo. Occorre notare che il dolore e la dolorabilità sono generalmente *bilaterali*. Una visita ginecologica rivela perdite purulente con dolorabilità alla manovra del ballottamento in corso di esplorazione vaginale (per il movimento della cervice). È possibile palpare un ascesso ovarico o pelvico, visualizzarlo all'ecografia o alla TC. La maggior parte dei "casi lievi" dovrebbe essere trattata con terapia antibiotica: il trattamento ambulatoriale è indicato per pazienti che possono tollerare una dieta per os. Le pazienti invece con dolore addominale importante e manifestazione sistemica, devono essere ricoverate per instaurare una antibioticoterapia parenterale. Il trattamento antibiotico è empirico ed ha come bersaglio i soliti organismi causali che sono, da soli o in associazione, la *C. trachomatis, N. gonorrhoeae, E. coli* e *H. influenzae*. Potete scegliere tra numerosi farmaci per uso orale o parenterale tenendo bene in mente che, le pazienti non rispondenti positivamente a questo regime o con diagnosi incerta, devono essere sottoposte a laparoscopia (dovrebbe essere eseguita da un ginecologo).

Il tipico caso che vi potreste trovare a trattare è la rottura di un ascesso tuboovarico che ha determinato una peritonite pelvica o addirittura una grave peritonite diffusa. Durante la laparotomia o la laparoscopia riscontrerete del pus: per sapere come gestire la peritonite andate al ⊙ Cap. 12. L'ascesso deve essere sempre drenato, quindi, se fare o meno una isterectomia totale, dipende dall'età della paziente, dai reperti operatori e dal ginecologo.

Quando parlano di MIP, i libri di testo formali generalmente menzionano la *sindrome di Curtis-Fitz-Hugh* o "periepatite" come sequela tardiva – ascendente dalla pelvi. Benché originariamente associata ad una infezione da *gonococco*, adesso, quasi tutti questi casi, sono associati all'infezione da *C. trachomatis*. Questa, può dare origine a disturbi addominali aspecifici, simulando addirittura una colecistite acuta ma, nella nostra esperienza, non ha mai rappresentato una entità specifica che ha richiesto misure chirurgiche. L'abbiamo però osservata come riscontro occasionale di aderenze peri-epatiche in corso di laparoscopia o laparotomia per altra patologia.

Dolore addominale acuto in donne in stato di gravidanza

> "Negli uomini 9 tumori su 10 sono maligni, nelle donne 9 rigonfiamenti addominali su 10 sono uteri gravidi." (Rutherford Morrison, 1853-1939)

Considerazioni generali

Una consulenza per dolore addominale in donne in stato di gravidanza o nel primo periodo post-parto è spesso una esperienza ansiogena per il chirurgo generale. Riteniamo che i seguenti paragrafi, basati su alcuni semplici concetti, possano aiutarvi ad affrontare questi difficili problemi con una nuova consapevolezza e fiducia. Le urgenze addominali in donne gravide costituiscono una grossa sfida per i seguenti motivi:
- L'utero, risalendo gradualmente, altera la normale anatomia dell'addome, dislocando gli organi e modificando così il tipico scenario clinico.
- Una donna gravida ha una fisiologia diversa; nausea e vomito non sono rari durante il I trimestre, perciò la presenza di tachicardia, un lieve aumento della temperatura e una leucocitosi, sono considerati "normali".
- Fino ad un certo punto, "dolori e doloretti" addominali sono frequenti in gravidanza.
- Quando trattate una malata in stato di gravidanza, avete automaticamente due pazienti: dovete considerare anche la vita ed il benessere del feto.

Grosso modo, durante la gravidanza le patologie addominali acute, possono dividersi in:
- specifiche della gravidanza;
- insorte incidentalmente, durante la gravidanza.

Le urgenze addominali specifiche della gravidanza sono:
- "Ostetriche" – come una gravidanza ectopica (vedi sopra), l'aborto e l'aborto settico (un utero settico può presentarsi con addome acuto), la "degenerazione rossa" di un fibroma, una *abruptio placentae*, la rottura di utero e una pre-eclampsia. Queste patologie non verranno discusse. Ehi, non vi abbiamo mica promesso un manuale di ostetricia.
- "Generali" – come una pielonefrite acuta che è più frequente nelle donne gravide o la rottura di un aneurisma viscerale (ad es. arteria splenica) che è rara ma è "tipica" in corso di gravidanza. Un'altra condizione associata alla gravidanza è la formazione spontanea di un ematoma del muscolo *rectus abdominis* (questo può formarsi anche in donne non gravide o in uomini, soprattutto nei pazienti in terapia anticoagulante). L'ematoma ha origine dalla rottura di un ramo dell'arteria epigastrica inferiore e si sviluppa in profondità nel muscolo. All'esame è spesso possibile palpare un massa dolente della parete addominale che non scompare quando il o la paziente contraggono la parete addominale (segno di Fothergill). L'ecografia o la TC possono confermare la diagnosi. Il trattamento è conservativo.

Urgenze addominali che insorgono incidentalmente durante la gravidanza

In gravidanza può insorgere qualsiasi tipo di urgenza addominale. Ecco alcune considerazioni di base:
- **"Pensate a trimestri"**. Nel *primo trimestre* il feto è più soggetto ai potenziali effetti nocivi dei farmaci o degli esami radiologici. Interventi chirurgici addominali in questo trimestre possono precipitare in un aborto. Un intervento chirurgico al *terzo trimestre* ha una alta probabilità di indurre ad un parto prematuro, mettendo ulteriormente a rischio la madre ed il feto. Quindi, un intervento chirurgico è più tollerabile durante il II trimestre – sempre che abbiate il lusso di scegliere.
- **Il benessere della madre è più importante di quello del feto.** Se sono presenti simultaneamente problemi sia per la madre che per il feto, tutti gli sforzi terapeutici dovrebbero essere indirizzati a favore della madre. L'eventualità di un taglio cesareo va presa in considerazione solo se il feto ha più di 24 settimane e vi è persistente sofferenza fetale, malgrado la madre sia sottoposta ad una terapia intensiva.
- **Le donne gravide soffrono di sindrome compartimentale addominale cronica** (◉ Cap. 36). Una urgenza addominale (ad es. una appendicite perforata o una occlusione intestinale) aumenta ulteriormente la pressione intra-addominale, riducendo il ritorno venoso e l'*output* cardiaco. Ponete la paziente in *decubito*

laterale sinistro in modo da spostare l'utero gravido dalla vena cava inferiore compressa!

Dovete tenere in considerazione:

− **Appendicite acuta.** Sarete frequentemente chiamati ad "escludere una appendicite acuta" in donne in stato di gravidanza. Affrontate il problema come è stato descritto nel ◉Cap. 28, ma ricordatevi che con l'avanzare della gravidanza, il ceco, attaccato all'appendice, si disloca più in alto e lateralmente – verso la colecisti. Inoltre, l'appendice si sposta progressivamente fuori della portata protettiva e "separatrice" dell'omento – facilitando così una perforazione libera. Una ecografia può aiutare ad escludere una colecistite acuta. È stato riportato che l'esecuzione di una laparoscopia diagnostica e/o di una appendicectomia laparoscopica è sicura sia per la madre che per il feto, tuttavia l'argomento rimane controverso. Se decidete di operare, inclinate il tavolo verso sinistra e praticate una incisione divaricando i muscoli *direttamente sul punto di massima dolorabilità* – ovunque esso sia.

− **Colecistite acuta.** In gravidanza è facile identificarla sia clinicamente che ecograficamente (◉Cap. 19). Nel I trimestre provate con il trattamento conservativo differendo l'intervento al II trimestre. Se si verifica nel III trimestre cercate, se possibile, di rimandare l'intervento a dopo il parto. La colecistectomia laparoscopica sembra essere sicura durante la gravidanza. Insufflate l'addome alla pressione più bassa possibile e ruotate il tavolo a sinistra per ridurre la compressione sulla VCI (vena cava inferiore) da parte dell'utero. Se è necessario eseguire una colecistectomia in gravidanza avanzata (quando l'utero riempie l'intera cavità addominale) preferiamo l'approccio *open* mediante una piccola incisione sottocostale. Forse è il momento buono per citare la *sindrome HELLP* (emolisi, aumento transaminasi, piastrinopenia). Si tratta di una sindrome relativamente rara che può insorgere in pazienti pre-eclamptiche e pre-termine ed essere confusa con una patologia biliare acuta (anche una HELLP "lieve" può provocare una distensione della capsula epatica determinando un dolore importante in ipocondrio destro). L'emorragia epatica, l'ematoma e la rottura del fegato sono complicanze gravi della sindrome HELLP e sono a tutti gli effetti delle urgenze chirurgiche: si deve far nascere rapidamente il bambino ed il fegato deve essere trattato secondo i principi del trauma. Nelle pazienti instabili e con coagulopatia deve essere eseguito un *packing* del fegato (◉Cap. 35). Pensate all'HELLP: una colecistectomia incauta può uccidere madre e figlio.

− **Occlusione intestinale:** *un volvolo cecale o sigmoideo* insorge più frequentemente durante la gravidanza avanzata. Il dislocamento delle strutture addominali può spostare anche aderenze di vecchia data, determinando una occlusione dell'intestino tenue o un volvolo. La gravidanza tende a mascherare il quadro clinico ed impedisce di stabilire una diagnosi precoce. Da notare che una radiografia diretta dell'addome, con o senza Gastrografin (◉Capp. 4 e 21) è del tutto sicura anche nel primo periodo di gravidanza. Perciò se sospettate una occlusione del colon o del tenue non esitate: ricordatevi che una sofferenza di ansa intestinale può mettere a rischio la vita della madre e del figlio.

Trauma in gravidanza

Il trattamento del trauma addominale in gravidanza è identico a quello che si attua in pazienti non gravide (◎Capp. 34 e 35); la differenza è che in gravidanza ci si deve preoccupare di due pazienti, la madre e il feto. Perciò, se le circostanze cliniche lo permettono, è obbligatorio valutare lo stato del feto sia con il doppler che con monitoraggio cardiotocografico. La preoccupazione maggiore in una paziente gravida traumatizzata è la rottura di utero e il distacco di placenta. Nella rottura di utero alla palpazione, è presente dolore addominale accompagnato dai classici segni di irritazione peritoneale, a volte associati a parti del feto palpabili o all'incapacità di palpare il fondo dell'utero. Nel distacco di placenta invece, vi è cospicua metrorragia e contrazioni uterine. Quando il feto è a rischio, eseguire un taglio cesareo è la scelta migliore per entrambi, la madre ed il feto.

Periodo "post-partuum"

È notoriamente difficile stabilire la diagnosi delle urgenze addominali nel primo periodo post-parto o post cesareo. I doloretti addominali ed i sintomi gastrointestinali sono spesso attribuiti al "post-dolore", e la febbre o il malessere sistemico ad una "endometrite residua". Inoltre, in questa fase, la parete addominale è al massimo dello stiramento ed è ridondante, perciò la contrattura di difesa e gli altri segni peritoneali possono essere assenti. Le "cose si muovono nell'addome" durante il parto e un'ansa intestinale può torcersi o rimanere intrappolata. Abbiamo trattato appendiciti acute perforate, ulcere peptiche perforate e colecistiti acute durante i primi giorni post-parto. La diagnosi è generalmente tardiva così come il trattamento. State attenti!

> "Sei uomini danno al medico meno da fare che una donna" (proverbio spagnolo)

Urgenze addominali in età pediatrica

Wojtek J. Górecki

I bambini non sono piccoli adulti.

La famosa frase che asserisce che i bambini non sono degli adulti piccoli è particolarmente valida nel caso delle urgenze addominali pediatriche, non soltanto per le differenze fisiologiche e metaboliche, ma anche per la diversità del quadro clinico, della presentazione e del trattamento. Questo capitolo è dedicato alle urgenze addominali chirurgiche nei bambini. Le urgenze neonatali sono escluse, dato che è improbabile che dobbiate trattarle, a meno che non siate dei chirurghi pediatrici specializzati.

Il primo principio da tenere a mente è che è più improbabile che commettiate un errore se considerate l'eventualità di una presentazione atipica di una patologia frequente piuttosto che una presentazione tipica di una patologia rara. Traducendo questo principio in realtà clinica, un addome acuto pediatrico è – fino a prova contraria – una intussuscezione nei bambini piccoli o una appendicite nei bambini più grandi. Un altro principio è che nei bambini, come – ed a maggior ragione più che non – negli adulti, una attesa vigile è una strategia prudente.

Approccio generale al dolore addominale pediatrico

La filosofia che prevede la classificazione delle varie eziologie dell'addome acuto in diversi quadri clinici ben definiti (vedi ⊙Cap. 3), è valida anche per i bambini. Le principali insidie nella valutazione di un addome acuto in età pediatrica, riguardano il *timing*, l'*anamnesi* e la *palpazione dell'addome*.
— *I bambini con dolore addominale*, quando giungono in Pronto Soccorso, presentano vari stadi della malattia. Il tempo di presentazione dipende infatti dai genitori: alcuni rimandano, altri sono troppo ansiosi e si precipitano subito in ospedale. Come regola generale – originariamente proposta da Sir Zachary Cope – considerate il dolore addominale un potenziale problema chirurgico, se dura più di 6 ore.
— *I bambini piccoli non possono riferirvi la loro storia* perciò ascoltate i genitori che conoscono bene i propri figli. Un esempio classico è quello dell'intussuscezio-

ne: una descrizione del comportamento del bambino ed una occhiata alla feci, vi possono indirizzare alla diagnosi ancora prima dell'esame fisico.

— Non è mai troppo ripetere quanto sia importante *una palpazione addominale delicata*. La maggior parte dei bambini con un pancino dolorante si opporrà ad una palpazione addominale. A volte un giocattolo può essere una distrazione temporanea che vi permetterà di esaminare l'addome, ma è inutile continuare se il bambino fa resistenza. Invece di seguire la solita sequenza "testa-piedi", prevista dall'esame clinico degli adulti, approfittate di un momento di sonno per introdurre furtivamente e delicatamente la mano sotto le coperte e palpate l'addome.

— Un *bambino piccolo* che non vi permette di effettuare alcun tentativo neanche quando è in braccio alla madre, dovrebbe essere sedato dato che, la sedazione, in fin dei conti, non influisce sulla contrattura addominale di difesa. La nostra preferenza è per il midazolam 0,1-0,2 mg/Kg per via intranasale.

— *L'esame dello scroto* è fondamentale per due motivi. Primo, una condizione acuta del testicolo destro, come una torsione, può manifestarsi con dolore all'inguine e in fossa iliaca destra. Secondo, una appendicite perforata a volte può manifestarsi con un rigonfiamento dolente dello scroto per il pus che, penetrando nel *processo vaginale* pervio, determina una funicolite acuta.

— È meglio lasciare *l'esplorazione rettale* al termine dell'esame obiettivo, dopo aver controllato gola ed orecchie; non sarà necessaria se vi è una chiara indicazione ad una laparotomia.

Quadri clinici di addome acuto nei bambini (vedi anche ●Cap. 3)

— Nei bambini è rara la combinazione di **dolore addominale acuto e shock**: questo vi dovrebbe far pensare ad un trauma addominale misconosciuto con rottura di un organo solido aumentato di volume o a un tumore (ad es. rottura di un tumore di Wilms). A differenza degli adulti, non è sempre indicato eseguire una laparotomia d'urgenza.

— Nei bambini una **peritonite generalizzata** è quasi sempre dovuta ad una appendicite. Non cercate di provocare un segno di Blumberg poiché perdereste la fiducia e la collaborazione del vostro paziente (questo vale anche per gli adulti!).

— Una **peritonite localizzata** in fossa iliaca sinistra può essere dovuta a stipsi acuta mentre dolore alla palpazione in ipocondrio destro o sinistro è di solito determinato da una distensione acuta, rispettivamente del fegato e della milza.

— **L'occlusione intestinale** in un addome vergine è causata da una intussuscezione o da una appendicite. Le anomalie da malrotazione dell'intestino tenue complicate si verificano in un bambino su dieci dopo il periodo neonatale. La preoccupazione maggiore in caso di malrotazione è che si sviluppi un *volvolo dell'intestino tenue* con ischemia intestinale acuta: questa condizione potenzialmente letale, comporta il rischio di una rapida necrosi intestinale transmurale. L'intervento chirurgico deve essere tempestivo perché una semplice detorsione antioraria può salvare l'intestino. Le *due insidie principali* nella occlusione del tenue in età pediatrica, è la mancata identificazione di un'ernia inguinale strozzata ed un trattamento conservativo troppo prolungato prima di procedere all'intervento chirurgico.

- Un ampio spettro di **condizioni non-chirurgiche** simula un'urgenza addominale. Soprattutto nei bambini piccoli una qualsiasi malattia sistemica acuta può manifestarsi con apatia, vomito ed anomalie delle feci. La gastro-enterite è frequente nei bambini e si manifesta tipicamente con problemi addominali acuti ma, a volte, è vero anche il contrario: un bambino con addome acuto può presentare un'ampia gamma di sintomi apparentemente non correlati che magari ci indirizzano verso una meningite ai primi stadi, un disordine neurologico o un avvelenamento.

Urgenze pediatriche specifiche

L'incidenza relativa delle patologie nei diversi gruppi di età è riportata nella Fig. 32.1.

Appendicite acuta (AA) (vedi anche Cap. 28)

L'AA è rara durante il primo anno di vita e poco frequente nel secondo. Successivamente l'incidenza aumenta e raggiunge il suo picco tra i 12 e i 20 anni. L'AA nell'infanzia si manifesta come una peritonite diffusa da perforazione. Il bambino non sta bene, ha febbre, tachicardia e tachipnea. L'addome è disteso ed è generalmente dolente, con contrattura di difesa.

La diarrea è più frequente della costipazione. State attenti al "segno della fame" che è molto utile: non abbiamo mai visto un bambino affamato in cui si sia dimostrata una AA. In un bambino molto piccolo con addome acuto mettete la AA al secondo posto nella vostra lista di diagnosi differenziale (dopo la intussuscezione, NdT) mentre, in uno più grande, nei primi tre [1) Appendicite; 2) Appendicite; 3) Appendicite, NdT]. In molti casi di AA pediatrica, la conta dei globuli bianchi è normale, mentre la neutrofilia è più specifica. Ricoverare sotto osservazione bambini con segni sfumati, è una decisione oculata: infatti l'eventualità che si possa verificare una perforazione durante il periodo di osservazione in reparto pediatrico è <1% (ops – i curatori ci avevano chiesto di non citare percentuali…).

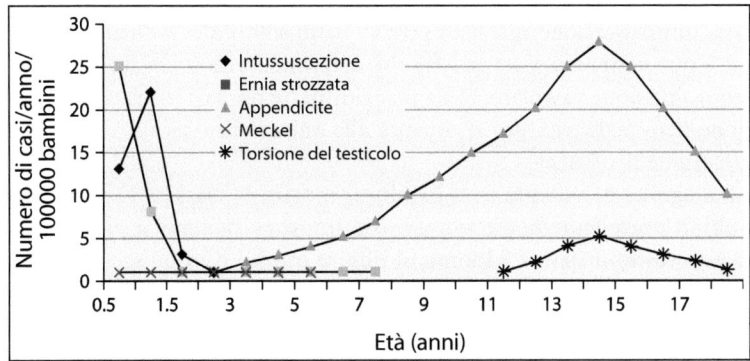

Fig. 32.1. Urgenze addominali pediatriche

Nei bambini *una "limitata" TC elicoidale* con mezzo di contrasto rettale ha una elevata accuratezza nella diagnosi di AA, ma un esame clinico eseguito da un chirurgo pediatrico esperto, è egualmente valido. Anche se la TC è positiva, non è indicato nella maniera più assoluta eseguire una appendicectomia qualora il bambino mostri un miglioramento clinico.

Qual è il ruolo della laparoscopia nei casi dubbi? Se da una parte offre il vantaggio di una tecnica diagnostica a cui può immediatamente seguire una appendicectomia, dall'altra può comportare in alcuni bambini un intervento inutile. Se riuscirete ad eseguire una TC senza anestesia generale, invece di una laparoscopia diagnostica, avrete fatto la scelta migliore.

Il valore dell'*appendicectomia laparoscopica* pediatrica rimane controverso poiché non ci sono dati significativi che indichino che questa metodica apporti dei vantaggi nel decorso post-operatorio. Tuttavia è una valida alternativa alla tecnica *open*. Nei bambini, le distanze più brevi e la parete addominale sottile, consentono di eseguire una appendicectomia con due soli accessi; l'appendice viene esteriorizzata dal *port* in fossa iliaca destra e l'appendicectomia viene eseguita al di fuori dell'addome. Oppure l'appendice viene estratta dal *port* ombelicale e, se avete un laparoscopio con un canale operativo, potete eseguire l'appendicectomia attraverso un *port* singolo, usando la stessa tecnica (che è l'equivalente di una appendicectomia tradizionale – senza *port* – attraverso una incisione di 2 cm – i curatori).

È inutile mettere in coltura il liquido peritoneale in caso di AA evidente, poiché i risultati sono prevedibili e, prima che questi siano resi noti, la somministrazione di antibiotici è di solito già stata interrotta. Decidete la durata dell'antibioticoterapia in base al grado di contaminazione/infezione in cavità peritoneale (vedi ⊙Cap. 12).

Intussuscezione

L'invaginazione di una porzione di intestino in un'altra può trasformare entro poche ore un bambino sano in un paziente critico. Tipicamente si verifica tra i 5 e i 7 mesi, e l'eziologia è idiopatica. Nei bambini >2 anni ricercate una malattia di base: la più comune è il *diverticolo di Meckel*.

Una intussuscezione agli stadi precoci ha di solito una evoluzione favorevole, anche se è pur sempre una ostruzione che determina uno strozzamento con possibile compromissione vascolare. Nella maggior parte dei casi inizia come una intussuscezione ileo-ileale, che poi si estende alla valvola ileo-cecale, diventando una intussuscezione ileo-colica.

La diagnosi è evidente se il bambino mostra la classica sindrome clinica: un bambino precedentemente sano, inizia improvvisamente a piangere, si rannicchia e, a volte, si tiene l'addome; il dolore quindi diminuisce ed il bambino si calma per un po' fino a quando, dopo 15-30 minuti, non è colpito da un altro attacco, diventa pallido ed ha un aspetto sofferente. Sono caratteristici anche il vomito e l'emissione di feci simili a "gelatina di ribes" – anche se la salmonellosi può presentare un quadro clinico analogo. Sono frequenti presentazioni atipiche che possono essere responsabili di errori diagnostici: il bambino può mostrarsi irrequieto ed irritabile senza che siano presenti dolore o vomito; il pallore e la freddezza cutanea da vasocostrizione, letargia ed attacchi dolorosi possono, a loro volta, confondere il quadro clinico. Il segno fisico più importante è la palpazione di una massa addominale. I riscontri ecografici di una "immagine bersaglio" alla sezione trasversale e di una immagine "pseudo-renale" in quella longitudinale, sono elementi importanti che ci aiutano ad arrivare ad una diagnosi clinica.

I bambini con peritonite diffusa, perforazione, sepsi progressiva e un intestino probabilmente gangrenoso, devono essere sottoposti ad una laparotomia d'urgenza. L'intussuscezione negli stadi precoci, senza peritonite, viene ridotta non chirurgicamente mediante pressione pneumatica idrostatica sotto guida radiografica o ecografica. Il contrasto idrosolubile è più sicuro del bario in caso di perforazione viscerale. Nella maggioranza dei casi si riesce ad ottenere una riduzione non chirurgica, ma è essenziale che vi sia una stretta collaborazione tra chirurgo e radiologo.

Riduzione chirurgica della intussuscezione precoce: spremere l'apice della intussuscezione mentre l'intestino è ancora in addome così da far scivolar fuori il segmento coinvolto. Una volta raggiunta la flessura epatica la riduzione può diventare più difficoltosa ma, dopo aver mobilizzato e quindi estrinsecato (tirato fuori dalla cavità addominale) il colon destro, la riduzione può essere portata a termine sotto visione diretta. Dopo aver ottenuto una riduzione completa ricordatevi di esaminare tutto l'intestino alla ricerca di qualche patologia alla base del problema. Se l'intussuscezione è veramente irriducibile o se la vascolarizzazione dell'intestino è gravemente compromessa – resecate.

Diverticolo di Meckel

I due terzi dei diverticoli di Meckel repertati dal chirurgo sono reperti occasionali, mentre un terzo si presenta con una complicanza. L'incidenza delle complicanze è massima nel primo anno di vita e successivamente diminuisce; infatti più dei due terzi di tutte le complicanze, si verificano in età pediatrica. Tali complicanze includono l'occlusione intestinale (da aderenze, volvolo o intussuscezione), complicanze di un'ulcera peptica nella mucosa gastrica ectopica (stenosi, emorragia o perforazione) o flogosi acuta ("seconda appendicite"). C'è anche una particolare tendenza da parte dei corpi estranei a penetrare nel diverticolo e a perforarlo. L'ernia inguinale di *Littre* contiene un diverticolo di Meckel strangolato e, come nel caso dell'ernia di *Richter*, non determina segni di occlusione intestinale.

Il trattamento di un diverticolo sintomatico è la resezione. Una diverticolectomia è possibile se la base d'impianto è ampia e non flogistica, ma ricordatevi di controllare la base del diverticolo e la mucosa dell'ileo adiacente, poiché la fonte di un sanguinamento potrebbe essere proprio al suo interno. Se avete dei dubbi o se ci sono difficoltà tecniche, resecate il segmento ileale contenente il diverticolo.

Cosa fare se doveste repertare *incidentalmente* un diverticolo di Meckel? Valutate il grado di infezione peritoneale, l'età del paziente e la forma del diverticolo. A conti fatti, gli argomenti a sfavore della rimozione di un diverticolo di Meckel asintomatico sono leggermente preponderanti rispetto a quelli a favore, e questo aumenta con l'età del paziente. I diverticoli con pareti sottili e con base d'impianto ampia dovrebbero essere lasciati in pace.

Ernia inguinale irriducibile

Questa urgenza si verifica soprattutto nei maschi nel corso del primo anno di vita. La differenza fondamentale tra un'ernia inguinale irriducibile in un bambino piccolo e un'ernia inguinale irriducibile in un adulto è che nel primo caso rappresenta un pericolo alla vitalità del testicolo mentre nel secondo la preoccupazione maggiore riguarda l'eventualità che si instauri una ischemia intestinale. I neonati con sintomi che perdurano per più di 24 ore e con occlusione intestinale sono a rischio maggiore di infarto del testicolo. Nelle ernie pediatriche la necrosi dell'intestino strozzato è estremamente rara.

La diagnosi è semplice poiché il bambino piange e vomita ed i genitori, di solito, notano una tumefazione dolente all'inguine. La principale diagnosi differenziale è con la torsione di un testicolo non sceso correttamente (criptorchidismo, testicolo ad ascensore, NdT), con una linfadenite inguinale e con un idrocele del cordone. Dopo aver fatto diagnosi, sedate il bambino e ponetelo a testa in giù. Nella maggior parte dei casi, vi sarà una riduzione spontanea entro 1-2 ore. Lasciate che la tumefazione si riduca nell'arco di 1 o 2 giorni quindi, pianificate una ernioplastica in elezione nella prima lista operatoria disponibile.

L'intervento per ernia inguinale irriducibile in un bambino piccolo è pericoloso e dovrebbe essere eseguito esclusivamente da un chirurgo con esperienza di chirurgia pediatrica. Il sacco erniario è edematoso ed estremamente fragile ed il dotto deferente è praticamente invisibile. È sufficiente una semplice erniotomia a livello del collo del sacco. State sempre attenti che il testicolo sia ben riposizionato nella parte inferiore dello scroto. In una *bambina*, una tumefazione dolorante mobile può essere un ovaio irriducibile. La bambina può essere praticamente asintomatica oppure aver bisogno di un intervento di plastica erniaria urgente per non incorrere in una possibile ischemia ovarica.

Torsione di un testicolo

Per la riuscita del trattamento di una torsione testicolare è fondamentale eseguire una detorsione tempestiva a meno di 6 ore dall'insorgenza dei sintomi. L'incidenza della torsione aumenta significativamente intorno ai 12 anni: 2 casi su 3 si verificano tra i 12 e i 18 anni. In alcuni ragazzi la torsione testicolare si manifesta con dolore addominale basso e dolore inguinale: se non esaminate lo scroto rischiate di non fare la diagnosi giusta.

Nessun segno o esame clinico sono infallibili e poiché il prezzo da pagare per un ritardo è la perdita del testicolo, è bene e saggio esplorare sempre un "dolore acuto dello scroto".

Se non è possibile eseguire un intervento tempestivo, la detorsione manuale in direzione laterale, con il paziente sedato o con anestesia locale del cordone spermatico, può ripristinare il flusso ematico al testicolo. Il procedimento chirurgico consiste in una orchidopessi bilaterale per proteggere il testicolo ipsilaterale da una recidiva e per mettere al sicuro quello controlaterale, dato che, l'eziologia è una sospensione anatomica dei testicoli inadeguata ed è, inoltre, bilaterale. Dopo aver indotto l'anestesia, esaminate per prima cosa lo scroto per escludere un'ernia strozzata o un tumore testicolare (che richiedono una incisione inguinale) quindi, procedete all'esplorazione dello scroto con una incisione verticale del rafe mediano o due incisioni trasversali per accedere ad entrambi i lati. Entrate nella tunica vaginale dello scroto per detorcere il testicolo. Se è necrotico, asportatelo. L'orchidopessi di un testicolo vitale si esegue suturando, con punti non riassorbibili, la superficie del testicolo (tunica albuginea) ai 4 punti della parete della sierosa. Se vi è la torsione di un appendice testicolare (idatide del Morgagni, NdT) limitatevi ad esciderla.

Lesioni addominali pediatriche

Il trauma è la causa principale di morte nei bambini che hanno più di 1 anno di età, ed è responsabile del maggior numero di decessi rispetto a tutte le altre cause associate. In circa 1 bambino traumatizzato su 7, il danno più significativo è in addome. Le caratteristiche ed il quadro clinico di un trauma addominale chiuso sono simili a quelle degli adulti: i danni più frequenti sono ai reni, milza, fegato e intestino (⊙ Cap. 35). La maggior parte dei casi può essere trattata conservativamente e una laparotomia è necessaria in 1 bambino su 4. In caso di trauma addominale nei bambini, la ragione principale per un approccio non chirurgico è il rischio di una laparotomia non terapeutica e le elevate percentuali di infezione post-splenectomia.

Anche i bambini emodinamicamente instabili al ricovero mostrano spesso un rapido miglioramento con la somministrazione di cristalloidi, rimanendo quindi, successivamente stabili. Se la situazione si stabilizza dopo l'infusione di non più di 20 ml/Kg di liquidi, allora è più prudente tenere il bambino in osservazione in una Unità di Terapia Intensiva. Se il bambino continua a sanguinare e non ci sono altre cause di emorragia, vi è indicazione per una tempestiva laparotomia.

Il tallone di Achille dell'approccio conservativo è la possibilità di tralasciare lesioni ad organi cavi e quindi, se nel bambino il dolore addominale aumenta o insorge una peritonite, è d'obbligo una laparotomia. Un utile *marker* clinico di un trauma intestinale chiuso è costituito dalla seguente triade: cintura allacciata all'addome, segno di una cintura di sicurezza sulla parete addominale, frattura di una vertebra lombare.

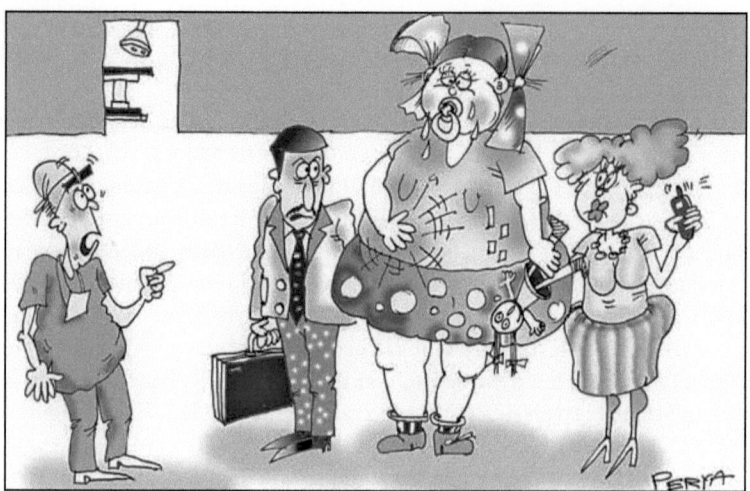

Fig. 32.2. "Ma... ma io sono un chirurgo pediatrico..."

Una discussione sui traumi pediatrici non può dirsi completa se non si terrà sempre in mente la possibilità di abusi su minori: un trauma addominale isolato è una manifestazione rara di abusi su bambini, mentre la presenza di strane ecchimosi multiple associata a fratture delle ossa lunghe o a inspiegabili lesioni ai genitali, dovrebbe sempre farvi sospettare questa tragica e potenzialmente letale eventualità.

I bambini non sono dei piccoli adulti, ma... vedi ◉ Fig. 32.2.

Il paziente con AIDS*

Sai Sajja

Anche i pazienti con AIDS possono soffrire di appendicite acuta.

L'infezione da virus dell'immunodeficienza umana (HIV) e la sua inevitabile conseguenza, sindrome da immunodeficienza acquisita (AIDS), sono uno dei più gravi problemi che affliggono la sanità pubblica mondiale e, di fatto, hanno modificato la pratica chirurgica e medica.

Con l'evoluzione del trattamento medico, i soggetti affetti da HIV vivono più a lungo perciò è molto probabile che gran parte di voi, indipendentemente da dove eserciti, dovrà trattare pazienti con HIV/AIDS. I principi generali della chirurgia addominale d'urgenza descritti in questo libro si applicano anche ai soggetti HIV+, pertanto in questo capitolo descriveremo ciò che riguarda esclusivamente questo tipo di pazienti.

Storia naturale

Lo spettro di questa patologia va dall'infezione da HIV asintomatica all'AIDS in stato avanzato, comprese le infezioni opportunistiche associate.

In base alla conta dei CD4+, l'HIV è suddivisa in:
- Stadio iniziale (conta dei CD4+>500 cellule/μl)
- Stadio medio (conta dei CD4+=200–499 cellule/μl)
- Stadio avanzato (conta dei CD4+=50–200 cellule/μl)
- Stadio terminale (conta dei CD4+<50 cellule/μl).

Una conta dei CD4+<200 cellule/μl, è attualmente indice di AIDS, a prescindere dalla presenza di sintomi o di altre patologie. Una lunga lista di infezioni opportunistiche e di neoplasie, se presenti, pongono il paziente con HIV nella categoria dell'AIDS.

---

* Perché un capitolo a parte sull'HIV/AIDS? Sicuramente non siamo gli unici a deplorare il *trend* attuale per cui certe malattie (AIDS e cancro della mammella tra le più degne di nota) sono considerate più "alla moda" di altre, e quindi questi malati sono più meritevoli di sostegno e di commiserazione. Questo capitolo non vuole contribuire affatto a questo deplorevole andamento, ma è un modo per prendere atto che questo tipo di pazienti e la loro malattia possono essere significativamente diversi dal punto di vista chirurgico (i curatori).

Dolore addominale

Il dolore addominale e problemi gastro-intestinali aspecifici sono molto frequenti nei pazienti con HIV/AIDS (◎Fig. 33.1). È difficile fare una valutazione clinica poiché molti pazienti presentano sintomi addominali cronici e ciò che è normale per il paziente, può apparire estremamente anomalo per il medico che li visita per la prima volta. Anche la lista delle diagnosi differenziali è molto più lunga in questo tipo di pazienti. La conta dei globuli bianchi, che risulta preziosa in soggetti normali, in questi casi non è affidabile a causa della leucopenia pre-esistente. I pazienti hanno spesso delle infezioni coesistenti del sistema nervoso centrale che rendono difficile la valutazione del dolore addominale. I farmaci anti-virali spesso determinano sintomi addominali cronici e una pancreatite acuta. Una anamnesi completa che comprenda lo stadio della HIV, la presenza di infezioni opportunistiche, una eventuale terapia anti-retrovirale e un attento esame fisico associato a una radiografia del torace in posizione eretta, a una radiografia dell'addome e a test di laboratorio (amilasi sierica e lipasi) costituiscono la base su cui pianificare il trattamento.

Quando l'esame iniziale è inconcludente, gli esami seriati spesso forniscono informazioni preziose.

Nei pazienti con AIDS, in assenza di peritonite clinica, aria intraperitoneale libera ed emorragia massiva, è indispensabile eseguire una TC dell'addome e della pelvi. Spesso questo esame identifica una patologia non chirurgica ed evita così una laparotomia non terapeutica. La ◎Tabella 33.1 elenca le cause di dolore addominale in presenza di HIV/AIDS mentre nella ◎Fig. 33.2 è suggerito l'approccio clinico (occorre osservare che l'algoritmo nella figura differisce dal trattamento dei pazienti senza HIV/AIDS esclusivamente per l'uso precoce e costante della TC nei pazienti non programmati per un intervento precoce).

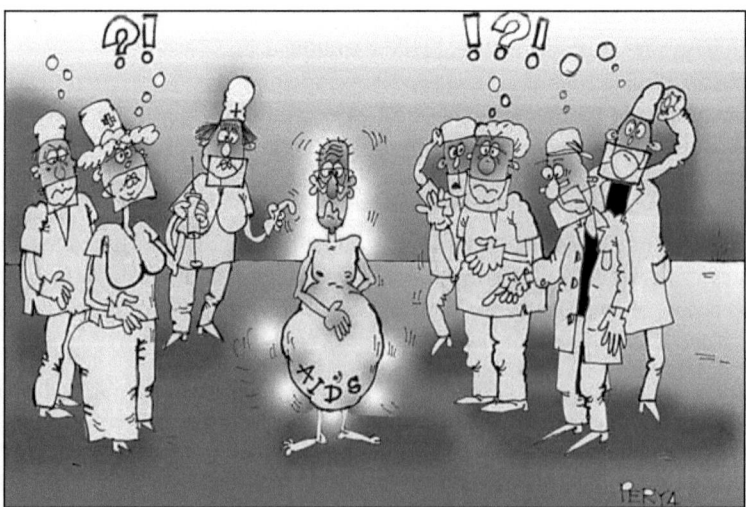

Fig. 33.1. "È una appendicite o è di nuovo la colite da CMV?"

Tabella 33.1. Cause di dolore addominale correlate e non all'HIV in base alla necessità di un controllo della causa

	Condizioni correlate all'HIV	Condizioni non correlate all'HIV
Trattamento frequentemente chirurgico	Perforazione intestinale da CMV Megacolon tossico da CMV Colecistite alitiasica Sarcoma di Kaposi Linfoma con perforazione intestinale Ascesso splenico	Appendicite Colecistite Peritonite secondaria Ascesso intra-addominale Ischemia intestinale Trauma
Trattamento frequentemente conservativo	Infezione CMV non complicata *Mycobacterium avium* complex *Mycobacterium tuberculosis* Pancreatite: infettiva (CMV, MAC), da farmaci (pentamidina, dideoccinosina, trimetoprimsulfametossazolo)	Organomegalia Costipazione Ulcera peptica non complicata Malattia infiammatoria pelvica non complicata

CMV, Citomegalovirus; *MAC*, *Mycobacterium avium* complex

Condizioni specifiche

– **Appendicite acuta.** Se il paziente ha l'AIDS non vuol dire che non possa avere una appendicite acuta; infatti, l'incidenza di appendicite nei soggetti HIV+ sembra essere più alta che nella popolazione generale: mentre alcuni pazienti presentano la caratteristica sintomatologia e localizzazione in fossa iliaca destra, spesso la presentazione è atipica, diarrea e vomito sono frequenti, mentre febbre e leucocitosi non sono parametri molto affidabili. Quando la presentazione è atipica la TC è l'esame radiologico diagnostico di scelta. È interessante notare che, quale causa di appendicite, siano stati riportati l'infezione da CMV (citomegalovirus) ed il sarcoma di Kaposi localizzato alla base dell'appendice. Il trattamento chirurgico e post-operatorio è simile a quello dei pazienti HIV negativi (Cap. 28).
– **Citomegalovirus.** Nei pazienti con AIDS, il CMV è presente in ogni organo, è l'infezione opportunistica più frequente del tratto gastro-intestinale e spesso interessa il colon, causando febbre, diarrea e dolore addominale. Il CMV infetta le cellule endoteliali, determinando una trombosi dei vasi sanguigni della sottomucosa e conseguente ischemia della mucosa, ulcerazione, emorragia, perforazione e megacolon tossico. La diagnosi viene stabilita con la colonscopia e con la biopsia che mostra le caratteristiche inclusioni intra-nucleari. L'ispessimento della parete intestinale e la presenza di ulcerazioni intramurali alla TC sono aspecifici. Una volta stabilita la diagnosi, si procede al trattamento con ganciclovir o foscarnet. È importantissimo tenere sotto stretta osservazione i pazienti in terapia medica per poter identificare tempestivamente l'insorgenza di complicanze.

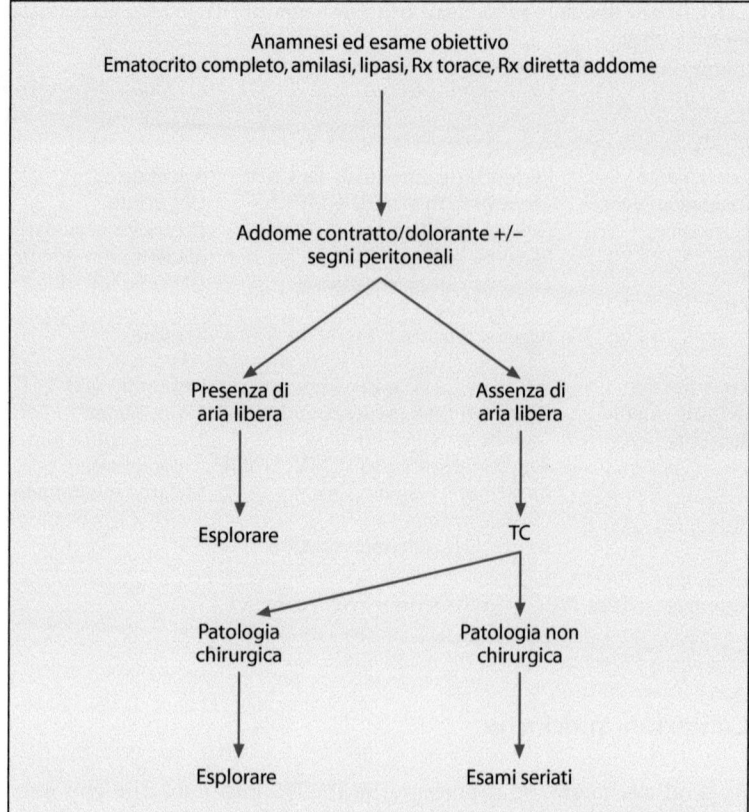

Fig. 33.2. Approccio al dolore addominale nei pazienti con AIDS

In alcuni pazienti, malgrado un trattamento medico aggressivo, insorgono perforazione, megacolon tossico ed emorragia – complicanze che richiedono un intervento chirurgico di urgenza – dopo un adeguato ripristino dei liquidi e l'istituzione di una antibioticoterapia ad ampio spettro. Le perforazioni da CMV, se visualizzate sulla superficie della sierosa, appaiono puntiformi. La resezione del segmento intestinale coinvolto, con confezione di una colostomia o di una ileostomia, piuttosto che di una anastomosi, è il trattamento di scelta. Il trattamento migliore per un megacolon tossico in imminente perforazione, è la colectomia sub-totale e l'ileostomia.

– **Colecistite acuta.** I pazienti con HIV/AIDS lamentano spesso dolore in ipocondrio destro associato a febbre, nausea e vomito. La causa del dolore può essere una epatomegalia associata a infiltrazione granulomatosa o a colite, tuttavia è opportuno prendere in considerazione l'eventualità di una patologia biliare. Benché molti pazienti con HIV/AIDS, sottoposti a colecistectomia, presentino calcoli biliari, si suppone che essi presentino anche una incidenza relativamente elevata di colecistiti alitiasiche. Il CMV e il *Cryptosporidium* sono i micro-organismi opportunisitici che più comunemente sono isolati da colecisti patologiche: una crescita eccessiva di patogeni sembra essere la causa della flogosi e dell'occlusione funzionale. L'associazione di ipotensione, ischemia e sepsi sembra essere la causa della colecistite alitiasica in pazienti critici non HIV. Inizialmente l'**ecografia** è la metodica radiologica preferita: essa può evidenziare la presenza di calcoli biliari, le dimensioni del coledoco, lo spessore della parete della colecisti, la presenza di liquido pericolecistico e di aria intramurale. La **TC e la scintigrafia con HIDA** (*radioisotope hepatic iminodiacetic acid*) sono utili nel caso in cui l'ecografia sia inconcludente. Poiché la patogenesi della colecistite alitiasica può non implicare l'occlusione del dotto cistico, la scintigrafia con HIDA può essere in grado di dimostrare il riempimento della colecisti. Una volta stabilita la diagnosi, in base alle condizioni generali del paziente, viene consigliato l'intervento chirurgico. È possibile eseguire una colecistectomia laparoscopica, dato che studi sperimentali non hanno comprovato i timori di una aerosolizzazione del virus dell'HIV nel gas insufflato. Per evitare schizzi di sangue durante il recupero della colecisti, deve essere prima evacuato lo pneumoperitoneo. È raccomandato l'uso routinario di sacchetti per raccogliere il pezzo operatorio per evitare lo spandimento accidentale del contenuto infetto. In questi pazienti le percentuali relativamente alte di morbilità e mortalità della colecistectomia dimostrano che la colecistite alitiasica si verifica negli stadi più avanzati dell'AIDS.

— **Ascesso splenico.** Un ascesso splenico è più frequente nei pazienti con HIV/AIDS. I meccanismi possibili che ne determinerebbero la formazione sono la diffusione metastatica da altre infezioni, l'infezione secondaria di un infarto splenico e la diffusione contigua da un organo vicino. Con la TC o l'ecografia è possibile stabilire la diagnosi. In assenza di pluriconcamerazioni, il drenaggio percutaneo sotto guida TC ha una buona percentuale di successo. La splenectomia è il trattamento definitivo quando gli esami radiologici non consentono un drenaggio per via percutanea o come ultimo atto di un intervento radiologico non riuscito.

— **Sepsi perianale.** Le patologie ano-rettali acute sono discusse nel ◐ Cap. 29. Tuttavia i pazienti con AIDS sono particolari. La patologia ano-rettale è molto frequente nei soggetti con HIV/AIDS, soprattutto in coloro che hanno ripetuti e costanti rapporti anali. Oltre ad essere soggetti a problemi ano-rettali come il resto della popolazione generale, i pazienti con HIV/AIDS sono soggetti anche a tutta una serie di infezioni opportunistiche come il CMV, l'herpes e neoplasie benigne e maligne dell'area perianale. È possibile identificare una patologia perianale con un attento esame dell'area, una delicata esplorazione rettale ed una proctoscopia. Un **esame con il paziente in anestesia** è parte essenziale della valutazione prima di stabilire una terapia chirurgica definitiva. Come per i soggetti non HIV, nei pazienti HIV+ una sepsi perianale può essere il risultato di una patologia criptoghiandolare, essere associata ad ulcere ano-rettali correlate all'HIV o essere il risultato di una infezione secondaria a lesioni anali proliferative. Gli ascessi associati a ulcere ano-rettali dovute ad HIV tendono ad essere molto profondi – invadono i piani sfinterici – determinando una distruzione di vario grado dei meccanismi sfinteriali. Di solito è necessario intervenire chirurgicamente: gli ascessi devono essere abbondantemente drenati e devono essere prelevati campioni per la colorazione *acid-fast* e la messa in coltura. Se si sospetta un tumore maligno viene eseguita una biopsia. I principi di trattamento sono simili a quelli della sepsi perianale nel morbo di Crohn: il trattamento deve essere conservativo, evitando un danno agli sfinteri con il posizionamento di setoni non in trazione (si incannulano i tramiti fistolosi con sottili fili di prolene: il prolene in questo modo agisce mantenendo deterso il tramite fistoloso, agendo in fin dei conti da vero e proprio drenaggio – NdT). Con una conta delle cellule CD4+ inferiore a 50/µl, la preoccupazione maggiore è un ritardo nella cicatrizzazione della lesione in quanto questo valore è predittivo di tale complicanza.

Ricordatevi:
- I principi generali del trattamento chirurgico descritti in questo libro possono essere applicati ai pazienti con HIV/AIDS; tuttavia, è fondamentale conoscere esattamente la storia naturale e lo spettro delle malattie da HIV. Una patologia può essere più o meno correlata all'HIV.
- I problemi addominali sono estremamente frequenti nei soggetti con HIV ed è spesso difficile eseguire una valutazione clinica. Esami clinici seriati e l'uso frequente della TC sono essenziali per evitare interventi non terapeutici.
- Una diagnosi precoce ed un intervento tempestivo sono di fondamentale importanza per le patologie chirurgiche non correlate all'HIV, come l'appendicite acuta e la colecistite. L'intervento chirurgico è altrettanto fondamentale in caso di complicanze da infezioni opportunistiche come la perforazione da CMV. Le percentuali di morbilità e mortalità delle procedure chirurgiche dipendono dallo stadio della malattia HIV e dalla natura della patologia.
- A questi soggetti non dovrebbe essere negato un intervento chirurgico per il timore di trasmissioni occupazionali e di alte percentuali di complicanze. L'interesse principale deve essere la risoluzione della sintomatologia ed un miglioramento della qualità di vita.

Trauma addominale penetrante*

AVERY B. NATHENS

*"È di fondamentale importanza che il chirurgo cerchi personalmente le ferite,
che all'inizio non son state medicate da lui, per scoprirne la natura e l'estensione."*
(A. Belloste, 1701)

Secondo molti chirurghi dedicati prevalentemente all'urgenza, è molto più facile prendere una decisione in pazienti con trauma addominale penetrante che non in pazienti con trauma chiuso. La ragione principale? Nei pazienti con trauma addominale penetrante non vi è quella "alterazione del sensorio" causata da un trauma cranico che renderebbe più difficile l'esame clinico ed inoltre si è visto poi che la causa di una eventuale emorragia in pazienti instabili è, di solito, localizzata in addome. Questi fattori rendono inutile l'esecuzione di una serie di lunghi e costosi esami radiologici e, di fatti, a parte le eccezioni (descritte in questo capitolo), la diagnostica per immagini non svolge alcun ruolo nei pazienti con lesioni addominali penetranti.

Evitare laparotomie inutili

L'obiettivo fondamentale è operare tempestivamente i pazienti, senza eccedere in interventi inutili. A tal fine molti chirurghi si dilungano nel sottolineare la distinzione tra una laparotomia negativa ed una laparotomia non terapeutica, intendendo per laparotomia negativa un intervento durante il quale la lesione non viene identificata, mentre per laparotomia non terapeutica, un intervento in cui la lesione è sì identificata ma, in realtà, non sarebbe stato necessario alcun intervento chirurgico per trattare tale lesione. Ad esempio, un intervento durante il quale venga identificata una ferita penetrante da arma "bianca" del fegato, non sanguinante, è considerato una laparotomia non terapeutica. Potrei definire questi "distinguo" una questione di "lana caprina" in quanto, in entrambi i casi, il paziente SUBISCE le conseguenze di un trattamento costoso ed INUTILE, senza trarne beneficio.

Ferite penetranti da arma bianca versus ferite da arma da fuoco

L'approccio ai pazienti con ferite addominali da arma da fuoco è significativamente diverso da quello per ferite penetranti da arma bianca (o da altro tipo di impalamento). Di fatti, quasi tutte le ferite da arma da fuoco che interessano l'ad-

---

* Al termine del capitolo troverete un commento dei curatori.

dome, richiedono un intervento chirurgico e, in quasi tutti i casi, l'intervento rileva lesioni che necessitano di una riparazione chirurgica.

La percentuale di lesioni, invece, riscontrate nelle ferite penetranti da arma bianca, è molto più bassa e, per tale motivo, la maggior parte dei chirurghi (intelligenti) adotta un "approccio selettivo" che giustifichi la necessità di un intervento. Ora, da quando i chirurghi hanno acquisito una maggiore esperienza nel trattamento selettivo non chirurgico delle ferite penetranti da arma bianca (ferite da punta, taglio, punta e taglio), alcuni di essi hanno iniziato ad adottare un approccio simile anche nei pazienti con ferite da arma da fuoco.

Ferite penetranti addominali da arma bianca

Il *decision-making* nei pazienti con ferite penetranti addominali da arma bianca richiede una iniziale valutazione dei segni vitali. In tutti i pazienti con segni vitali instabili – ipotensione o tachicardia persistente – nel caso in cui si sospetti che questi siano dovuti ad una emorragia, è indicata una laparotomia esplorativa d'urgenza.

Nei pazienti con ferite penetranti da arma bianca localizzate ai quadranti addominali superiori o toraco-addominali (tra i capezzoli e l'arcata costale), è necessario innanzitutto eseguire una Rx del torace per escludere un emotorace o un pneumotorace importante – che potrebbero rappresentare un pericolo immediato per la vita del paziente e/o alterare i piani chirurgici. Nei pazienti con lesioni in epigastrio è importante prendere in considerazione anche l'eventualità di un tamponamento cardiaco dovuto ad una lacerazione ventricolare: di solito non c'è né il tempo né il bisogno di eseguire un accertamento radiologico per diagnosticare il tamponamento, in quanto alla laparotomia, scopriremo se la traiettoria della ferita è al di sopra del diaframma o se lo attraversa. In questo caso è d'obbligo l'esecuzione rapida di una finestra pericardica e la conversione in una sternotomia.

Se il paziente ha valori emodinamici normali, l'altro fattore determinante è la comparsa di una peritonite, e quindi un quadro clinico che indica la presenza di un danno ad un viscere cavo (ad es. stomaco, intestino tenue o colon). La diagnosi di peritonite non è subito evidente poiché, molti di questi pazienti presentano dolore localizzato in sede di penetrazione. Naturalmente, se è presente una peritonite diffusa, è d'obbligo una laparotomia esplorativa.

Oltre alla peritonite diffusa ed all'instabilità emodinamica, la sola altra indicazione ad una laparotomia esplorativa, al momento del ricovero, è la presenza di un coltello o altro strumento appuntito, rimasto conficcato in addome. Dato che questo potrebbe tamponare una grave lesione arteriosa o venosa, deve essere rimosso sotto visione diretta in sala operatoria!

A volte, una penetrazione in cavità addominale si manifesta con la eviscerazione dell'omento o dell'intestino attraverso la ferita. È possibile che questi pazienti abbiano un viscere cavo lesionato, perciò devono essere sottoposti ad una laparotomia esplorativa per riportare il contenuto erniato in cavità, sotto visione diretta, escludendo poi all'esplorazione altre lesioni, quindi, suturare correttamente la fascia.

Il paziente "asintomatico"

È più complicato prendere delle decisioni nei pazienti relativamente asintomatici, che non fanno parte di quel gruppo – sopraelencato – con manifestazioni cliniche ed indicazioni all'intervento ben definite. Il primo problema da risolvere è se vi sia o meno penetrazione in cavità addominale. Di tutte le ferite penetranti da punta/taglio dell'addome, un terzo non presenta penetrazione in cavità addominale ed un altro terzo presenta penetrazione senza però una lesione addominale significativa. Di solito, l'esplorazione della ferita in anestesia locale, provvisti di corretta illuminazione, consente di valutare se il peritoneo è stato danneggiato.

Se è possibile stabilire **con certezza** che non c'è penetrazione in cavità addominale, il paziente può essere tranquillamente dimesso dal Pronto Soccorso.

In caso di penetrazione in cavità addominale, confermata all'esplorazione della ferita, esistono due diversi atteggiamenti:
— Il primo, adottato da molti chirurghi esperti, è il ricovero in osservazione e l'esecuzione di indagini e visite a breve intervallo l'una dall'altra (esami seriati): si tratta di un controllo attivo che richiede l'esame ripetuto, ad intervalli predefiniti, dell'ematocrito, il monitoraggio dei segni vitali ogni ora e ripetute rivalutazioni cliniche dell'addome, ad intervalli non superiori alle 4 ore per 24 ore. Qualsiasi segno di deterioramento o variazioni all'esame clinico dell'addome richiede l'esecuzione di una laparotomia esplorativa.
— Il secondo, adottato in alcuni ospedali, utilizza il lavaggio peritoneale per arrivare, eventualmente, ad una diagnosi più tempestiva della lesione endo-addominale. Il limite del numero dei globuli rossi, considerato indicazione alla laparotomia, è inferiore a quello per i traumi chiusi: di solito tra 1000 e 10000 cellule/dl. Più basso è il limite, più alta sarà la percentuale di laparotomie negative o non terapeutiche. L'alta percentuale di laparotomie negative rappresenta il problema principale di questo approccio. Invece, la percentuale di laparotomie negative in coloro che attuano "l'osservazione attiva" è, come c'è da aspettarsi, molto più bassa.

Esami radiologici aggiuntivi

Nei pazienti con ferite penetranti da arma bianca al dorso, in regione lombare, o al fianco, il rischio di lesioni addominali è piuttosto basso. Tuttavia, il colon retroperitoneale, il duodeno, i reni, l'uretere e le maggiori strutture vascolari sono tutti a rischio. Le lesioni retroperitoneali del colon o del duodeno si manifestano, naturalmente, sempre più tardivamente di quelle intraperitoneali e sono associate ad una significativa morbilità.

Può invece non essere necessario operare ferite penetranti da arma bianca ai reni. Data la potenziale morbilità dovuta ad un notevole ritardo nella diagnosi delle lesioni retroperitoneali, dovrebbe essere eseguita una TC addome con mezzo di contrasto ev, per os e rettale che opacizzi tutto il colon: ci consentirà una tempestiva diagnosi di quelle lesioni che richiederanno una riparazione chirurgica. Questo approccio, naturalmente, è indicato soltanto se non ci sono altre ragioni per cui intervenire.

Il diaframma

Esistono numerose controversie sulla storia naturale delle ferite da arma bianca al diaframma. È probabile che molte di queste rimangano silenti, senza alcuna conseguenza per tutto il periodo di vita del paziente. Oppure potrebbe esserci il rischio di una erniazione trans-diaframmatica "cronica" con possibili complicanze tardive, come uno strangolamento viscerale, il che richiederà, in seguito, una riparazione più complessa.

Per questo motivo, nei pazienti con ferite toraco-addominali penetranti da arma bianca senza altre indicazioni all'intervento, dovrebbe essere eseguita una laparoscopia (o toracoscopia) diagnostica per valutare le condizioni del diaframma. Se c'è una lesione diaframmatica convertiamo in laparotomia per escludere eventuali danni ad organi cavi dato che la sensibilità della laparoscopia nell'identificare tali lesioni è bassa. In corso di laparotomia, è eseguita una esplorazione completa con riparazione delle lesioni. Se alla laparoscopia per una ferita toraco-addominale destra viene identificata una lacerazione epatica non sanguinante, il più delle volte sarà possibile riparare la lacerazione diaframmatica laparoscopicamente evitando così una laparotomia.

Ferite da arma da fuoco all'addome

Un tempo il trattamento standard delle ferite da arma da fuoco all'addome era la laparotomia. La base logica su cui si basava questo approccio era duplice. In primo luogo, l'incidenza delle lesioni che richiedevano una riparazione era considerata così alta che la percentuale di laparotomie negative era minima. In secondo luogo, la morbilità associata ad una laparotomia negativa era considerata poco importante.

Trattamento non chirurgico

Poiché nella popolazione civile le percentuali di laparotomie negative sono più elevate (per l'uso di proiettili meno distruttivi) e poiché vi è una maggiore consapevolezza che una laparotomia negativa si associa ad un'alta percentuale di complicanze e costi, alcuni chirurghi, dedicati prevalentemente all'urgenza, hanno iniziato a rivalutare la situazione. C'è un *trend* in crescita che riguarda il trattamento selettivo non chirurgico di pazienti stabili senza manifestazioni cliniche di peritonite. Questi pazienti sono tenuti sotto osservazione attiva, come nel caso delle ferite penetranti da arma bianca. Se i pazienti sono stati ben selezionati, circa 1/3 se la cava senza essere sottoposto ad una laparotomia. La mancata risposta da parte del paziente al trattamento non chirurgico avviene generalmente nelle prime 4 ore. Per il successo del trattamento conservativo, sono necessari esperienza, buon senso clinico e, non di rado, l'utilizzo della TC addome – di ausilio nell'individuare la traiettoria del proiettile. Certi scenari clinici sono più idonei ad un trattamento selettivo. Ad esempio, una ferita da arma da fuoco in regione toraco-addominale destra (tra il capezzolo e l'arcata costale destra) interessa il fegato ed il diaframma. Poiché il fegato impedisce l'erniazione dei visceri attraverso il diaframma lesionato, ci sarebbe ben poco da guadagnare sottoponendo un paziente stabile ad intervento chirurgico! Quindi, come per le ferite penetranti da arma bianca, la storia naturale di questo tipo di lesioni diaframmatiche è sconosciuta e potrebbe essere associata a percentuali significative di morbilità tardiva. Un altro scenario clinico idoneo al trattamento conservativo selettivo è quello di una ferita da arma da fuoco transpelvica bassa. Questo tipo di ferita può danneggiare il retto, la vescica ed i vasi iliaci. Nel caso fosse possibile determinare, associando una sigmoidoscopia, una TC ed una cistografia, che la traiettoria del proiettile è extra-peritoneale ed escludere un danno a queste strutture, allora potrebbe essere corretto adottare un trattamento non chirurgico.

Se non fosse possibile escludere con certezza una lesione intra-peritoneale con una TC, potrebbe essere necessario eseguire un lavaggio peritoneale diagnostico.

Come per le ferite penetranti da punta/taglio, un trattamento non chirurgico riuscito implica un "controllo attivo". Se la mancanza di risorse o di personale non garantisce la possibilità di poter effettuare una rivalutazione seriata ed un monitoraggio attento, allora si deve convenire, in questo caso, che l'atteggiamento più saggio da seguire nelle ferite da arma da fuoco è l'esecuzione di una laparotomia di routine.

Come eseguire la laparotomia

Il paziente deve essere preparato dal collo alle ginocchia così che il chirurgo possa accedere sia alle strutture intra-toraciche che ai vasi inguinali. Con una incisione mediana xifo-pubica si accede a tutto l'addome: questa dovrebbe essere l'incisione di scelta nei pazienti instabili. Non è opportuno perdere troppo tempo per cercare di ottenere una esposizione migliore mentre si tenta di controllare l'emorragia. In pazienti stabili con ferite penetranti da arma bianca o da fuoco potrebbero essere eseguite incisioni più limitate. Se è presente un cospicuo emoperitoneo, tamponare (packing) tutti e quattro i quadranti – sia per arrestare una emorragia in atto che per consentire all'anestesista di reintegrare il volume intra-vascolare. Le pezze vengono rimosse in sequenza, iniziando con quelle dei quadranti in cui è meno probabile che vi sia un sanguinamento in atto.

Individuata e dominata la causa dell'emorragia, si riesamina più accuratamente tutta la cavità addominale. È fondamentale crearsi una immagine mentale della traiettoria del proiettile (o dell'arnese appuntito) in modo da eseguire una completa valutazione di tutte le strutture lungo la traiettoria. Al tempo stesso dovete considerare che il paziente avrebbe potuto presentarsi all'assalitore in una posizione contorta o rannicchiata nel tentativo di evitare di essere ferito, perciò lesioni intra-peritoneali singole potrebbero essere anatomicamente distanti le une dalle altre. Quando valutate una lesione ad un organo cavo, c'è quasi sempre un numero uguale di fori. In casi rari questa regola non è valida, ad esempio quando la lesione è tangenziale all'intestino o i frammenti del proiettile penetrano nel lume intestinale. È necessaria molta accuratezza, soprattutto per le ferite da arma bianca all'intestino: queste di fatti potrebbero essere poco visibili. Non ha senso sottoporre il paziente ad un intervento per poi non riconoscere una lesione. Per l'esplorazione addominale consultate anche il ⊙ Cap. 11. Il trattamento delle lesioni ad organi specifici è accennato nel ⊙ Cap. 35.

Sintesi

- Le ferite penetranti da arma bianca all'addome devono essere trattate selettivamente, evitando un numero elevato di laparotomie negative (⊙ Fig. 34.1).
- Se una esplorazione locale della ferita non dimostra penetrazione peritoneale, il paziente può essere dimesso.
- Se il paziente è stabile, senza peritonite o eviscerazione intestinale od omentale, deve essere tenuto sotto osservazione mediante esami seriati dell'addome, dell'emoglobina e dei globuli bianchi. In caso di peggioramento dello stato clinico è necessario eseguire una laparotomia.
- Nei pazienti con ferite toraco-addominali penetranti da arma bianca, senza ulteriori indicazioni ad una laparotomia, un intervento laparoscopico esclude lesioni diaframmatiche.
- Gli esami radiologici non hanno alcun ruolo se non nei pazienti con ferite penetranti da arma bianca al dorso, in regione lombare o al fianco; in questo caso una TC con mezzo di contrasto ev, per os e rettale per opacizzare il colon, può identificare i pochi pazienti che devono essere operati.

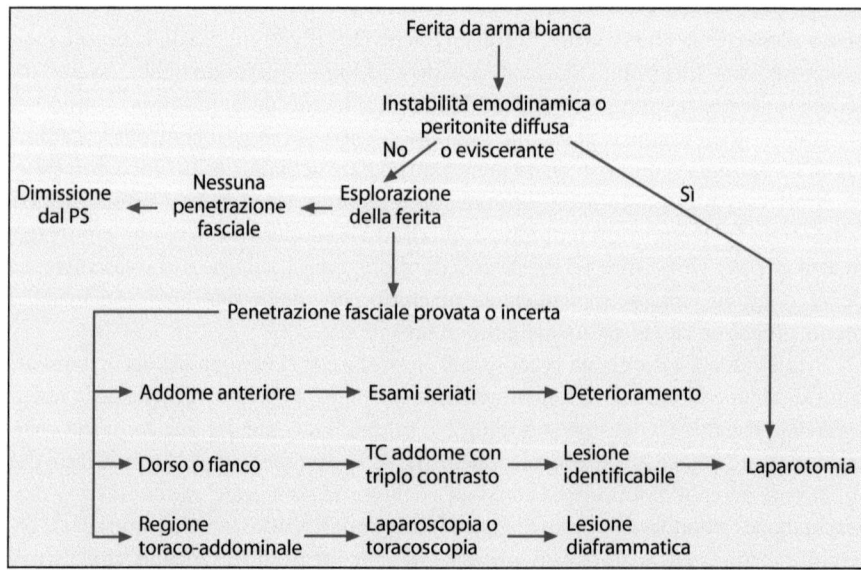

Fig. 34.1. Algoritmo del trattamento delle ferite addominali penetranti da arma bianca (vedi testo per maggiori dettagli)

— L'approccio selettivo non è ben accetto nei pazienti con ferite da arma da fuoco perciò, personalmente, preferisco sottoporli ad una laparotomia esplorativa data l'elevata probabilità di lesioni intra-addominali che richiedono un intervento chirurgico.

> "È decisamente opinabile che chiunque si occupi di chirurgia di guerra sia di mentalità aperta così da essere pronto ad abbandonare metodi che si rivelano insoddisfacenti rispetto ad altri che, inizialmente, possono sembrare rivoluzionari ed addirittura non esenti da rischi." (H.H. Sampson, 1940)

Commento dei curatori

Il dott. Nathens ci ha fornito un approccio equilibrato ai pazienti con lesioni addominali penetranti – non troppo aggressivo, non troppo conservativo ed estremamente sicuro.

Ma ovunque esercitiate e qualunque sia la vostra esperienza, sappiate che i 2/3 delle ferite penetranti addominali da arma bianca non richiedono un intervento chirurgico. La presenza di shock e/o di peritonite pone l'indicazione ad una laparotomia – se sono assenti, seguite il consiglio del dott. Nathens ed esplorate la ferita per individuare una eventuale penetrazione peritoneale; dimettete invece quei pazienti con ferite superficiali accertate.

Tutti gli altri pazienti dovrebbero essere sottoposti a "trattamento conservativo selettivo", con frequenti (ogni 1–3 ore) rivalutazioni dell'addome, preferibilmente da parte dello stesso chirurgo. La ferita da arma bianca e la zona circostante sono di solito dolorabili. È utile demarcare con una penna l'area dolorabile che circonda la ferita per monitorare una eventuale diffusione del dolore oltre l'area demarcata. Anche se ritenete che il paziente possa protestare per essere trattato come un tavolo da disegno, il principio di base è quello di cercare le prove di un *ampliamento della dolorabilità della ferita da punta/taglio*.

Fateci il favore, non sottoponete i pazienti con ferite penetranti da arma bianca della parete addominale anteriore ad una TC e ad una laparoscopia diagnostica. Coloro che eseguono tali esami inutili lo fanno perché non hanno né capacità cliniche né esperienza. Presso di noi, ma anche presso altri, l'approccio *clinico* si è dimostrato affidabile e sicuro. Volete diventare dei clinici esperti? Comportatevi come tali!

Se la ferita è a sinistra, può essere ragionevole eseguire una laparoscopia o una toracoscopia per identificare lesioni diaframmatiche. Personalmente siamo scettici per quanto riguarda i vantaggi di un trattamento chirurgico di lesioni sopra il lobo epatico destro; è improbabile che, in questi casi, si formi un'ernia. Sta a voi decidere se esplorare ogni ferita da arma da fuoco all'addome, comprese quelle in un addome apparentemente "innocente" – che denotano l'assenza di penetrazione peritoneale o una traiettoria tangenziale sulla parete addominale da parte del

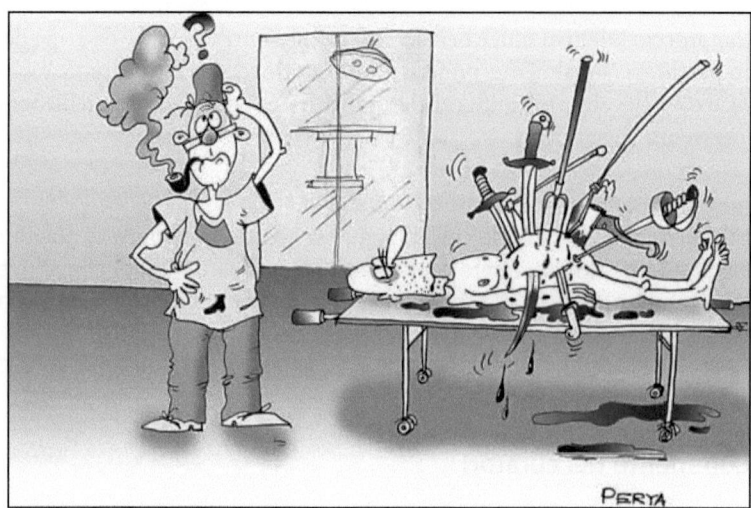

Fig. 34.2. "Siamo conservativi!"

proiettile. Tuttavia, nella maggior parte di questi pazienti, i segni vitali e l'esame clinico dell'addome vi indicheranno se eseguire o meno una laparotomia esplorativa tempestiva. Quando il paziente è emodinamicamente stabile con un addome clinicamente "innocente", troviamo inutile sottoporlo ad un trattamento diverso da quello conservativo selettivo sopra descritto (⊙ Fig. 34.2).

> "La tragedia dei traumi è quando non riusciamo a identificare e a trattare tempestivamente delle semplici lesioni potenzialmente letali e non quando siamo incapaci di gestire lesioni catastrofiche o complicate." (F. William Blaisdell)

Trauma addominale chiuso

Avery B. Nathens

L'approccio ai traumi addominali chiusi è considerevolmente differente rispetto a quello adottato nei traumi penetranti, per diversi motivi:
- La frequente coesistenza di un trauma cranico rende l'esame clinico poco attendibile se non addirittura impossibile.
- Anche se il paziente è cosciente, la presenza di lesioni multiple in altri distretti anatomici complica l'esame clinico dell'addome. Fratture pelviche o costali vicine possono causare dolore e dolorabilità rispettivamente nei quadranti addominali inferiori e superiori. La presenza di gravi fratture alle estremità, associate a lesione dei tessuti molli, possono far sì che il paziente non si renda conto del dolore o della dolorabilità addominale.
- L'instabilità emodinamica può indicare un sanguinamento per una frattura del femore, una emorragia nel retro-peritoneo pelvico per una grave frattura del bacino, un emotorace, uno pneumotorace iperteso, uno shock neurogeno o, in rari casi, un danno cardiaco chiuso.

In poche parole, l'addome rappresenta la "scatola nera": potrebbe essere o non essere l'origine di una emorragia o di un peggioramento conseguente a lesioni, non riconosciute, di un viscere cavo (⊙ Fig. 35.1). Molto tempo fa, l'unico test diagnostico a disposizione era la laparotomia. Poiché la percentuale di lesioni che richiedono un intervento chirurgico dopo un trauma chiuso è bassa, tale approccio si associava ad un numero elevato di laparotomie negative o non terapeutiche e, di conseguenza, a morbilità. Il risultato è stato che la laparotomia utilizzata come "test diagnostico" è stata sostituita da un approccio multi-disciplinare personalizzato ad ogni singolo paziente.

Laparotomia senza eseguire precedenti accertamenti diagnostici?

Nei trauma chiusi, praticamente nessun quadro clinico richiede l'esecuzione di una laparotomia senza che prima siano stati eseguiti degli esami che attestino la presenza di un "problema chirurgico" addominale. Un esempio potrebbe essere quello di una radiografia del torace che mostra un'ernia diaframmatica

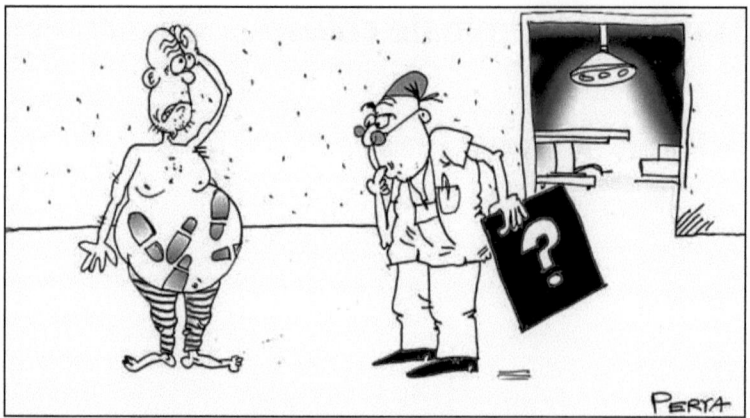

Fig. 35.1. "Allora cosa c'è che non va nella sua scatola nera?"

traumatica. In questo caso, non sono necessari altri esami per indurre il chirurgo ad intervenire.

La presenza di un addome disteso in un paziente ipoteso, di solito, indica un emoperitoneo ma, in qualche caso, potrebbe essere anche la manifestazione di un voluminoso ematoma retro-peritoneale sviluppatosi per una frattura pelvica. In questo caso è probabile che un intervento chirurgico possa aumentare l'emorragia pelvica invece di apportare dei benefici.

Un "*segno da cintura di sicurezza*" indica contusioni a livello dell'addome inferiore per una cintura di sicurezza allacciata intorno all'addome piuttosto che all'altezza della cresta iliaca. Questo segno indica che al momento del trauma vi è stata una grave compressione del mesentere e dei visceri cavi tra la parete addominale e la colonna vertebrale. Inoltre può associarsi ad una *frattura di Chance della II vertebra lombare*. La presenza di questo "segno", in particolare nel contesto di una frattura di Chance, si associa, in 1/3 dei pazienti, ad una lesione dell'intestino tenue o del pancreas. Inoltre, per la presenza di contusioni della parete addominale, l'esame clinico dell'addome risulta poco accurato. Per evitare di non riuscire ad identificare un danno del tenue, alcuni chirurghi operano tutti quei pazienti che presentano questo tipo di lesioni, ma con tale approccio l'intervento risulta non necessario in più dei 2/3 dei pazienti.

Esami diagnostici aggiuntivi nei traumi addominali chiusi

Ci sono 3 esami diagnostici che possono guidare il chirurgo in caso di trauma addominale chiuso: l'*ecografia* (FAST – *focused abdominal sonography for trauma*), la *tomografia computerizzata* (TC) ed il *lavaggio peritoneale diagnostico* (DPL). Nei pazienti emodinamicamente instabili sono utili soltanto il DPL e la FAST. I radiologi decantano tanto la velocità della TC spirale che viene completata in meno di un minuto. Tuttavia per trasportare il paziente in sala TC, implementare il giusto protocollo, somministrare il mezzo di contrasto per via endovenosa (il contrasto per os è inutile) e riportare via il paziente ci vogliono almeno 20 minuti. Invece, la FAST può essere eseguita in meno di 3 minuti e un DPL in circa 5 senza dover muovere il paziente. È ancora molto dibattuto se sottoporre o meno a TC un paziente *borderline* (ipotensione intermittente, tachicardia) senza alcun rischio. Spesso questi pazienti riescono a tollerare il solo tempo necessario per la scansione, ma c'è poi il pericolo che si verifichi un rapido peggioramento in un ambiente che non offre un controllo idoneo. Proprio per l'eventualità che possa verificarsi un cambiamento improvviso delle condizioni cliniche del paziente, è meglio utilizzare la FAST o il DPL.

FAST (focused abdominal sonography for trauma)

La FAST può essere eseguita dal chirurgo, dal medico del Pronto Soccorso o dal radiologo. Non si tratta di una normale ecografia diagnostica dell'addome. Infatti il suo unico obiettivo è quello di identificare la presenza di liquido in una delle seguenti 4 zone:
- tasca di Morrison (epato-renale) nel quadrante superiore destro;
- recesso spleno-renale nel quadrante superiore sinistro;
- pelvi;
- sacco pericardico.

È importante notare che, con l'eccezione del sacco pericardico, per poter essere identificati con certezza dalla FAST devono essere presenti almeno 300 ml di liquido. La valutazione del pericardio è eseguita di routine per escludere un eventuale tamponamento cardiaco. La presenza di liquido libero in addome in pazienti instabili richiede una laparotomia immediata. Con la consapevolezza che nessun esame è perfetto, in caso di ipotensione inspiegabile o di una FAST negativa, sarebbe opportuno ripetere la FAST o eseguire un DPL.

DPL (lavaggio diagnostico peritoneale)

Il DPL è eseguito oramai più raramente dato che la FAST nei pazienti instabili e la TC in quelli stabili sono esami più immediati. Anche se un po' invasivo, è comunque economico e veloce.
- Un DPL *francamente positivo* significa che del sangue è stato francamente aspirato dal catetere per il DPL dopo il suo inserimento.
- Un DPL *microscopicamente positivo* il più delle volte indica un DPL con >100000 globuli rossi per mm^3, misurati dopo la raccolta del liquido drenato.

In pazienti instabili un DPL francamente positivo pone l'indicazione all'intervento. Se è positivo soltanto microscopicamente (di solito è impossibile leggere un testo stampato attraverso il liquido contenente tracce di sangue), la causa dell'emorragia è quasi sempre addominale; tuttavia è bene prendere in considerazione l'eventualità di altre origini occulte (ad es. la pelvi).

Poiché il DPL è molto sensibile ai piccoli sanguinamenti, operare pazienti stabili con un DPL microscopicamente positivo determina una elevata percentuale di laparotomie non terapeutiche. Se il liquido del DPL fuoriesce dal catetere urinario o dal drenaggio toracico, è bene sottoporre il paziente ad una laparotomia per sospetta rottura della vescica o del diaframma. Avviene di rado, ma è una eventualità da tenere in considerazione.

Allo stesso modo, se all'aspirazione del liquido peritoneale si rilevano contenuti enterici, è necessario eseguire una laparotomia per trattare una lesione intestinale. La presenza di batteri alla colorazione Gram può indicare un danno intestinale o, più frequentemente, che un catetere (o un ago) per DPL è stato posizionato accidentalmente nell'intestino. Tenendo a mente questa limitazione, il DPL è l'esame più sensibile per la diagnosi delle lesioni intestinali e proprio per questo è l'esame di scelta nei pazienti con elevata probabilità di lesioni di questo tipo – soprattutto quelli che presentano segni da cintura di sicurezza.

TC (tomografia computerizzata)

Nei pazienti stabili, la TC è l'esame di prima scelta. A seconda dei protocolli di ogni istituto però, la TC può essere l'esame diagnostico iniziale o, in alternativa, essere eseguita dopo una FAST o un DPL positivi, se questi sono stati effettuati ed il paziente rimane stabile.

Una TC è in grado di identificare la causa del sanguinamento, sia nella cavità peritoneale sia nel retro-peritoneo (una limitazione della FAST e del DPL). Se è presente una lacerazione del fegato o della milza, questa informazione può essere aggiunta al quadro clinico; verrà poi valutato se inserire il paziente nel *trial* di un trattamento non chirurgico (vedi sotto). L'evoluzione della tecnologia TC ha avuto come risultato un aumento della sensibilità e della specificità di questo esame nell'identificare *lesioni intestinali* – di solito segnalate dalla presenza di *edema del mesentere e sua disomogeneità nei piani tissutali*, liquido mesenterico, ispessimento intestinale e/o presenza di aria extraluminale.

A volte, viene identificato del *liquido libero senza che vi sia una lesione di un organo solido*: sorge perciò il dubbio se sia presente o meno una lesione intestinale o mesenterica che richiede un intervento chirurgico. Se l'addome all'esame clinico è "tranquillo", il paziente può essere rivalutato attivamente con esami seriati (osservazione attiva – NdT). In caso contrario, è ragionevole eseguire un DPL per assicurarsi che il liquido non sia costituito da materiale enterico (elevati livelli di amilasi nel liquido drenato o presenza di batteri alla colorazione Gram). Se non è possibile accertarlo, il paziente non valutabile, che presenti liquido libero e nessuna lesione ad un organo solido, dovrebbe essere sottoposto comunque ad una laparotomia esplorativa.

Se il quadro clinico è poco chiaro, è di fondamentale importanza fare affidamento sul proprio giudizio clinico e non basarsi esclusivamente su un singolo esame. Questo vale soprattutto per la FAST, in cui sono importanti sia l'operatore che il *timing*. Ad esempio, un esame eseguito subito dopo un trauma può risultare negativo anche perché potrebbe non esserci stato il tempo sufficiente affinché si manifestasse una emorragia significativa. Nel caso in cui la TC non sia subito disponibile, possono

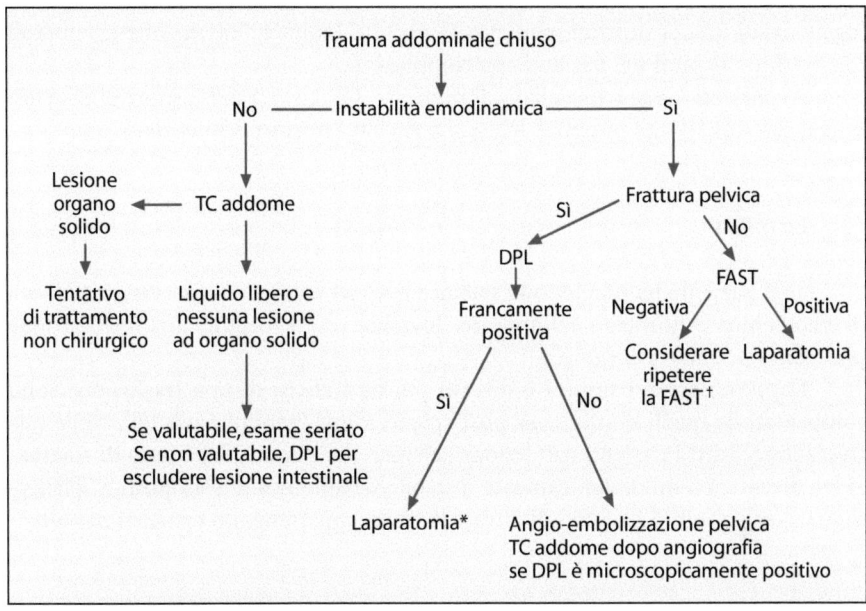

Fig. 35.2. Algoritmo per la valutazione di pazienti con trauma addominali chiusi. * Il paziente potrebbe richiedere una angio-embolizzazione pelvica post-operatoria. † Se l'intervallo di tempo dal trauma è molto breve, ripetere la FAST prima di dimettere il paziente dal Pronto Soccorso o entro 1 ora dal ricovero

essere eseguiti una FAST (se l'esperienza lo consente) o un DPL per lo *screening* di pazienti che, alla fine, dovranno essere sottoposti alla TC. Il DPL è il nostro esame di scelta in pazienti emodinamicamente instabili con gravi fratture pelviche (vedi sotto) (◉ Fig. 35.2). Inoltre, in scenari clinici dove non sia disponibile la TC, il DPL è l'esame di scelta per la sua elevata sensibilità, anche se al prezzo di una minore specificità.

Trattamento non chirurgico delle lesioni di organi solidi

Se la TC mostra una lesione epatica o splenica ed il paziente rimane emodinamicamente stabile, senza segni di peritonite, allora è bene sottoporlo ad un iniziale trattamento conservativo. Questo è il nostro approccio preferito e viene eseguito senza problemi nella maggior parte dei pazienti.

Trattamento non chirurgico:
Il paziente deve essere ricoverato in Terapia Intensiva o in ogni caso deve essere accuratamente monitorato per almeno 24 ore con attenti esami clinici seriati dell'addome e ripetute valutazioni dell'emoglobina. Se è stabile, può essere trasferito in corsia ed essere sottoposto ad un monitoraggio meno intensivo per 3–5 giorni a seconda della gravità del danno. Alcuni hanno consigliato di eseguire esami radio-

logici seriati, ma la nostra esperienza ci porta a limitare l'esecuzione ripetuta di questo tipo di esami nei pazienti con complicanze.

Ai pazienti viene sconsigliato di praticare, per circa 3 mesi, sport di contatto o qualsiasi attività che potrebbe mettere a rischio l'organo danneggiato.

La milza

Se il paziente ha una lesione splenica e se nel corso dell'osservazione i livelli di emoglobina continuano a diminuire, dovrebbe essere eseguita una splenectomia piuttosto che una trasfusione.

L'approccio nei bambini è diverso poiché i rischi di una trasfusione sono compensati da quelli di una sepsi post-splenectomia, per cui è più tollerabile una trasfusione. Tutti i pazienti con lesione splenica che durante il periodo di osservazione diventano emodinamicamente instabili, devono essere sottoposti a splenectomia. Negli adulti, i tentativi di salvare la milza appartengono ormai al passato.

Il fegato

Lesioni epatiche gravi richiedono un processo decisionale più complesso. Consapevoli che una mobilizzazione e/o manipolazione del fegato danneggiato possono spesso determinare una notevole emorragia (con conseguenti trasfusioni), siamo più propensi a trasfondere nella speranza di evitare l'intervento. Deve essere valutata anche l'eventualità di una angio-embolizzazione epatica nei pazienti stabili con una caduta dei valori dell'emoglobina. È importante rendersi conto che i pazienti con gravi danni epatici possono sviluppare un bilioma (raccolta capsulata di bile in cavità peritoneale – NdT) o un ascesso. In caso di dolore ingravescente, ittero o sepsi è opportuno ripetere una TC per rivalutare l'ipocondrio destro: l'instabilità emodinamica in pazienti con lacerazione epatica è una indicazione all'intervento.

Trattamento di lesioni d'organo-specifiche

> "Iniziamo sempre con il ferito più grave a prescindere dal rango e senza distinzione." (Jean Larrey,1766–1842)

Avete deciso di eseguire una laparotomia. Il tipo di incisione e "la ricerca di quello che non va" sono descritti, rispettivamente, nei ๏Capp. 10 e 11.

In questa sede elencheremo gli elementi essenziali del trattamento di lesioni addominali specifiche. In generale, "meno" facciamo nei traumi chiusi, "meglio" è – meno sangue viene perso, migliori saranno le prospettive del paziente. Non dimenticatevi che l'intervento chirurgico aumenta il danno tissutale, "alimentando" la risposta infiammatoria ed aumentando il rischio di complicanze tardive (๏Cap. 48).

Diaframma

Una lacerazione diaframmatica completa richiede una sutura con grossi punti staccati. Le lacerazioni con perdita tissutale massiva sono rare e richiedono la riparazione con rete sintetica. Se la perdita tissutale è periferica, è possibile suturare il diaframma alle costole in posizione più cefalica, evitando così di utilizzare una protesi: ciò è molto utile nei pazienti con estesa contaminazione in cui vi è maggior rischio di una sua infezione.

Fegato

Ecco una classificazione irriverente delle lesioni epatiche:
- **Non deve essere fatto nulla (trattare conservativamente)**
- **Deve essere fatto qualcosa (emostasi locale)**
- **Non deve essere fatto troppo (soltanto *packing*)**
- **Solo Dio può fare qualcosa (intervento eroico)**

Ecco alcune considerazioni pratiche:
- Il sanguinamento da piccole lacerazioni superficiali della capsula può essere controllato con il bisturi elettrico o con la legatura dei vasi.
- Un sanguinamento più cospicuo costituisce una sfida chirurgica che richiede un approccio graduale. Per prima cosa, il fegato deve essere tamponato con pezze laparotomiche. Il *packing epatico* implica il ripristino della normale anatomia epatica posizionando le pezze in regione subfrenica e al di sotto del fegato, in modo da spingere il fegato contro il diaframma. Questo tipo di **packing** (o in italiano, **tamponamento**) è in grado di chiudere efficacemente la lacerazione e di frenare l'emorragia. Tuttavia, se il packing è eccessivo, troppo stipato, può comprime la vena cava inferiore (VCI) aggravando così ulteriormente l'ipotensione. Una opzione è quella di arrotolare le pezze e di posizionarle dietro il fegato, a destra della VCI, isolando efficacemente il fegato dalla VCI. Il fondo della lacerazione non deve essere tamponato. Se decidiamo di lasciare in sede le pezze e di ritornare in sala operatoria successivamente, è nostra abitudine posizionare una rete riassorbibile tra le pezze ed il fegato, così che la rimozione delle pezze non provochi un ulteriore sanguinamento.
- *Se il packing è inefficace* o si decide di cercare di ottenere una ulteriore emostasi, il passo successivo consiste nell'eseguire la manovra di Pringle (occlusione della vena porta, arteria epatica e via biliare principale), che può essere effettuata in modo intermittente per periodi fino a 60 minuti (per questo scopo si possono usare pinze intestinali atraumatiche). Se l'occlusione riesce a far cessare il sanguinamento, allora la fonte principale è un ramo dell'arteria epatica o della vena porta. In caso contrario, la fonte è frequentemente un ramo venoso epatico o la vena cava retro-epatica. Una volta eseguita quindi la manovra di Pringle, il fegato deve essere rapidamente mobilizzato sezionandone i legamenti. A questo punto si ottiene il controllo del sanguinamento parenchimale profondo con la tecnica della digitoclasia (*finger fracture*), la legatura o *clipping* dei vasi, la resezione conservativa con sbri-

gliamento. È raro che si debba legare l'arteria epatica (arteria epatica propria o il suo ramo sinistro o destro) per ottenere il controllo dell'emorragia ma, se necessario, tale manovra deve essere presa in considerazione. Lo spazio morto del parenchima residuo può essere riempito con l'omento vitale.

— Le lesioni della vena cava retro-epatica sono caratterizzate da una perdita ematica massiva nonostante l'occlusione del flusso; probabilmente ci sono più tecniche per ottenere una emostasi immediata che pazienti sopravvissuti; forse è meglio ricorrere al packing seguendo peraltro i canoni del "damage control", e rimandare la battaglia ad un altro giorno.

— Le lesioni della *porta hepatis* richiedono un'ampia manovra di Kocher per ottenere una buona esposizione. La vena porta danneggiata deve essere riparata o, come ultimo espediente, almeno legata. La legatura dell'arteria epatica è più tollerata di quella della vena porta. La sutura o una anastomosi bilio-enterica con ansa alla Roux sono le opzioni di trattamento per le lesioni della via biliare principale; questo intervento (data la sua importanza) può essere eseguito subito, al primo approccio chirurgico oppure in un secondo tempo, durante la fase ricostruttiva, seguendo la strategia "*damage control*". Le lesioni unilaterali di un dotto biliare lobare devono essere trattate con la legatura.

Milza

Una frattura splenica è trattata – in pazienti adulti – con la splenectomia. Esiste il rischio di una sepsi post-splenectomia ma è irrilevante e può essere ulteriormente ridotto con una adeguata profilassi ed una attenta osservazione; alla sepsi viene spesso data eccessiva importanza, per giustificare quelle che riteniamo essere manovre chirurgiche acrobatiche, potenzialmente nocive, eseguite per conservare la milza. Inoltre, la maggior parte dei pazienti è sottoposta ad una laparotomia per traumi chiusi perché emodinamicamente instabili e/o perché sono falliti i tentativi di un trattamento conservativo. In questo contesto, non è giustificato il tempo in più richiesto per eseguire una splenorrafia.

Reni ed uretere

Il riscontro intra-operatorio di un ematoma perirenale indica di solito, la presenza di una lesione renale, ma una buona parte di queste lesioni sono autolimitanti. È indicato eseguire una esplorazione renale quando è presente un ematoma in espansione o pulsante o quando si sospetta una lesione ilare. Lesioni di gravità moderata possono essere il più delle volte controllate con una sutura renale e con drenaggio; a volte, può essere indicata una nefrectomia polare mentre, in caso di rottura di un rene o di una lesione dell'ilo vascolare, si ricorre ad una nefrectomia. Contrariamente al consiglio di alcuni, non è necessario eseguire un controllo preliminare dell'arteria e della vena renale prima dell'esplorazione. Questo vale soprattutto adesso che gli interventi sono eseguiti quasi sempre per instabilità emodinamica. Nei pazienti instabili è raro che si effettuino tentativi di "salvataggio renale", a meno che il paziente non sia monorene. Le lacerazioni della pelvi renale sono trattate con una sutura a punti sottili riassorbibili. L'esposizione di un uretere danneggiato deve essere accurata, evitando un danno ischemico per una scheletrizzazione troppo entusiasta. Una riparazione immediata su uno *stent* a doppio J con materiale riassorbibile è la regola. Le lesioni dell'uretere molto prossimali o molto distali richiedono l'intervento di un urologo esperto.

Pancreas

La parte anteriore del pancreas viene esposta attraverso la borsa omentale sezionando l'omento gastro-colico, la parte posteriore della testa con la manovra di Kocher, mentre l'accesso alla parte posteriore della coda avviene mobilizzando la milza. Nelle lesioni pancreatiche, lo stato del dotto pancreatico principale è fondamentale per determinare la strategia chirurgica. A volte una pancreatografia intra-operatoria con colecistectomia e un colangiogramma che mostra il riempimento del dotto pancreatico possono dare informazioni utili.

È stata anche descritta l'esecuzione di una pancreatografia attraverso una duodenotomia con incannulamento dell'ampolla di Vater, ma una enterotomia in pazienti con danni pancreatici importanti può fare più male che bene. In alcuni casi, può essere eseguita una pancreatografia endoscopica intra-operatoria (CPRE).

Rendendoci conto che una pancreatografia intra-operatoria è un lusso, cerchiamo di determinare l'integrità del dotto pancreatico esaminando il pancreas. Se il dotto principale appare integro (lesioni superficiali del parenchima), la maggior parte delle lesioni pancreatiche richiede soltanto il drenaggio. Se si repertano lesioni parenchimali più profonde nel corpo o nella coda, con possibilità di una transezione duttale distale, è indicato eseguire una pancreasectomia distale (di solito associata a splenectomia). Per lesioni profonde della testa è indicato eseguire un drenaggio accurato; il trattamento di una inevitabile fistola pancreatica è più semplice di quello di una fistola enterica secernente dopo una ricostruzione immediata con pancreatico-digiunostomia su ansa alla Roux. Inoltre la CPRE post-operatoria potrebbe mostrare la presenza di una lesione del dotto prossimale che richiede spesso l'inserimento di uno *stent*, consentendo così di controllare la fistola. L'intervento di Whipple è riservato a lesioni massive della testa del pancreas, con distruzione della VBP e del duodeno; la procedura si associa ad una elevata mortalità e può richiedere un approccio in più tempi (la ricostruzione viene eseguita solo dopo che il paziente si è stabilizzato). Il seguente aforisma riassume una buona parte di ciò che dovreste sapere sui traumi pancreatici:

> "Nel trauma del pancreas: trattate il paziente come una aragosta, succhiatene la testa… mangiatene la coda." (Timothy Fabian)

Stomaco

La maggior parte delle lesioni è causata da un trauma penetrante ed è trattata con una semplice sutura. È necessario controllare sempre la parete gastrica posteriore aprendo la borsa omentale. Le lesioni da trauma chiuso sono rare così come è raro dover eseguire una resezione gastrica.

Duodeno

Un ematoma intramurale duodenale senza una lesione a tutto spessore non deve essere "svuotato"; basta inserire un sondino naso-gastrico in aspirazione, rimpiazzare i liquidi ed instaurare una nutrizione (parenterale o attraverso una digiunostomia) per 3–4 settimane. Lacerazioni piccole e deterse possono essere tranquillamente trattate in prima istanza. Lacerazioni estese, vaste contusioni tissutali (il più delle volte dovute a traumi chiusi), interessamento del coledoco o lesioni da arma da fuoco (proiettili ad alta velocità), devono essere trattate con riparazione del duodeno ed "esclusione del piloro". Questo intervento consiste nella chiusura del piloro attraverso una gastrotomia e ripristino della continuità gastro-intestinale con una gastro-digiunostomia; non è necessario aggiungere una vagotomia tronculare. Una digiunostomia di nutrizione è utile per l'alimentazione enterale. L'intervento di Whipple è riservato ai casi di massiva distruzione pancreatico-duodenale combinata; nei pazienti instabili deve essere eseguito per stadi – prima la resezione e poi, successivamente, la ricostruzione.

Intestino tenue

È possibile trattare la maggior parte delle lacerazioni con una semplice sutura; a volte è necessario eseguire una resezione segmentale con anastomosi termino-terminale per trattare lacerazioni multiple contigue. Significative lacerazioni mesenteriche possono compromettere grossi segmenti di intestino tenue. Se una buona parte dell'intestino è di dubbia vitalità e vi è il rischio che una resezione estesa possa determinare una sindrome da intestino corto, allora è bene eseguire un "*second look*". È meglio decidere quale parte dell'intestino è vitale e quale no in pazienti ben stabilizzati emodinamicamente. Come abbiamo già discusso nel ◉Cap. 13, riteniamo che in pazienti con intestino edematoso post-rianimazione, sia più sicuro confezionare una anastomosi manuale piuttosto che meccanica.

Colon

Possiamo trattare con sicurezza lacerazioni del colon destro o sinistro con una sutura o una resezione associata ad una anastomosi immediata (se necessario anche in un colon non preparato). Una peritonite di lunga data necessita di una colostomia. Evitiamo di confezionare una anastomosi immediata dopo una grave lesione del colon, in presenza di shock e di altre lesioni intra-addominali estese. È raro che si verifichino delle lacerazioni del colon per un trauma chiuso. Di solito, sono presenti estese aree speritoneizzate soprattutto sul ceco e sul sigma, nel punto in cui la cintura di sicurezza ha compresso i visceri sottostanti. Piuttosto che resecare, preferiamo eseguire un sopraggitto esteso a tutta la lesione (riparazione della sierosa), anche se questo interessa tutta la circonferenza.

Retto

In assenza di contaminazione fecale franca, è possibile riparare le lacerazioni minori con una semplice sutura. In tutti gli altri casi, deve essere aggiunta una colostomia derivativa prossimale; il più delle volte è corretto eseguire una sigmoidostomia su bacchetta. Il lavaggio (*wash-out*) del moncone rettale distale ed il drenaggio presacrale sono utili solo in caso di estese lacerazioni con ampia dissezione e contaminazione fecale degli spazi peri-rettali.

Vescica

Una rottura intra-peritoneale richiede una riparazione con sutura riassorbibile e drenaggio con catetere; in caso di rottura extra-peritoneale è sufficiente il solo drenaggio con catetere. In entrambi i casi va bene il drenaggio della vescica con catetere uretrale di Foley ed è perciò inutile eseguire un drenaggio sovra-pubico.

Lesioni vascolari intra-addominali

— *Aorta*: il passo più importante da eseguire nel trattamento dei danni aortici è una buona esposizione per poter ottenere il controllo prossimale e distale. Il peritoneo parietale posteriore deve essere inciso lateralmente al colon sinistro, per permettere la dislocazione del colon sinistro verso destra, sulla linea mediana e del tenue medialmente. Se necessario, altri organi possono essere dislocati medialmente: il rene sinistro, la milza ed il pancreas, lo stomaco. Attraverso l'omento gastro-colico – mediante la borsa omentale – è possibile accedere all'aorta sovrarenale, spostando lo stomaco e l'esofago a sinistra. Per lesioni dell'aorta sovra-celiaca, può essere necessario eseguire una toracotomia sinistra. Le lesioni aortiche richiedono una riparazione con polipropilene, monofilamento non riassorbibile, 3-0 o 4-0.
— *Vena cava intraepatica*: si ottiene l'esposizione della vena cava intraepatica incidendo il peritoneo lateralmente al colon destro e spostando medialmente il colon destro, il duodeno, il rene destro e il tenue. Il punto del sanguinamento deve essere bloccato con digitopressione diretta, con l'utilizzo di *sponge-sticks* o pinze vascolari; non devono essere fatti tentativi di isolare il vaso scheletrizzandolo. La raffia della vena deve essere eseguita con sutura vascolare in monofilamento 4–0 o 5–0; controllate anche che non vi sia una lacerazione posteriore, che può essere riparata ruotan-

do delicatamente la vena cava o riparando il vaso, dall'interno. In presenza di lesioni massive, può essere tentato un innesto protesico, anche se, più frequentemente la cava infra-renale viene legata. La legatura al di sopra delle vene renali è poco tollerata.

— I danni alle *arterie iliache comuni o esterne* devono essere riparati; se è necessario un innesto, può essere usato del materiale sintetico anche in presenza di *soiling* peritoneale. In caso di contaminazione franca, l'arteria deve essere legata e la circolazione ripristinata con un bypass extra-anatomico femoro-femorale. L'*arteria iliaca interna* può essere legata impunemente.

— L'esposizione delle *vene iliache* è notoriamente difficile, può richiedere la sezione dell'arteria iliaca interna ipsilaterale o addirittura la sezione temporanea dell'arteria iliaca comune. Le vene iliache possono essere legate con basse percentuali di morbilità, a condizione che nel post-operatorio vengano usate calze compressive e che l'arto sia tenuto sollevato.

— Possono essere legati anche il tripode *celiaco (lo stomaco verrebbe irrorato dalla arteria mesenterica superiore, dalla arteria frenica... via rami collaterali. Il fegato verrebbe irrorato, attraverso l'arteria gastroduodenale, dalla arteria mesenterica superiore... e dalla vena porta... – NdT)*, la porzione retro-pancreatica dell'*arteria mesenterica superiore* e l'*arteria mesenterica inferiore*; l'arteria mesenterica superiore intra-pancreatica deve essere riparata. Se possibile deve essere riparata la *vena mesenterica superiore*; la sua legatura provoca un infarto intestinale soltanto in una piccola percentuale di casi, ma tuttavia ha spesso come risultato una grave congestione intestinale post-operatoria; la formazione di varici del tenue e del colon è una sequela ben nota. L'arteria mesenterica inferiore può essere legata senza rischi.

Evitate tentativi eroici di ripristinare il flusso riparando il vaso in pazienti in extremis. A volte, può essere necessario effettuare la legatura con successiva rivascolarizzazione (se l'estremità rimane vitale). Un approccio migliore prevede il posizionamento temporaneo di uno *shunt* sulla lesione con rivascolarizzazione definitiva nelle successive 24 ore.

Ematoma retro-peritoneale

Il problema principale è se esplorare o tenere in osservazione un ematoma riscontrato in corso di una laparotomia per trauma.

Come regola generale, nei traumi penetranti, tutti gli ematomi retro-peritoneali dovrebbero essere esplorati, indipendentemente dalla loro sede o dalla loro grandezza. Nei traumi chiusi, può essere adottata una politica più selettiva, in base, soprattutto, alla sede dell'ematoma.

— Una localizzazione nell'addome centrale (zona I) (comprendente i principali vasi addominali ed il complesso duodeno-pancreatico) richiede sempre una esplorazione.
— Gli ematomi laterali (zona II) (comprendente reni e porzione retro-peritoneale del colon) possono essere lasciati stare a meno che non siano molto grandi, pulsanti o in espansione.

Tabella 35.1. Approccio agli ematomi retro-peritoneali per trauma

Tipo di ematoma	Lesione penetrante	Lesione chiusa
Centrale (zona I)	Esplorare	Esplorare
Laterale (zona II)	Generalmente esplorare	Generalmente non esplorare
Pelvico (zona III)	Esplorare	Non esplorare

- Gli ematomi pelvici (zona III) per trauma chiuso non devono essere esplorati. È importante capire che questi ematomi possono estendersi cranialmente – anche in questo caso, l'esplorazione può determinare una perdita dell'effetto tamponante da parte del retro-peritoneo integro (●Tabella 35.1).

Il trattamento degli ematomi pelvici

Se escludiamo le fratture isolate della cresta iliaca, quelle che interessano il cingolo pelvico o gli anelli otturatori e/o il sacro possono determinare una emorragia significativa con conseguente shock e decesso del paziente. L'emorragia origina dalla rottura delle vene pelviche, dei rami delle arterie iliache (di solito interne) e dell'osso spugnoso. Per questo motivo, i pazienti con un significativo meccanismo di lesione sono sottoposti, all'inizio della loro valutazione, ad una semplice radiografia antero-posteriore della pelvi. Inoltre, una semplice compressione laterale o antero-posteriore della pelvi può evidenziare l'instabilità del cingolo pelvico.

Di fronte a questa instabilità pelvica, soprattutto quando vi è una riduzione dell'emoglobina e instabilità emodinamica, avvolgiamo strettamente le creste iliache con un bendaggio per poter ridurre efficacemente il volume pelvico ed aumentare la possibile azione di tamponamento da parte del retroperitoneo pelvico.

Mentre la pelvi è così compressa, va eseguita una rapida valutazione per ricercare la sede del sanguinamento. Con una semplice radiografia del torace è possibile escludere una *emorragia di origine toracica*; le altre possibilità sono *fratture alle estremità* (spesso evidenti) o *l'addome*. Il problema dell'emoperitoneo massivo è di fondamentale importanza. Una laparotomia inutile in pazienti con estesi ematomi pelvici per una frattura pelvica si limita a decomprimere l'ematoma e a causare una ulteriore emorragia. C'è poco da fare chirurgicamente. Per evitare che si verifichi uno scenario simile, eseguiamo un veloce DPL sovra-ombelicale. **Per fratture pelviche gravi l'ecografia è meno accurata.**

- Se il DPL è *francamente positivo*, il paziente è trasportato rapidamente in sala operatoria per una laparotomia esplorativa.

— Se il DPL non è francamente positivo, preferiamo accompagnare il paziente in *angiografia* dove il radiologo può embolizzare il vaso arterioso causa di emorragia. Questo tipo di pazienti è in condizioni critiche e richiede la presenza di personale infermieristico e medico che si occupi della rianimazione durante l'angiografia. L'angio-embolizzazione deve essere eseguita selettivamente – in circa 60%–80% dei pazienti instabili vengono riscontrati vasi arteriosi sanguinanti. Se il paziente non è instabile, il rendimento dell'angiografia è molto inferiore. In questi casi, si ipotizza che l'emorragia abbia origine da vene pelviche e/o da fratture ossee.

— Negli scenari clinici dove non sia disponibile l'angiografia, l'altra opzione è quella di posizionare nella pelvi un *fissatore esterno*. In effetti, questo sostituisce il bendaggio che viene posizionato durante la rianimazione iniziale. Funzionalmente riduce il volume della pelvi e riavvicina i frammenti ossei. Come risultato dovrebbe diminuire il sanguinamento delle vene e dell'osso spugnoso, ma nella nostra esperienza gli effetti sul sanguinamento arterioso sono minimi.

> Una frattura pelvica grave deve essere tenuta in considerazione – il chirurgo può fare poco per fermare l'emorragia, ma può fare molto per peggiorarla. Non esplorate questo tipo di ematomi in sala operatoria e, se è necessario eseguire una laparotomia, non estendete l'incisione fino alla sinfisi pubica – dato che questo farà sì che l'ematoma si decomprima liberamente. Il nostro personale approccio è quello di limitare l'incisione al di sotto dell'ombelico e di estenderla più caudalmente solo se strettamente necessario.

Laparotomia abbreviata per trauma

> Quando la fisiologia è distrutta i tentativi di ripristinare l'anatomia sono futili.

In una piccola percentuale di pazienti (in condizioni fisiologiche critiche) non è possibile eseguire interventi chirurgici prolungati. È perciò indicato un trattamento di "salvataggio" che prevede il temporaneo controllo della emorragia e della contaminazione. È possibile identificare questi casi sia con criteri fisiologici sia mediante un complesso quadro di lesioni anatomiche. Per esser più chiari: nel primo caso, la presenza di coagulopatia, ipotermia e acidosi – la triade della morte – indica un imminente esaurimento fisiologico; nel secondo caso, la combinazione di lesioni gravi e complesse (ad es. una lesione di un vaso maggiore associata ad una complessa rottura duodeno-pancreatica) viene subito considerata "foriera" di una emorragia massiva e di un intervento maggiore di ricostruzione in un paziente instabile. In queste circostanze, il chirurgo può optare per un rapido controllo dell'emorragia (generalmente con *packing*) e per il modo più semplice per prevenire una ulteriore contaminazione peritoneale. In questo caso l'addome è chiuso con una rapida approssimazione cutanea oppure non è chiuso affatto per evitare una sindrome compartimentale addominale frequentemente associata (vedi ⊙ Cap. 36).

Il nostro personale approccio è di posizionare sui visceri una economica sacca intestinale e, sulla sacca stessa, qualche drenaggio. Sopra i drenaggi posizioniamo delle bende impermeabili occlusive per contenere i visceri, la sacca e i drenaggi stessi. A questo punto, trasportiamo il paziente in Terapia Intensiva, dove è sottoposto a stabilizzazione secondaria per le successive 24–48 ore. La riparazione d'organo definitiva e la chiusura dell'addome, sono eseguite soltanto quando la rianimazione secondaria ha avuto successo.

Sintesi

- Pazienti con trauma chiuso addominale, devono essere sottoposti a test diagnostici per escludere lesioni intra-addominali.
- In pazienti instabili, l'obiettivo di questi esami non è quello di identificare con precisione quale organo sia danneggiato, ma di identificare quali siano i pazienti che necessitino di una laparotomia. In questo caso, la FAST è un buon esame di *screening*, ma in presenza di ipotensione inspiegabile e di una riduzione del livello di emoglobina nonostante una FAST negativa (e nessun altra fonte di sanguinamento) o di un quadro clinico poco chiaro, per poter prendere una decisione è necessario eseguire un DPL. Abbiamo visto un numero esiguo di pazienti con grave ipotensione e significativo emoperitoneo in cui la FAST, anche retrospettivamente, è risultata negativa.
- La TC è l'esame ottimale nei pazienti stabili. Fornisce informazioni sul retroperitoneo ed identifica lesioni che possono essere trattate non chirurgicamente (fegato, milza, reni). In centri con un alto volume di pazienti o con risorse limitate, l'ecografia o un DPL (a seconda dell'esperienza con la FAST) sono utili per identificare i pazienti che richiedono una TC. Pazienti stabili con DPL microscopicamente positivi o che presentano liquido libero alla FAST devono essere sottoposti a TC.
- Con l'intervento chirurgico, se necessario, dobbiamo mirare a fare soltanto ciò che è strettamente indispensabile per il paziente. Molti di questi pazienti presentano gravi lesioni associate e prolungati tentativi di riparazione non sono assolutamente giustificati.
- La triade ipotermia, acidosi e coagulopatia è foriera di un cattivo *outcome* ed è sempre meglio evitarla. È fondamentale continuare a valutare con precisione a che punto è la stabilizzazione del paziente – necessità di trasfusioni, pH, temperatura e *panel* coagulativo sono essenziali per determinare se è appropriato eseguire un intervento impegnativo e vi indicheranno se è meglio abbreviare i tempi della laparotomia.

Sindrome compartimentale addominale

Moshe Schein

Nella chirurgia, la fisiologia è il re, l'anatomia la regina; voi potete essere i principi ma soltanto se avrete giudizio…

Durante il Ringraziamento, una festa nazionale qui negli Stati Uniti, molti milioni di tacchini – chiamati anche "uccelli del ringraziamento" – vengono imbottiti con vari ingredienti (io ci metto anche ceci, aglio, pane inzuppato nel vino e timo) e serviti alle famiglie americane riunite. Considerate che questi grossi volatili vengono imbottiti dopo morti, ma potete mai immaginare cosa succederebbe se i poveretti fossero riempiti da vivi? Per prima cosa, smetterebbero di volare, poi gradualmente ipoventilerebbero, collasserebbero e alla fine morirebbero. Certamente potreste attribuire il decesso del volatile imbottito alle cattive condizioni dei polmoni, ad un cuore vecchio, alle tossine rilasciate dagli ingredienti usati per il ripieno e, come ultima alternativa, potreste incolpare l'anestesista. Ma per essere sinceri esiste tutta una enorme quantità di lavori scientifici in cui si evidenzia, senza ombra di dubbio, che il tragico epilogo del vostro volatile è stato causato da un aumento della pressione intra-addominale (IAP) che ha determinato una ipertensione intra-addominale (IAHT) che, a sua volta, ha determinato una *sindrome compartimentale addominale* (ACS).

Esiste la sindrome compartimentale addominale?

Attualmente, ci sono buone prove a sostegno del fatto che elevate IAP o IAHT siano in grado di danneggiare la fisiologia e le funzioni d'organo, determinando una ACS. Un aumento della IAP determina complesse e nocive conseguenze fisiologiche, poiché la pressione viene trasmessa agli spazi e alle cavità adiacenti, diminuendo l'*output* cardiaco, riducendo la ventilazione polmonare, la funzionalità renale, la perfusione dei visceri ed aumentando la pressione cerebro-spinale (Tabella 36.1, Fig. 36.1).

Come si misura la IAP?

Al letto del paziente, la IAP è misurata meglio con un catetere vescicale collegato ad un manometro o a un trasduttore di pressione. Tutto ciò di cui avete bisogno per misurare la IAP è un catetere di Foley: disconnettetelo dalla sacca

Tabella 36.1. Conseguenze fisiologiche dell'ipertensione intra-addominale

	Aumento	Diminuzione	Nessun cambiamento
Pressione arteriosa media	–	–	x
Pulsazioni	x	–	–
Pressione di picco delle vie aeree	x	–	–
Pressione toracica/pleurica	x	–	–
Pressione venosa centrale	x	–	–
Pressione capillare settoriale polmonare	x	–	–
Pressione della vena cava inferiore	x	–	–
Pressione della vena renale	x	–	–
Resistenza vascolare sistemica	x	–	–
Output cardiaco	–	x	–
Ritorno venoso	–	x	–
Flusso ematico viscerale	–	x	–
pH della mucosa gastrica		x	
Flusso ematico renale	–	x	–
Velocità di filtrazione glomerulare	–	x	–
Pressione del liquido cerebrospinale	x		
Compliance della parete addominale	–	x	–

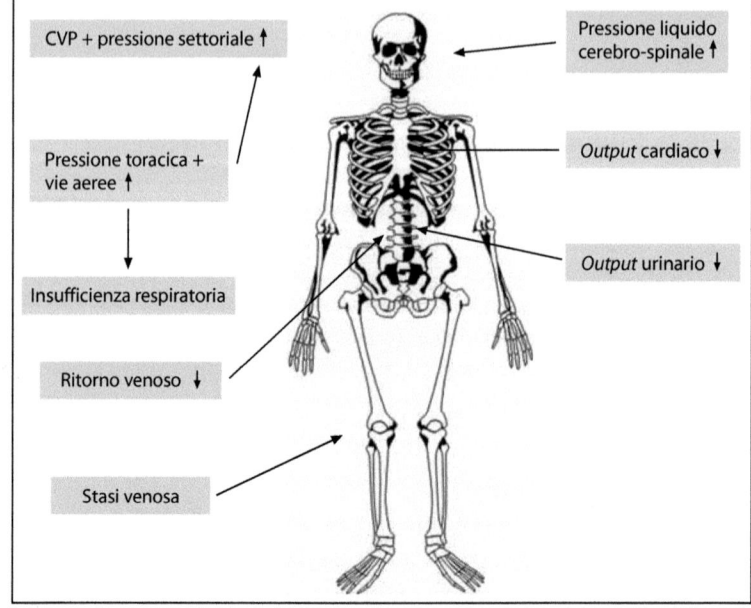

Fig. 36.1. Sindrome compartimentale addominale

delle urine; instillate 100 ml di soluzione fisiologica nella vescica e sollevate il catetere perpendicolarmente al paziente supino e al letto. L'altezza della colonna acqua-urina nel catetere corrisponde alla IAP in cmH$_2$O (1 cmH$_2$O=0,735 mmHg). Il livello fluttua con la respirazione del paziente – verso l'alto con l'inspirazione, verso il basso con l'espirazione – seguendo i movimenti del diaframma. Una vescica neurogena o piccola e contratta potrebbe invalidare la misurazione. Inoltre, si potrebbero verificare errori se il catetere è bloccato o se è presente un ematoma pelvico che può comprimere selettivamente la vescica. Poiché la posizione di Trendelenburg (o anti-Trendelenburg) può influenzare la pressione intra-vescicale, le misurazioni più accurate sono quelle fatte con il paziente in posizione supina.

Le conseguenze deleterie di un innalzamento della IAP si manifestano gradualmente

Ad una pressione minore di 10 mmHg, l'*output* cardiaco e la pressione ematica sono normali, ma il flusso arterioso epatico crolla in maniera significativa; una IAP di 15 mmHg determina alterazioni cardiovascolari avverse che, tuttavia, possono essere facilmente compensate; una IAP di 20 mmHg può causare una disfunzione renale, oliguria ed un aumento a 40 mmHg provoca anuria. Nel singolo paziente, gli effetti di un aumento della IAP non sono isolati, ma di solito si sovrappongono a molteplici problemi di base coesistenti, il più importante dei quali è l'ipovolemia che aggrava gli effetti di una elevata IAP.

Perché non avevate mai notato prima la presenza di IAHT e di ACS?

Perché voi – o i vostri maestri – non conoscevate l'esistenza di questa entità! (Fig. 36.2).
Un qualsiasi aumento di volume di uno degli organi addominali o del retroperitoneo aumenta la IAP. Un aumento clinicamente significativo della IAP è stato osservato in vari contesti (Tabella 36.2), quali: emorragia intra-addominale post-operatoria, dopo interventi vascolari addominali complicati o interventi maggiori come trapianto di fegato, in concomitanza di un grave trauma addominale con "rigonfiamento" (aumento di volume) dei visceri, vasti ematomi o il ricorso al "packing" addominale, peritonite severa, pancreatite necrotizzante, utilizzo di indumenti pneumatici antishock e ascite tesa in pazienti cirrotici. L'insufflazione peritoneale durante interventi laparoscopici è, attualmente, la causa (iatrogena) più frequente di IAHT. Occorre notare che, una delle cause di IAHT, è anche la formazione di edemi intestinali gravi conseguenti ad una massiva reidratazione rianimatoria per trauma **extra-addominale**. Ed inoltre, la combinazione di estese e profonde ustioni della parete addominale – con formazione di escare serrate e contratte e di edema viscerale, quest'ultimo sempre causato da una massiva somministrazione di liquidi (da parte dei medici rianimatori) – potrebbe determinare una ACS in pazienti ustionati.

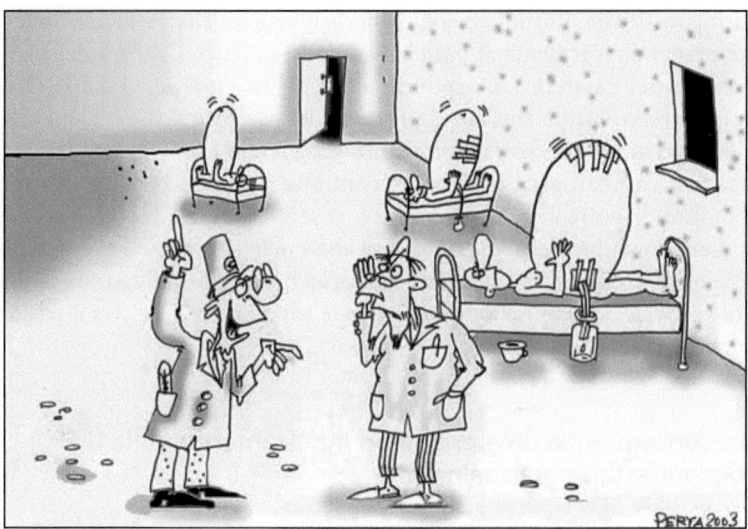

Fig. 36.2. "Che cosa? Sindrome addominale compartimentale? Mai sentita!"

Tabella 36.2. Eziologia dell'aumento della pressione intra-addominale. Non possiamo considerare la lista "completa" poiché l'aumento volumetrico, per qualsiasi eziologia, dello spazio intra- o retro-peritoneale è in grado di aumentare la pressione intra-addominale

Condizione	Eziologia
ACUTA	
I. Spontanea	Peritonite, ascesso intra-addominale, ileo, occlusione intestinale, rottura di aneurisma dell'aorta addominale, pneumoperitoneo sotto tensione, pancreatite acuta, trombosi della vena mesenterica
II. Post-operatoria	Peritonite post-operatoria, ileo paralitico, dilatazione gastrica acuta, emorragia intra-peritoneale
III. Post-traumatica	Emorragia intra/retro-peritoneale, edema viscerale post-rianimazione
IV. Iatrogena	Interventi laparoscopici, abbigliamento anti-shock pneumatico, *packing* addominale, riduzione di voluminosa ernia parietale o diaframmatica, chiusura dell'addome in presenza di eccessiva tensione
CRONICA	Ascite, voluminoso tumore addominale, dialisi peritoneale cronica ambulatoriale, gravidanza, obesità patologica

Attenzione: l'*obesità patologica* e la *gravidanza* (Cap. 31) rappresentano *forme "croniche" di IAHT* e le varie manifestazioni associate a queste condizioni (ad es. ipertensione, pre-eclampsia) sono attribuibili alla IAHT. Occorre notare che *qualsiasi cosa* può determinare una IAHT e una ACS, indipendentemente dagli ingredienti usati per "imbottire" o dal loro sapore. Il "ripieno" può, naturalmente, anche essere composto da feci:

> Una signora anziana presentava scarsa perfusione periferica, pressione arteriosa di 70/40 e ritmo respiratorio di 36/min. L'addome era molto disteso, con dolorabilità diffusa e contrazione di difesa. All'esplorazione rettale si evidenziava una grossa quantità di feci molli impattate. Il BUN (azoto ureico ematico) e la creatinina erano rispettivamente 30 mg% e 2 mg%. L'emogasanalisi mostrava acidosi con pH pari a 7,1. La IAP era 25 cmH$_2$O. La donna sopravvisse dopo laparotomia decompressiva e resezione del retto-sigma parzialmente ischemico.

Soltanto qualche anno fa avremmo detto che la paziente soffriva di "shock settico" per "ischemia del colon". Avremmo attribuito il collasso cardiocircolatorio e l'acidosi alle conseguenze di una sepsi da endotossiemia. Ma oggi ci è chiaro che l'effetto massa creato da una cospicua dilatazione del retto, aveva determinato una grave IAHT con collasso cardiovascolare e respiratorio, disfunzione renale – ovvero una tipica ACS che, a sua volta, aveva ulteriormente ridotto la perfusione splancnica, aggravando così l'ischemia colo-rettale. Lo svuotamento del retto e la decompressione addominale, hanno risolto rapidamente le manifestazioni fisiologiche avverse determinate dall'ipertensione addominale. Ora che siamo più consapevoli che la IAHT è un "vero problema" e che è nostra abitudine misurare la pressione intra-addominale, la identifichiamo sempre più di frequente durante la nostra pratica quotidiana.

I meccanismi che culminano in una ACS sono generalmente multipli

Lo scenario tipico è quello di un paziente con trauma multiplo o sottoposto ad una laparotomia d'urgenza a cui venga somministrata una grossa quantità di liquidi per la stabilizzazione/rianimazione con conseguente aumento del volume del liquido interstiziale. L'edema viscerale e retroperitoneale che ne consegue viene aggravato dall'ischemia viscerale indotta dallo shock, dall'edema da riperfusione e da una temporanea ostruzione venosa mesenterica causata dalla manipolazione chirurgica o dall'impiego di voluminose garze ad intento emostatico. La parete addominale, edematosa, viene richiusa sopra i visceri addominali rigonfi ed è quindi sotto tensione.

La sindrome clinica

La sindrome clinica dell'ACS è costituita da:
- Necessità di una maggiore pressione ventilatoria
- Presenza di un ridotto *output* cardiaco
- Minore *output* urinario
- Distensione addominale

Queste anomalie sono spesso presenti nonostante la pressione di riempimento cardiaco sia apparentemente normale perché una IAP elevata agisce anche sul torace determinando un aumento della pressione venosa centrale (PVC), della pressione atriale destra e della pressione capillare polmonare settoriale. La disfunzione cardiovascolare, respiratoria e renale diventa sempre più difficile da gestire, a meno che la IAP non diminuisca. Sono state descritte altre, anche se più rare, conseguenze della ACS, quali l'ischemia intestinale dopo colecistectomia laparoscopica o l'infarto del midollo spinale nel contesto di una IAHT dopo perforazione di una ulcera gastrica.

Quando dovete prendere in considerazione l'eventualità di una decompressione addominale?

La decisione di decomprimere l'addome non deve basarsi su misurazioni singole di IAP senza considerare l'intero quadro clinico. È possibile trattare anomalie precoci o lievi causate dalla IAHT, somministrando liquidi o riducendo la resistenza cardiaca durante l'eiezione (occorre notare, tuttavia, che l'aumento del riempimento cardiaco offre una soluzione soltanto temporanea e che la somministrazione di liquidi può aumentare l'edema tissutale, aggravando così la IAHT). Nei pazienti sottoposti a ventilazione meccanica, la paralisi muscolare può diminuire la IAP, in quanto la parete addominale è rilassata. Tuttavia, una ACS in atto richiede una laparotomia decompressiva d'urgenza che, se eseguita in pazienti ben equilibrati da un punto di vista rianimatorio, ripristina velocemente la normale fisiologia. Per prevenire lo scompenso emodinamico, deve essere ripristinato il volume intravascolare, massimizzato l'apporto di ossigeno e devono essere corretti l'ipotermia ed i difetti coagulativi. Dopo la decompressione, la cute ed i bordi della fascia addominale sono lasciati aperti utilizzando uno dei dispositivi per la chiusura temporanea dell'addome (TAC) descritti nel ◉ Cap. 46.

Prevenzione

Per prevenire la IAHT e la ACS, deve essere evitata la chiusura forzata dell'addome in pazienti con esteso ematoma retroperitonale, edema viscerale, grave infezione intra-addominale o necessità di *packing* emostatico (◉ Cap. 38). È stato proposto di lasciare aperta la fascia, chiudendo soltanto la cute con punti o *clip* fermateli per proteggere i visceri protrudenti. Tuttavia, a volte, anche la semplice chiusura della cute può determinare un IAP di 50 mmHg e anche oltre; di sicuro non suturando né la fascia né la cute riduciamo al massimo la IAP ma possiamo determinare la formazione di fistole ed eviscerazione. Il posizionamento di un dispositivo per la chiusura temporanea (TAC) sulla fascia lasciata aperta evita questo tipo di problema (◉ Capp. 38, 46 e 47).

La decompressione è di beneficio soltanto nei pazienti con IAHT moderata?

Che un caso "estremo" di ACS, come abbiamo descritto prima, richieda una decompressione addominale urgente è ovvio. Ma in casi meno estremi? Una decompressione può apportare dei vantaggi nel decorso post-operatorio di pazienti in cui un aumento moderato della IAP (20 mmHg) può essere compensato da una adeguata terapia ventilatoria ed infusiva? Riteniamo che le prove a nostra disposizione suggeriscano che gli effetti deleteri della IAHT si manifestino molto prima che l'ACS divenga clinicamente evidente – proprio come l'ischemia dei nervi e dei muscoli inizia molto prima che si manifestino i segni neuromuscolari di una sindrome compartimentale delle estremità. La IAHT può causare acidosi della mucosa intestinale a pressioni relativamente basse, molto prima che insorga una ACS clinica. Se non trattata, può determinare una ipoperfusione splancnica, l'insufficienza di organi distanti e la morte. Una non chiusura profilattica dell'addome è in grado di facilitare la prevenzione, l'identificazione tempestiva ed il trattamento della IAHT e di ridurne le complicanze. Sembra che una IAHT "*borderline*" contribuisca alla morbilità globale, tuttavia il rapporto rischio/beneficio della decompressione addominale, in questi pazienti, non è ancora ben chiaro.

Conclusioni

La IAHT è un altro fattore da tenere in considerazione nel trattamento complessivo di pazienti con patologie addominali urgenti. Il problema può essere chiaramente evidente – c'è "urgente bisogno" di una decompressione addominale. Più spesso è relativamente silente, ma contribuisce all'instaurarsi di una SIRS (sindrome da risposta infiammatoria sistemica), di una disfunzione d'organo e al decesso del paziente. Perciò adesso che siete ben informati sapete che il paziente non è un tacchino morto da imbottire. Bon appetit!

> Siate ben consapevoli dell'esistenza dell'ipertensione intra-addominale così come lo siete dell'ipertensione arteriosa. È molto più frequente e clinicamente rilevante di quanto avevate sospettato finora.

Urgenze dell'aorta addominale

Paul N. Rogers

Dolore addominale/posteriore ed ipotensione = rottura di un AAA (aneurisma dell'aorta addominale), fino a prova contraria.
Le corsie di Urologia ed Ortopedia sono un cimitero di pazienti con rottura di un AAA.

Presentazione tipica

Di solito non è difficile diagnosticare un aneurisma dell'aorta addominale (AAA) fissurato. È tipico in questi pazienti un esordio acuto con dolore lombare, dolore addominale e collasso associato ad ipotensione. All'esame clinico la presenza di una massa addominale pulsante conferma la diagnosi. In questo caso, il paziente è portato direttamente in sala operatoria: l'unico ritardo è dovuto alle prove crociate di compatibilità trasfusionale che però si fa solo in pazienti stabili.

Presentazione atipica

Non è raro comunque che vi possa essere difficoltà a fare diagnosi e ciò perché ad es. il paziente al momento del ricovero può presentarsi normoteso e senza una storia di collasso. L'unico indizio può essere la presenza di dolore aspecifico dorso-lombare o all'addome. La massa pulsante può non essere palpabile. I pazienti con rottura di un AAA sono spesso obesi; i pazienti più magri tendono ad accorgersi della presenza di un AAA e si ricoverano di solito tempestivamente per sottoporsi ad un intervento in elezione. La fissurazione di un AAA può essere scambiata per una "colica ureterale", ma l'assenza di ematuria microscopica dovrebbe far riflettere, considerando la possibilità che responsabile dei sintomi possa essere un AAA. Diciamocela tutta chiaramente, cerchiamo di evitare di prendere cantonate, la presenza di un AAA deve essere sempre sospettata, soprattutto poi per prevenire una mancata diagnosi di AAA fissurato. In determinati soggetti, soprattutto uomini di mezza età e anziani, se il dolore addominale o dorso-lombare è significativo ed inspiegabile e si manifesta acutamente, deve essere eseguita una ecografia o una TC per escludere la presenza di un AAA.

Il dilemma diagnostico

Un altro dilemma diagnostico riguarda quei pazienti a cui è stata fatta diagnosi di aneurisma e che si presentano con dolore addominale o dorso-lombare: tale sintomatologia può essere o meno correlata all'aneurisma stesso e una piccola, contenuta e "foriera" perdita dall'aorta aneurismatica può determinare dolore senza determinare instabilità emodinamica. L'esame obiettivo può non dare risultati utili poiché l'aneurisma può essere completamente silente e per tale motivo, essere ad alto rischio di un ulteriore episodio emorragico, questa volta, improvviso e catastrofico. È importante che questi pazienti vengano identificati accuratamente e che siano sottoposti ad intervento prima che si verifichi una emorragia maggiore potenzialmente letale. Il problema è che i sintomi potrebbero avere in realtà, anche un'altra causa, ad esempio una banale lombalgia da sforzo non correlata all'aneurisma e, in questi casi, eseguire un intervento non è nel miglior interesse del paziente, soprattutto se è in cattive condizioni generali. Operare tempestivamente i pazienti che richiedono l'intervento e non operare quelli che non lo richiedono: è un dilemma difficile, a volte anche per i chirurghi più esperti. In questo caso, una TC d'urgenza evidenzia l'AAA ed identifica una eventuale piccola raccolta perianeurismatica associata – il più delle volte nel retro-peritoneo. Comunque, in generale, in tali situazioni, è più sicuro sbagliare operando molti pazienti che operandone molto pochi.

Chi deve essere operato?

Un'utile regola pratica è che le probabilità di sopravvivenza dei pazienti con rottura di un AAA sono direttamente proporzionali alla pressione ematica rilevata al ricovero. È raro che un paziente con shock sopravviva; certo, può sopravvivere all'intervento, ma di solito non lascia l'ospedale passando dalla porta principale. Per tale motivo molti ritengono che operare pazienti con rottura di un AAA associata a shock sia una inutile perdita di risorse. Esiste poi anche un altro punto di vista: procedere all'intervento, a meno che il paziente non sia chiaramente "agonizzante" o sia affetto da qualche malattia incurabile. Potreste riuscire a salvare qualche vita ed ottenere così una maggiore esperienza che vi potrebbe esser utile a salvare altri pazienti con una rottura di AAA! Quale atteggiamento comportamentale seguire è una decisioine del singolo chirurgo. Ci può essere di aiuto nel prendere le dovute decisioni una sorta di sistema a punteggio: i cosiddetti criteri di Hardman correlano la presenza di diverse variabili facilmente determinabili, alla probabilità di sopravvivenza ad un intervento per rottura di un aneurisma.

I criteri di Hardman[1]

✓ Età >76
✓ Storia di stato di incoscienza
✓ Emoglobina <9,0 g/dl
✓ Creatinina >190 μmol/l
✓ Evidenza all'ECG di ischemia
  Se sono presenti 3 o più criteri la mortalità è del 100%
  Se sono presenti 2 criteri la mortalità è del 72%
  Se è presente soltanto 1 criterio la mortalità è del 37%

Non è possibile riempire un secchio bucato.

L'intervento

Una volta fatta diagnosi di rottura aortica o se una rottura è fortemente sospetta, il paziente deve essere portato velocemente in sala operatoria, senza alcun ritardo. Non preoccupatevi di inserire ulteriori vie venose o di somministrare altri liquidi ev poiché ciò che immetterete ritornerà fuori e, aumentando la pressione arteriosa, aumenterete l'emorragia. L'obiettivo è stabilizzare l'ipotensione con la rianimazione volemica.

Preparazione ▸ "Preparate e posizionate i telini" per l'intervento mentre l'equipe anestesiologica predispone le adeguate linee di monitoraggio. Non fategli perdere tempo con l'inserimento di aggeggi inutili come un catetere in arteria polmonare. L'anestesia non deve essere indotta fino a quando non sarete pronti a praticare l'incisione; non di rado la somministrazione di miorilassanti all'induzione ed il successivo rilassamento della parete addominale sono sufficienti a provocare un ulteriore sanguinamento dell'aneurisma con immediato collasso emodinamico. Ricordatevi: il clampaggio dell'aorta prossimale all'aneurisma è la cosa più importante.

Incisione ▸ Aprite l'addome con una lunga incisione mediana, dalla xifoide ben oltre l'ombelico. A volte, è necessario estendere ulteriormente l'incisione per giungere alle arterie iliache distali. Tuttavia, nella maggior parte dei casi, per inserire una semplice protesi aortica, basta l'incisione sopra descritta.

---

[1] Hardman DT, Fisher CM, Patel MI, Neale M, Chambers J, Lane R, Appleberg M (1996) Ruptured abdominal aortic aneurysms: who should be offered surgery? J Vasc Surg 23:123–129.

Controllo prossimale ▸ Appena entrati in cavità peritoneale, la diagnosi è immediatamente confermata dalla presenza di un esteso ematoma retro-peritoneale. La prima cosa da fare è ottenere il controllo dell'aorta prossimale all'aneurisma. A questo punto, nella maggior parte dei pazienti stabili (con perdita retro-peritoneale contenuta), c'è tempo di raggiungere l'aorta al di sopra dell'aneurisma, appena al di sotto delle arterie renali. Nei pazienti instabili, deve essere ottenuto un rapido controllo del sanguinamento aortico, raggiungendo l'aorta appena al di sotto del diaframma e applicandovi temporaneamente una *clamp* fino a che non viene preparata l'aorta infra-renale.

Controllo dell'aorta sotto-diaframmatica ▸ Vi ricordate come eseguire una vagotomia tronculare? Certo che no! Perciò state attenti! Incidete il legamento freno-esofageo sopra l'esofago (potete palpare il sondino naso-gastrico al di sotto). Con il dito indice mobilizzate, con dissezione per via smussa, l'esofago verso destra; a questo punto lasciate perdere l'emostasi, sentirete l'aorta che pulsa a sinistra dell'esofago, dissecate sempre con l'indice su entrambi i lati dell'aorta fino a sentire la colonna vertebrale. Applicate una *clamp* aortica perpendicolarmente, spingendola "sopra" la colonna vertebrale. Lasciate delle grosse pezze a scopo emostatico e procedete come descritto sotto.

Controllo dell'aorta infra-renale ▸ Ritornando alla questione dell'isolamento del colletto aortico, il principio più importante da osservare è quello di non "disturbare" l'ematoma retro-peritoneale mentre si cerca di controllare l'aorta prossimale. Una volta entrati nel retro-peritoneo a livello del colletto aneurismatico, usate il vostro dito o la punta della cannula di aspirazione per praticare una dissezione smussa ed identificare ed isolare il "colletto" dell'aneurisma. Quando lo avrete identificato, spingete in basso entrambi i lati dell'aorta fino a raggiungere i corpi vertebrali. Non tentate di circondare l'aorta con una fettuccia. Applicate una *clamp* perpendicolarmente sull'aorta in direzione antero-posteriore con le punte delle ganasce appoggiate sui corpi vertebrali. Posizionare la *clamp* sarà più facile se starete con l'indice ed il medio della vostra mano (non dominante) su entrambi i lati dell'aorta così da poter palpare i corpi vertebrali, fate quindi scivolare le ganasce aperte lungo il dorso delle dita fino a che la *clamp* non raggiungerà la posizione corretta. A questo punto potete rimuovere la *clamp* sottodiaframmatica.

Colletto iuxtarenale ▸ A volte, l'aneurisma si estende vicino all'origine delle arterie renali. In questo caso, il colletto dell'aneurisma è nascosto dalla vena renale sinistra che può essere stirata anteriormente. Dovete fare molta attenzione a non danneggiarla. La vena può essere sezionata per facilitare l'accesso al colletto aneurismatico, mobilizzandola molto delicatamente dall'aorta sottostante. Deve essere legata il più vicino possibile alla vena cava (quanto lo permette la prudenza). Se ci riuscite potete legare la vena senza problemi, senza mettere in pericolo il rene poiché il drenaggio venoso collaterale avverrà attraverso le anastomosi surrenaliche e gonadiche. Come capire di aver ottenuto un efficace controllo prossimale? Semplice – l'ematoma retro-peritoneale smette di pulsare! Se pulsa significa che la *clamp* non è posizionata correttamente. Riposizionatela!

Controllo distale ▸ Spesso il passo successivo, che prevede la dissezione per identificare le arterie iliache comuni, è quello più difficile. In normali circostanze, la pelvi è la zona in cui l'ematoma retroperitoneale si è maggiormente esteso e le arterie iliache sono nascoste al suo interno. È difficile localizzare le arterie non solo perché sono ricoperte dall'ematoma, ma anche perché il chirurgo non può essere guidato dalle pulsazioni dato che l'aorta è clampata prossimalmente. Tuttavia, nella maggior parte dei pazienti, la presenza di un ateroma sui vasi rende possibile la palpazione in profondità dell'ematoma. Anche in questo caso, l'utilizzo di una cannula di aspirazione facilita l'isolamento dei vasi iliaci. Altrimenti, cercate all'interno dell'ematoma con le dita e "pescate" i vasi iliaci. Così come per l'aorta, non cercate di circondare i vasi iliaci con una fettuccia perché, inevitabilmente, danneggereste le vene iliache, provocando un disastro. È sufficiente "ripulire" la faccia anteriore e laterale dei vasi iliaci ed applicare una *clamp* in direzione antero-posteriore come abbiamo descritto prima.

Alternativa – Controllo con palloncino ▸ Dopo aver ottenuto il controllo prossimale e nel caso in cui i vasi iliaci siano immersi in un gigantesco ematoma, potete rapidamente aprire il sacco aneurismatico ed inserire un Foley o un grosso catetere di Fogarty in ogni arteria iliaca, gonfiando i palloncini per ottenere un controllo distale temporaneo.

Sostituzione dell'aorta ▸ Una volta ottenuto il controllo prossimale e distale, incidete il sacco aneurismatico longitudinalmente. Rimuovete il trombo e controllate il sanguinamento refluo delle arterie lombari pervie e dell'arteria mesenterica inferiore suturandole dall'interno del sacco aneurismatico.

Per facilitare questa manovra ed i tempi successivi dell'intervento, posizionate nel sacco aneurismatico un piccolo divaricatore autostatico che ne divaricherà i margini. La percentuale dei pazienti in cui la sostituzione dell'aorta è eseguita con una semplice protesi retta aorto-aortica, varia ampiamente a seconda dei chirurghi e dei centri. Riteniamo che nella maggior parte dei pazienti la protesi aorto-aortica possa essere inserita con successo. Uno dei vantaggi è che limitando la dissezione della pelvi, minimizziamo il rischio di lesionare le vene iliache e anche il plesso nervoso autonomo pelvico. Inoltre è poco sensato allungare i tempi operatori di un intervento – che è già di per sé difficile – per inserire, senza motivo, una protesi biforcata. È ovvio che in certe circostanze l'inserimento di una protesi retta non è indicata – ovvero quando il paziente ha una malattia aorto-iliaca occlusiva, quando le arterie iliache sono anch'esse notevolmente aneurismatiche o quando la biforcazione è così ampia che gli orifizi delle arterie iliache comuni sono notevolmente separati.

State attenti quando preparate l'aorta per l'inserimento della protesi. L'incisione longitudinale nel sacco aneurismatico deve essere completata con una incisione trasversale così che l'incisione diventi una T ad entrambe le estremità. I bracci della T ad ogni estremità non devono estendersi per più del 50% della circonferenza dell'aorta normale.

Suturate la protesi *in situ* con monofilamento utilizzando la tecnica a paracadute. Questo vi permetterà di visualizzare chiaramente il posizionamento dei singoli punti posteriori. Fate delle grosse prese sulla parete aortica posteriore poiché, in questi casi, i tessuti sono spesso molto fragili. Inoltre, le perdite ematiche che si verificano dopo il completamento dell'anastomosi sono – come si sa – difficili da riparare se localizzate posteriormente. Una volta completata l'anastomosi anteriore, applicate una *clamp* sulla protesi subito al di sotto dell'anastomosi e rilasciate la *clamp* sull'aorta. Se ritenete che non vi siano perdite significative all'estremità superiore, occupatevi dell'anastomosi distale che è confezionata in maniera simile a quella prossimale. Controllate – naturalmente prima di completare l'anastomosi distale – il flusso reflui dai vasi iliaci! La protesi poi deve essere ripulita dal materiale trombotico residuo con soluzione fisiologica e con uno o due "flush" dall'aorta. Se non c'è un buon flusso reflui può essere necessario inserire nei vasi iliaci dei Fogarty per controllare che non vi siano coaguli intravasali. Una volta completata l'anastomosi distale e verificato che sia sicura, rilasciate una ad una le *clamp* iliache permettendo di compensare l'ipotensione prima di rimuovere la seconda *clamp*. L'equipe anestesiologica apprezzerà se voi l'avvertirete per tempo della rimozione delle *clamp*, permettendogli così di avvantaggiarsi con il reintegro dei liquidi. In questo stadio, un inadeguato ripristino dei liquidi determinerà una ipotensione significativa al momento del rilascio delle *clamp* iliache.

Qualche parola sull'eparina ▶ Chiaramente non è saggio somministrare eparina sistemica prima del *cross-clamping* in pazienti con emorragia imponente per rottura dell'aorta. Tuttavia, nei pazienti operati per una sospetta rottura e in cui tale rottura non sia stata riscontrata all'intervento, allora è necessario eseguire una eparinizzazione sistemica seguendo le normali abitudini del chirurgo. È permesso inoltre di eparinizzare localmente i vasi iliaci dopo aver aperto il sacco aneurismatico e controllato il flusso reflui da piccoli vasi.

Ogni vaso iliaco può essere lavato con soluzione fisiologica eparinizzata prima di riapplicare le *clamp* iliache. Non vi è consenso unanime sul bisogno di eseguire questa pratica e nella maggior parte dei pazienti è inutile.

Chiusura dell'addome ▶ La presenza di un esteso ematoma retroperitoneale e l'edema viscerale causato dallo shock, da una reidratazione massiva, dalla riperfusione ed esposizione, di solito determina un grave aumento della pressione endoaddominale che diviene manifesta dopo la chiusura dell'addome. Piuttosto che chiudere esercitando una eccessiva tensione, adottate la chiusura addominale temporanea (vedi ●Cap. 36) e chiudete l'addome nei giorni seguenti. È di fondamentale importanza per la sopravvivenza di pazienti fisiologicamente compromessi evitare una sindrome compartimentale addominale in cui un danno ulteriore potrebbe essere la goccia che fa traboccare il vaso.

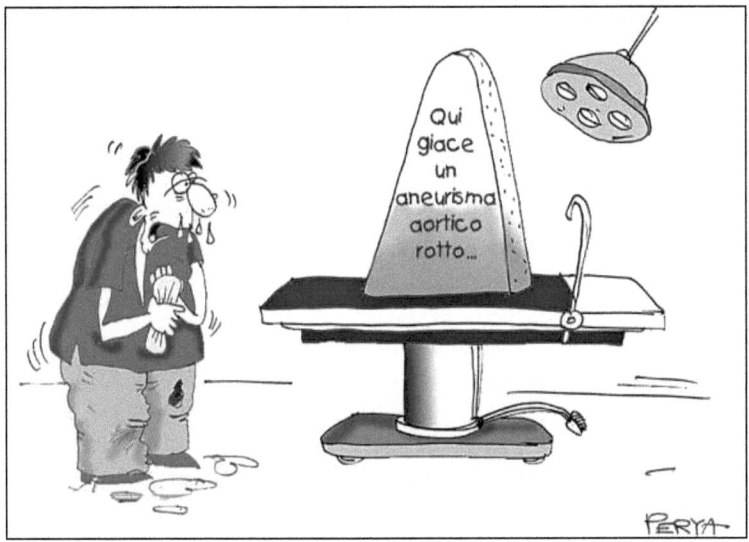

Fig. 37.1. AAA: esito frequente...

Negli interventi d'urgenza per AAA la semplicità dell'intervento stesso è la chiave per garantire la sopravvivenza: ottenere un controllo rapido ed atraumatico, evitare di danneggiare grosse vene, inserire protesi rette (aorto-aortiche), limitare la perdita ematica ed eseguire l'intervento rapidamente.

Molti dei pazienti che arrivano in sala operatoria sopravvivono all'intervento per poi morire nel post-operatorio, di solito per patologie mediche associate, come un infarto del miocardio. Dunque per ottenere un buon risultato ci vogliono un eccellente trattamento in Terapia Intensiva e un intervento eseguito da chirurghi competenti. L'intervento è soltanto metà della battaglia.

Nella rottura di un AAA, l'intervento è di solito l'inizio della fine – con la fine che arriva dopo l'intervento (Fig. 37.1).

Occlusione aortica

Questa emergenza è caratterizzata da ischemia acuta degli arti inferiori con comparsa di marezzature nel tronco inferiore. Si verifica per 3 motivi:

- **Embolo a sella.** Un grosso coagulo di origine cardiaca, occlude la biforcazione aortica. In quasi tutti i casi i pazienti presentano segni di fibrillazione atriale o una storia recente di infarto acuto del miocardio.
- **Trombosi aortica.** Il paziente probabilmente ha una storia di pre-esistente arteriopatia aorto-iliaca. A volte, in pazienti critici, tale disastro si verifica inaspettatamente per altre ragioni. Ad esempio, in caso di un ateroma pre-esistente, una

grave disidratazione può creare una "ispissatio sanguinis" con trombosi dei grossi vasi. Una patologia maligna può determinare una trombosi intra-arteriosa.

— **Dissezione aortica.** Sospettatela nel caso di storia di dolore interscapolare o toracico associato ad ipertensione. Valutate se vi sono altri deficit di pulsatilità o segni di ischemia viscerale che suggeriscano un coinvolgimento di altri rami aortici.

Trattamento

Dipende dall'eziologia e dalla presenza di rilevanti patologie di base. Spesso l'embolia può essere semplicemente gestita con una embolectomia bilaterale transfemorale in anestesia locale. Una trombosi su un ateroma pre-esistente è un problema più difficile: è improbabile che una trombectomia con catetere dia risultati positivi, sia a breve che a lungo termine. Se il paziente è in buone condizioni (il che è improbabile) può essere indicato un bypass aorto-femorale. È più probabile che possa essere realizzabile un bypass extra-anatomico (axillo-femorale), sempre se si ritenga non presente una patologia di base che possa causare il decesso del paziente nell'immediato futuro. Spesso questi pazienti non sono idonei ad un intervento e una trombosi aortica è il segno che la fine è vicina.

La dissezione aortica è una patologia complessa ed il suo trattamento è variabile. Il punto chiave è il controllo della ipertensione e la risoluzione dell'occlusione dei vasi maggiori mediante la "fenestrazione" endovascolare della dissezione. I dettagli di tale terapia esulano dalla portata di questo libro.

Chiusura della parete addominale

Moshe Schein

Grosse prese con sutura in continua e che sia monofilamento e, soprattutto, nessuna tensione – ecco il modo per evitare una deiscenza ed un laparocele.

Infine è arrivato il momento di "svignarsela". Avete lavorato tutta la notte e siete perciò tentati di farla finita velocemente. Tuttavia l'impazienza è sconsigliabile poiché una chiusura corretta dell'addome evita al paziente una eventuale deiscenza della sutura della parete addominale ed in seguito la formazione di un laparocele e a voi una grossa umiliazione ("lo saprebbero tutti"). Siete stanchi, è vero, ma prima di chiudere, fermatevi a pensare, chiedete ai vostri assistenti: "Abbiamo dimenticato niente?". Controllate la vostra *check-list* (Cap. 39). Generalmente, il cedimento della sutura della parete addominale è dovuto alla scarsa qualità dei tessuti, alla presenza di una elevata pressione addominale, ad una tecnica scorretta o anche alla combinazione di tutti questi elementi. A volte, si scioglie un nodo della sutura ma è ancora… più tipico che il problema riguardi i tessuti piuttosto che la sutura. Per eseguire una chiusura di parete sicura tenete a mente (e sotto mano) i seguenti principi.

Principi di chiusura

Materiale di sutura ▶ Utilizzate una sutura monofilamento non riassorbibile (ad es. nylon o prolene) o a "lento" riassorbimento (ad es. PDS o Maxon). Materiali a riassorbimento veloce come il Vicryl e il Dexon sono ancora ampiamente usati, benché il loro utilizzo sia illogico in termini di cinetica di riparazione delle ferite: coloro a cui piace tanto utilizzare questi materiali garantiranno ai loro pazienti la formazione di laparoceli che poi saremo noi a dover riparare. D'altra parte, i materiali di sutura non riassorbibili o a lento riassorbimento tengono assieme i lembi della ferita finché prevale la loro forza tensile. Il monofilamento apporta diversi vantaggi poiché scivola meglio, "sega" meno i tessuti e, se in continua, la tensione si distribuisce in modo ottimale lungo tutta la ferita. L'uso di materiale intrecciato non riassorbibile (ad es. la seta) può determinare la formazione di *sinus* cronici infetti e ci auguriamo perciò che tale pratica appartenga ormai al passato.

Chiusura di parete "a tutto spessore"

Come documentato in numerosi studi, questa è la tecnica da preferire. È divenuta popolare per la chiusura di incisioni mediane, ma è altrettanto efficace per la chiusura di incisioni trasversali con sezione dei muscoli. Tuttavia, in quest'ultimo caso, molti chirurghi continuano a preferire la chiusura a strati (fascia posteriore e anteriore). Anche noi siamo tra questi: ad esempio, per chiudere una incisione sottocostale usiamo una continua – loop (PDS 1) che dal centro si porta lateralmente – includendo prima la fascia posteriore; arrivati all'angolo laterale, serriamo la sutura e torniamo indietro, medialmente, includendo la fascia anteriore o viceversa.

La "chiusura a tutto spessore" implica una sutura monostrato in continua comprendente **tutte** le strutture della parete addominale in modo da creare una "cicatrice forte". Il segreto è di fare delle grosse prese sui tessuti, ad almeno 1 cm dai margini della ferita; i punti devono essere così vicini da non creare soluzioni di continuità >1 cm. Mentre suturate la fascia evitate l'errore frequente di escludere il muscolo; dal punto di vista estetico può andare bene, dato che il muscolo è nascosto sotto la fascia, ma questo non dà come risultato la desiderata "cicatrice". Non meno importante è mantenere una adeguata tensione sulla continua (Fig. 38.1): se la sutura è troppo stretta, il tessuto viene strozzato e si necrotizza; se la sutura è troppo lenta i margini della ferita si aprono. Tenete a mente che, mentre chiudete, i muscoli sono (o dovrebbero essere) rilassati e che dopo l'intervento questi riacquisteranno il loro tono normale, mentre i tessuti della ferita si gonfieranno ed aumenterà la circonferenza addominale. Tutti questi cambiamenti mettono in tensione la ferita suturata; se questa è già in tensione quando apponete i punti di sutura, nel momento in cui si verificheranno

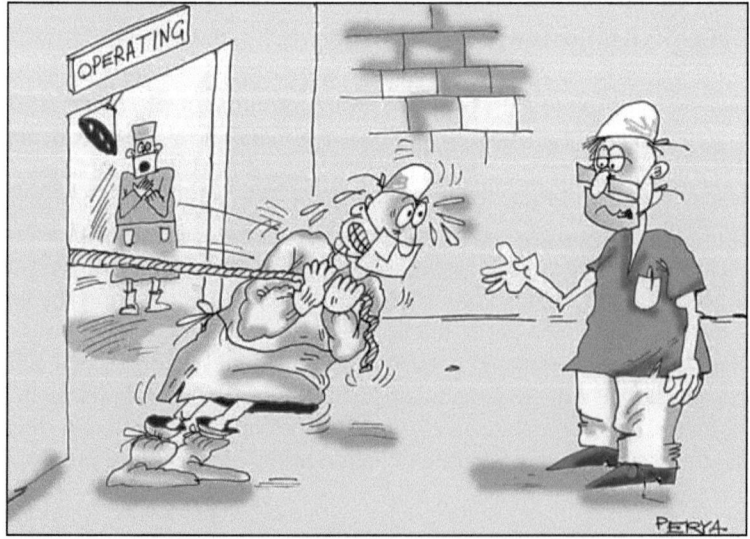

Fig. 38.1. "Jack che stai facendo?" "Il capo mi ha detto di chiudere bene!"

tali cambiamenti qualcosa potrebbe cedere: il tessuto si lacera. Un rapporto lunghezza-sutura/lunghezza-ferita di almeno 3:1 permette di ottenere una tensione moderata ma sicura. Gli angoli dell'incisione rappresentano il tallone di Achille della chiusura, soprattutto l'angolo che è chiuso per ultimo. Non compromettete la chiusura completa dell'angolo perché temete di danneggiare l'intestino sottostante; esistono alcuni trucchi per portare a termine questa impresa – imparateli da uno dei vostri maestri.

Non danneggiate l'intestino sottostante che spesso protrude verso l'ago. Al termine dell'intervento l'anestesista giurerà su Dio che il paziente è "rilassato al massimo": mente! Fategli rilassare ancora il paziente – non transigete. Proteggete l'intestino con qualsiasi strumento abbiate a disposizione: nella nostra esperienza il migliore è la spatola di gomma "a pesce", disponibile sul mercato. Per questo scopo può essere utile la mano dell'assistente, ma con tutta l'epatite e l'HIV in circolazione è difficile trovare un volontario.

Raccomandiamo di utilizzare una sutura PDS 1 "loop". È un monofilamento a lento riassorbimento, di solito abbastanza lungo da fornire un rapporto sutura-ferita di 3:1. La possibilità di infilare l'ago attraverso il cappio dopo il primo "morso" evita la necessità di eseguire il nodo iniziale.

Lo spazio sottocutaneo

Quando la fascia è chiusa che cosa fare con il sottocute? Niente! Non ci sono prove che dimostrino che la cosiddetta riduzione dello spazio morto avvicinando il grasso sottocutaneo riduca le complicanze della ferita. Al contrario, le suture nel sottocute agiscono da corpi estranei e strozzano il tessuto adiposo vitale senza che si ottenga una ferita più soddisfacente. *L'inserimento di drenaggi sottocutanei aumenta la percentuale di infezione e non è quasi mai indicato.* È stato dimostrato che è inutile lavare con semplice *soluzione fisiologica*, mentre la somministrazione di antibiotici topici (soluzione o polvere) diminuisce ulteriormente la percentuale delle infezioni di ferite contaminate in pazienti già sottoposti ad antibioticoprofilassi.

"Chiusura primaria differita" o "chiusura secondaria"

Che dire del ben codificato rituale della "chiusura primaria differita" o "chiusura secondaria" dopo una laparotomia contaminata o infetta?

Riteniamo che queste tecniche siano raramente indicate. Malgrado l'ossessione del chirurgo per le tradizioni, non significa che le lezioni apprese qualche annetto fa in determinate circostanze siano necessariamente valide ancora oggi. Perciò, 20 anni fa, quando la profilassi antibiotica era somministrata erroneamente, veniva utilizzata seta di grosso calibro in profondità nel tessuto adiposo e i drenaggi di gomma spuntavano come funghi da ogni ferita, la percentuale delle infezioni delle incisioni chirurgiche chiuse in prima istanza era inaccettabile. Adesso, invece, con una tecnica chirurgica appropriata e la moderna antibioticoprofilassi, è possibile eseguire una sutura immediata della breccia laparotomica senza andare incontro a problemi nella maggior parte dei pazienti sottoposti a laparotomia d'urgenza. Quando insorge una infezione della ferita, di solito questa risponde positivamente a medicazioni locali. Perciò, lasciando aperte ferite contaminate e potenzialmente infette – in attesa di una chiusura spontanea o secondaria – determiniamo una inutile morbilità di natura sia fisica che finanziaria. In rare occasioni decidiamo di lasciare la ferita aperta, di solito in pazienti con peritonite franca in atto, purulenta o fecale, in pazienti in cui siano stati programmati dei reinterventi o in pazienti sottoposti a re-laparatomie. Irrighiamo i tessuti sottocutanei con antibiotici (dopo aver chiuso la fascia), chiudiamo la cute con agraphes o punti staccati. Molti chirurghi moderni preferiscono chiudere quasi tutte le ferite con punti sottocutanei in materiale riassorbibile. Questo evita la scomodità – e i costi – di dover rimuovere le agraphes o i punti e la cicatrice risulta meno visibile. (Sarete sorpresi di scoprire quanto alcuni pazienti tengano a questa piccolezza!). Una eventuale infezione della ferita non è un disastro ed è semplice da trattare (◉ Cap. 49).

La chiusura addominale ad alto rischio

È classico che, in pazienti con fattori sistemici (ad es. cancro) o locali (ad es. distensione addominale) predisponenti una deiscenza della ferita (◉ Cap. 47), venissero e vengano ancora oggi usate suture di "contenzione" o "sicurezza". Queste suture di grosso calibro, a tutto spessore, non in continua, penetrano per almeno 2 cm attraverso tutti gli strati della parete addominale – cute compresa – prevenendo così l'eviscerazione ma non la formazione di un eventuale laparocele.

Riteniamo inutili le classiche suture di ritenzione che segano la cute e danneggiano la parete, determinando orribili ferite e cicatrici cutanee. Invece, in casi selezionati ad alto rischio, suggeriamo di posizionare alcuni punti staccati monostrato (esclusa la cute) a "tutto spessore" per eliminare la tensione dalla sutura continua a "tutto spessore". Se, ad un certo punto, quest'ultima non dovesse tenere, i punti staccati eviterebbero la separazione dei margini fasciali e l'eviscerazione[1]. Tuttavia vi è una considerazione molto importante da fare: cioè che l'**utilizzo di** suture di "sicurezza", associato alla distensione addominale, determina una ipertensione intra-addominale. Una sutura forzata, in eccessiva tensione, può causare una sindrome compartimentale addominale con conseguenze fisiologiche deleterie (◉ Cap. 36). Dunque quando la fascia è distrutta come spesso accade

---

[1] Commento dei curatori: non ci sono prove a sostegno. Inoltre, se l'efficace meccanismo di "puleggia" della sutura a tutto spessore facesse cilecca, queste suture a punti staccati non reggerebbero!

dopo re-laparatomie addominali multiple, o quando la sutura della parete determina una eccessiva pressione intra-addominale, vi suggeriamo di non chiudere l'addome ma di coprirlo con un dispositivo di chiusura addominale temporanea (TAC) (❿Capp. 36, 46 e 47).

In conclusione – ricordate: "Grosse prese in continua, con monofilamento, non troppo serrate – ecco come evitare la deiscenza ed il laparocele".

> "Sutura della parete addominale: se sembra tutto a posto, significa che è troppo stretta – se sembra troppo lenta, è tutto a posto." (Matt Oliver)

Prima dell'atterraggio

Moshe Schein

I decolli sono un optional. Gli atterraggi un obbligo.

Tutti sanno che un "buon atterraggio" è quello che vi permette di lasciare incolumi l'aeroplano.

Ma pochi conoscono la definizione di "ottimo atterraggio". È quello che vi permette di usare nuovamente l'aereo. Sì, lo sappiamo che siete stanchi; avete lavorato tutta la notte e questo potrebbe essere l'ultimo di una lunga serie di casi. Ma ogni atterraggio deve essere perfetto ed anche quest'ultimo intervento deve avere successo.

Prima di chiudere l'addome dovete essere assolutamente soddisfatti di quello che avete fatto. Prevenite il "senso di colpa-preoccupazione". Chiedetevi sempre "Sono completamente soddisfatto del mio intervento?" (Fig. 39.1). Non zittite la vostra vocina interiore che vi bisbiglia che l'anastomosi è un po' scura. A questo punto dovete essere assolutamente convinti di aver fatto il vostro meglio per il paziente. Se così non fosse, mettete da parte l'orgoglio, riprovateci o chiamate aiuto. Nascondere un eventuale problema non servirà a risolverlo. E poi potrete tornarvene a letto più tranquilli.

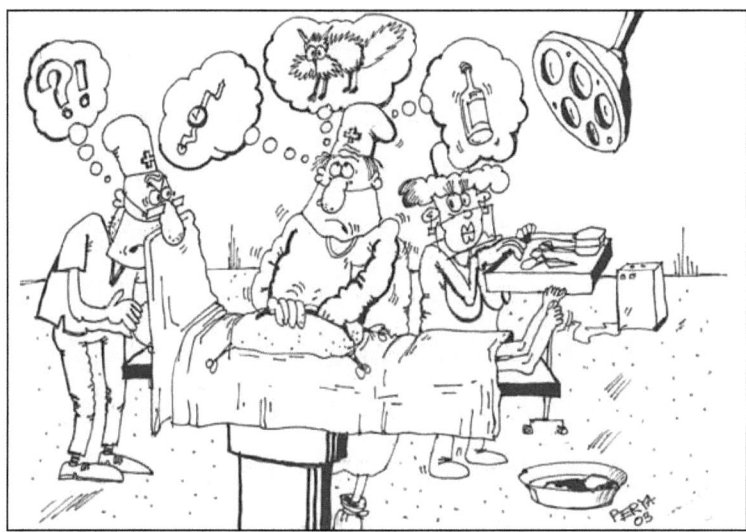

Fig. 39.1. "Sono soddisfatto?"

Potreste aver bisogno di consultare una *check-list* pre-chiusura:

Emostasi perfetta? Questo non vuol dire che dobbiate rincorrere ogni globulo rosso…
Controllo della causa ottenuto?
"Toilette" peritoneale completata? Tutto il liquido è stato aspirato?
Anastomosi: vitale? Non in tensione, cade bene?
Possibili sedi **di erniazione interna** identificate?
Il **tenue** è posizionato correttamente al di sotto del colon trasverso?
L'**omento** è posizionato tra l'intestino e l'incisione?
Ulteriori **difetti della fascia** (ad es. accesso dei trocar) chiusi?
Drenaggi (solo se indicati!) in sede?
C'è bisogno di una **digiunostomia per la nutrizione?**
Devo chiudere l'addome o lasciarlo aperto?

Non arrivate a compromessi. Continuate a guardare in giro: c'è sempre qualcosa che avete tralasciato. Ricordatevi: quando l'addome è aperto, siete voi che lo controllate, quando è chiuso, è lui che controlla voi!

> Ci sono piloti anziani e ci sono piloti audaci, ma non ci sono piloti anziani e audaci! Tuttavia ci sono chirurghi anziani e audaci – ma i loro pazienti non vivono a lungo…

Dopo l'intervento   IV

Trattamento post-operatorio

MOSHE SCHEIN

Ripetiamo: "Finché l'addome è aperto siete voi che lo controllate, una volta chiuso è lui che controlla voi!"

Il lungo intervento è terminato e a voi non resta che assaporare la dolce "euforia" e l'esultanza del post-operatorio. Ma poco dopo, appena i livelli delle endorfine iniziano a diminuire, cominciate a preoccuparvi dell'esito. Ed infatti dovete preoccuparvi, perché l'attitudine da *macho* arcisicuro è l'ingrediente principale per un disastro. Non è nostra intenzione intavolare una discussione dettagliata sul trattamento post-operatorio o scrivere un nuovo manuale di terapia intensiva chirurgica. Vogliamo soltanto condividere con voi alcuni concetti di base che potrebbero essere dimenticati, affogati in un mare di nuove tecnologie e di espedienti. Ecco alcuni "comandamenti" pratici del trattamento post-operatorio.

1. Dovete conoscere il paziente

Non è uno scherzo! Quante volte vi è capitato di vedere pazienti gestiti dopo l'intervento da qualcuno che non aveva assolutamente idea di cosa fosse successo pre- ed intra-operatoriamente? Sono proprio quelli che "adottano temporaneamente" un caso a sbagliare più di frequente il trattamento. Quando operate un paziente, il paziente è vostro! Condividere la propria responsabilità con qualcun altro significa che nessuno è responsabile!

2. Palpate-esaminate il vostro paziente

Non solo ai piedi del letto. Non basta controllare i diagrammi o i monitor in Terapia Intensiva. Osservate il paziente, annusatelo, palpatelo almeno una volta al giorno. Non sarebbe imbarazzante imbottire il vostro paziente di antibiotici per endovena o sottoporlo a TC addome mentre un ascesso sta insospettabilmente "ribollendo" sotto la medicazione, in attesa di essere semplicemente drenato?

3. Trattate il dolore

Conoscete i vari farmaci ed i modi di somministrazione. Sicuramente è vostra abitudine prescrivere degli analgesici dopo l'intervento, ma questo non basta. La maggior parte dei pazienti interrogati a caso dopo un intervento, lamenta di non essere stata sottoposta ad una adeguata terapia del dolore. Gli infermieri tendono ad essere avari con gli analgesici. Voi siete "l'inviato sul posto", perciò abbiate cura che il vostro paziente non soffra inutilmente.

4. Non "crocifiggete" il paziente in posizione orizzontale

È tipico dei pazienti "moderni" essere "crocifissi" orizzontalmente, collegati ai cavi – simili a spaghetti – dei monitor, a sondini naso-gastrici, a flebo, a drenaggi, a fasce pneumatiche alle gambe e a cateteri vescicali. Liberate appena possibile il paziente da tutta questa roba; gli infermieri non lo faranno se non glielo ordinate. Prima il paziente è fuori dal letto, seduto o in piedi, prima potrà tornare a casa. Invece, tenendo il paziente in posizione supina aumenterete l'incidenza di atelettasia/polmonite, di trombosi venosa profonda, di ulcere da decubito e prolungherete l'ileo paralitico, aggiungendo così combustibile al fuoco infiammatorio della SIRS (sindrome da risposta infiammatoria sistemica).

5. Diminuite la presenza di plastica e gomma

Può essere istituito il monitoraggio delle funzioni come sistema di allarme per rilevare tempestivamente eventuali disturbi fisiologici in modo da poter subito sottoporre il paziente ad una terapia correttiva. L'invasività del sistema di monitoraggio impiegato deve essere proporzionale alla gravità della patologia: *"Peggio sta il paziente, maggiore sarà il numero di tubi per il monitoraggio e minore sarà la sopravvivenza."*

In questo capitolo non è prevista una discussione più dettagliata sul numero sempre più crescente dei metodi di monitoraggio oggi disponibili. Tuttavia tenete a mente:

— Per poter rispondere adeguatamente ai segnali di allarme forniti dal monitoraggio dovete conoscere alla perfezione la tecnologia impiegata. Dovete essere in grado di distinguere una reale alterazione fisiologica acuta da un artefatto meccanico.

— Dovete rendervi conto che ogni metodo di monitoraggio può essere soggetto ad una miriade di errori: quelli specifici della tecnica o quelli causati dalle variabili correlate al paziente. Sono perciò fondamentali attenzione e sano giudizio clinico!

— Con l'evoluzione della tecnologia, il monitoraggio sta diventando sempre più sofisticato (e costoso). Inoltre le tecniche di monitoraggio determinano un significativo numero di complicanze iatrogene nelle Unità di Terapia Intensiva Chirurgica. Impiegate il monitoraggio con discernimento e non lasciatevi travolgere dalla *sindrome dell'Everest*: "*Lo scalo perché c'è*". Prima di imbarcarvi in un monitoraggio invasivo, chiedetevi: "*Il paziente ne ha veramente bisogno?*". Ricordatevi che esistono alternative più sicure ed economiche al monitoraggio invasivo: ad esempio, in pazienti stabili, rimuovete le linee arteriose dato che la pressione ematica può essere misurata con un tradizionale sfigmomanometro, la PO_2 può essere determinata per via transcutanea ed i test ematici eseguiti con un prelievo venoso. Tutte le volte che esaminate un paziente, chiedetevi cosa potreste rimuovere tra sondino naso-gastrico, catetere di Swan-Ganz, linea venosa centrale, linea arteriosa, linea venosa periferica e catetere di Foley.

Sondino nasogastrico (NG) ▸ La decompressione post-operatoria prolungata con sondino NG per combattere l'ileo gastrico ed intestinale rappresenta un rituale frequente ma privo di fondamento. Il concetto che il sondino NG "protegga" una anastomosi intestinale distale è ridicolo poiché ogni giorno vengono secreti litri di succhi enterici al di sotto dello stomaco decompresso. Il sondino NG è estremamente irritante per il paziente, inoltre interferisce con la respirazione, erode l'esofago e promuove il reflusso gastro-esofageo. Di solito i chirurghi mantengono in sede il sondino finché l'*output* giornaliero non scende al di sotto di un determinato volume (ad es. 400 ml); tale usanza spesso costituisce una tortura inutile. È stato ripetutamente dimostrato che la maggior parte dei pazienti dopo laparotomia non richiede una decompressione naso-gastrica – neanche dopo interventi sul tratto gastro-intestinale superiore – o la richiede per un giorno o due al massimo. Nella maggior parte dei pazienti coscienti, in grado di proteggere le proprie vie aeree dall'aspirazione, potete tranquillamente omettere l'inserimento del sondino. Dopo un intervento addominale in urgenza, la decompressione naso-gastrica è, invece, obbligatoria nei pazienti ventilati meccanicamente, nei pazienti sedati e dopo interventi per occlusione intestinale. In tutti gli altri casi prendete in considerazione l'eventualità di rimuovere il sondino NG la mattina dopo l'intervento.

Drenaggi ▸ Malgrado sia stato ampiamente dimostrato che è impossibile drenare efficacemente la cavità peritoneale, i drenaggi continuano ad essere comunemente usati ed usati male (◉Cap.12). I drenaggi, oltre a dare un fasullo senso di sicurezza e di rassicurazione, possono erodere l'intestino o i vasi e determinare complicanze settiche. Vi suggeriamo di limitarne l'uso all'evacuazione di ascessi in atto e di eventuali secrezioni viscerali (ad es. biliari, pancreatiche) ed inoltre al controllo di fistole intestinali quando non è possibile esteriorizzare l'intestino. Il drenaggio a caduta con sistema *open* offre una via bi-direzionale ai microrganismi e perciò deve essere evitato. Utilizzate esclusivamente drenaggi in aspirazione chiusi, inserendoli lontani dai visceri. Lasciare un drenaggio vicino ad una anastomosi, ritenendo che una eventuale perdita possa determinare una fistola piuttosto che una peritonite, è un dogma duro a morire; è stato dimostrato che i drenaggi contribuiscono alla deiscenza della linea di sutura. Una politica della serie "dreno sempre una anastomosi colica per 7 giorni" appartiene al Medio Evo della pratica chirurgica. Rimuovete il drenaggio appena questo avrà svolto il suo scopo.

6. Eseguite selettivamente gli esami post-operatori

L'esecuzione di *inutili* procedure diagnostiche o gli *errori interpretativi* di procedure diagnostiche, generalmente hanno come risultato dei *falsi positivi* che a loro volta determinano una *escalation* sempre più invasiva di misure diagnostiche o terapeutiche. Il prezzo da pagare è invariabilmente un aumento della morbilità. Se i risultati di un determinato esame non influenzeranno il vostro trattamento, allora non richiedetelo!

7. Ricordatevi che il problema è di solito localizzato nella sede dell'intervento

Di solito nei pazienti chirurgici, la causa della febbre o di uno "stato settico" si trova, fino a prova contraria, **nella sede del primo intervento**. Non trasformatevi in uno "chirurgo-struzzo" trattando il paziente per "polmonite" mentre questi si sta lentamente dirigendo verso una disfunzione multiorgano per un ascesso intra-addominale (Fig. 40.1).

I "problemi" post-operatori sono di solito localizzati nella sede dell'intervento...

Non comportatevi come un "chirurgo struzzo"

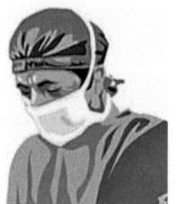
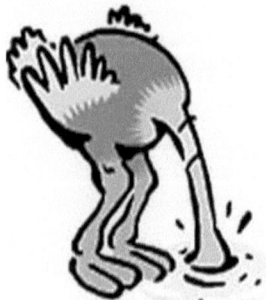

Fig. 40.1. Chirurgo o struzzo?

8. La febbre non è una malattia; non trattatela come tale

La febbre post-operatoria rappresenta la risposta infiammatoria del paziente a diversi insulti come l'infezione, il trauma chirurgico, una atelettasia, una trasfusione ecc... Non sempre una SIRS ha il significato di sepsi (sepsi=SIRS+infezione). Perciò non dovete automaticamente trattare la febbre con antibiotici, né soffocarla somministrando antipiretici poiché la riposta febbrile potrebbe essere di beneficio alle difese dell'ospite. Il livello assoluto di temperatura è meno importante del suo *trend*, ma è difficile valutare questo importante segno se lo state sopprimendo artificialmente.

> "La febbre è, in una certa misura, un processo benefico in grado di proteggere l'economia." (Augustus Charles Bernays, 1854–1907)

9. Evitate di avvelenare il paziente con gli antibiotici: adattate la somministrazione di antibiotici ad ogni paziente

Evitate di seguire l'usanza di somministrare antibiotici durante tutto il periodo di ricovero e anche dopo la dimissione del paziente (© Cap. 42).

10. Siate parsimoniosi con le trasfusioni di emoderivati

Generalmente la quantità di sangue o di emoderivati trasfusi è inversamente ed indirettamente correlata all'esito della patologia chirurgica acuta. Il sangue donato determina una immuno-depressione e si associa ad un rischio maggiore di infezione, di sepsi e di disfunzione di organo, per non menzionare altri rischi ben noti. Soprattutto i pazienti con cancro, se sottoposti a trasfusione, hanno un andamento peggiore nel lungo termine. Perciò trasfondete solo se è strettamente necessario. Se un paziente richiede soltanto 1 unità di sangue significa che non ne ha affatto bisogno. Per la maggior parte dei pazienti, un ematocrito del 30% è più che soddisfacente.

11. Non affogate il paziente nella fisiologica

Gli attuali ed esagerati "protocolli" che riguardano la gestione post-operatoria dei liquidi prevedono troppa soluzione fisiologica, con un inevitabile aumento di peso ed edema dei tessuti. Ma i tessuti edematosi non funzionano né guariscono bene – in questo modo si determina una maggiore percentuale di complicanze mediche e chirurgiche (vedi "Commento dei curatori" del © Cap. 6). Tutto ciò di cui il paziente ha bisogno sono liquidi sufficienti a reintegrare lievi perdite (500–1000 ml) e a garantire un flusso urinario di 0,5 ml/Kg/ora.

Perdite ulteriori (SNG) dovrebbero essere reintegrate selettivamente, ad hoc, ma prescrivere 150 ml/ora di soluzione fisiologica e poi andarsene a dormire avrà come risultato un paziente edematoso. Dovreste leggere l'articolo di Brandstrup et al. (2003)[1] per capire come una restrizione dei liquidi nel periodo post-operatorio possa essere di aiuto al paziente. E sbarazzatevi il prima possibile delle vie venose!

> "I liquidi somministrati per endovena bypassano tutte le difese che il corpo ha messo in moto per proteggersi dai componenti in eccesso, dai batteri… Forniscono al paziente ciò di cui il chirurgo pensa abbiano bisogno i tessuti e lo faranno anche troppo bene." (William Heneage Ogilvie 1887–1971)

12. Non fate morire di fame il paziente ma non eccedete con la nutrizione; utilizzate, tutte le volte che è possibile, la via enterale (◉ Cap. 41)

Non torturate il paziente seguendo la regola inutile ed infondata di aumentare lentamente il consumo consentito di liquidi per os da 30 ml/ora a 60 e poi a 90 e così via per diversi giorni.

13. Identificate e trattate l'ipertensione intra-addominale post-operatoria (◉ Cap. 36)

14. Prevenite la trombosi venosa profonda (TVP) e l'embolia polmonare

È facile dimenticarsi della profilassi della TVP nel caos prima di un intervento in urgenza. Il pilota controlla sempre la sua *check-list* prima di ogni volo – dovete essere voi ad iniettare l'eparina sottocutanea e/o a posizionare le fasce pneumatiche anti-TVP prima dell'intervento. Continuate la profilassi TVP nel decorso post-operatorio poiché il paziente è sempre a rischio di trombosi.

15. Siate il leader e prendetevi perciò le vostre responsabilità

Molte persone tendono a danzare – nel post operatorio – intorno al paziente, fornendo consulenze e consigli. Ma ricordatevi che quello non è il loro pazien-

---

[1] Brandstrup B, Tonnesen H, Beier-Holgersen R et al (2003) Effects of intravenous fluid restriction on postoperative complications: comparison of two perioperative fluid regimens: a randomized assessor-blinded multicenter trial. Ann Surg 238:641–648.

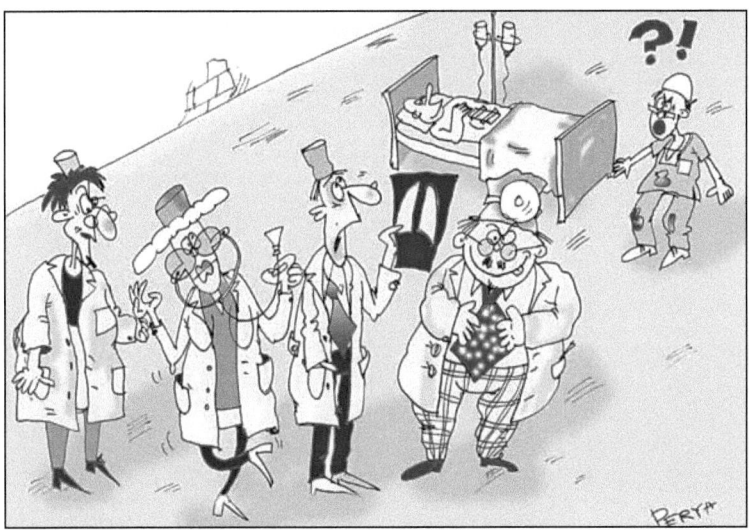

Fig. 40.2. "Chi è che manca, ragazzi? Dov'è il podologo?"

te, è il vostro. Agli M&M (incontri sulla morbilità e mortalità) o in tribunale gli altri diranno: "Ho semplicemente fornito una consulenza" (◉Cap. 52). La responsabilità finale di tutto il trattamento del paziente è completamente nelle vostre mani. Sappiate quando aver bisogno di aiuto e chiedetelo, preferibilmente ad uno dei vostri maestri. Francis D. Moore ha detto: **"Chiedete una consulenza anche se non siete sicuri che possa servirvi; non fate i lupi solitari"**. Tuttavia, chiedete consiglio con giudizio e seguitelo in maniera selettiva. Affidando ciecamente il trattamento post-operatorio del vostro paziente agli anestesisti, agli intensivisti, o ad altri "esperti" moderni potreste causare un disastro. In questa era della chirurgia moderna è molto meglio stabilire stretti rapporti di collaborazione con colleghi che condividono la vostra filosofia di trattamento e che hanno esperienza in altri campi. Tutti noi abbiamo bisogno di aiuto se il paziente presenta una insufficienza multisistemica; possiamo occuparci del problema addominale, ma abbiamo bisogno di assistenza e di consigli per poter gestire adeguatamente una insufficienza cardiaca, respiratoria e renale. Mark M. Ravitch ha detto: **"Il problema di chiamare qualcuno per una consulenza è che poi uno si sente obbligato a seguire il suo consiglio."** (◉ Fig. 40.2).

> Soprattutto – evitate la "consultorrea" che può avere ripercussioni negative sulla sopravvivenza.

Nutrizione

James C. Rucinski

"In ogni patologia è un buon segno quando il paziente è in sé ed è disposto ad ingerire qualsiasi cibo gli venga offerto; il contrario è invece un cattivo segno."
(Ippocrate, 460?–377? a.C.)

Dio ha creato l'uomo con una bocca, uno stomaco ed un intestino – non con un accesso venoso per NPT.

L'intervallo relativamente breve che avete a disposizione per preparare all'intervento un paziente con una urgenza addominale non vi permette di pensare alla nutrizione. Perciò la questione è affrontata soltanto intra- o post-operatoriamente. Verso la fine dell'intervento dovreste domandarvi se è necessario predisporre o meno un accesso enterale, e ciò per facilitare l'alimentazione post-operatoria. Dopo l'intervento, dovrete pensare quando e per quale via nutrire il paziente.

Digiuno

Il digiuno ha come risultato uno stato di adattamento. Dopo che le riserve di glicogeno epatico sono state consumate, entro 24–48 ore, il fegato sintetizza il glucosio utilizzando gli aminoacidi derivati dalla degradazione delle proteine. Questa "auto-cannibalizzazione" delle riserve proteiche funzionali si riduce, in certa misura, nel momento in cui i due maggiori consumatori "obbligati" di glucosio, il sistema nervoso centrale ed i reni, iniziano a consumare i corpi chetonici. Le riserve adipose sono utili in quanto producono i chetoni che, attraverso il metabolismo glicidico, forniscono una piccola quantità aggiuntiva di glucosio. Una lesione, una malattia o un intervento chirurgico aumentano notevolmente il fabbisogno di glucosio per poter soddisfare le richieste ipermetaboliche indotte della SIRS (sindrome da risposta infiammatoria sistemica) e per poter fornire l'energia necessaria per la guarigione delle ferite e quella necessaria al midollo osseo e ai leucociti prodotti dal midollo. Il risultato finale è la degradazione delle proteine che determina una astenia generale, uno scarso potere di riparazione, una ridotta funzionalità del sistema immunitario ed una debolezza dei muscoli respiratori che può determinare l'insorgenza di atelettasia, polmonite, dipendenza dalla terapia ventilatoria e decesso del paziente.

Perciò la necessità di un supporto nutrizionale dipende dalla:
- valutazione fisica e delle *riserve nutrizionali* del paziente mediante test di laboratorio
- valutazione dello *stress determinato dalla patologia di base*
- valutazione *dell'intervallo di tempo* che dovrà trascorrere prima che il paziente possa riprendere una dieta normale

Valutazione della necessità del supporto nutrizionale

Dovete chiedere al paziente da quanto tempo sta male, quanto peso ha perso (se l'ha perso) nelle settimane precedenti l'intervento e quando ha mangiato l'ultima volta. Osservandolo, potrete valutare quale sia il suo peso forma e fare una "stima" della percentuale di calo ponderale (la regola standard riguarda i tanto favoleggiati "70 Kg"). *Un calo maggiore del 10% si associa ad una percentuale più elevata di complicanze e di mortalità dopo un intervento chirurgico addominale.* Questa valutazione vi fornirà le prime due informazioni necessarie al *decision-making*:

— La percentuale di calo ponderale e le riserve disponibili.

— Il momento in cui il paziente ha cessato di alimentarsi normalmente.

I *livelli di albumina sierica* rispecchiano l'equilibrio tra la sintesi e la degradazione di uno dei prodotti del metabolismo epatico. In urgenza, il livello di albumina è l'unico parametro di laboratorio che avrete a disposizione per valutare le *riserve del paziente*. *In chirurgia addominale, livelli <3 mg/dl si associano ad una percentuale maggiore di complicanze e di mortalità.*

È possibile stimare lo *stress associato alla patologia* approssimativamente in minimo, moderato o massimo. Tuttavia sarebbe meglio classificare lo stress con un sistema di punteggio fisiologico che misuri la gravità della malattia acuta, come ad esempio l'APACHE II (๏ Cap. 6). *In chirurgia addominale, un elevato livello di stress determina una maggiore degradazione proteica e percentuali più elevate di complicanze e mortalità.*

La terza informazione necessaria al *decision-making* è *l'intervallo di tempo che intercorrerà prima che il paziente possa riprendere una dieta normale.* Tale valutazione si basa sulla natura della patologia primitiva e sul tipo di intervento richiesto o che è già stato eseguito. Ad esempio, in un soggetto con una "semplice" appendicite acuta, l'alimentazione normale dovrà essere interrotta per un periodo di tempo tra le 24 e le 72 ore, mentre in un paziente con diverticolite perforata e peritonite generalizzata il periodo sarà di 10–14 giorni. Una volta ottenute tali informazioni, sarete in grado di decidere quali pazienti potranno beneficiare del supporto nutrizionale.

— Da un lato ci sono i pazienti con *riserve normali*, valutate mediante l'anamnesi e gli esami, e con *stress associato da minimo a moderato*, che potranno riprendere *una alimentazione normale in meno di 7–10 giorni* e che perciò non avranno bisogno di supporto nutrizionale.

— Dall'altro ci sono i pazienti con scarse riserve disponibili e con stress da moderato a grave che potranno riprendere una alimentazione normale dopo 7–10 giorni e che perciò beneficeranno del supporto nutrizionale.

Nutrizione enterale versus parenterale

Il supporto nutrizionale può essere fornito per via enterale (mediante il tratto alimentare) o parenterale (per endovena). Il vantaggio della nutrizione enterale è che è più facile da gestire, è meno costosa, si associa ad un numero minore di complicanze e, molto probabilmente, anche ad una migliore funzionalità del sistema immunitario e ad una minore traslocazione dei batteri intestinali. Il vantaggio della nutrizione parenterale è che può essere utilizzata quando il tratto gastro-intestinale non funziona. Tale impiego non è più controverso: quando l'intestino funziona, usate la nutrizione enterale! È ovvio che la *nutrizione enterale* è più sicura, più economica e più fisiologica di quella *parenterale*!

Nutrizione enterale

Del buon cibo somministrato per bocca è l'ideale. La nutrizione per os richiede la collaborazione del paziente, un normale meccanismo di deglutizione e una normale motilità gastrica. Pazienti sedati ed intubati non possono deglutire. Tuttavia il problema principale è che dopo un intervento all'addome, lo stomaco è più pigro dell'intestino. In altre parole, dopo una laparotomia, l'intestino tenue riacquista la propria motilità prima dello stomaco. L'intestino è pronto ad assorbire sostanze nutrienti in I giornata post-operatoria mentre lo svuotamento gastrico può essere ritardato per qualche giorno (⊙ Cap. 43). È dunque ovvio che, quando si ritiene necessaria una alimentazione post-operatoria precoce o quando l'assunzione per os di cibo è inadeguata, il cibo dovrebbe essere somministrato distalmente, al di là dell'esofago e dello stomaco.

Vie di somministrazione

Generalmente, quando il paziente non può usare la bocca, le vie alternative per il nutrimento sono:

— *Sondino naso-gastrico e naso-enterico*. Il primo è ovviamente da scartare quando lo stomaco non funziona. Il secondo rilascia le sostanze nutritive direttamente nel duodeno e nel digiuno. L'*intubazione transnasale* in pazienti coscienti è tollerabile esclusivamente se sono utilizzati sondini morbidi di piccolo diametro. Complicanze rare sono un trauma nasale, una infezione dei seni paranasali e (molto raramente) la dislocazione del sondino nell'albero bronchiale con instillazione accidentale di soluzione nutritiva nei polmoni.

— *Gastrostomia e sondino digiunale transgastrico*. Il sondino di alimentazione è posizionato chirurgicamente nello stomaco e/o nel digiuno attraverso il piloro. Questa è una procedura chirurgica invasiva per la parete gastrica. La complicanza principale è un *gemizio* dalla sede di inserimento attorno al sondino – una evenienza non rara – o in cavità peritoneale – una evenienza meno frequente ma potenzialmente letale.

— *Digiunostomia*. Il sondino (o catetere) di alimentazione viene inserito direttamente nel digiuno prossimale (vedi sotto).

Chiaramente, una nutrizione diretta nel digiuno, a differenza di quella gastrica, si associa ad un rischio minore di "*ab ingestis*".

Devo inserire un catetere di alimentazione digiunale?

Questa è la domanda che dovete farvi al termine della laparotomia d'urgenza. È molto meglio inserirlo a questo punto invece che dopo l'intervento. Dovete tenere in considerazione i tre problemi citati in precedenza: che probabilità ha il paziente di mangiare nei prossimi 7–10 giorni? Il paziente è o non è malnutrito? Qual è l'entità della malattia?

Un paziente malnutrito, alcolista, che richieda una gastrectomia totale con anastomosi esofago-digiunale per una emorragia massiva del tratto gastro-intestinale superiore, rappresenta la classica indicazione all'inserimento di un catetere a J di alimentazione digiunale. Una nutrizione immediata con catetere-J può apportare dei benefici anche in pazienti con traumi multipli del torace, della pelvi e delle ossa lunghe, sottoposti a laparotomia per un danno epatico. L'inserimento del catetere-J non è invece indicato in pazienti ben nutriti sottoposti a resezione gastrica poiché i rischi potenziali sono maggiori dei presunti benefici. Ehi, non vorrete posizionare un catetere-J in un paziente che non ne ha bisogno!

Ci sono tre modalità per inserire un catetere-J durante un intervento:

— Per *via transnasale* – fino allo stomaco da cui potrete manipolarlo spingendolo fino al digiuno prossimale. Il vantaggio è che non c'è bisogno di eseguire una gastrotomia o una enterotomia; gli svantaggi sono la presenza del tubo nel naso ed il rischio di un dislocamento accidentale.

— Per *via transgastrica* – sono disponibili cateteri per gastrostomia/digiunostomia combinati che permettono contemporaneamente l'aspirazione gastrica e l'alimentazione digiunale. Ovviamente la gastrostomia ha le proprie complicanze – soprattutto *leakage* intorno al tubo, in cavità peritoneale ed una cellulite della parete addominale. È obbligatorio suturare meticolosamente lo stomaco alla parete addominale.

— Per *via digiunostomica* – un catetere di 16 F od oltre può essere posizionato – in direzione distale – attraverso una enterotomia (a circa 30–40 cm dall'angolo duodeno-digiunale, NdT) e lo si fissa mediante una borsa di tabacco quindi, dalla sede di entrata, lo si "tunnellizza" per 5–7 cm lungo il versante antimesenterico intestinale (tecnica di Witzel). In alternativa, un catetere di 12 o 14 G può essere "tunnellizzato" nel lume digiunale attraverso un ago ("tecnica del catetere con ago"). Entrambe le tecniche richiedono che l'intestino sia suturato nella sede di entrata del catetere alla parete addominale, in modo da prevenire una eventuale perdita intra-addominale del contenuto ileale se il catetere dovesse venire incidentalmente rimosso prima che si venga a creare una fistola entero-cutanea (entro 7–10 giorni). Altri trucchi utili sono: suturare il tratto efferente ed afferente dell'ansa alla parete addominale, per prevenire l'angolazione e l'occlusione in sede di digiunostomia. L'ago ed il catetere devono penetrare obliqui nella parete addominale, in linea diretta, quasi parallela con il "tunnel" parete-intestino; così facendo, si previene l'angolazione – seguita da rottura – del tubicino alla giunzione intestino-cute.

Nella maggior parte dei casi si può istituire una alimentazione continua con catetere-J subito dopo l'intervento. La diarrea è un problema frequente che richiede la regolazione del volume e della concentrazione della soluzione di vostra preferenza. Sappiate che i cateteri naso-digiunali possono, naturalmente, essere posizionati al di là delle linee di sutura/anastomosi quindi, così facendo, la nutrizione enterale scorrerà distalmente ad esse. Da notare anche che in *pazienti critici trattati precocemente con alimentazione digiunale post-operatoria sono stati riportati casi di infarto intestinale massivo*, forse dovuto ad un incremento del fabbisogno metabolico in un intestino già scarsamente perfuso. Mantenete i cateteri-J in pazienti instabili e in quelli trattati con vasopressori. L'ileo dell'intestino tenue può ostacolare una adeguata nutrizione con cateteri-J; tenete sempre presente che, alla base di un ileo persistente o recidivante, può esserci una causa che può essere risolta (◉ Cap. 43).

Potreste essere contattati dai produttori delle nuove diete "immunostimolanti". Si tratta di formule per l'alimentazione che contengono alte concentrazioni di elementi nutritivi e che sono ritenute in grado di "aumentare l'immunità", riducendo così la percentuale di infezioni post-operatorie. Il valore di queste costose diete è dubbio, così come il valore della integrazione enterale con l'aminoacido glutammina.

Inserimento post-operatorio di un catetere-J transnasale

Se indicato, potete inserire un catetere-J transnasale anche dopo l'intervento: non è semplice e richiede una prolungata manipolazione sotto fluoroscopia. Una alternativa è quella di utilizzare un gastroscopio con un lungo catetere (naso-biliare) posizionato nel duodeno distale attraverso il canale bioptico della sonda e sotto visione. È ovvio che l'inserimento intra-operatorio è più semplice. Non dimenticatevi di questa opzione prima di richiudere l'addome.

Nutrizione parenterale

I pazienti incapaci di mangiare e che non tollerano l'alimentazione enterale possono aver bisogno di un supporto nutrizionale parenterale, disponibile in 3 "gusti":

— L'*idratazione con basso contenuto proteico* o *protein-sparing* si avvale del fatto che 100 g di glucosio al giorno aboliscono la gluconeogenesi epatica fornendo una buona parte del fabbisogno di glucosio giornaliero necessario: due litri di destrosio al 5% forniscono questa quantità di zucchero; per il paziente medio, "non troppo stressato" questo è più che sufficiente per i primi 7 giorni post-operatori.

- La *nutrizione parenterale periferica* (NPP) contiene aminoacidi oltre ad una bassa concentrazione di glucosio; può fornire un effetto *protein-sparing* aggiuntivo quando lo "stress" si associa al digiuno. È utile nella nutrizione di mantenimento per un periodo intermedio di digiuno post-operatorio, 7–14 giorni, o finché durano le vene periferiche del paziente. Infatti l'NPP "distrugge" le vene e richiede spesso nuovi accessi venosi (i curatori mi hanno chiesto di non citare voci bibliografiche, ma non resisto e perciò raccomando di leggere un eccellente *review* sull'argomento di AD Anderson et al. – Anderson AD, Palmer D, MacFie J. Peripheral parenteral nutrition (2003). Br J Surg 90:1048–54).
- La *nutrizione parenterale totale* (NPT) contiene aminoacidi ed una soluzione concentrata di destrosio a cui viene di solito aggiunta una soluzione lipidica che fornisce, per una durata indefinita, la quantità totale di fabbisogno nutrizionale anche a fronte di un grave stress. Come sempre l'atto di bypassare la fisiologia ha un prezzo – la NPT si associa ad una lunga lista di complicanze meccaniche, infettive e metaboliche correlate all'inserimento del catetere ed è piuttosto costosa.

Valutazione dell'efficacia del supporto nutrizionale

Nel lungo termine, può essere calcolata osservando l'equilibrio tra sintesi e degradazione proteica, rispecchiato dai livelli delle proteine sieriche come l'albumina (emivita 17 giorni) o la transferrina (emivita 8 giorni). Nel breve termine, soprattutto nei malati critici, è possibile valutare il bilancio azotato confrontando la quantità di azoto urinario (campione delle urine delle 24 ore analizzato in laboratorio) con la quantità di azoto fornita dal supporto nutrizionale (riportato sulla confezione).

Perciò cosa dovete fare?

- Per prima cosa, decidete se è utile fornire un supporto nutrizionale, valutando le riserve nutrizionali, il livello di stress e l'intervallo di tempo prima che il paziente possa riprendere una dieta normale.
- Rimandate la somministrazione degli integratori nutrizionali fino a quando la reintegrazione peri-operatoria dei liquidi per via endovenosa non abbia attenuato l'effetto del sequestro di liquidi nel terzo spazio ed il quadro fisiologico iniziale ipermetabolico ed iperglicemico non si sia risolto in qualche modo (di solito entro 24 ore).
- Calcolate il fabbisogno nutrizionale con formule (non dovete vergognarvi di farlo) o con la calorimetria indiretta.
- Istituite il supporto nutrizionale.
- Valutate l'efficacia del trattamento analizzando la perdita di azoto urinario confrontata con la quantità di azoto fornito dal trattamento.

Alimentazione per os di "routine"

Per fortuna, nella maggior parte dei pazienti operati per una urgenza addominale, l'ileo, indotto dalla patologia di base e dall'intervento chirurgico, si risolve entro qualche giorno. Una volta, la ripresa dell'alimentazione per os avveniva per gradi. Per prima cosa veniva introdotto il sondino naso-gastrico, che era mantenuto in sede per un periodo di tempo variabile (●Cap. 40); poi il sondino veniva rimosso (in base ai dogmi stabiliti dal guru locale). Dopo la benedetta emissione di aria, il paziente iniziava con "piccoli sorsi", passando gradualmente ai "liquidi chiari" poi a "liquidi sostanziosi" e ad una "dieta leggera", fino al grande giorno in cui poteva assumere una "dieta regolare" che di solito indicava che la dimissione era vicina. Questo rituale o le sue varianti sono ancora in uso presso il vostro dipartimento? Se sì, sappiate che la sua utilità non è basata su alcuna prova. Esistono, invece, prove scientifiche che dimostrano che una iniziale assunzione di cibi solidi è altrettanto "sicura" e tollerabile del metodo graduale, ancora oggi utilizzato da molti.

Dall'altro lato della medaglia, ci sono chirurghi che sostengono che se il paziente divora una bistecca il giorno dopo una colectomia questa è la prova evidente delle loro eccezionali capacità chirurgiche. Probabilmente anche questo atteggiamento è sbagliato – che senso ha forzare un paziente a mangiare se non ha fame? Il fisiologico ileo post-operatorio è una reazione che deve avere un qualche motivo; la fame e il desiderio di mangiare ritornano quando riprende la motilità intestinale. Il nostro approccio è quello di far decidere al paziente quando, cosa e quanto mangiare; sarà lui a dirvi quando il suo stomaco è pronto per una bistecca o un semolino (●Fig. 41.1).

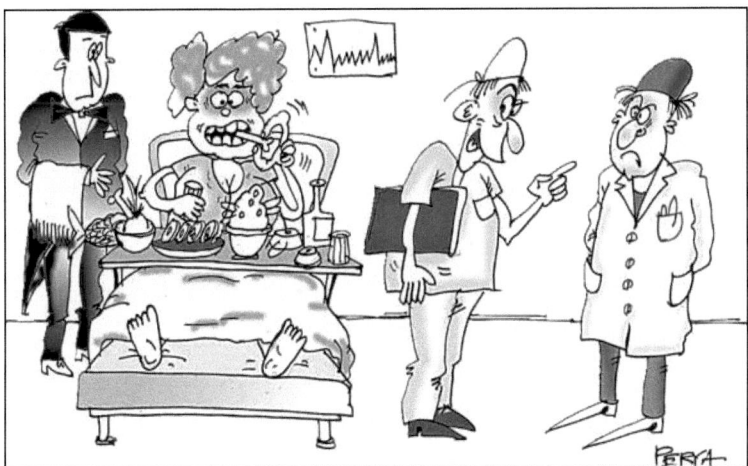

Fig. 41.1. Prima giornata post-operatoria: "Lasciala mangiare quanto vuole…"

Commento finale

Prima di finire, vi riveliamo alcune verità:
- Sappiamo che un digiuno *prolungato* può essere dannoso, ma non esistono prove che dimostrino che una rialimentazione precoce dopo un intervento apporti dei vantaggi.
- Sappiamo che la nutrizione enterale, se confrontata con la NPT post-operatoria, determina risultati migliori. Tuttavia, se questi studi non prevedono un gruppo di controllo di pazienti non alimentati, non è chiaro se la nutrizione enterale apporti dei particolari benefici o se la NPT sia associata o meno ad un aumento della percentuale di complicanze.
- Esistono prove che dimostrano che una nutrizione enterale post-operatoria precoce può determinare effetti negativi sulla funzionalità respiratoria.

Le "catastrofi" addominali ed il loro trattamento chirurgico sono spesso complicati da una compromissione delle riserve nutrizionali, da stress e da un lungo intervallo di tempo prima che il paziente possa riprendere una dieta normale. Il risultato di tutti questi fattori è l'instaurarsi di una "immunoparesi" da "auto-cannibalizzazione" delle proteine funzionali con percentuali associate di morbilità e mortalità. In pazienti selezionati il supporto nutrizionale può contribuire a ridurre questi effetti. Indotto dalle case farmaceutiche, dai servizi dietetici ospedalieri o dai "team NPT", il *trend* attuale è quello di sovralimentare il paziente chirurgico, determinando morbilità e costi ulteriori. La nutrizione artificiale è un'arma a doppio taglio. Perciò siate prudenti e selettivi.

> "Alcuni sembrano essere incapaci di permettere ai loro pazienti di usare le naturali vie di alimentazione... i cibi ed i liquidi assunti attraverso il canale alimentare permettono ai tessuti di selezionare e trattenere ciò di cui hanno bisogno e di scartare ciò che è dannoso o è superiore al fabbisogno." (William Heneage Ogilvie, 1887-1971)
>
> "Nella maggior parte dei casi, i cibi che sono graditi ai pazienti possono essere mangiati, quelli che invece non sono graditi non dovrebbero essere mangiati."(Mark M. Ravitch, 1910-1989)

La somministrazione post-operatoria di antibiotici

MOSHE SCHEIN

Nessuna quantità di antibiotici somministrata post-operatoriamente potrà compensare gli errori intra-operatori ed una tecnica sbagliata o risolvere una suppurazione post-operatoria che deve essere drenata.

Il problema

Forse un argomento apparentemente banale come quello della somministrazione post-operatoria di antibiotici non merita un capitolo a parte. Già nel ◎ Cap. 7 si è discusso della somministrazione preoperatoria degli antibiotici e nel ◎ Cap. 12 siete stati introdotti al concetto di contaminazione e di infezione ed alle loro implicazioni terapeutiche. Perché non limitarsi, dopo ogni intervento addominale d'urgenza, a somministrare di routine gli antibiotici finché il paziente non "sta bene"? In effetti, è una pratica comune negli ambienti chirurgici di questo paese e di tutto il mondo – dopo l'intervento ai pazienti vengono somministrati antibiotici per molti giorni ed alcuni sono dimessi con la prescrizione di assumerne altri, "tanto per essere sicuri". Cosa c'è che non va in questo tipo di approccio? Il nostro obiettivo è di convincervi che l'uso indiscriminato di antimicrobici post-operatori è **sbagliato** e di fornire delle linee guida per poter affrontare questo problema nel modo più razionale.

Per molto tempo la letteratura "ufficiale" ha facilmente accantonato la questione della **durata** della antibioticoterapia, raccomandando laconicamente di proseguirla finché non si risolvevano tutti i segni di infezione, compresa la febbre, la leucocitosi e persino l'ileo, ed il paziente non stava "clinicamente bene". Tuttavia non vi erano prove che dimostravano che continuando a somministrare antibiotici si poteva bloccare una infezione in evoluzione o curarne una già in atto (◎ Fig. 42.1). Negli ultimi 10 anni, abbiamo capito che la febbre e l'aumento dei globuli bianchi fanno parte integrante della risposta infiammatoria del paziente a tutta una serie di cause più o meno infettive. Ci siamo resi conto che, dopo un intervento, si verifica di frequente una infiammazione sterile che si manifesta come una sindrome da risposta infiammatoria locale (LIRS) o sistemica (SIRS) (◎ Cap. 48). È necessario somministrare antibiotici dopo che i batteri sono già morti?

La politica sempre più dilagante che prevede una **somministrazione minima di antibiotici** (sostenuta a gran voce dalla Surgical Infection Society – vedi Mazuski et al., 2002)[1] rappresenta un *trend* in contrapposizione alla sommini-

---

[1] Mazuski JE, Sawyer RG, Nathens AB et al (2002) The Surgical Infection Society Guidelines on antimicrobial therapy for intra-abdominal infections. Surg Infect 3:161–173.

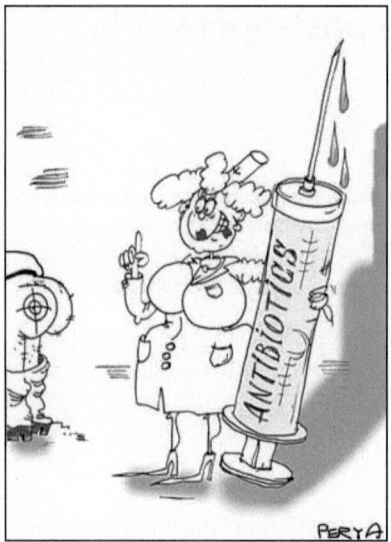

Fig. 42.1. "Questo le curerà la febbre…"

strazione di antibioticoterapie post-operatorie di durata "fissa" e spesso prolungata; dovreste, piuttosto, cercare di stratificare il processo infettivo in gradi di rischio e di modulare la durata della somministrazione in base alla gravità dell'infezione.

Durata della terapia antibiotica post-operatoria

Raccomandiamo di adottare la politica delineata nella ◉ Tabella 42.1, basata sulle seguenti argomentazioni:

— Le condizioni patologiche che sono all'origine di una contaminazione non richiedono la somministrazione post-operatoria di antibiotici poiché la fonte infettiva è già stata trattata all'intervento; i batteri e gli adiuvanti dell'infezione vengono efficacemente rimossi dalle difese dell'ospite, aiutate da una toilette peritoneale e da adeguati livelli tissutali di antibiotici somministrati a scopo profilattico pre- ed intra-operatoriamente. Per definizione, la profilassi non dovrebbe essere prolungata al di là della immediata fase operatoria.

— In processi patologici limitati ad organi che possono essere resecati ("**infezione resecabile**"), l'inoculo batterico residuo è basso. Un ciclo post-operatorio di antimicrobici per 24 ore dovrebbe bastare a sterilizzare la reazione infiammatoria circostante e ad eliminare i batteri intestinali che potrebbero essere sfuggiti, per traslocazione, attraverso la parete intestinale necrotica.

— Una "**infezione non resecabile**" con una notevole diffusione, oltre i limiti dell'organo interessato, dovrebbe essere stratificata a seconda della sua gravità.

Tabella 42.1. Durata dell'antibioticoterapia post-operatoria

Contaminazione: non somministrare antibiotici dopo l'intervento
Perforazione gastro-duodenale peptica operata entro 12 ore
Perforazione enterica traumatica operata entro 12 ore
Contaminazione peritoneale da materiale enterico in corso di intervento in elezione o in urgenza
Appendicectomia per appendicite catarrale o flemmonosa
Colecistectomia per colecistite ai primi stadi o flemmonosa

Infezione resecabile: ciclo di antibiotici per 24 ore
Appendicectomia per appendicite gangrenosa
Colecistectomia per colecistite gangrenosa
Resezione intestinale per ischemia o necrosi d'ansa da strozzamento senza perforazione franca

Infezione "lieve": ciclo di antibiotici per 48 ore
Infezione intra-addominale da cause diverse con formazione di pus localizzato
Lacerazione intestinale traumatica e perforazione gastro-duodenale "tardiva" (più di 12 ore) senza infezione intra-addominale in atto

Infezione "moderata": fino a 5 giorni di antibiotici
Infezione intra-addominale diffusa in atto di qualsiasi origine

Infezione "grave": più di 5 giorni di antibiotici
Infezione intra-addominale grave con una causa non facilmente controllabile (ad es. una necrosi pancreatica infetta)
Infezione intra-addominale post-operatoria

Di solito non è necessario eseguire una antibioticoterapia post-operatoria per più di 5 giorni. Tuttavia, in certe situazioni più complesse, può essere necessario **prolungarla**. Un esempio tipico è la necrosi pancreatica infetta in cui non è facile eliminare la causa dell'infezione con un unico intervento risolutivo. Anche nei pazienti con peritonite post-operatoria, in cui il controllo della causa dell'infezione non è sicuro, dovrebbe essere valutata l'eventualità di prolungare l'antibioticoterapia.

Ormai è chiaro che l'usuale somministrazione prolungata di antibiotici, finché sono presenti febbre e leucocitosi, debba essere abbandonata. La febbre e l'aumento dei globuli bianchi generalmente rappresentano una risposta infiammatoria sterile, peritoneale (LIRS) o sistemica (SIRS), mediata dalle citochine; è anche vero, ma è più raro, che possono indicare la presenza di un focolaio di infezione persistente o recidivante. Il primo caso è auto-limitante e si risolve senza antibiotici, il secondo di solito rappresenta una infezione suppurativa trattabile con il drenaggio dell'ascesso intra-addominale (๏ Cap. 43) o della ferita infetta (๏ Cap. 48). Il trattamento antibiotico non è in grado né di prevenire né di trattare l'infezione suppurativa; può solo riuscire a mascherarla.

Ormai dovreste aver capito che, se l'infiammazione persiste dopo un adeguato ciclo terapeutico, non vi è l'indicazione a continuare, ricominciare o cambiare la terapia antibiotica. Ciò che dovete evitare è di riporre, compiaciuti, la vostra fiducia nei consigli dello specialista infettivologo; non soltanto vi porterà ad eseguire un *work-up* diagnostico costoso e spesso inutile ma, cosa ancora più preoccupante, vi indurrà a prescrivere l'antibiotico di ultimo grido a disposizione sul mercato (pranzicillina, cenicillina ecc...). Quello che invece dovete fare è, prima di tutto, sospendere la somministrazione di antibiotici: nella maggior parte dei pazienti la febbre calerà spontaneamente, entro 1 o 2 giorni, con poco più di una seduta di fisioterapia respiratoria. Contemporaneamente deve essere intrapresa una ricerca diretta a scovare la causa di una infezione intra- od extra-peritoneale che dovrà poi essere trattata. I chirurghi sono pronti a prevedere le complicanze nei loro pazienti ed è questo il significato di ricerca mirata: una ricerca condotta con la piena consapevolezza dei processi patologici iniziali, dei riscontri operatori e della storia naturale della patologia chirurgica; in breve, tutto quel *corpus* di informazioni che generalmente sfugge allo specialista infettivologo.

Non abbiamo niente di personale contro i cosiddetti medici infettivologi – che, almeno da questa parte dell'Oceano Atlantico, sono considerati i maestri dell'antibioticoterapia, ma abbiamo ragione di credere che molti di questi non comprendano il concetto di infezione "chirurgica" e quanto questa sia diversa dall'infezione "medica" (vedi ⊙Tabella 42.2).

Dunque quand'è l'ultima volta che l'"esperto" infettivologo vi ha fatto delle domande sui vostri reperti operatori? A proposito, in uno studio con questionario, abbiamo chiesto agli infettivologi se avrebbero raccomandato di ottenere delle colture peritoneali durante un intervento per una ferita penetrante "fresca" del colon; il 100% ha detto di sì – come se non sapessimo già la composizione batterica della ca**a!

Tabella 42.1. Differenze tra infezione "medica" ed infezione "chirurgica"

Infezione medica (es. polmonite)	Infezione "chirurgica" (es. appendicite)
Non suscettibile al controllo chirurgico della fonte causa	**Suscettibile** al controllo chirurgico della causa
Antibiotici essenziali per il trattamento	Antibiotici solo in aggiunta al controllo della causa
Moltitudine di potenziali organismi responsabili	Organismi responsabili prevedibili
Antibioticoterapia formale prolungata	Antibioticoterapia modulata in base ai riscontri operatori

Speriamo che vi rendiate conto che somministrare inutilmente degli antibiotici è sbagliato, perché tutto ciò che è inutile in medicina è dannoso. Inoltre il prezzo da pagare è alto e non solo economicamente. Gli antibiotici determinano effetti deleteri paziente-specifici (l'elenco è lungo, pensate alla gravità di una colite da *C. difficile*) e ripercussioni sull'ecologia, come ad esempio una infezione nosocomiale resistente ai farmaci nel vostro ospedale.

Siete convinti?

Iniziate a somministrare gli antibiotici prima di ogni laparotomia di urgenza; se continuare o meno la somministrazione dopo l'intervento dipende da ciò che in realtà trovate. Imparate a conoscere la flora bersaglio e ad usare il regime più economico e semplice. I batteri non possono essere confusi, ma neanche voi.

Ileo post-operatorio versus occlusione intestinale

43

MOSHE SCHEIN • SAI SAJJA

Il peto post-operatorio è la musica migliore per le orecchie del chirurgo…

Cinque giorni prima avete asportato al paziente un'appendice perforata (◉Cap. 28), somministrato antibiotici per 2–3 giorni (◉Cap. 42) ed ora vi aspettate che entro oggi mangi (◉Cap. 41) per poterlo mandare a casa. Invece il paziente se ne sta a letto immusonito e con un addome disteso e, di tanto in tanto, vomita bile. I familiari vi chiedono esattamente ciò che voi stessi vi state chiedendo: "qual è il problema?"

Definizioni e meccanismi

Il termine ileo utilizzato in questo libro e nella pratica giornaliera, indica un "ileo paralitico" – l'opposto di ileo meccanico che è sinonimo di occlusione intestinale. In poche parole, quest'ultimo indica un blocco meccanico al normale transito intestinale, mentre il primo, indica un transito difficoltoso perché l'intestino è "pigro". Nei precedenti capitoli avete notato che l'ileo dell'intestino tenue, del colon o di entrambi può essere secondario a tutta una serie di cause intra-addominali (ad es. appendicite acuta), retroperitoneali (ad es. ematoma) o extra-addominali (ad es. ipopotassiemia) che possono avere un impatto negativo sulla normale motilità intestinale. Tuttavia, dopo un intervento sull'addome, l'ileo è un fenomeno "normale": la sua gravità è direttamente proporzionale all'intervento stesso. Generalmente, più cose fate e più manipolate in addome, più sarà prolungato l'ileo post-operatorio.

Ileo

A differenza dell'occlusione intestinale meccanica che interessa un segmento del tenue, l'ileo post-operatorio coinvolge tutto l'intestino, dallo stomaco al retto. Come abbiamo detto nel ◉Cap. 41, l'ileo fisiologico post-operatorio si risolve gradualmente. Il tenue riprende la propria funzionalità quasi subito, seguito dopo circa un giorno dallo stomaco e poi dal colon che, essendo il più pigro, è anche l'ultimo a muoversi.

L'entità dell'ileo post-operatorio è correlata in qualche misura con l'intervento eseguito e con la patologia di base. Dissezioni estese, dislocazione ed esposizione prolungata dell'intestino, peritoneo scheletrizzato e flogistico, presenza di pus o coaguli intra- o retroperitoneli residui, possono determinare un ileo prolungato. Perciò, ad esempio, dopo una semplice appendicectomia per appendicite non perforata, l'ileo è praticamente inesistente, mentre dopo una laparotomia per rottura di un aneurisma dell'aorta addominale (⊙ Cap. 37) dovete aspettarvi un ileo prolungato. I fattori post-operatori più comuni che possono aggravare l'ileo, sono la somministrazione di oppiacei ed una alterazione dell'equilibrio elettrolitico. Mentre l'ileo post-operatorio "fisiologico" è generalizzato, quello dovuto a complicanze può essere localizzato. Un classico esempio di ileo localizzato è quello conseguente ad un ascesso post-operatorio (⊙Cap. 44) che "paralizza" un segmento intestinale contiguo. Ad esempio, una minima filtrazione localizzata di una ileo-trasversostomia per emicolectomia destra, può "paralizzare" il duodeno contiguo e simulare un quadro di ostruzione dello svuotamento gastrico.

Occlusione intestinale meccanica post-operatoria precoce

Leggendo il ⊙ Cap. 21 avete appreso cos'è una occlusione dell'intestino tenue (SBO). Definiamo ora una SBO post-operatoria precoce (EPSBO): è una ostruzione che si verifica subito dopo o entro 4 settimane dall'intervento. I meccanismi principali responsabili sono due: le **aderenze** e l'**ernia interna**.

Le **aderenze** precoci post-laparotomia sono aderenze immature, flogistiche, con poco collagene, perciò "soffici" e vascolarizzate. Queste caratteristiche indicano che le aderenze precoci possono risolversi spontaneamente e che una lisi chirurgica può risultare difficile, traumatica e cruenta per i visceri interessati. Le aderenze post-operatorie possono essere diffuse, coinvolgere tutto l'intestino tenue ed avere sedi multiple, come si può a volte osservare dopo una lisi estesa per SBO (⊙Cap. 21). È anche possibile che aderenze localizzate, determinanti l'occlusione, si formino nella sede di manipolazione chirurgica con l'intestino che aderisce, ad esempio, ad una rete di Marlex esposta o alla superficie peritoneale cruentata. Un intervento può inoltre creare nuovi spazi in cui l'intestino può erniarsi ed occludersi, formando **ernie interne**. Esempi tipici sono un peritoneo pelvico parzialmente chiuso dopo resezione addomino-perineale o lo spazio che si viene a creare dietro una colostomia. Più l'apertura dello spazio è stretta e più è probabile che l'intestino rimanga intrappolato.

Diagnosi

Se, dopo una laparotomia, il paziente non riesce a mangiare, ad emettere aria o ad evacuare entro cinque giorni, significa che è affetto da un ileo persistente. L'addome è di solito disteso e, all'auscultazione, vi è assenza di peristalsi. Una Rx diretta addome mostra, caratteristicamente, una notevole distensione gassosa sia del tenue che del colon (⊙Capp. 4 e 5). La diagnosi di occlusione meccanica post-operatoria precoce (EPSBO) in un addome operato di recente è molto più difficile. I libri di testo ci ripetono che all'auscultazione dell'addome, nell'ileo, vi è assenza di peristalsi, mentre nella occlusione intestinale del tenue si hanno rumori "metallici" da iperperistaltismo – in teoria può anche essere vero ma, in pratica, è impossibile fare una tale valutazione in un paziente che, peraltro, è stato sottoposto ad intervento chirurgico addominale recente.

Se il paziente ha già emesso aria o ha defecato e, successivamente, questi segni rassicuranti sono scomparsi, la diagnosi più probabile è una SBO. La verità è che, nella maggior parte dei casi, il paziente migliora spontaneamente e voi non saprete mai se si è trattato di una EPSBO o "semplicemente" di un ileo.

Il chirurgo tende ad attribuire il "mancato progresso" all'ileo piuttosto che ad una SBO e perciò tende a procrastinare. Questa non è una buona idea. Un paziente che presenta un addome disteso e che non mangia è soggetto a rischi iatrogeni correlati al sondino naso-gastrico, alle vie venose, alla nutrizione parenterale e all'immobilità a letto (๏ Cap. 40). Siate attivi, seguite i necessari passi diagnostici contemporaneamente alla terapia.

Trattamento

La ๏Figura 43.1 mostra un algoritmo di trattamento. Inserite un sondino NG – se non è già in sede – per decomprimere lo stomaco, prevenire l'aerofagia, risolvere la nausea ed il vomito e misurate il ristagno gastrico. Ricercate con attenzione le possibili cause di un ileo prolungato e, se presenti, correggetele:

- Gli oppiacei sono i promotori più frequenti di ileo, il dolore deve essere tenuto sotto controllo ma non in maniera eccessiva e per troppo tempo.
- Valutate e correggete le alterazioni elettrolitiche.
- Considerate ed escludete l'eventualità che sia una complicanza intra-addominale a determinare l'ileo o la EPSBO. Un ematoma, un ascesso, un *leakage* anastomotico, una pancreatite post-operatoria, una colecistite alitiasica post-operatoria possono tutte determinare un ileo o mimare una EPSBO.
- Una grave ipoalbuminemia determina un edema generalizzato che coinvolge anche l'intestino. Un intestino edematoso e gonfio non si muove bene; si tratta di una *enteropatia da ipoalbuminemia*, una evenienza che deve essere tenuta in considerazione.
- Alcuni sostengono che il massaggio manuale dell'addome, cambiamenti di posizione e/o il *chewing gum* velocizzino la risoluzione dell'ileo. Teniamo sempre in tasca del *chewing gum* che poi distribuiamo generosamente ai nostri pazienti nel periodo post-operatorio. Anche se non risolve l'ileo, di sicuro favorisce la salivazione e l'igiene orale, migliorando anche l'umore dei pazienti a digiuno.

In parole povere, se in V giornata post-operatoria il paziente mostra ancora segni di ileo/EPSBO, consigliamo di eseguire una Rx diretta addome per valutare il quadro di distensione gassosa (๏Capp. 4 e 5). Se quest'ultimo è suggestivo di ileo o EPSBO, può essere utile eseguire un **Gastrografin**, come descritto nel ๏Cap. 21 per risolvere entrambe le condizioni.

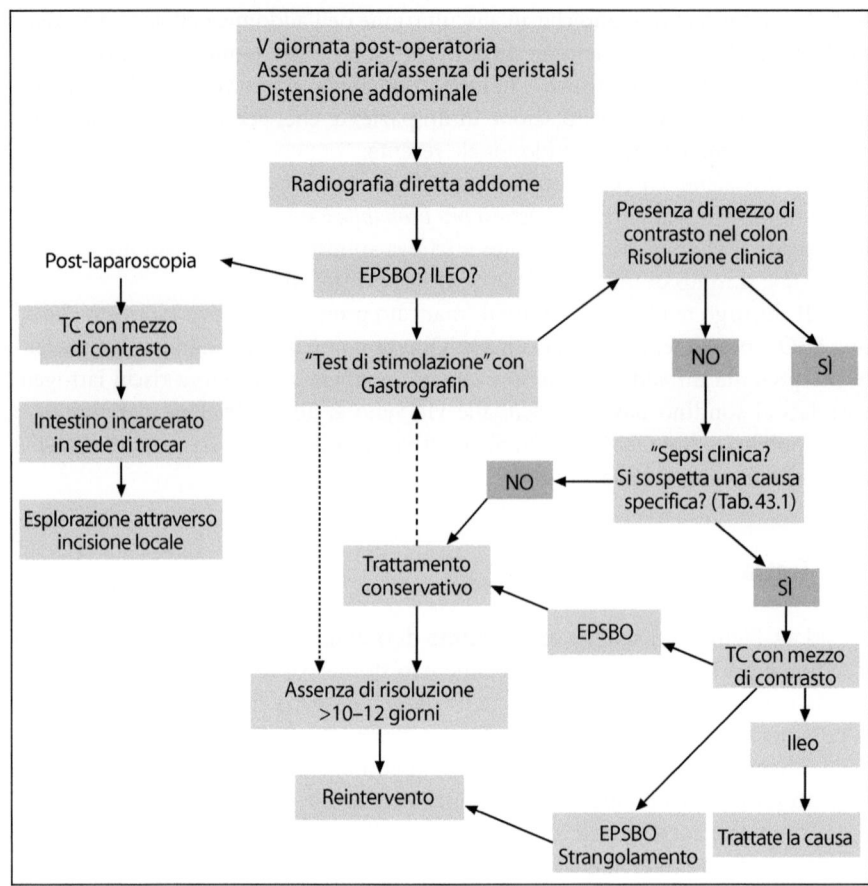

Fig. 43.1. Algoritmo di trattamento

Quando il quadro clinico è suggestivo di una delle suddette cause intra-addominali di ileo persistente, è indicato eseguire una **TC addome** per individuare il problema e, in alcuni casi, per orientarsi sul trattamento da intraprendere.

Se il Gastrografin non riesce a raggiungere il colon significa che c'è una EPSBO e, nella prima fase post-operatoria questa non è comunque una indicazione a reintervenire chirurgicamente. Non si ha quasi mai uno strangolamento intestinale e di solito la risoluzione avviene spontaneamente. **Tuttavia è raro che la SBO si risolva spontaneamente in decima/dodicesima giornata post-operatoria.** Se non ci sono cause intra- o extra-addominali di ileo e se l'ileo non risponde all'esame con Gastrografin, la diagnosi è di EPSBO. Non affrettatevi a rioperare; trattate conservativamente e fornite un supporto nutrizionale (Cap. 41). Se non si ha risoluzione entro 10–14 giorni è indicata una re-laparotomia, che potrà rivelarsi difficoltosa e rischiosa per la presenza di aderenze tenaci e vascolarizzate che, in molti punti, cementano l'intestino.

Considerazioni particolari

I vari interventi chirurgici possono determinare diversi tipi specifici di occlusione intestinale post-operatoria, elencati nella ◉ Tabella 43.1.

Tabella 43.1. Occlusione precoce post-operatoria del piccolo intestino (EPSBO): considerazioni particolari

Intervento principale	Domanda	Considerazione
Laparotomia per SBO	La sede di occlusione è stata trattata?	Se no – prendete in considerazione l'eventualità di rioperare presto
Resezione addomino-perineale	Il tenue è rimasto incarcerato nello scavo pelvico (TC)?	Se sì – prendete in considerazione l'eventualità di rioperare presto
Colostomia, ileostomia	Il tenue è intrappolato dietro lo stoma (contrasto/TC)?	Se sì – prendete in considerazione l'eventualità di operare presto
Appendicectomia	C'è un ascesso pelvico o un flemmone del moncone?	Se sì – prendete in considerazione l'eventualità di drenare per via percutanea e/o di somministrare antibiotici
Laparoscopia	L'intestino è intrappolato in sede di trocar (TC)?	Se sì – operate immediatamente
Enterite attinica	Quanto era grave ed esteso il problema? È "resecabile"?	Se no – prendete in considerazione l'eventualità di eseguire un trattamento non chirurgico prolungato
Carcinomatosi	Quanto era grave ed esteso il problema? È "resecabile"?	Se no – continuate con l'approccio palliativo/sintomatico prolungato
Addome "congelato"	L'addome era "congelato" durante il primo intervento?	Se sì – prendete in considerazione l'eventualità di eseguire un trattamento non chirurgico
Anastomosi	Occlusione anastomotica: una anastomosi intestinale a qualsiasi livello può determinare una occlusione post-operatoria precoce del tratto gastro-intestinale superiore, del tenue o del colon. Una "mini-perdita" (filtrazione) anastomotica auto-limitante associata a un flemmone locale ne è spesso la causa anche se, frequentemente, è sotto-diagnosticata. Si fa diagnosi con un esame con mezzo di contrasto o con una TC. La maggior parte di queste occlusioni anastomotiche post-operatorie precoci è "lieve" e causata da edema, si risolve spontaneamente entro 1 o 2 settimane.	

EPSBO dopo laparoscopia

La colecistectomia, la riparazione di un'ernia transperitoneale e l'appendicectomia sono i tre interventi che più frequentemente si associano ad una EPSBO post-laparoscopica. Il meccanismo dell'occlusione è, in una metà dei pazienti, dovuto ad aderenze mentre, nell'altra metà, è dovuto all'incarceramento del tenue nelle sedi di introduzione dei trocar da 10 o 12 mm di cui poi, la sede più frequente, è l'accesso ombelicale. Nella maggior parte di questi casi la fascia è stata chiusa correttamente al primo intervento ma, tuttavia, una chiusura corretta del difetto fasciale, non preclude la possibilità che l'intestino rimanga incarcerato nella sede di un *trocar*: può svilupparsi un'ernia di Richter strozzata, con l'intestino intrappolato nello spazio preperitoneale dietro il difetto fasciale ben riparato. Un'altra causa di EPSBO dopo un intervento laparoscopico è lo spargimento dei calcoli biliari durante una colecistectomia, con formazione di una massa flogistica cui aderisce l'intestino. Perciò ricordatevi che, quando si verifica una EPSBO dopo un intervento laparoscopico, la prima domanda che dovete porvi è se l'intestino sia intrappolato parzialmente o completamente in una delle sedi di introduzione dei trocar. Dato che, ad una valutazione clinica del paziente, l'esame obiettivo non sempre evidenzia facilmente la presenza di questo problema e l'apprezzare una piccola tumefazione o una particolare dolorabilità nella sede di introduzione di trocar è abbastanza raro, consigliamo, per poter formulare una diagnosi precoce, l'esecuzione di una TC addome. La TC identifica la sede di accesso del trocar responsabile della EPSBO, permette perciò di eseguire immediatamente un intervento per risolvere l'occlusione. L'intervento potrà essere eseguito passando proprio attraverso la sede del trocar – allargandosi in misura minima – ed evitando così una laparotomia vera e propria. A differenza della EPSBO dopo un intervento *open*, una occlusione post-laparoscopia di solito non si risolve senza un reintervento. Dovete tener conto che l'EPSBO post-laparoscopica è una entità specifica che richiede un'azione immediata.

L'addome "difficile" (vedi anche ◉ Cap. 21)

Qualsiasi serie "mista" di pazienti con EPSBO comprende sottogruppi di pazienti in cui il primo intervento ha rivelato una cavità addominale difficile, quasi "ostile", indicando perciò che un ulteriore intervento per risolvere il processo occlusivo sarebbe rischioso ed inutile. A questo sottogruppo appartengono pazienti con estesa enterite attinica, con occlusione persistente (definita come "insufficienza intestinale") e che possono beneficiare di una nutrizione parenterale a lungo termine. In questi pazienti, un reintervento indiscriminato porta spesso ad una resezione intestinale massiva con formazione di fistole multiple e decesso del paziente: questo comportamento chirurgico deve essere evitato.

Anche i pazienti con una carcinomatosi peritoneale presente già al primo intervento, appartengono a questo gruppo. Generalmente, soltanto 1/3 dei pazienti con occlusione intestinale neoplastica da carcinomatosi peritoneale è sottoposto a palliazione post-operatoria prolungata, perciò una EPSBO è un segno infausto; un re-intervento all'addome deve essere evitato, mentre deve essere pianificato il futuro trattamento palliativo in base allo stato funzionale di ogni paziente e all'entità della neoplasia.

Per finire, vi è una tipologia di addome difficile che viene raramente trattata nei testi classici – *l'addome congelato* – ognuno di noi, prima o poi, si è trovato in una situazione così imbarazzante, con una occlusione del tenue caratterizzata da tenaci aderenze, ben vascolarizzate ed inseparabili, che bloccano l'intestino in molti punti: il chirurgo scaltro sa quando terminare una dissezione inutile prima di creare enterotomie iatrogene multiple che richiederebbero poi una resezione intestinale massiva. Sa anche che è meglio non reintervenire su questo tipo di pazienti, anche se dovesse insorgere una EPSBO persistente, dopo quella che, almeno apparentemente, sembrava una adesiolisi riuscita. Una nutrizione parenterale prolungata, nell'arco di alcuni mesi, con la messa a riposo dell'intestino, consente alle aderenze di maturare: ne consegue la risoluzione della SBO o almeno la possibilità di reintervenire con maggior sicurezza.

Occlusione anastomotica

Una anastomosi intestinale, a qualsiasi livello essa sia, può determinare una occlusione post-operatoria precoce del tratto gastro-intestinale superiore, del tenue o del colon. La causa di questa complicanza è, di solito, una tecnica scorretta (◉ Cap. 13) che si manifesta con una "mini-perdita" anastomotica – il più delle volte auto-limitante – e che, frequentemente, è sotto-diagnosticata (◉ Cap. 45). È possibile fare diagnosi con un esame con mezzo di contrasto (idrosolubile per favore!) o la TC. La maggior parte delle occlusioni anastomotiche post-operatorie precoci sono "lievi" e causate da edema e si risolvono spontaneamente entro una o due settimane. Non affrettatevi a rioperare; inserendo delicatamente un endoscopio – se possibile – otterrete la conferma della diagnosi e "dilaterete" il lume.

Svuotamento gastrico ritardato

Spesso lo stomaco non riesce a svuotarsi dopo una resezione gastrica o una gastro-digiunostomia eseguite per una qualsiasi indicazione. Questo accade più di frequente quando è stata eseguita una vagotomia o quando è stata confezionata un'ansa alla Roux. Con l'esame con Gastrografin il mezzo di contrasto continua a rimanere nello stomaco. La diagnosi differenziale è tra ileo gastrico (gastroparesi) e occlusione di natura meccanica a livello della gastro-digiunostomia o al di sotto di essa. Una discussione dettagliata delle varie sindromi post-gastrectomia è fuori dalla portata di questo libro ma ricordatevi di questo principio fondamentale – la paresi gastrica post-operatoria è auto-limitante – si risolverà sempre spontaneamente ma ci possono volere anche 6 settimane. Escludete una occlusione meccanica dell'anastomosi – avete un endoscopio! – o eseguendo un esame con mezzo di contrasto, poi trattate conservativamente con aspirazione naso-gastrica e supporto nutrizionale. Cercate di inserire il sondino distalmente allo stomaco (◉ Cap. 41). È stato dimostrato che l'*eritromicina* per via parenterale migliora la motilità gastrica perciò in queste situazioni vale sempre tentare. Resistete al diavoletto tentatore che è dentro di voi e vi spinge a reintervenire chirurgicamente per una paresi gastrica: alla fine questa si risolverà spontaneamente, mentre un reintervento non farà altro che peggiorare le cose.

Prevenzione

È imperativo sottolineare che potreste o dovreste prevenire l'ileo post-operatorio prolungato o l'SBO eseguendo una tecnica chirurgica impeccabile e ponendo attenzione ai dettagli. Dissecare e manipolare delicatamente i tessuti, ottenere una emostasi accurata per evitare la formazione di ematomi, non utilizzare l'elettrobisturi come se fosse una saldatrice, lasciare meno materiale estraneo possibile (grossi nodi di seta, calcoli biliari durante una colecistectomia laparoscopica), non scheletrizzare inutilmente il peritoneo, non creare orifizi per ernie interne, chiudere accuratamente le sedi di introduzione dei trocar e non intrappolare anse intestinali durante la chiusura dell'addome sono tutti fattori essenziali che si spiegano da soli. Non siamo rimasti molto colpiti dalle prove a sostegno dei costosi prodotti commerciali recentemente ideati che dovrebbero, presumibilmente, prevenire le "aderenze".

Sintesi: escludete e trattate le cause di ileo persistente, trattate la EPSBO in maniera conservativa fino a che vi è una indicazione, pensate alle cause specifiche di SBO (ad es. una erniazione in sede di trocar) e rioperate quando è necessario. Nella maggior parte dei casi, l'ileo/EPSBO si risolvono spontaneamente (● Fig. 43.2).

> Meglio lasciare un pezzo di peritoneo sull'intestino che un pezzo di intestino sul peritoneo.

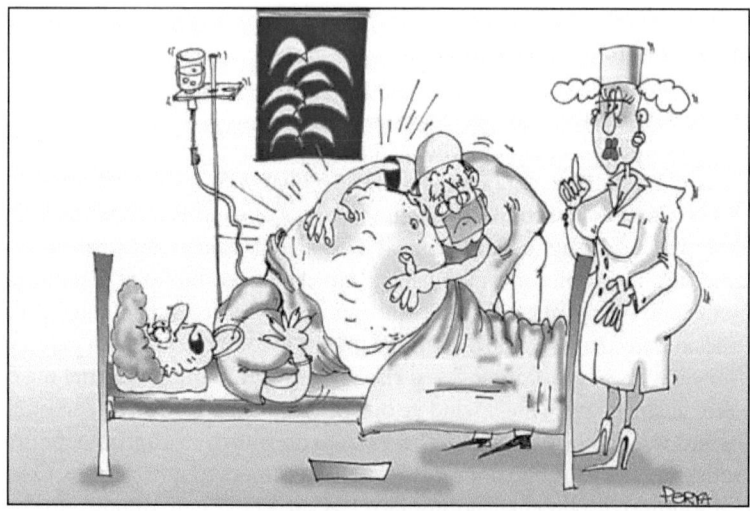

Fig. 43.2. "Dottore, è una occlusione meccanica o un ileo?"... "Shhhh... fammi sentire..."

Ascessi intra-addominali

44

MOSHE SCHEIN

"Segni di pus da qualche parte, segni di pus da nessuna altra parte, segni di pus lì – sotto il diaframma". Questo era vero al 100% quando ero studente, al 50% quando ero uno specializzando. Adesso è irrilevante...

I contenuti di questo capitolo potrebbero essere sintetizzati in un'unica frase: un ascesso è una struttura limitata contenente del pus che richiede di essere drenata con qualsiasi mezzo a disposizione. Tuttavia riteniamo che preferiate vi siano forniti altri particolari.

Un ascesso può svilupparsi in qualsiasi parte dell'addome per una miriade di cause: abbiamo già trattato condizioni particolari quali l'ascesso diverticolare o l'ascesso peri-appendicolare (⊙Capp. 26 e 28); questo capitolo vuole introdurvi a concetti generici, ponendo particolare attenzione sull'ascesso che più frequentemente riscontrerete nella vostra pratica ovvero quello **post-operatorio**.

Definizione e significato

Il termine "ascesso intra-addominale" è stato ed è ancora erroneamente utilizzato come sinonimo di peritonite secondaria (⊙Cap. 12). Questo non è corretto poiché la formazione di un ascesso dimostra che le difese dell'ospite sono efficaci e rappresenta perciò un esito relativamente positivo della peritonite.

Per essere definito ascesso, questo deve essere circoscritto da una parete flogistica ed avere all'interno una consistenza viscosa. Invece, una raccolta peritoneale libera fluida o concamerata, contaminata o infetta, senza una parete, rappresenta una fase dello spettro/continuum della contaminazione/infezione peritoneale e non un ascesso.

Classificazione e patogenesi

Le numerose forme di ascesso intra-addominale rendono la sua classificazione più complessa (⊙Tabella 44.1), ma in pratica un ascesso è **viscerale** (ad es. epatico o splenico) o **non viscerale** (ad es. subfrenico, pelvico), **intraperitoneale** o **extraperitoneale**. Un **ascesso non viscerale** si forma dopo la risoluzione di una

Tabella 44.1. Classificazione degli ascessi addominali

Classificazione	Esempi
Viscerale vs non viscerale	Epatico vs subfrenico
Primario vs secondario	Splenico vs appendicolare
Spontaneo vs post-operatorio	Diverticolare vs peri-anastomotico
Intraperitoneale vs retroperitoneale	Tubo-ovarico vs psoas
Semplice vs complesso	Complesso:
	Multiplo (fegato)
	Multiconcamerato
	Comunicante con l'intestino (deiscenza anastomotica)
	Associato a tessuto necrotico (pancreatico)
	Associato a cancro
Anatomico	Subfrenico, sotto-epatico, borsa omentale, paracolico, pelvico, fra anse intestinali, peri-renale, psoas

peritonite diffusa, durante la quale aree concamerate di infezione persistente e di suppurazione vengono inglobate entro pareti reattive, oppure si sviluppa dopo che la perforazione di un viscere ha determinato una reazione di difesa peritoneale con conseguente sbarramento e localizzazione ascessuale. Gli **ascessi viscerali** sono causati dalla disseminazione ematogena o linfatica dei batteri in un viscere parenchimatoso. Gli **ascessi retroperitoneali** sono il risultato sia della perforazione di un viscere cavo nel retroperitoneo che della disseminazione ematogena o linfatica. Un'altra distinzione da fare è quella tra **ascesso post-operatorio** – della cui formazione noi chirurghi siamo responsabili – e **ascesso spontaneo** non associato ad un intervento chirurgico pregresso. Una ulteriore distinzione clinicamente importante è tra **ascesso semplice** e **ascesso complesso** (multiplo, multiconcamerato, associato a necrosi tissutale, comunicante con l'intestino o associato a un tumore) che richiede una terapia più aggressiva e che presenta una prognosi più infausta. L'importanza della classificazione anatomica, basata sulla sede specifica dell'ascesso – che si forma sempre in uno dei pochi possibili spazi potenziali – è diminuita di significato con l'avvento delle moderne e mirabolanti tecniche radiologiche diagnostiche ed interventistiche, quale il drenaggio percutaneo.

Occorre notare che un ascesso rappresenta un **esito naturale intermedio** della contaminazione/infezione. Da un lato c'è l'infezione che persiste, si diffonde ed uccide, mentre dal lato opposto c'è il processo che si risolve completamente grazie alle difese dell'ospite e alla vostra terapia. L'ascesso si trova nella terra di nessuno, in cui le difese peritoneali sono solo in parte efficaci in quanto disturbate dall'incredibile numero di batteri, dall'ipossiemia microambientale o dall'acidosi e dagli adiuvanti dell'infezione come i detriti necrotici, l'emoglobina, la fibrina ed il solfato di bario. Un ascesso addominale non uccide immediatamente, ma, se viene ignorato e non viene drenato, diventerà gradualmente letale, a meno a che non si dreni spontaneamente.

Microbiologia

In termini generali, un ascesso addominale è polimicrobico. Negli ascessi che si formano dopo una peritonite secondaria (ad es. un ascesso appendicolare o diverticolare) è presente la flora mista aerobica-anaerobica della peritonite secondaria (⊙ Capp. 7 e 12). Sembrerebbe che mentre gli anaerobi facoltativi che generano l'endotossina (ad es. *E. coli*) siano responsabili della fase della peritonite acuta, gli anaerobi obbligati (ad es. *Bacteroides fragilis*) determinino la formazione tardiva di ascessi. Questi batteri agiscono in sinergia; entrambi sono necessari per la formazione di un ascesso e gli anaerobi obbligati possono accrescere la letalità (di un inoculo diversamente non letale) di microrganismi facoltativi. La maggioranza degli ascessi viscerali (ad es. epatici e splenici) è polimicrobica – aerobica, anaerobica, Gram negativa e Gram positiva. Questo vale anche per gli ascessi retroperitoneali. Gli ascessi primitivi, come l'ascesso dello psoas, spesso sono monobatterici con una predominanza di stafilococchi. Un ascesso post-operatorio è spesso caratterizzato dalla flora tipica della peritonite terziaria: una superinfezione con sostanze fermentanti e altri patogeni opportunisti (⊙ Cap. 48). La bassa carica di virulenza di questi organismi, che probabilmente rappresenta un *marker* piuttosto che una causa di peritonite terziaria, riflette lo stato di immunodepressione globale del paziente.

Aspetti clinici

La presentazione clinica di un ascesso addominale è eterogenea e sfaccettata quanto l'ascesso stesso. Lo spettro è ampio; le ripercussioni sistemiche dell'infezione variano dallo shock settico franco al nulla più totale, se tali "ripercussioni" sono soppresse dall'immunoparesi e dagli antibiotici. Localmente l'ascesso può essere palpato attraverso la parete addominale, il retto o la vagina; tuttavia, nella maggior parte dei casi, rimane all'esame clinico, occulto. Al giorno d'oggi, in cui la febbre è una presunta indicazione all'antibioticoterapia, la maggior parte degli ascessi è, all'inizio, trattata parzialmente o mascherata, presentandosi come una sindrome da risposta infiammatoria sistemica (SIRS) con o senza disfunzione multi-organo (⊙ Cap. 48). L'ileo è un'altra manifestazione – non rara – di ascesso addominale; nel decorso post-operatorio è un "ileo" irrisolvibile (⊙ Cap. 43).

Diagnosi

La vita si è semplificata! Le moderne tecniche di *imaging* hanno rivoluzionato la diagnosi degli ascessi addominali. D'accordo, è ancora necessario sospettare un ascesso ed esaminare attentamente il paziente, ma la diagnosi definitiva (e generalmente il trattamento) è basata su esami di imaging diagnostici quali la tomografia computerizzata (TC), l'ecografia (US) e varie tecniche scintigrafiche con radioisotopi: ma ora, qual è l'esame migliore?

La scintigrafia con radioisotopi, indipendentemente dal tipo di isotopo usato, non fornisce dati anatomici al di là di una vaga localizzazione della sede flogistica e non è abbastanza accurata da permettere il drenaggio percutaneo (PC). Dunque, l'utilità di questi metodi si limita a perpetuare la sopravvivenza delle unità di medicina nucleare ed è una scusa per pubblicare nuovi studi (medicina nucleare [NUCLEAR]=medicina non chiara [UNCLEAR]). In pratica questi esami non rivestono alcun ruolo. Sia la TC sia l'US forniscono invece una buona definizione anatomica, indicandoci la sede, le dimensioni e la struttura dell'ascesso: entrambe possono guidare il drenaggio PC. L'US è portatile, economica e più accurata nell'identificazione degli ascessi localizzati in ipocondrio destro e pelvi. Tuttavia è esageratamente operatore dipendente. Noi chirurghi siamo più abituati a leggere una TC che una US, dunque preferiamo la TC che ci consente di visualizzare tutto l'addome, di valutare indipendentemente l'anatomia dell'ascesso e di pianificare il trattamento ottimale. *Inoltre la TC con mezzo di contrasto endovenoso ed intraluminale è utile per classificare l'ascesso in semplice o complesso* (Tabella 44.1).

Sembrerebbe che l'esecuzione di entrambi gli esami – aggiungendo alla US la TC – non sia utile. È inutile eseguire una TC o l'US durante la I settimana postoperatoria perché nessuna delle due è in grado di fare una distinzione tra una raccolta di liquido sterile (ad es. liquido di lavaggio residuo), una raccolta di liquido infetto o un ascesso franco: l'unico modo per documentare la natura settica del liquido visualizzato è l'aspirazione diagnostica – sottoponendo poi il liquido aspirato alla colorazione Gram e all'esame colturale.

Gli aspetti TC suggestivi di un ascesso vero sono: margini ben definiti dal mezzo di contrasto e presenza di bolle gassose. Tenete a mente che non tutte le raccolte liquide individuate post-operatoriamente in addome richiedono un trattamento attivo; lasciatevi sempre guidare dallo stato clinico del paziente.

Trattamento

Gli ascessi addominali devono essere drenati; quando è presente una "fonte attiva" questa deve essere trattata. La somministrazione di antibiotici è di importanza marginale.

Antibiotici

La verità è che non esistono prove certe che dimostrino che la somministrazione di agenti antimicrobici, che in ogni caso penetrano in misura ridotta nella cavità ascessuale sia necessaria e coadiuvante ad una completa evacuazione del pus. Pensate ai bei vecchi tempi, non tanti anni fa, quando gli ascessi pelvici venivano tenuti sotto osservazione finché non "maturavano" e soltanto allora venivano drenati attraverso il retto o la vagina; non venivano usati antibiotici e la guarigione era immediata e completa. Tuttavia il diffuso "standard di cura", benché privo di basi scientifiche reali, asserisce che se un ascesso è fortemente sospetto o diagnosticato, allora si deve procedere all'antibioticoterapia. All'inizio, questa dovrebbe essere mirata, empiricamente, alla solita gamma di batteri polimicrobici; appena i batteri responsabili vengono identificati, la copertura può essere modificata o ridotta a seconda delle indicazioni.

Per quanto tempo somministrare antibiotici? Anche in questo caso non ci sono prove scientifiche per formulare linee guida logiche. Il buon senso ci dice che prolungare la somministrazione dopo un efficace drenaggio è inutile. Teoricamente, gli antibiotici dovrebbero essere in grado di combattere la batteriemia durante il drenaggio e di eliminare i microrganismi diffusi localmente; ma, dopo che il pus è stato evacuato ed è stata ottenuta una risposta clinica, la somministrazione di antibiotici andrebbe interrotta: la presenza di un drenaggio non è una indicazione a continuare la antibioticoterapia!

Trattamento conservativo

Gli ascessi epatici multipli da piemia portale che non possono essere drenati sono tradizionalmente trattati con gli antibiotici e vanno incontro ad una percentuale variabile di risposta. C'è chi sostiene che il trattamento non chirurgico, consistente nella somministrazione prolungata di antibiotici, sia efficace anche nei bambini con ascessi addominali dopo una appendicectomia per appendicite acuta. Il problema di tale "successo" è che non è mai stato provato che i presunti "ascessi", rilevati dalla US o dalla TC, fossero davvero tali. È probabile, invece, che fossero delle raccolte sterili, la maggior parte delle quali non richiederebbe alcuna terapia.

Drenaggio

Filosofia e *timing*. Attualmente il paradigma più diffuso è che, quando si sospetta un ascesso sulla base di esami TC o US, il paziente deve essere bersagliato da antibiotici e poi sottoposto velocemente al drenaggio. In questa corsa isterica al trattamento, vengono spesso ignorate tutte le lezioni cliniche apprese nei secoli. Soltanto una generazione fa, un malato con un rialzo della temperatura dopo una appendicectomia era posto sotto paziente ed attenta osservazione e senza antibiotici (che poi non esistevano); di solito la febbre, che indicava una sindrome da risposta infiammatoria locale (LIRS) residua, diminuiva spontaneamente. In una minoranza di pazienti la febbre "settica" persisteva, indicando una suppurazione locale in maturazione. Questa, quando si riteneva fosse "matura", veniva alla fine drenata attraverso il retto. Adesso, vengono subito somministrati litri di antibiotici per mascherare il quadro clinico e subito eseguiti esami radiologici per diagnosticare la "Fata Morgana" che a sua volta stimola ad eseguire altre inutili procedure invasive. Ricordatevi che in pazienti stabili la febbre è un sintomo di difesa efficiente e non una indicazione ad eseguire trattamenti aggressivi ed invasivi (⊙Cap. 40).

Approccio pratico

Quando si sospetta un ascesso, emergono alcuni dilemmi che dovrebbero essere affrontati gradualmente:

— È un ascesso o una raccolta sterile? La TC può essere utile ma lo scenario clinico è altrettanto importante, soprattutto quando si tratta di ascessi post-operatori. È raro che un ascesso sia abbastanza maturo per essere drenato prima che sia trascorsa 1 settimana dall'intervento e dopo 3 settimane è altrettanto raro che la causa della "sepsi" si trovi in addome. Se avete dei dubbi è indicata l'aspirazione diagnostica (eco o TC guidata).

— Drenaggio percutaneo (PC) versus drenaggio chirurgico *open*? Durante gli anni '80, studi retrospettivi multicentrici hanno dimostrato che i risultati del drenaggio PC sono validi quanto quelli che si ottengono con un intervento chirurgico. Alcuni hanno invece sostenuto che, paradossalmente, malgrado l'attrattiva della tecnica PC come drenaggio degli ascessi nei pazienti critici, il trattamento chirurgico si associa ad una più alta probabilità di sopravvivenza e che tale trattamento non deve essere evitato nei pazienti considerati troppo critici. Sia quello che sia, non ci sono prove schiaccianti che attribuiscano mortalità o morbilità inferiori al drenaggio PC rispetto a quello chirurgico, tuttavia, il primo è una procedura con un accesso minimo che evita al paziente la scocciatura ed i rischi ovvi di un altro intervento addominale *open*.

— **Il concetto di ascesso complesso è clinicamente utile.** Un ascesso multiplo, multiloculato, associato a necrosi dei tessuti, comunicante con l'intestino o con una massa tumorale è definito complesso ed ha minore probabilità di rispondere positivamente al drenaggio PC a differenza della maggior parte degli ascessi semplici. Tuttavia, nei pazienti critici con ascessi complessi, il drenaggio PC può apportare dei notevoli benefici terapeutici **temporanei** che permettono di eseguire una laparotomia definitiva in semi-elezione in pazienti più stabili.

— **Il drenaggio PC e quello chirurgico non dovrebbero essere considerati in competizione ma piuttosto complementari.** Se è possibile accedere all'ascesso con tecnica PC, è giustificato prendere in considerazione un approccio non chirurgico. Voi chirurghi, insieme al radiologo, dovreste valutare ogni ascesso individualmente, prendendo in considerazione i pro e i contro elencati nella ⊙Tabella 44.2.

Tabella 44.2. Ascessi intra-addominali: drenaggio percutaneo (PC) vs drenaggio chirurgico open. Considerazioni per selezionare l'approccio

	Drenaggio PC	Drenaggio *open*
Accessibilità chirurgica	Addome difficile	Accessibile
Accessibilità PC	Sì	No
Controllo della fonte	Sì	No
Sede	Viscerale	Tra le anse intestinali
Numero	Singolo	Multiplo
Concamerazione	No	Sì
Comunicazione con l'intestino	No	Sì
Necrosi associata	No	Sì
Tumore associato	No	Sì
Viscosità	Leggera	Detriti
Radiologia interventistica	Presente	Assente
Gravità della patologia	"Stabile"	Critica
Fallimento del drenaggio PC	No	Sì

– **Aspirazione percutanea soltanto versus drenaggio con catetere?** Con una singola aspirazione PC con ago è possibile eliminare un ascesso – soprattutto se questo è piccolo e contiene liquido a bassa viscosità. Tuttavia ci sono prove che dimostrano che il drenaggio PC con catetere è più efficace.

– **Dimensioni del catetere-drenaggio PC?** Alcuni sostengono che in un drenaggio PC sia più vantaggioso utilizzare cateteri con trocar di grosso calibro, ma ci sono studi che dimostrano che drenaggi PC, a "doppio rivestimento" di 7 F sono efficaci quanto i 14 F.

– **Gestione dei drenaggi PC.** In questo caso la scienza c'entra poco; si tratta di cateteri di piccolo taglio che dovrebbero essere regolarmente irrigati con soluzione fisiologica per restare pervi. La sede di inserimento deve essere regolarmente pulita e tenuta sotto osservazione: ci sono casi di fascite necrotizzante della parete addominale intorno alla sede di drenaggio. I drenaggi PC vengono rimossi quando la SIRS si è risolta clinicamente e l'*output* giornaliero (meno la soluzione fisiologica di lavaggio iniettata) è al di sotto dei 25 ml. In media, dopo che un ascesso addominale semplice è stato drenato per via percutanea, il drenaggio viene rimosso dopo 7 giorni.

– **Re-imaging.** Il miglioramento clinico dovrebbe avvenire entro 24–72 ore dal drenaggio PC. La presenza di febbre persistente e di leucocitosi in IV giornata post-drenaggio PC indica che il trattamento è fallito. I pazienti che non rispondono positivamente dovrebbero essere sottoposti nuovamente ad una TC, combinata ad una "schizzatina" di mezzo di contrasto idrosolubile attraverso il drenaggio. A seconda dei rilievi radiologici, il chirurgo – cioè voi – consultandovi con il radiologo, dovrà prendere una decisione: quale sarà il prossimo passo da fare? Un ulteriore drenaggio PC o affrontare l'intervento chirurgico? I pazienti che stanno clinicamente bene, ma in cui persista un elevato *output* di liquido drenato dovrebbero essere studiati con una radiografia della cavità ascessuale (fistolografia) per delinearne le dimensioni residue. Le cavità ascessuali che non collassano di solito tendono a recidivare.

Fallimento del drenaggio PC
Quando "passare" al drenaggio chirurgico?

I pazienti che mostrano un peggioramento dopo il primo tentativo di drenaggio PC devono essere operati rapidamente; un ulteriore ritardo potrebbe causare un disastro.

Nei pazienti stabili che non rispondono al drenaggio PC iniziale, potrebbe essere appropriato fare un secondo tentativo in base alle considerazioni citate nella ◉ Tabella 44.2. L'incapacità di effettuare con successo un secondo drenaggio PC o il suo fallimento clinico, richiedono una procedura *open*.

Trattamento chirurgico degli ascessi intra-addominali

Circa 1/3 degli ascessi intra-addominali non è suscettibile di drenaggio PC e richiede un intervento *open*. Ci sono alcuni dilemmi pratici:

— **Laparotomia esplorativa vs. approccio chirurgico diretto.** Meno di 20 anni fa era frequente effettuare una laparotomia esplorativa "alla cieca" per cercare "da qualche parte" un ascesso, ma oggi un atteggiamento del genere è raramente necessario. Un approccio diretto è, ovviamente, "meno invasivo" poiché risparmia gli spazi peritoneali non interessati ed evita danni intestinali e complicanze della ferita. È quasi sempre possibile adottarlo in caso di ascessi spontanei che risultino ben definiti alla TC. Ma questo è anche il tipo di ascesso che di solito risponde positivamente al drenaggio PC. Attualmente, benché gli ascessi post-operatori siano anatomicamente ben localizzati alla TC, quelli che non rispondono al drenaggio PC sono di solito "complessi" e perciò inadatti ad un approccio diretto (vedi ascesso tra le anse intestinali) o possono richiedere ulteriori procedure per il controllo della "fonte intestinale". I criteri di scelta dell'approccio più corretto sono elencati nella ◉ Tabella 44.3.

— **Approccio diretto: extraperitoneale vs transperitoneale?** Non ci sono differenze significative tra i due approcci per quanto riguarda la mortalità e la morbilità globali; tuttavia, la via transperitoneale si associa ad una incidenza maggiore di lesioni intestinali. È logico suggerire l'utilizzo dell'approccio extraperitoneale ogni qualvolta sia anatomicamente possibile. Gli ascessi subfrenici e sotto-epatici possono essere raggiunti per via extraperitoneale attraverso una incisione sottocostale o – se posteriori – a livello del letto della XII costola. I chirurghi più anziani conoscono bene queste tecniche, che adesso vengono raramente utilizzate, sostituite come sono dal drenaggio PC. Per gli ascessi pericolici, appendicolari e per tutti quelli retroperitoneali, l'approccio migliore è attraverso una incisione lombare. Anche gli ascessi pancreatici, che si manifestano tardivamente (◉Cap. 18), possono essere drenati per via extraperitoneale – attraverso il fianco – ma a volte possono richiedere un approccio bilaterale. Gli ascessi pelvici sono drenati meglio attraverso il retto o la vagina.

— **Drenaggi?** Un classico è il posizionamento al termine dell'intervento di un drenaggio nella cavità ascessuale – con una incisione cutanea lontana dall'incisione principale. Il tipo, la misura ed il numero di drenaggi dipendevano più dalle usanze e dalle preferenze che dalla scienza. In modo analogo, la gestione post-operatoria dei drenaggi prevedeva una serie di scomodi rituali quale l'accorciamento

Tabella 44.3. Laparotomia esplorativa vs drenaggio "diretto" *open* degli ascessi addominali

	Laparotomia esplorativa	Drenaggio "diretto" *open*
Ascesso localizzato alla TC	No	Sì
Fase post-operatoria precoce	Sì	No
Fase post-operatoria tardiva	No	Sì
Ascesso semplice	No	Sì
Ascessi multipli	Sì	No
Ascesso della borsa omentale	Sì	No
Ascesso tra le anse intestinali	Sì	No
Fonte settica non controllata	Sì	No
Subfrenico/sotto-epatico	No	Sì
Ascesso della doccia parieto-colica	No	Sì
Ascesso pelvico	No	Sì

sequenziale dei drenaggi in base a fistolografie ripetute secondo una scadenza temporale per accertare il graduale collasso delle cavità e dei tratti fistolosi. I giovani chirurghi e gli infermieri cambiavano le medicazioni e lavavano i drenaggi sempre in base a rituali locali. La nostra esperienza ci ha insegnato che tutte queste elaborate assurdità dovrebbero appartenere alla storia. Dopo un adeguato drenaggio chirurgico, dopo che la causa dell'infezione è stata controllata, dopo che la cavità ascessuale è stata "riempita" dall'omento o dalle strutture contigue e dopo che è stata effettuata la profilassi antibiotica perioperatoria, non c'è bisogno di posizionare drenaggi. Fidatevi del fatto che la cavità peritoneale potrà affrontare meglio i batteri residui senza che sia presente un corpo estraneo – ovvero il drenaggio. Non ricordiamo quando è stata l'ultima volta che abbiamo dovuto "accorciare" il drenaggio o abbiamo dovuto eseguire una radiografia della cavità ascessuale. Ah, i dolci ricordi dell'innocente gioventù.

Sintesi

Adattate il vostro approccio all'anatomia degli ascessi, alla fisiologia del paziente e alle attrezzature a vostra disposizione. Non rimandate, non dimenticatevi di trattare la causa, non fidatevi troppo degli antibiotici e sbarazzatevi del pus. La sepsi, la risposta infiammatoria sistemica dell'ospite all'ascesso, può essere persistente ed evolvere in una insufficienza d'organo anche dopo che l'ascesso è stato adeguatamente trattato (⊙Cap. 48). Cercate di non arrivare troppo tardi.

> "Nessun tipo di drenaggio è migliore di un utilizzo improprio... Un drenaggio provoca sempre una necrosi dei tessuti con cui viene in contatto ed indebolisce la resistenza dei tessuti agli organismi." (William Stewart Halsted, 1852–1922)

Deiscenze e fistole anastomotiche

MOSHE SCHEIN

"Se c'è una possibilità che varie cose vadano male, quella che potenzialmente potrebbe causare il danno maggiore, sarà l'unica ad andar male." (legge di Murphy, Arthur Bloch).
La deiscenza di qualcun altro è una curiosità, la propria deiscenza è una calamità.

La deiscenza di un'anastomosi intestinale può manifestarsi in due modi:
- Deiscenza evidente – il liquido enterico è visibile, fuoriesce dalla ferita chirurgica o dal drenaggio (se è stato utilizzato).
- Deiscenza sospetta non visibile.

Scenario 1: deiscenza evidente

È il VI giorno post-operatorio in una laparotomia esplorativa eseguita per occlusione del tenue. L'intervento si è svolto senza complicanze a parte due enterotomie accidentali trattate immediatamente con sutura monostrato a punti staccati in Vicryl 3/0. Durante la visita giornaliera il paziente si lamenta: "Guardi dottore, ho il letto pieno di roba verde". Scoprite subito l'addome e vi rendete conto che, dalla ferita, fuoriesce materiale biliare e liquame enterico! Siete sconvolti. In effetti il decorso post-operatorio del paziente non è stato molto regolare: ha avuto febbre, leucocitosi. E adesso questo disastro! Un disastro davvero, poiché ancora oggi circa il 30% dei pazienti con deiscenza dell'anastomosi intestinale va incontro a morte.

Il vostro primo istinto è: "Portiamolo immediatamente in sala operatoria e sistemiamo questo macello". Ma è davvero consigliabile?

La controversia

Non c'è accordo unanime sull'atteggiamento da seguire nel trattamento delle fistole entero-cutanee (che sono poi generalmente dovute a deiscenza anastomotica o a enterotomie accidentali): esistono spazi per il trattamento conservativo? Come è già stato discusso nei capitoli precedenti, ci sono poi ulteriori controversie sul trattamento della perforazione gastrointestinale acuta (traumatica o spontanea che sia) e cioè se sia indicata una esplorazione laparotomica in urgenza nel tentativo di bonificare la causa dell'infezione/contaminazione (⊙ Cap. 12).

Dunque cosa dire di una "raccolta post-operatoria precoce proveniente dall'intestino tenue"? Si tratta di una "semplice perforazione" che richiede un intervento immediato o di una "fistola" da trattare conservativamente? Riteniamo che tale quadro rappresenti una via di mezzo tra i due casi citati sopra e che il paziente debba essere ogni volta preso in considerazione come caso a sé stante.

Il ruolo del trattamento non chirurgico

Con un adeguato supporto post-operatorio e in assenza di ostruzione distale o di perdita della continuità intestinale, più della metà delle deiscenze post-operatorie si richiude spontaneamente entro 6 settimane. Quelle che non si chiudono entro questo arco di tempo richiedono un reintervento in elezione che, se eseguito in pazienti in stato non catabolico, senza SIRS, con una cavità peritoneale non eccessivamente "impegnata", riuscirà a ripristinare la continuità intestinale con un rischio accettabile di complicanze. Quando si decide di eseguire un *trial* sul trattamento non chirurgico, è di fondamentale importanza valutare la presenza o meno di peritonite o di sepsi; una peritonite clinicamente evidente, è un'indicazione ad intervento chirurgico immediato e, se non presente, ogni eventuale manifestazione di SIRS o di sepsi, va studiata con esami TC a strato sottile, ricercando possibili raccolte purulente intraperitoneali da drenare; naturalmente, eventuali ascessi associati devono essere drenati per via percutanea (PC) o in corso di intervento chirurgico (Cap. 44).

Ricordate: vi sono studi clinici non controllati in cui si evidenzia che un terzo dei pazienti con fistole entero-cutanee post-operatorie MUORE – la stragrande maggioranza di questi, per infezioni intra-addominali trascurate.

Il ruolo del trattamento chirurgico

Come appena detto, una peritonite o un ascesso non drenabile per via PC pongono l'indicazione ad una laparotomia. E allora, perché non operare subito tutti questi pazienti? Perché non cedere a quel ronzio tentatore che gira e rigira nel nostro cervello: "Io so da dove viene la perdita; fatemi tornare in quell'addome per risolvere questo problemino con qualche altro punto di sutura"? Perché mettendo qualche altro puntino sulla piccolissima deiscenzina non è possibile risolvere il problema?

La ri-sutura della deiscenza di una sutura intestinale è destinata a fallire

Ovviamente ognuno di noi ricorda il singolo caso in cui con qualche puntino posto a sbarrare ermeticamente una deiscenza intestinale, ha avuto successo, ma l'esperienza collettiva sconsiglia questo tipo di atteggiamento a causa del suo alto tasso d'insuccesso.

Tentativi di riparazione, dopo qualche giorno, in una cavità infetta, sono destinati a fallire miseramente. Riconfezionare poi l'anastomosi in una cavità peritoneale settica è totalmente inutile. Ovviamente, qualora il chirurgo dovesse avere successo questi sarà considerato l'eroe che ha evitato al paziente devastanti complicanze, mutilazioni e una lunga degenza. Qualora, invece, la deiscenza dovesse recidivare, come succede spesso, si produrrà un danno enorme in un paziente per di più già fisiologicamente compromesso (Cap. 48) e sepsi e morte saranno praticamente inevitabili.

Approccio consigliato alle fistole intestinali post-operatorie precoci

Il trattamento conservativo può essere tentato quando:
- Non c'è peritonite clinicamente evidente.
- Alla TAC non risultano ascessi associati e siete sicuri che la deiscenza è "controllata".
- Conoscete, o potete esattamente immaginare, la causa della deiscenza – siete stati voi ad eseguire l'intervento iniziale perciò sapete con ragionevole certezza quale può essere l'origine della deiscenza (anastomosi o enterotomia accidentale).

Un re-intervento immediato deve essere eseguito quando:
- Vi è una peritonite clinicamente evidente.
- È presente un quadro di SIRS/sepsi con possibile od evidente ascesso intra-peritoneale (generalmente, si può sempre tentare prima un drenaggio percutaneo).
- È presente una sindrome compartimentale addominale.
- Qualcuno di cui non vi fidate ha eseguito il primo intervento. Esperienze amare ci hanno insegnato che in quei casi "tutto è possibile" ed è meglio rioperare – non si sa mai quello che può venir fuori.

Cosa fare durante un re-intervento in urgenza?

Ci sono tre aspetti da prendere in considerazione: (1) le condizioni dell'intestino, (2) le condizioni della cavità peritoneale, (3) le condizioni generali del paziente.

Molo raramente un paziente stabile, con compromissione generale lieve, con un quadro clinico iniziale di peritonite, con un intestino – almeno apparentemente – non sofferente, con livelli di albumina non eccessivamente bassi, viene sottoposto ad una resezione del segmento intestinale interessato e riconfezionata l'anastomosi. Questa sequenza di eventi, forse, si potrebbe accettare solo se la deiscenza si manifestasse in I o II giornata post-operatoria (di solito si tratta di un errore tecnico). Un re-intervento immediato, prima che il quadro della malattia diventi sistemico, potrebbe, in fin dei conti, essere il trattamento definitivo, ma, se le condizioni non dovessero essere poi così favorevoli, si deve avere il coraggio di scegliere l'opzione meno eroica, ma certamente, più logica per la vita del paziente: esteriorizzare l'ansa lesa – come se fosse una enterostomia – a qualsiasi livello essa si trovi.

Trattamento conservativo

I principi del trattamento conservativo sono pochi ed elementari.
- **Ripristinare il bilancio idroelettrolitico.** La portata delle fistole deve essere misurata e reintegrata.
- **Proteggere la cute** intorno alla fistola dall'azione corrosiva dei succhi intestinali; ad esempio posizionare una sacca da stomia attorno alla fistola spesso funziona. Altrimenti porre un drenaggio in aspirazione continua all'interno del tramite

fistoloso cutaneo, placche adesive attorno al difetto e uno steridrape a coprire la medicazione (simile al sandwich descritto nel ○ Cap. 46, ma senza rete). Un uso generoso di creme protettive (pasta di Karaya, pasta protettiva all'ossido di zinco), preverrà le complicanze in aree già di per se "difficili". Benché queste lesioni richiedano molta attenzione, risultano quasi sempre gestibili – ma solo se seguirete il paziente da vicino. L'aspetto della parete addominale del vostro paziente portatore di fistola entero-cutanea è il riflesso di voi stessi!

— **Nutrire.** In un primo momento per le fistole gastrointestinali prossimali è necessaria la nutrizione parenterale totale (NPT), fino a che non sarà posizionato un sondino naso-digiunale per nutrizione a valle del tramite fistoloso. Le fistole distali del tenue e del colon si chiudono spontaneamente, a prescindere dal fatto che il paziente sia o meno alimentato per os. Come già puntualizzato nel ○ Cap. 41, utilizzare la superficie di assorbimento intestinale – quando possibile – è sempre l'opzione migliore. Nelle fistole "alte" è il più delle volte possibile e vantaggioso per il paziente raccogliere il liquido enterico fuoriuscito e reinfonderlo, insieme al liquido di nutrizione enterale, attraverso un sondino naso-digiunale la cui estremità distale è posta oltre il tramite fistoloso.

— **Delineare l'anatomia.** Meglio con una fistolografia con m.d.c. idrosolubile, iniettato attraverso il tramite fistoloso. Questo ci consente di documentare il livello del difetto intestinale, l'assenza di ostruzione distale e la eventuale perdita di continuità del TGI – questi sono in fin dei conti i prerequisiti essenziali per un efficace trattamento conservativo del paziente.

— **Escludere e trattare l'infezione.** Ne abbiamo già fatto menzione sopra ma, mai come in questo caso, "repetita iuvant": se il vostro paziente, complicatosi con fistola intestinale, muore, è perché non siete stati abbastanza tenaci nel seguire i nostri consigli!

Piccoli stratagemmi

La quantità di liquido enterico che inizialmente esce dal tramite fistoloso, ha una importanza relativa sulle implicazioni prognostiche. Di fatti, una fistola che drena 1000 ml/die, nel corso della prima settimana, ha la stessa possibilità di chiudersi spontaneamente di una fistola che drena 500 ml/die. Diminuire il volume, mettendo il paziente a digiuno totale o somministrando un analogo della somatostatina, è forse esteticamente corretto, ma, funzionalmente, non ci sono prove che questo apporti dei miglioramenti.

In pazienti con un tratto fistoloso ben definito (e lungo) (che si sviluppa in circa 15 giorni) è possibile favorire la risoluzione della fistola ostruendone l'orifizio. Molti metodi "innovativi" si sono dimostrati efficaci (di solito in piccole serie di pazienti): dall'iniezione con colla di fibrina inserita nella profondità del tramite attraverso un endoscopio, all'otturazione dell'orifizio con una gomma da masticare (preferibilmente masticata dal paziente e non da voi...).

Fistole associate a grossi difetti della parete addominale

Non di rado, il risultato finale di una deiscenza anastomotica e di un re-intervento è la formazione di un difetto della parete addominale alla cui base sono presen-

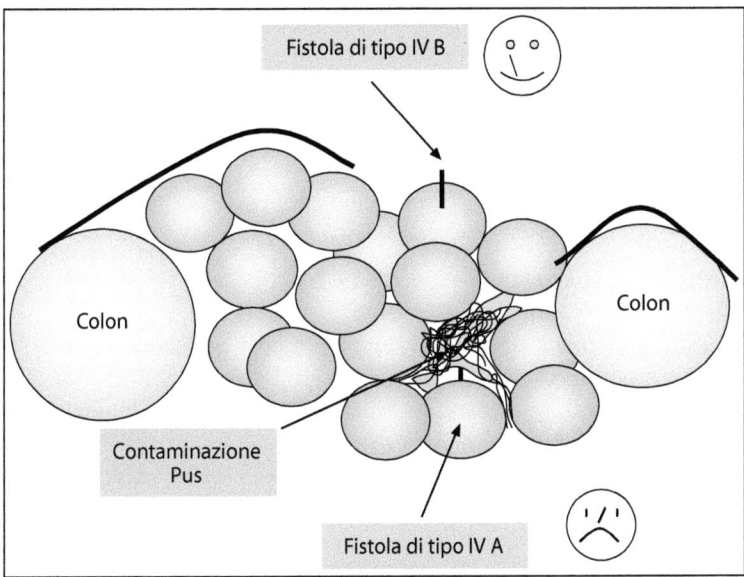

Fig. 45.1. Fistola di tipo IV A vs fistola di tipo IV B

ti numerose fistole enterocutanee. **Questo tipo di fistola è classificata come fistola complessa o di tipo IV; essa è una vera e propria catastrofe in quanto si associa ad un alto tasso di mortalità.** [Secondo la nostra classificazione (Schein M (1991) Decker GAG. Postoperative external alimentary tract fistulas Am J Surg 161: 435–438) sono di tipo A le fistole del TGI prossimale, di tipo B le fistole ileali e di tipo C le fistole del colon]. La distanza dello sbocco della fistola intestinale dalla superficie del difetto e lo stato della cavità peritoneale influiscono sul trattamento di questa condizione.

Risulta utile distinguere tra (●Fig. 45.1):

– **Fistole di tipo IV A.** Quando la fistola si localizza nella profondità del difetto addominale infetto, il contatto prolungato di estese superfici peritoneali con il liquido gastroenterico determina l'assorbimento di tossine che perpetuano la LIRS, la SIRS e la MOF. In questi casi è necessario eseguire un re-intervento per esteriorizzare o fare una diversione della deiscenza intestinale, allontanandola dal difetto della parete. Non vi sono alternative, altrimenti il paziente è spacciato: più della metà dei pazienti con questo tipo di fistola post-operatoria, è destinata a morire!

– **Fistole di tipo IV B.** Sono fistole "esposte", aperte in prossimità della superficie del difetto. Sono anche dette "gemme" poiché sono il risultato di un danno intestinale esposto alla base del difetto parietale. Dato che la cavità peritoneale generalmente è pulita e sigillata dai contenuti intestinali, in questo caso è indicato un approccio attendistico dato che sarebbe rischioso tentare un intervento chirurgico precoce di ricostruzione intestinale nella fase di risoluzione di una grave flogosi peritoneale. Una regola semplice da tenere sempre presente è che lo stato del difetto della parete addominale riflette lo stato della cavità peritoneale. Un difetto di parete ormai ridotto e fistole che hanno l'apparenza di stomie chirurgiche indicano la possibilità di eseguire, con una certa sicurezza, un intervento in elezione (●Cap. 46).

- Nota: una fistola "a gemma esposta" può essere tenuta temporaneamente sotto controllo utilizzando la seguente tecnica chirurgica: si delimita lo strato mucoso e sottomucoso dell'intestino protrudente danneggiato e si sutura con monofilamento di piccolo calibro. Successivamente si copre la sutura intestinale appena eseguita ed il circostante difetto della parete addominale, con un innesto cutaneo a spessore sottile. Con questo tipo di intervento potreste avere il 50% di possibilità di successo.

Scenario 2: sospetta deiscenza non visibile

La vostra paziente è adesso in VII giornata post-operatoria dopo un'emicolectomia destra per un carcinoma del cieco, senza che si siano verificate complicanze. È stata dimessa, si alimenta normalmente, quando un dolore in regione addominale destra e vomito la colgono all'improvviso. La paziente ritorna al pronto soccorso. Ha febbre, dolore alla palpazione profonda localizzato in fossa iliaca destra, dove sembra apprezzarsi in profondità, una massa; una Rx diretta addome mostra segni di ileo o di sub occlusione intestinale (⊙Cap. 43) è presente inoltre una leucocitosi con neutrofilia. Sospettate perciò una deiscenza anastomotica.

Da un punto di vista clinico, ci sono tre tipi di "perdita anastomotica invisibile":
- **Perdita libera:** l'anastomosi non ha tenuto e la perdita non è delimitata dalle strutture circostanti. Il paziente ha un "brutto" aspetto e mostra i segni di una peritonite diffusa. Occorre eseguire immediatamente una laparotomia esplorativa.
- **Perdita delimitata:** la perdita è parzialmente delimitata da aderenze peri-anastomotiche omentali e dagli organi adiacenti. Il quadro clinico addominale è localizzato: un ascesso perianastomotico rappresenta l'evoluzione naturale del quadro.
- **Filtrazione:** è una "piccola" perdita anastomotica – di solito si verifica tardivamente dopo l'intervento, quando l'anastomosi è già cicatrizzata. Le manifestazioni addominali sono localizzate e il paziente non è in "stato tossico". Una filtrazione è, effettivamente, una "peri-anastomosite" – un flemmone cioè infiammatorio che circonda l'anastomosi. Di solito non si associa ad un ascesso con pus drenabile.

In assenza di una peritonite diffusa si dovrebbe documentare e stadiare la deiscenza. Le anastomosi coliche sono visualizzate meglio con un clisma con Gastrografin. Per anastomosi del tratto gastrointestinale superiore o del tenue somministrate il Gastrografin per os. Agli esami con m.d.c., di solito associamo anche una TC – per evidenziare eventuali ascessi o mezzo di contrasto libero in cavità addominale. Esistono varie possibilità:
- Presenza di m.d.c. libero in cavità peritoneale (una quantità cospicua di mezzo di contrasto e di liquido alla TC). È necessario eseguire un reintervento. Abbiamo già discusso cosa fare: meglio demolire l'anastomosi.
- Presenza di perdita localizzata delimitata (una raccolta localizzata o ascesso alla TC). Il resto della cavità peritoneale è "asciutto". Inizialmente instaurare una terapia antibiotica e drenare per via percutanea (⊙Cap. 44).

— Nessuna perdita all'esame radiologico con m.d.c. (flemmone perianastomotico alla TC). Si tratta in realtà di una filtrazione o "perianastomosite"; di solito si risolve dopo qualche giorno di terapia antibiotica.

È da notare che una piccola filtrazione o una perdita ben delimitata, possono associarsi ad una ostruzione dell'anastomosi – esito dell'infiammazione locale. Questa ostruzione di solito si risolve spontaneamente (in 7 giorni o giù di lì) dopo che il pus è stato drenato e la flogosi si è ridotta (● Cap. 43).

Conclusioni

Abbiamo cercato fino ad ora di convincervi che una deiscenza anastomotica non è una patologia ben definita ma un insieme di condizioni morbose che richiede un approccio "su misura". Per tenere a bada la morbilità, è necessario modulare il trattamento in base al tipo di deiscenza, alla sua gravità e alle condizioni del paziente. E soprattutto ricordatevi che il liquido enterico ed il pus, non drenati dalla cavità intra-peritoneale, sono degli **assassini** – spesso silenti.

> Tendiamo a ricordare meglio quei pazienti che abbiamo quasi ucciso; non dimentichiamo mai quelli che siamo riusciti ad uccidere.
> Un buon chirurgo è quello che opera bene; un ottimo chirurgo è quello che sa trattare le proprie complicanze.

Re-laparotomia e laparostomia nelle infezioni addominali

MOSHE SCHEIN • ROGER SAADIA • DANNY ROSIN

"Quand'è che un chirurgo (non un novellino, ma uno esperto) è nervoso? Non durante l'intervento chirurgico. Di solito il nervosismo inizia dopo l'operazione, quando per qualche ragione la temperatura del paziente si rifiuta di scendere o lo stomaco rimane disteso e si può intervenire non con il bisturi, ma soltanto con la mente, per vedere cosa è successo, per tentare di capire e rimettere a posto le cose. Quando il tempo fugge, dovete acchiapparlo per la coda." (Alexander Solzhenitsyn)

Vi ricordate quando nel ◐ Cap. 12 abbiamo parlato dei principi del trattamento delle infezioni intra-addominali (IIA)? Vi abbiamo detto che in certi pazienti, per aumentare la sopravvivenza, è indicato ripetere il "damage control" ed il "controllo della *causa*"; alcuni pazienti richiedono una re-laparotomia. In questo capitolo parleremo più dettagliatamente dei re-interventi. Lasciare aperto l'addome (laparostomia) è una valida alternativa ad una re-laparotomia e pertanto tratteremo anche questa opzione (nella seconda parte). Alla fine del capitolo, presenteremo anche un "*commento invitato*" sulla ri-esplorazione laparoscopica addominale dopo chirurgia open.

Re-laparotomia

MOSHE SCHEIN • ROGER SAADIA

Definizioni

Prima di proseguire desideriamo ripetere alcune importanti definizioni.

Re-laparotomia "a richiesta" (*à la demande*) vs. "programmata"

- **"A richiesta"**: quando, come conseguenza di una laparotomia, compare una complicanza intra-addominale che costringe il chirurgo a ri-operare.
- **"Programmata"** (o in elezione): quando, dopo una prima laparotomia, il chirurgo pianifica comunque di re-intervenire, di solito entro 1–3 giorni, indipendentemente dal decorso post-operatorio immediato del paziente.

Entrambi questi tipi di approccio hanno un ruolo importante nella gestione del paziente dopo una laparotomia, ma si applicano in contesti clinici differenti.

Re-laparotomia "a richiesta"

L'improvvisa inattesa comparsa di una IIA dopo una laparotomia, pone l'indicazione ad un re-intervento. Le due complicanze post-operatorie che possono richiedere una "nuova occhiatina" sono la *peritonite diffusa* e *l'ascesso intra-addominale*. La deiscenza di una sutura o di una anastomosi del tratto gastro-intestinale può manifestarsi con una fistola esterna senza contaminazione peritoneale o con una peritonite diffusa o localizzata (ad esempio, ascessi). Si manifesta di solito tra la V e l'VIII giornata post-operatoria, ma può verificarsi anche prima o successivamente (vedi ●Capp. 44 e 45).

Peritonite post-operatoria

Una peritonite che complica una laparotomia è definita *"peritonite post-operatoria"*. Si tratta di uno dei tipi più letali di peritonite, vanno incontro a morte da un terzo fino a circa la metà dei pazienti, per le seguenti due ragioni:

— la diagnosi è spesso tardiva poiché la sintomatologia addominale (distensione, dolorabilità) è inizialmente mascherata da una sintomatologia simile a quella di un addome post-chirurgico.

— si verifica nel decorso post-operatorio quando il paziente è catabolico, già affetto da SIRS (sindrome da risposta infiammatoria sistemica) ed è immunodepresso da CARS (sindrome da risposta antinfiammatoria compensatoria; ●Cap. 48).

Possono esserci diversi tipi di presentazione clinica:

— *Peritonite generalizzata o diffusa*. L'esame obiettivo clinico addominale è sproporzionato rispetto al normale decorso post-operatorio (dolore addominale importante e dolore alla palpazione superficiale e profonda dell'addome, ileo massivo o prolungato). Possono associarsi anche manifestazioni sistemiche (febbre, leucocitosi), insolite in un normale decorso post-operatorio. A volte è più facile fare diagnosi per la presenza anche di fistole entero-cutanee (●Cap. 45), infezione profonda della ferita chirurgica (●Cap. 49) o deiscenza della sutura della parete addominale (●Cap. 47).

— *Disfunzione d'organo (insufficienza renale o ARDS incipiente – sindrome da distress respiratorio acuto – che si manifestano con polmonite o atelettasia)*; non di rado un chirurgo sprovveduto si rivolge a colleghi specialisti (nefrologi, pneumologi, infettivologi o rianimatori-intesivisti). Naturalmente, un'insufficienza renale o una polmonite possono tranquillamente verificarsi nel decorso post-operatorio per tutta una serie di motivi non correlabili a complicanze intra-addominali, ma una infezione intra-addominale persistente o recidivante può, in un primo tempo, manifestarsi come una disfunzione d'organo isolata per poi evolvere in una disfunzione multiorgano (MOF). È di fondamentale importanza, all'inizio, saper trovare una correlazione tra una IIA ed una disfunzione d'organo (⊙Cap. 48) e, in seguito, avere l'umiltà necessaria per prendere in considerazione l'eventualità di una tale complicanza (⊙Cap. 40). Si fa diagnosi dopo un'attenta valutazione clinica addominale e, di solito, con un supporto radiologico (soprattutto TC).

— *Terapia intensiva.* La possibilità che si sviluppi una IIA aumenta con la necessità di una prolungata ventilazione assistita o con il progressivo aggravamento di una disfunzione multiorgano, in pazienti critici sottoposti ad intervento chirurgico – ad esempio per un trauma importante o per chirurgia addominale maggiore. Gli anestesisti-rianimatori, come al solito, scaricano subito la colpa di tutti i mali all'addome ed impazientemente, quasi ossessivamente, chiamano più e più volte il chirurgo a "consulenza", spronandolo insistentemente ad effettuare una nuova laparotomia. Ma, in realtà, come si fa a valutare clinicamente un addome se il paziente è ventilato e curarizzato? Pertanto è un vero dilemma distinguere fra un paziente con un focolaio settico addominale ed uno affetto da SIRS, senza alcuna infezione (⊙Cap. 48) o con un'infezione localizzata ad un altro distretto. In queste circostanze i radiologi contano molto sull'utilità della TC ma, sfortunatamente, non nei *primi 5–7 giorni post-operatori*. Di fatti, dopo una laparotomia, i piani tissutali sono alterati e gli spazi virtuali possono contenere liquidi; ora, neanche il radiologo più esperto potrà dirvi se il liquido è ematico, sieroso, se si tratta di secrezioni intestinali o di pus. Inoltre, trasportare un paziente critico, completamente monitorato, fino giù, in radiologia, non è una procedura esente da rischi. Pertanto è decisamente difficile decidere di ri-operare un paziente entro la I settimana dall'intervento ed è necessaria una buona collaborazione tra anestesisti-rianimatori, radiologi e chirurghi.

— *Ascesso intra-addominale* (vedi ⊙Cap. 44).

Ricordatevi: la diagnosi delle complicanze settiche intra-addominali post-operatorie, è estremamente difficile. Ignorarle è una colpa capitale! I chirurghi odiano ammettere i propri errori e rendere conto del proprio operato. Guardatevi intorno e pensate alle vostre passate esperienze: quante volte avete visto pazienti "spegnersi" ed attribuire la colpa ad una "brutta polmonite"? Se venisse fatta di routine una autopsia a tutti i vostri pazienti deceduti nel post-operatorio, trovereste sicuramente complicanze intra-addominali (che voi ignoravate) in circa la metà dei casi. Stampatevi bene in mente questa massima:

"Cerca la polmonite dentro l'addome."

> Come ha detto Mark M. Ravitch: "L'ultima persona a vedere la necessità di un reintervento è colui che ha effettuato l'intervento".

Re-laparotomia programmata (in elezione)

> Una re-laparotomia negativa è sicuramente meglio di un riscontro autoptico positivo, ma di certo non è una procedura innocua.

La *pianificazione di una re-laparotomia* avviene durante o subito dopo il primo intervento per peritonite, quando il chirurgo decide di ri-operare comunque entro i primi 3 giorni senza tenere conto del decorso post-operatorio del paziente. Questa decisione è stata pianificata sin dall'inizio. L'ischemia intestinale (◉ Cap. 23) è stata probabilmente la prima circostanza nella storia della chirurgia in cui è stato consigliato di eseguire una re-laparotomia differita e programmata. Nel contesto di un'infezione intra-addominale, la "scusa" per dare una nuova occhiata è data dal fatto che il focolaio settico deve essere controllato meglio e che è necessario ripetere nuovamente una toilette peritoneale per prevenire il ri-accumulo di raccolte liquide contaminate. Tutto per impedire o diminuire l'entità di una SIRS e di una insufficienza d'organo associata.

Indicazioni per una re-laparotomia programmata

Le indicazioni ad una re-laparotomia programmata sono poco definite e prevalentemente empiriche. Decidiamo di ri-esplorare il paziente nel corso della I settimana post-operatoria, quando la specificità della TC addome è molto bassa e quindi un drenaggio TC-guidato per via percutanea o *open* non sarebbe comunque un'opzione valida.

— Nella nostra esperienza l'indicazione migliore è quando **non siamo in grado di tenere sotto controllo il focolaio settico** durante l'intervento iniziale. Un classico esempio è costituito da una necrosi pancreatica infetta dopo una pancreatite necrotizzante (◉ Cap. 18). Un altro esempio è una deiscenza anastomotica intestinale, che non può essere riparata ed esteriorizzata in sicurezza – scenario peraltro comunemente associato a una peritonite post-operatoria.

— La necessità di **ri-sbrigliare e ri-drenare un processo settico non ben localizzato e di difficile trattamento**: ad esempio una fascite retroperitoneale diffusa, causata da una perforazione retroperitoneale del duodeno o del colon.

— Una **peritonite stercoracea diffusa** è, per noi, una indicazione relativa, dato che per una estesa contaminazione fecale è necessario comunque eseguire una ulteriore laparotomia per ottenere una adeguata toilette peritoneale.

— L'instabilità emodinamica del paziente durante l'intervento iniziale può, a volte, costringere ad eseguire una procedura abbreviata di "**damage control**" ed è perciò imperativo programmare una successiva re-laparotomia per completare il controllo del focolaio settico e la toilette peritoneale. Ovviamente, se lasciamo un *pack* emostatico in addome è necessario riaprire per rimuoverlo.

— Il dott. Dietmar Wittman – che associa in maniera quasi ossessiva una laparotomia programmata ad una laparostomia, chiamando questa sequenza STAR (*staged abdominal repair*) – sostiene che il reintervento gli consente di "tenere sotto controllo" le anastomosi ad alto rischio mentre "in passato sarebbe stata necessaria una colostomia". Noi non ne siamo convinti.

Come eseguire una re-laparotomia

Il consiglio più prezioso per un chirurgo che si appresti a rientrare in una cavità addominale recentemente esplorata è quello di essere molto delicato! La superficie del peritoneo, così come quella intestinale, è edematosa, friabile e vascolarizzata. La ri-esplorazione addominale è un tipo di intervento chirurgico in cui il detto *"primum non nocere"* ha un particolare significato. Evitate di lacerare l'intestino, non causate emorragie – tali errori potrebbero uccidere il vostro paziente, già peraltro compromesso.

Un'altra dritta importante: sappiate come muovervi. L'ideale sarebbe che il chirurgo che ha eseguito il primo intervento esegua anche il re-intervento, o almeno faccia parte dell'equipe operatoria. Pensate ad un addome post-operatorio settico come ad una fitta giungla: se ci siete già stati, sarà più facile ritornarvi.

Ad esempio, vi ricorderete che il colon era "adeso" proprio all'estremità caudale dell'incisione; il vostro collega, che non ha mai messo piede in quella giungla, entrerà subito nel lume del colon con conseguenze disastrose.

Una re-laparotomia ha come obiettivo quello di permettere il drenaggio di tutte le raccolte infette e di controllare, se necessario, le fonti persistenti di contaminazione. Quanto debba essere estesa l'esplorazione dipende dai singoli casi. A volte tra un'ansa e l'altra sono presenti diversi ascessi da drenare e perciò è necessario "smatassare" l'intero intestino, in altri casi, soprattutto quando l'addome è "congelato", è sufficiente esplorare gli spazi intorno all'intestino compattato (spazi subfrenici, docce parieto-coliche e pelvi). La decisione su quando interrompere l'esplorazione è importante poiché più l'esplorazione è ampia e più mettiamo in pericolo le strutture adiacenti. E – come abbiamo già più volte ripetuto – ad una maggiore manipolazione, corrisponde una SIRS più estesa. L'"estensione" dell'intervento pertanto dipende dal fatto se questo è "mirato" o "empirico" e dal suo *timing*.

Ri-esplorazione mirata vs empirica

Una ri-esplorazione "mirata" implica che sapete già dove andare e cosa fare. La TC ha mostrato una raccolta sotto-epatica, mentre il resto dell'addome è "pulito": potete andare subito nel punto che vi interessa, evitando a tutto il resto dell'addome il contatto potenzialmente pericoloso delle vostre mani e degli strumenti chirurgici. Una ri-esplorazione "empirica" è, invece, un intervento alla cieca; infatti non sapete esattamente dov'è il problema (ad esempio la TC addome ha mostrato la presenza di liquido libero ovunque), perciò è necessario eseguire una esplorazione chirurgica completa.

Il timing di una ri-esplorazione

Quando ri-esplorate un addome dopo 24–72 ore dall'intervento iniziale, le aderenze tra i visceri e la superficie peritoneale sono facilmente separabili; potete accedere ad ogni spazio con una dissezione atraumatica. In questo stadio è possibile eseguire un'esplorazione totale della cavità addominale. Tuttavia, con il trascorrere del tempo, le strutture intra-addominali iniziano ad aderire tra di loro, cementate da aderenze massive, vascolarizzate, difficili da separare. È ovvio che è pericoloso ri-operare dopo un arco di tempo che va da 1 a 4 settimane dal primo intervento – almeno fino alla maturazione delle aderenze, che non avverrà prima di qualche settimana. Di conseguenza, durante una ri-esplorazione precoce, è possibile separare tutte le anse intestinali liberando le raccolte tra di esse. Nei reinterventi tardivi reperterete invece una **massa centrale compatta costituita dalle anse del tenue.** Lasciatela stare! La dissezione delle singole anse, in questo stadio, è pericolosa e controproducente; le raccolte significative di liquido si trovano alla periferia – **sopra** (sotto il diaframma ed il fegato), **sotto** (nella pelvi) e **ai lati** (nelle docce parieto-coliche).

Durante una ri-esplorazione è raro dover eseguire una dissezione con strumenti taglienti. Le dita sono il migliore strumento di dissezione. Ricordatevi – dove i piani tessutali sono normali e non lasciano facilmente passare le vostre dita, che si muovono attuando quella tanto utile "dissezione pizzicata", non troverete nulla. **Dunque seguite le vostre dita-dissecanti che vi guideranno alla raccolta purulenta.**

Deiscenza intestinale

Le suture e le anastomosi intestinali deiscenti devono essere de-funzionalizzate, preferibilmente confezionando una stomia o, se non è possibile, inserendo un tubo di drenaggio. Suturare di nuovo un'anastomosi intestinale deiscente in una cavità peritoneale infetta è un trattamento destinato a fallire ed è inoltre associato ad una elevata mortalità. Per ulteriori dettagli si veda il ◉Cap. 45.

Drenaggi

L'uso di drenaggi intraperitoneali è, in queste circostanze, controverso. Di sicuro non sono necessari se programmiamo reinterventi a breve termine. Il posizionamento di un drenaggio nel corso dell'ultima laparotomia è un'altra questione. Devono essere valutati i vantaggi considerando inoltre che, dopo un recente reintervento, i visceri sono estremamente friabili e quindi a rischio di essere lesionati (◉Cap. 40).

Quando fermarsi?

Come in molte circostanze della vita quotidiana, il troppo stroppia e troppe re-laparotomie programmate sono dannose. Quand'è che dobbiamo fermarci? Nella pianificazione delle re-laparotomie programmate, la decisione di interrompere l'esplorazione deve basarsi sul riscontro di una cavità addominale macroscopicamente pulita e sull'evidenza che le cause dell'infezione sono state definitivamente isolate. Se l'origine dell'infezione è o non è sotto controllo, risulta facilmente evidente ma, valutare se una cavità peritoneale è "pulita", richiede esperienza e buon senso. Pertanto, non mandate in sala operatoria, da soli, il vostro collaboratore più giovane o il vostro specializzando più vecchio.

> "Dilemma frequente: porto fuori a cena mia moglie o porto di nuovo in sala operatoria il paziente?"

Quando la peritonite persiste, nonostante un adeguato controllo del focolaio settico e ripetute esplorazioni, pensate alla possibilità di una peritonite terziaria (◉ Cap. 48).

Sono utili le re-laparotomie programmate?

Allora qual è il verdetto? Ripetute esplorazioni risolvono, prevengono o possono aggravare una SIRS e la MOF? Il rapporto rischi/benefici è buono? Ripetiamo qui quello che abbiamo appena detto: ma eravate stati avvertiti che questo libro sarebbe stato ripetitivo! Eravate stati avvertiti che questo libro sarebbe stato ripetitivo!

Qualsiasi manovra chirurgica che elimini il focolaio della contaminazione/infezione e/o che favorisca l'evacuazione degli agenti contaminanti e del pus è di beneficio al paziente; questo è l'assioma. Il problema è che una re-laparotomia programmata è un'arma a doppio taglio: controlla il focolaio dell'infezione, ma danneggia il paziente. Aderire strettamente ad una politica di re-laparotomie pianificate è davvero eccessivo. Se operiamo fino a che l'addome non è pulito come uno specchio, parlando in termini retrospettivi, possiamo affermare che l'ultima esplorazione è stata inutile. Tenendo conto dell'alta morbilità associata a re-laparotomie multiple, riteniamo che a lungo andare sia meglio adottare una politica meno aggressiva, con drenaggi post-operatori TC-guidati per via percutanea "à la demande" o laparotomie "à la demande" TC-guidate: in questo modo arriviamo direttamente nell'area di interesse chirurgico, risparmiando alla cavità addominale e al paziente il trauma di una esplorazione alla cieca.

Tuttavia, la TC addome non è accurata durante la I settimana post-operatoria; durante i primi 7 giorni dall'intervento, prima che il processo settico si localizzi, potrebbe rivelarsi necessario eseguire una re-laparotomia programmata. In questa occasione una o due ri-esplorazioni potrebbero rivelarsi utili per controllare meglio il focolaio settico ed eliminare una contaminazione estesa. Riteniamo che, in una fase successiva, sia opportuno agire "à la demande" basandoci sulle condizioni generali del paziente, sui reperti dell'esame obiettivo (quando l'addome è stato lasciato aperto [vedi sotto], è facile inserire una mano in una delle docce parieto-coliche e con la massima delicatezza eseguire una esplorazione) e sulle immagini TC.

Riteniamo che non otterremo mai dei dati obiettivi per risolvere questa controversia. Cerchiamo invece di agire razionalmente e di usare il buon senso.

Laparostomia

MOSHE SCHEIN • ROGER SAADIA

Il parigino P. Fagniez ha coniato il termine laparostomia, per indicare quando "l'addome di un paziente viene lasciato aperto". Il trattamento *open* di un addome infetto è stato istituito in quanto si riteneva che la cavità peritoneale potesse essere trattata come una cavità ascessuale. Presto divenne chiaro che, anche lasciando la cavità addominale aperta, a volte era necessario eseguire una ri-esplorazione completa per cercare tasche infette profonde. La *laparostomia* è diventata una procedura *aggiuntiva* alla re-laparotomia: se è necessario ri-esplorare l'addome entro 48 ore, perché chiuderlo?

Inoltre il concetto che in una peritonite e nel suo trattamento chirurgico spesso compaia un aumento della pressione intra-addominale (IAP) è emerso, in maniera sporadica, solo alla fine del XX secolo. Comunque sia, solo recentemente si è accettato il concetto che la prevenzione o il trattamento della ipertensione intra-addominale si ottiene tramite una laparostomia. I vantaggi potenziali di una laparostomia sono enormi: si evita che la sutura addominale mediana macerata vada in necrosi dopo essere stata ripetutamente chiusa sotto tensione sopra un intestino edematoso e disteso, ottenendo così una migliore escursione diaframmatica e prevenendo una sindrome compartimentale addominale (ACS) con le sue disastrose conseguenze sulla funzionalità renale, respiratoria e emodinamica (◉ Cap. 36).

Indicazioni

Per ragionare in termini pratici dovete pensare che la laparostomia è indicata nei casi in cui non si può o non si dovrebbe chiudere l'addome (◉ Fig. 46.1).

Addome che non può essere chiuso:
- Dopo una massiva perdita di tessuto della parete addominale per trauma o sbrigliamento di una fascite necrotizzante.
- Edema viscerale o retroperitoneale dopo un trauma importante, una terapia rianimatoria intensiva o un intervento di chirurgia maggiore (ad esempio per rottura di un aneurisma aortico).
- Cattive condizioni della fascia dopo laparotomie multiple.

Addome che non dovrebbe essere chiuso:
- Reintervento pianificato a distanza di 1 o 2 giorni – perché sprangare il cancello da cui dover ripassare a breve?
- La chiusura è possibile ma solo con eccessiva tensione, compromettendo la fascia e determinando una ipertensione intra-addominale (IAHT).

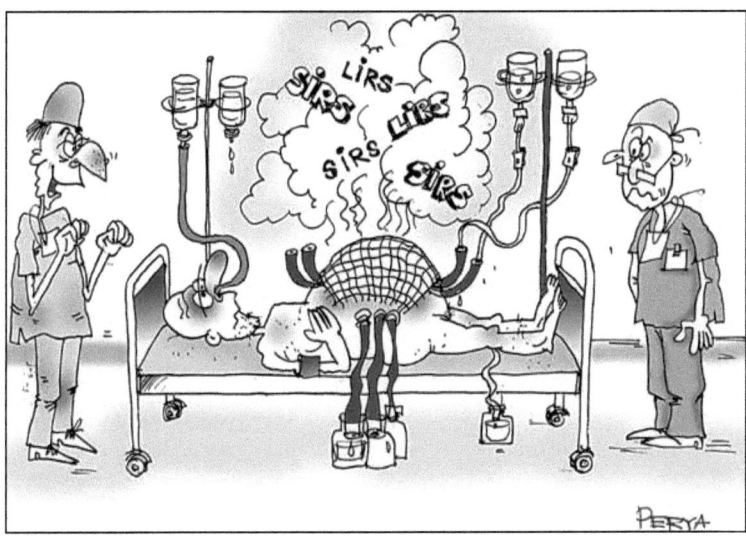

Fig. 46.1. "Te l'avevo detto che una laparostomia lo avrebbe fatto stare meglio: fa uscire la SIRS..."

Considerazioni tecniche sulla laparostomia

OK, avete deciso di non chiudere l'addome; cosa fare adesso? Coprire i visceri esposti con garze laparotomiche umide è una opzione praticata da generazioni ma è sconsigliabile: l'intestino – se non è compattato – può eviscerarsi; non è nemmeno igienico e diventa difficile tenere il paziente e il suo letto asciutti e puliti. Inoltre si associa ad un rischio elevato di formazione di fistole intestinali spontanee "esposte" (❯ Cap. 45). Un intestino friabile e dilatato non regge bene il trauma dovuto all'esposizione e alle ripetute medicazioni e può andare incontro a lacerazioni. È perciò arci-consigliato utilizzare – per coprire una laparotomia – dispositivi per chiusura addominale temporanea (TAC).

Il vostro maestro/guru locale ha sicuramente una propria modalità preferita di TAC: la "*Bogotà bag*" ovvero una grossa sacca sterile da irrigazione, una "sacca intestinale" trasparente, una rete sintetica (riassorbibile o no) o materiale tipo velcro che può essere legato tipo scarpa da tennis (*Wittmann patch*). Conosciamo anche un tizio in Sud America che utilizza calze di nylon usate.

In effetti, qualunque sia il metodo utilizzato, non ha importanza, ma è necessario ricordarsi di:
– Cercare di applicarlo sopra l'omento, se disponibile.
– Suturare il dispositivo TAC sui margini liberi della fascia. Limitarsi a posizionarlo "in cima" potrebbe determinare un enorme difetto della parete addominale poiché i margini fasciali tenderebbero a ritrarsi lateralmente (è per questo motivo che il difetto parietale dovuto a una laparostomia **trasversale** è mino-

re). Maggiore è il difetto e più problematico sarà ricostruire la parete successivamente.

— Utilizzare un dispositivo TAC permeabile (ad es. una rete) invece di uno impermeabile (ad es. la *Bogotà bag*) ha il vantaggio di consentire ai liquidi infetti di fluire liberamente fuori dalla cavità peritoneale.

— Cercare di adeguare la tensione del dispositivo TAC alla pressione intra-addominale (⊙ Cap. 36).

— In caso di reintervento pianificato entro 1 o 2 giorni è indifferente quale tipo di dispositivo TAC si utilizzi – poiché può essere sostituito al termine della successiva laparotomia. Nel caso non fossero previsti re-interventi è invece fondamentale scegliere il tipo di dispositivo; raccomandiamo una **rete sintetica riassorbibile** (vedi sopra).

— Riaccedere in cavità addominale attraverso il dispositivo TAC è semplice: lo si seziona nel mezzo e con un dito si separano delicatamente le eventuali aderenze formatesi tra omento, visceri e il dispositivo. Al termine del re-intervento ri-suturare il dispositivo TAC con sutura in continua. È possibile utilizzare delle zip: agli infermieri piace molto.

La tecnica "sandwich"

La nostra metodica preferita per la TAC è la "tecnica sandwich". Una rete sintetica, permeabile e riassorbibile viene suturata sui piani fasciali. Due drenaggi tubulari sono posizionati ai lati del difetto parietale – sopra la rete, estratti attraverso la cute e collegati ad aspirazione continua – per raccogliere i fluidi addominali. Uno strato di adesivo da stomie è applicato ai bordi della cute sana, intorno al difetto, e un foglio adesivo trasparente (*Steridrape* od *Opsite*) è posizionato a coprire l'intero addome. I vantaggi di questa metodica sono che i visceri sono protetti, i fluidi prodotti possono essere misurati, il paziente è pulito e asciutto e l'assistenza infermieristica è minore (⊙ Fig. 46.2).

Come terminare la laparostomia

Come gestire il difetto addominale quando non sussiste più la necessità di una laparostomia?

— Se per la TAC è stato usato materiale non riassorbibile, questo deve essere rimosso. Lasciare un frammento di rete di Marlex all'interno del difetto determinerebbe un disastro cronico, con recessi settici e fistole intestinali.

— A volte, quando il difetto è piccolo, è possibile chiuderlo completamente. Se i due bordi di cute sana riescono ad avvicinarsi senza tensione, lasciate stare la fascia e chiudete la cute sopra il difetto: praticare delle incisioni laterali "per lo scarico della tensione" può a volte servire ad accostare i due lembi. Il laparocele che sicuramente si formerà è per il momento trascurabile. Tuttavia, nella

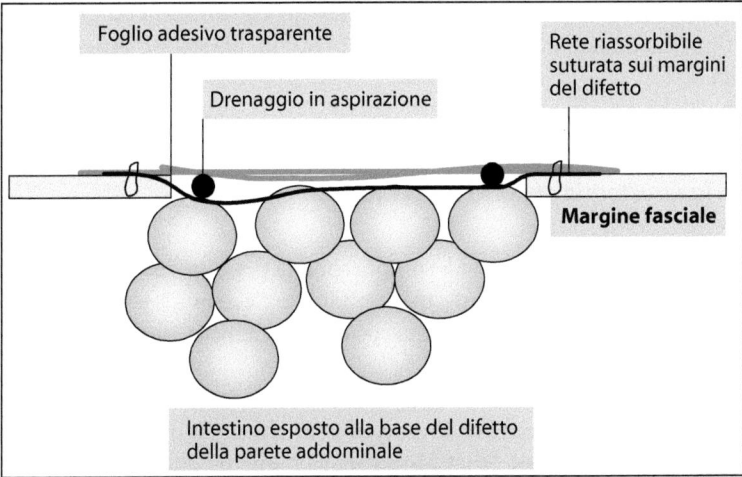

Fig. 46.2. La tecnica "sandwich" nella laparostomia

maggior parte dei pazienti, dopo re-laparotomie multiple e dopo laparostomia, il difetto è troppo grande per permettere una chiusura immediata della fascia o della cute. In questi casi, l'opzione più sicura è quella di far granulare il difetto sotto e sopra la rete riassorbibile. In 1 o 2 settimane dopo l'ultima laparotomia, quando l'omento e i visceri sono ricoperti da uno strato sano di tessuto di granulazione ed il paziente è in via di guarigione, si potrà procedere all'applicazione di innesti cutanei a spessore variabile sul tessuto di granulazione. Il laparocele che ne risulta ha di solito un collo ampio e, a parte i risultati estetici, è ben tollerato. Se necessario potrà essere successivamente riparato, anche se con grande difficoltà.

— Adesso capite perché l'uso di una rete sintetica riassorbibile (tipo Vicryl o Dexon) per una TAC "definitiva" risulta vantaggioso. Può essere lasciata *in situ*, si dissolve rapidamente nel tessuto di granulazione e può essere ricoperta da un innesto cutaneo.

— Qualunque metodo adottiate per trattare un difetto della parete ricordatevi che il vostro paziente si è appena ripreso dal terribile stress di una peritonite e di interventi multipli e che perciò non può tollerare altro.

Antibiotici

Come già riferito nel ⊙ Cap. 42, nei pazienti con infezione intra-addominale grave che necessitano di un reintervento e/o di una laparostomia per un ulteriore controllo del danno e del focolaio settico, può essere giustificato prolungare la terapia antibiotica; gli antibiotici dovrebbero essere somministrati finché il focolaio – e l'infezione residua – è "attivo". Studi recenti hanno dimostrato che in questo sottogruppo di pazienti, una profilassi con agenti antimicotici tipo fluconazolo, è in grado di ridurre l'incidenza di superinfezioni da *Candida*.

La laparostomia apporta dei vantaggi?

La laparostomia è associata a complicanze, la peggiore delle quali è la formazione di fistole spontanee entero-cutanee; inoltre c'è sempre la necessità di ricostruire la parete addominale. Dunque possiamo ritenere favorevole il rapporto rischi/benefici in questi pazienti?

I benefici fisiologici di una laparostomia per "decomprimere" una significativa IAHT/ACS sono ampiamente dimostrati nella chirurgia dei traumi maggiori ed in chirurgia generale (⊙Cap. 36). Ci sono anche numerosi studi sperimentali che ci evidenziano come in animali di grossa e di piccola taglia, livelli elevati di IAP promuovono l'assorbimento-traslocazione dei batteri e delle endotossine con un conseguente incremento dei tassi di mortalità per peritonite. Benché il trattamento mediante laparostomia in una IAP elevata non sia stato specificatamente studiato nel contesto di una peritonite, è ormai chiaro che il trattamento della IAHT apporti dei vantaggi. Benché valori *border-line* di IAHT contribuiscano alla morbilità globale, non è ancora chiaro il rapporto rischio/beneficio di una laparostomia *profilattica*. Pertanto, nella nostra pratica clinica riserviamo la laparostomia a quei pazienti con grave IAHT, a coloro che non possono "essere chiusi" e a coloro in cui abbiamo pianificato una riesplorazione.

Conclusioni

La re-laparotomia e la laparostomia sono misure terapeutiche indicate in un numero esiguo di pazienti. Rappresentano, per ora, l'equipaggiamento bellico chirurgico più pesante che il chirurgo ha a sua disposizione nei confronti di IIA gravi ed altre catastrofi addominali post-laparotomia. Ricordatevi che una re-laparotomia inutile determina significative percentuali di morbilità. Una politica aggressiva ma selettiva di re-laparotomie "*à la demande*", integrate eventualmente da una laparostomia, è probabilmente un approccio migliore rispetto ad una re-laparotomia programmata "alla cieca".

> Colui che opera e scappa – un giorno o l'altro potrebbe ritrovarsi a ri-operare lo stesso paziente.

Ri-esplorazione addominale laparoscopica[1]

Danny Rosin

A nessun chirurgo piace affrontare una complicanza post-operatoria, ma trattare una complicanza con interventi "reiterati" è ancora più stressante. Tra le varie complicanze ci sono l'occlusione intestinale, l'emorragia intra-addominale, la perforazione di un organo cavo, un trauma iatrogeno dell'intestino che determina una infezione intra-addominale. In alcuni casi, come in un'ischemia intestinale, è necessario eseguire un "*second-look*".

La presenza di una ferita addominale recente ci spinge ad utilizzare lo stesso accesso. Tuttavia riaprire una incisione recente ed eseguire una nuova laparotomia possono incrementare la morbilità sia a breve che a lungo termine. Una re-laparotomia si associa a dolore, ileo e ad un rischio maggiore di infezione addominale. Può aumentare il rischio di infezione della ferita chirurgica e di deiscenza della ferita o di laparocele. Inoltre aumenta il tempo di degenza del paziente favorendo l'instaurarsi di comorbilità.

Tentiamo spesso di controllare le complicanze di un intervento laparoscopico con un nuovo intervento laparoscopico in modo da cercare di evitare una laparotomia tradizionale. In effetti, nel caso di un sanguinamento o di una perdita di bile dopo una colecistectomia videolaparoscopica non ci sono problemi. La laparoscopia è anche una valida alternativa per trattare numerose emergenze chirurgiche (๏ Cap. 51). È spesso eseguita quando sono presenti cicatrici di pregressi interventi sulla parete addominale – la presenza di aderenze o di un intestino moderatamente disteso non sono più controindicazioni ad un intervento laparoscopico. Date le percentuali di morbilità associate ad una re-laparotomia, e grazie alla bravura di chirurghi laparoscopici esperti nel trattare patologie addominali acute, è ovvio che le complicanze acute chirurgiche possono essere trattate con successo con metodica mini-invasiva.

Condizioni post-operatorie trattate laparoscopicamente

— **Ischemia intestinale** (๏ Cap. 23). Una delle prime applicazioni della laparoscopia dopo una laparotomia recente è stata per eseguire un "*second look*" dopo un intervento per ischemia intestinale. Lo scopo di questo intervento è di valutare la vitalità dei segmenti intestinali potenzialmente ischemici, ad esempio quelli localizzati a monte e a valle di una anastomosi eseguita dopo la resezione di un intestino in gangrena. Poiché il secondo intervento è semplicemente diagnostico (a meno che non ci siano da resecare altri segmenti intestinali), può essere agevolmente eseguito in laparoscopia. È stato addirittura suggerito di

---

[1] Abbiamo invitato il dott. Danny Rosin a spiegarci come utilizzare la laparoscopia per ri-esplorare l'addome, anche dopo una procedura *open* (e abbiamo aggiunto i nostri commenti al termine del presente capitolo).

lasciare in sede i *trocar* al termine del primo intervento per facilitare il *second look*: tuttavia riteniamo che sia inutile e troppo rischioso poiché un *trocar* può danneggiare un organo interno e può anche diventare la porta di ingresso per i batteri.

— **Occlusione precoce post-operatoria del piccolo intestino** (◉ Cap. 43). È una eventualità rara rispetto al comune ileo post-operatorio. A volte è necessario un secondo intervento. Il trattamento laparoscopico dell'occlusione intestinale è ormai una procedura ben codificata che viene eseguita frequentemente nei casi di occlusione precoce dopo appendicectomia, colectomia e laparotomia per trauma.

— **Perforazione di una ulcera peptica** (◉ Cap. 17). È un'altra condizione post-operatoria rara che non è correlata direttamente alla procedura in questione quanto allo stress chirurgico o all'utilizzo di farmaci ulcerogeni. Abbiamo trattato questi casi con omentopessi laparoscopica, esattamente come nei casi standard di perforazione di una ulcera peptica duodenale primaria.

— **Infezioni intra-addominali (IIA)** (◉ Capp. 12–43 e all'inizio di questo capitolo). Comprendono ascessi addominali e condizioni "settiche" associate ad anastomosi recenti. La maggior parte degli ascessi post-operatori può essere drenata per via percutanea sotto guida TC, ma alcuni non sono accessibili e richiedono il drenaggio chirurgico. A meno che non stiate trattando pazienti in grave shock settico, potete utilizzare l'approccio laparoscopico per accedere alla cavità ascessuale, drenarla ed irrigarla, lasciando un drenaggio in aspirazione nell'area.

— **Deiscenza anastomotica** (◉ Cap. 45). È un'altra temuta complicanza post-operatoria. Può manifestarsi come gemizio enterico libero o come un processo infiammatorio (peri-anastomosite). L'esteriorizzazione e la confezione di un ano preter costituiscono il trattamento adatto a risolvere l'evento causale, ma la peritonite determina una elevata incidenza di infezione della ferita chirurgica, edema della parete addominale ed il rischio di aumento della pressione intra-addominale. È spesso necessario richiudere temporaneamente l'addome. La laparoscopia consente di esteriorizzare l'intestino e di eseguire una toilette peritoneale senza mettere a rischio l'incisione laparotomica iniziale. Inoltre, una peri-anastomosite, anche se di solito risponde a un trattamento antibiotico, può associarsi alla presenza di gas addominale libero senza spargimento di liquido enterico. Il trattamento di questa condizione consiste molte volte nella demolizione dell'anastomosi o in una diversione dell'intestino prossimale. La nostra esperienza è limitata a 3 pazienti in cui alla laparoscopia è stato rilevato un processo infiammatorio localizzato, senza fuoriuscita di liquido enterico o peritonite generalizzata, e nonostante la presenza di aria libera in addome, il semplice drenaggio ha portato alla guarigione completa dei pazienti.

Tecnica chirurgica

L'accesso alla cavità addominale avviene con tecnica *open*, utilizzando una cannula di Hasson, dato che l'intestino potrebbe essere disteso e adeso alla parete addominale. Il trocar viene inserito lontano dalla precedente incisione, di solito lateralmente sulla parete addominale, per evitare le possibili aderenze alla recente cicatrice. Alcune briglie aderenziali possono essere separate con delicati movimenti della videocamera poiché l'intestino potrebbe risultare edematoso e friabile. Una volta creato lo spazio necessario per poter effettuare una agevole esplorazione della cavità addominale, è possibile, in caso di bisogno, inserire ulteriori trocar. Devono essere utilizzati strumenti atraumatici e la manipolazione intestinale deve essere ridotta al minimo, afferrando il mesentere per evitare di lesionare la sierosa. Benché a volte i reperti patologici siano evidenti, spesso questi sono nascosti da aderenze omentali e dalle anse intestinali. L'addome può inizialmente apparire "non patologico", ma una esplorazione attenta della pelvi e del retroperitoneo può rivelare la presenza di focolai settici localizzati. I dati ottenuti precedentemente alla TC possono servire ad indirizzare l'esplorazione, a ridurre il numero di esplorazioni falsamente negative e a prevenire la mancata individuazione di patologie.

Ritengo che il ruolo della ri-esplorazione laparoscopica sia di primo piano nella:

- Occlusione intestinale precoce persistente post-operatoria
- Ri-esplorazione per ischemia intestinale
- Ulcera peptica perforata
- Drenaggio di ascessi e raccolte (quando il tentativo di agire per via percutanea fallisce)
- Drenaggio (con o senza esteriorizzazione) per deiscenze anastomotiche.

Commento dei curatori

Siamo concordi col dott. Rosin che una ri-esplorazione eseguita da un chirurgo laparoscopico esperto possa essere di indubbio vantaggio rispetto ad una re-laparotomia. I pazienti devono essere adeguatamente selezionati in base alla loro fisiologia (non vorrete pompare una eccessiva quantità di gas nell'addome già disteso di un paziente moribondo) e alla patologia intra-addominale. Infatti, nella maggior parte dei casi, la procedura è una laparoscopia TC-guidata per compensare l'assenza di una esplorazione manuale dei punti ciechi. E quello che è vero per ogni procedura laparoscopica risulta ancora più *fondamentale* in questa circostanza: non fate str****te, non fate danni e, per carità di Dio, sappiate quando interrompere l'esplorazione ed aprire!

> "Un chirurgo... è come il capitano di una barca da competizioni oceaniche. Sa qual è il porto d'arrivo, ma non può prevedere l'andamento del viaggio. Deve sempre avere un piano, basato sulla conoscenza dinamica della propria posizione attuale, che gli permetta di approdare ad un porto sicuro qualora qualcosa dovesse andare storto; e se non ci sono porti adatti deve sapere dove trovare un rifugio temporaneo, anche a ridosso della costa, fino a quando può proseguire il viaggio." (William Heneage Ogilvie, 1887–1971)

Deiscenza della sutura della parete addominale

Moshe Schein

L'intestino fuoriesce perché non avete chiuso accuratamente l'addome o perché non c'è più posto all'interno...

Può capitare che, visitando un paziente sottoposto ad una laparotomia per occlusione intestinale 5 giorni prima, troviate le garze imbibite di un liquido rosa chiaro.

"Cambia più spesso la medicazione" borbottate al medico interno. Il giorno dopo, mentre siete a pranzo, siete chiamati in reparto dalla caposala: "Dottore, l'intestino del sig. Hirsch è sparpagliato per tutto il letto. Per favore venga subito...". Una situazione davvero imbarazzante.

Definizioni

Una deiscenza della sutura della parete addominale può essere completa o parziale: quest'ultima è senza dubbio l'evenienza più frequente.
– **Deiscenza parziale** (occulta, latente): è la separazione dei margini della fascia muscolare della ferita senza eviscerazione o esposizione completa dei visceri sottostanti. Si manifesta di solito qualche giorno dopo l'intervento chirurgico con filtrazione di liquido peritoneale siero-ematico dalla ferita. Quando i margini della ferita sono separati o se, come frequentemente accade, è presente una infezione, possono essere visibili la fascia, i punti sulla fascia muscolare allentati e a volte anche un'ansa intestinale ricoperta di fibrina.
– **Deiscenza completa**: è una diastasi completa dei margini della cute e della fascia muscolare. Le anse intestinali, se non sono adese le une alle altre da aderenze, possono eviscerarsi e "sparpagliarsi".

Eziologia

Fattori multipli locali, sistemici e meccanici possono contribuire all'instaurarsi di una deiscenza di ferita addominale: ileo, distensione, infezione profonda della ferita, patologia polmonare, instabilità emodinamica, stomia nella via di accesso all'addome (incisione chirurgica), età >65 anni, ipoalbuminemia, infezione sistemica, obesità, uremia, tumori maligni, ascite, terapia con steroidi e ipertensione. Questi fattori compromettono la cicatrizzazione o aumentano la pressione intra-addominale: tutti i pazienti con deiscenza della ferita presentano uno o più di questi fattori. La deiscenza, sia essa completa o parziale, si associa ad un alto tasso di mortalità. Secondo l'opinione più comune, la deiscenza è soltanto il *marker* di fattori locali e sistemici di base e perciò non è direttamente responsabile delle percentuali di morbilità e di mortalità. Tuttavia, come vedrete di seguito, il trattamento di una deiscenza influisce sull'esito.

Come prevenire una deiscenza?

È possibile prevenire una deiscenza:
- Optando per una incisione "adeguata" (๏ Cap. 10)
- Chiudendo "correttamente" la parete addominale (๏ Cap. 38)
- Non chiudendo un addome che dovrebbe essere lasciato aperto (๏ Capp. 36 e 46)

Generalmente, risulta che le incisioni verticali, specie quelle sulla linea mediana, siano associate a un rischio maggiore di deiscenza rispetto a quelle trasversali. **In termini meccanici, esistono 3 cause principali di deiscenza: cedimento della sutura, scivolamento di un nodo o lacerazione dei tessuti (il punto di sutura taglia i tessuti).** Quest'ultima evenienza è quella che si verifica più di frequente. Per favore, rileggete il ๏ Cap. 38 per imprimervi nel cervello come una corretta chiusura addominale possa prevenire una deiscenza della parete. E ricordate: è meglio lasciare aperto un addome che con molta probabilità potrebbe "scoppiare"(vedi ๏ Capp. 36 e 46).

Nota: Per evitare un aumento della pressione intra-addominale ed una successiva deiscenza della fascia muscolare, potete evitare di suturare la fascia, limitandovi a chiudere soltanto la cute. Questo è ciò che facciamo noi in certe situazioni ad alto rischio dopo, ad esempio, una laparotomia per ischemia intestinale o un'occlusione intestinale causata da un laparocele complesso. Suturiamo il tessuto sottocutaneo con dei grossi punti riassorbibili e la cute con del nylon 2-0, che viene lasciato in sede per almeno 2 settimane. Un laparocele "programmato" è più tollerabile di una deiscenza della fascia muscolare!

Trattamento

Nei testi di chirurgia "di riferimento" è consigliato eseguire una chiusura immediata della deiscenza. Ad esempio nel libro di Schwartz leggiamo che: "se il paziente è in grado di tollerare l'intervento, è indicato eseguire una revisione chirurgica secondaria". Tuttavia... non è specificato quale tipo di paziente "non è in grado di tollerare l'intervento". Secondo le linee guida pubblicate dall'American College of Surgeons: "se una deiscenza è significativa conviene con un intervento chirurgico richiudere immediatamente la ferita". Un testo sulle complicanze in chirurgia suggerisce che: "quando le garze sono imbevute di

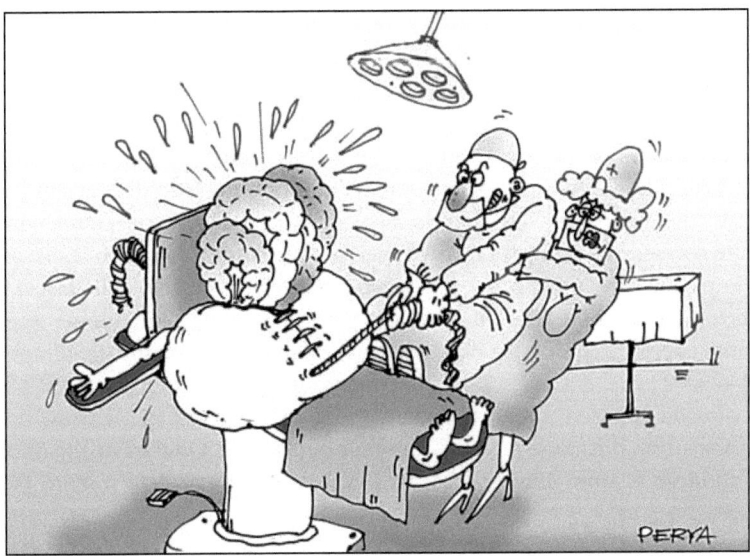

Fig. 47.1. "Dotto', tiri più forte!"

liquido rosa-salmone... quando un difetto della fascia muscolare o un'ansa intestinale sono palpabili sotto la cute... è necessario posizionare una fascia di contenzione e portare subito il paziente in sala operatoria". Inoltre: "se non si riesce a riparare la deiscenza si avrà una eviscerazione nella maggior parte dei casi... una ri-sutura, invece, avrà sicuramente successo". In un altro testo di chirurgia generale di recente pubblicazione è puntualizzato che: "una deiscenza della ferita addominale è indubbiamente una urgenza chirurgica" che richiede la ri-sutura della fascia (Fig. 47.1).

In base alle linee guida appena menzionate, il paziente è riportato in sala operatoria, dove l'addome viene richiuso con "suture di ritenzione" (vedi Cap. 38). Allora, perché la mortalità è così alta? Molti ritengono ancora che: "attualmente, la maggior parte dei decessi associati a deiscenza è il risultato di una patologia primitiva in atto piuttosto che l'esito diretto di questa complicanza". Tuttavia, esistono numerosi dati che ci rammentano che questa ipotesi è falsa. Sembra, invece, che il trattamento "raccomandato" di una deiscenza, ovvero la ri-sutura, svolga un ruolo significativo nell'M&M (mortalità e morbilità) associate.

Riteniamo che reinserire forzatamente l'intestino disteso in una cavità di dimensioni limitate, possa uccidere il paziente. Il **fattore letale** che determina una elevata percentuale di mortalità non è tanto la deiscenza, quanto l'intervento di riparazione, che determina ipertensione intra-addominale che, a sua volta, si ripercuote negativamente sull'apparato cardiovascolare, respiratorio, renale e sulle funzioni intestinali, con conseguente MOF ed exitus del paziente (Cap. 36).

Approccio consigliato per trattare una deiscenza

Invece di "spingere" i visceri fuoriusciti nello spazio limitato della cavità addominale, siate selettivi ed usate i seguenti criteri di giudizio:

— **Una deiscenza completa richiede** un reintervento per ridurre il contenuto addominale eviscerato. Non potete lasciare l'intestino nel letto del paziente. Potete tentare di richiudere la fascia quando all'origine della deiscenza vi è una chiusura di parete con tecnica scorretta o il cedimento della sutura e quando le circostanze locali lo permettono – ma solo se è possibile avvicinare i bordi della fascia, senza esercitare una eccessiva tensione. Se non è possibile, lasciate l'addome temporaneamente aperto, usando uno dei dispositivi di chiusura addominale temporanea (TAC) descritti nel ◐ Cap. 46. Personalmente, evitiamo di richiudere l'addome anche quando la parete addominale è fragile o quando permane la causa dell'eviscerazione – una infezione intra-addominale persistente. **Qual è l'utilità di richiudere l'addome se sono ancora presenti i fattori che hanno determinato l'eviscerazione?**

— **Una deiscenza parziale può invece essere trattata in maniera conservativa.** Molti chirurghi si sentono obbligati a riportare il paziente in sala operatoria e a risuturare la fascia. Ma che fretta c'è? Nella nostra esperienza non solo questo è inutile ma può anche complicare le cose. Il decorso naturale di una ferita andata incontro ad una deiscenza parziale è di guarire per seconda intenzione, con o senza la formazione di un laparocele. Suturare nuovamente una ferita così fragile in un paziente compromesso comporta il rischio aggiuntivo di un'anestesia e di una nuova esplorazione addominale senza però prevenire un eventuale laparocele. Quest'ultimo, se sintomatico, può sempre essere riparato in elezione, successivamente. Se l'intestino è parzialmente esposto, dobbiamo avvicinare i margini della cute per ricoprirlo. Altrimenti, la ferita deve essere trattata come ogni altra ferita aperta (◐ Cap. 49) fino a completa guarigione.

Riassumendo: considerate la deiscenza un sintomo piuttosto che una malattia. Intervenite chirurgicamente su una deiscenza completa con eviscerazione; suturate la fascia o usate un dispositivo TAC, selettivamente. È meglio trattare conservativamente la maggior parte delle deiscenze parziali.

> Generalmente, la deiscenza di una sutura di parete addominale rappresenta una decompressione spontanea di un'ipertensione intra-addominale, perciò la potremmo addirittura definire una complicanza "che reca giovamento".

LIRS, SIRS, sepsi, MODS e peritonite terziaria

MOSHE SCHEIN • JOHN MARSHALL

Più esteso è l'intervento – maggiore sarà il trauma chirurgico
Maggiore è il trauma – più grave sarà la SIRS
Più grave è la SIRS – peggio starà il paziente
Peggio sta il paziente – più elevate saranno mortalità e morbilità

Infiammazione locale e sistemica e sue conseguenze

MOSHE SCHEIN

Nel primo capitolo di questo libro abbiamo fatto riferimento al vostro paziente affetto da flogosi locale e sistemica causata da una malattia chirurgica di base, al trattamento da voi instaurato ed alle complicanze determinate da entrambi. In quasi tutti i capitoli precedenti, vi abbiamo ripetuto che l'entità dell'infiammazione è correlata alla gravità del processo morboso ed all'entità dell'intervento chirurgico. Vi abbiamo detto inoltre che più è estesa l'infiammazione – che avete più o meno provocato – più è probabile che si venga ad instaurare un'insufficienza d'organo e conseguente exitus. In questo capitolo, ci concentreremo sull'infiammazione – locale e sistemica – e sulle sue conseguenze. Gli eventi biologici coinvolti sono numerosissimi e complessi, ma cerchiamo di mantenere un atteggiamento semplicistico – non avete certo comprato questo libro per sentir parlare di citochine!

Background

Solo fino a qualche anno fa, per noi chirurghi, le cose erano molto più semplici. Una febbre post-operatoria o post-traumatica, un aumento dei globuli bianchi, un deterioramento delle funzioni organiche, con o senza shock, avevano un solo significato, "sepsi". E "sepsi" voleva dire "infezione", di solito di natura batterica, da trattare con antibiotici. Perciò prescrivevamo i farmaci antimicrobici più "potenti" e di ultimo grido disponibili sul mercato; cercavamo e drenavamo eventuali raccolte purulente e pregavamo che l'"infezione" diminuisse. Alcuni dei nostri pazienti, però, continuavano a peggiorare, morendo lentamente per insufficienza renale e/o respiratoria. Li seppellivamo, dando la colpa ad una "sepsi intrattabile" che, nel nostro cervello, significava un'infezione localizzata "da qualche parte" nel sangue, nell'addome, nei reni o nei polmoni. Guardatevi intorno – non è così che ancora ragionano e si comportano molti dei vostri colleghi più anziani, dei vostri guru o maestri?

Poi, all'inizio degli anni '80, quando la terapia intensiva ed i reinterventi sono diventati più aggressivi, con conseguente aumento della sopravvivenza, abbiamo notato che molti dei nostri pazienti morivano di morte "settica" anche in assenza di infezione; non ne capivamo il motivo. Verso la seconda metà degli anni '80, con i rapidi progressi della biologia molecolare, sono stati riportati numerosi dati che hanno dimostrato che le manifestazioni cliniche che ascrivevamo alla "sepsi" o all'"infezione", in realtà erano il risultato di una **infiammazione** – a sua volta alimentata da mediatori pro-infiammatori come le **citochine**. Questo ha radicalmente modificato il nostro punto di vista sul paziente chirurgico. Lo consideriamo "**infiammato**" dalla malattia e dal trauma operatorio, ma anche dalle complicanze post-operatorie e dalle terapie associate. Infatti, la maggior parte dei decessi post-operatori è dovuta all'infiammazione o all'infezione o alla combinazione di entrambe. Ma prima di procedere, dobbiamo spiegare la terminologia.

Terminologia

Prendete un coltello e tagliatevi un dito: prima o poi sul dito si manifesteranno i normali segni di flogosi – rubor, calor, tumor e dolor, causati localmente dai mediatori dell'infiammazione. Questa è la LIRS (*Local Inflammatory Response Syndrome* – sindrome da risposta infiammatoria locale).

Ora prendete un paziente con ferite multiple e profonde da arma da taglio dei tessuti molli. Oltre alla flogosi locale, andrà incontro anche ad una infiammazione sistemica, con segni come febbre, tachicardia e aumento dei globuli bianchi. Questa è la SIRS (*Systemic Inflammatory Response Syndrome* – sindrome da risposta infiammatoria sistemica). Una SIRS si manifesta quando i mediatori pro-infiammatori della LIRS entrano in circolo, scatenando effetti sistemici. In ambiente chirurgico la SIRS è generalmente una conseguenza della LIRS.

Alcuni esempi comprendono la pancreatite acuta, l'emorragia retroperitoneale e la colecistite acuta. Occorre notare che, almeno all'inizio, la cascata pro-infiammatoria all'origine della SIRS è ben compartimentalizzata localmente, e che la SIRS rappresenta solo la punta dell'iceberg.

La LIRS e la SIRS possono insorgere sterilmente, senza una causa infettiva (trauma, necrosi dei tessuti, ustione), o per una causa infettiva (appendicite acuta). Le seguenti manifestazioni cliniche sono tuttavia sovrapponibili.

— **Infezione**: è un fenomeno in cui sono coinvolti agenti microbici che proliferano in un tessuto normalmente sterile. La risposta locale dell'ospite all'infezione è una LIRS, mentre la risposta sistemica è una SIRS. E qui arriviamo alla definizione di *sepsi*.

— Una **sepsi** è attualmente considerata come la risposta sistemica all'*infezione* (SIRS) con isolamento di un agente microbico patogeno (*sepsi=SIRS±infezione*). In altre parole, la *SIRS* e la *sepsi* rappresentano un'identica risposta da parte dell'ospite, la prima in pazienti con colture microbiologiche negative e la seconda in presenza di una infezione documentata. Entrambe si manifestano con una notevole severità clinica e fisiopatologica.

Si è ora stabilito che è possibile diagnosticare una SIRS nei pazienti in cui siano presenti 2 o più dei seguenti criteri: temperatura >38° C (100,4 F), frequenza cardiaca >90 battiti/min, frequenza respiratoria >20 respiri/min, globuli bianchi >12000/ml. Con una soglia di inclusione così bassa sembrerebbe che la maggior parte dei pazienti sottoposti ad intervento chirurgico addominale in urgenza e tutti i pazienti operati e ricoverati in terapia intensiva, vadano incontro ad un certo tipo di SIRS. (In effetti qualcuno sostiene che facendo del buon sesso energico si può scatenare una SIRS clinica).

La noxa patogena, che determina la comparsa dei *mediatori pro-infiammatori* scatenanti la LIRS e la SIRS, produce anche una serie di mediatori anti-infiammatori che determinano quella che Roger Bone (1943–1996, il "padre" della SIRS) ha denominato CARS (*Compensatory Anti-inflammatory Response Syndrome* – sindrome da risposta anti-infiammatoria compensatoria). La CARS si manifesta clinicamente con immunodepressione e con maggiore suscettibilità alle infezioni, tipiche del periodo post-operatorio di pazienti traumatizzati o sottoposti a un intervento di chirurgia maggiore. Concettualmente è l'equilibrio tra SIRS e CARS che determina l'*outcome* del paziente. Quando la CARS e la SIRS si equivalgono, il risultato è una omeostasi. Quando la SIRS non è ostacolata si sviluppa un'insufficienza d'organo. Quando prevale la CARS, dobbiamo fare i conti con una infezione primitiva o secondaria.

Come per molte altre cose importanti della vita, il troppo stroppia e il troppo poco può non bastare. Probabilmente questo vale anche per le risposte infiammatorie ed anti-infiammatorie che, in una certa misura, sono benefiche, ma che quando sono fuori controllo risultano dannose. Tuttavia dovete comprendere che questi eventi sono estremamente complessi, caotici, non lineari ed imprevedibili; in alcuni pazienti gravemente traumatizzati la SIRS può non evolvere verso una insufficienza d'organo, mentre in altri sì. La nonna aveva sicuramente ragione: *il patrimonio genetico* è fondamentale in tutte le cose.

Questa è sicuramente una versione semplicistica della realtà, in gran parte ancora oscura, ma Ralph Waldo Emerson (1803–1882) non diceva forse che: "**È prova di grande cultura esprimere i concetti più elevati nella maniera più semplice**"?

Dalla SIRS alla MODS (Multi Organ Dysfunction Syndrome)

Gli stessi mediatori pro-infiammatori, che localmente hanno un'azione benefica, quando prodotti in eccesso e diffusi in maniera sistemica, danneggiano il microcircolo e di conseguenza risultano nocivi agli organi vitali. I mediatori infiammatori rilasciati dai macrofagi circolanti, attivati dal trauma o dalla malattia, determinano un danno endoteliale diffuso, causando un'aumentata permeabilità dei capillari e l'avvio della cascata coagulativa, apoptosi ed infine insufficienza d'organo (polmoni, reni, fegato, intestino ecc…). Le citochine (interleuchina-6), non solo favoriscono la coagulazione a livello locale, ma sopprimono anche la fibrinolisi, un meccanismo compensatorio che favorisce la dissoluzione del coagulo in formazione.

Per questo motivo il vostro paziente con SIRS diventa gonfio ed aumenta di peso, i polmoni si riempiono di liquido, la mucosa gastrica sanguina, gli enzimi epatici aumentano, insorge una insufficienza renale e così via. Il paziente si auto-intossica con i propri mediatori infiammatori. Più grave sarà il danno d'organo, più organi saranno coinvolti maggiore sarà la durata del loro coinvolgimento e meno probabilmente le condizioni del paziente miglioreranno. Quando si verifica l'insufficienza di tre organi la prognosi è infausta; quando si aggiunge un quarto organo il dado è tratto.

Il fenomeno del "secondo colpo"

Immaginatevi un pugile sul ring. Ha appena ricevuto un forte colpo, si rialza in piedi, e a quel punto ne riceve un altro, più leggero del primo ma sufficiente a buttarlo al tappeto – ed è KO.

Allo stesso modo, i pazienti con SIRS sono vulnerabili a un secondo colpo; la loro risposta infiammatoria, messa in moto dal colpo iniziale, può essere facilmente aumentata da colpi di entità sicuramente minore. Pensate al vostro paziente come ad un pugile che sta invecchiando. L'urgenza addominale più l'intervento chirurgico costituiscono il primo colpo. Da ora in poi ogni ulteriore procedura (o complicanza) è un possibile secondo colpo che può incrementare significativamente l'entità dell'infiammazione.

Trattamento di SIRS e MODS

La ricerca di munizioni magiche per arrestare la cascata della LIRS, SIRS e per modulare la CARS continua; nel frattempo che cosa possiamo fare per questi pazienti?

— Per prima cosa dobbiamo adottare una terminologia corretta, distinguendo tra infezione e infiammazione locale, tra SIRS e sepsi sistemica. Dobbiamo renderci conto che la LIRS e la SIRS non indicano sempre una infezione e che perciò può essere inutile somministrare antibiotici (⊕ Capp. 7 e 42).

— Secondo, dobbiamo ripristinare e mantenere la perfusione degli organi per prevenire un danno ischemico che contribuirebbe all'instaurarsi dell'infiammazione (⊕ Cap. 6).

— Terzo, dobbiamo evitare di alimentare il fuoco infiammatorio, rendendoci conto che quello che facciamo e come lo facciamo possono fare la differenza. Un intervento chirurgico prolungato ed una manipolazione poco delicata dei tessuti comportano una maggiore infiammazione ed un incremento della SIRS e della LIRS. Reinterventi inutili e pianificati male, possono costituire un "secondo colpo" in pazienti già compromessi.

— Quarto, occorre intervenire rapidamente sui focolai settici (ad es. un ascesso) e non (tessuto necrotico), causa di LIRS e SIRS.

— Quinto, dobbiamo tentare di preservare l'integrità della superficie della mucosa intestinale (attraverso una nutrizione enterale precoce) per prevenire la traslocazione dei batteri e delle endotossine, che possono contribuire all'instaurarsi della SIRS, della sepsi e della MODS (⊕ Cap. 41).

— Sesto, dobbiamo minimizzare i contributi iatrogeni alla LIRS e alla SIRS. Il paziente non deve essere continuamente danneggiato e crocefisso al letto con l'inserimento indiscriminato di cateteri, sondini e aghi. Gli emoderivati possono essere dannosi e dovrebbero essere perciò utilizzati con giudizio (⊙ Cap. 40). Gli antibiotici sono un'arma a doppio taglio, potrebbero infatti incrementare la SIRS con meccanismi diversi.

È impossibile dimostrare che le misure sopra menzionate siano in grado di diminuire la SIRS e la MODS, ma una gestione globale "corretta" è l'unica strategia che possiamo adottare per prevenire questo "horror autotoxicus".

Peritonite terziaria

Nel ⊙ Cap. 12 sono stati esposti i concetti di contaminazione peritoneale e di infezione ed i termini **peritonite primaria** e **peritonite secondaria**. Nel ⊙ Cap. 46 leggiamo: "quando una peritonite persiste nonostante un adeguato controllo delle cause responsabili dell'infezione e ripetuti interventi chirurgici, prendete in considerazione una *peritonite terziaria*" . Di cosa si tratta?

Trattamenti chirurgici e di supporto aggressivi, discussi nel precedente capitolo, permettono di salvare, almeno inizialmente, quei pazienti che altrimenti sarebbero deceduti per una peritonite secondaria non controllata. Tuttavia il successo di tali misure ha dato vita ad un nuovo sottogruppo di pazienti. Prendiamone uno come esempio:

Uomo di 75 anni sottoposto a colectomia subtotale in urgenza con anastomosi ileorettale per un carcinoma ostruente del sigma (⊙ Cap. 25). Dopo sei giorni è sottoposto ad una re-laparotomia d'urgenza per una peritonite diffusa da deiscenza, documentata, dell'anastomosi intestinale. Nel corso dell'intervento viene riscontrato in tutto l'addome materiale fecale. È eseguito un accurato lavaggio peritoneale e l'anastomosi è demolita; il retto è affondato (con un intervento di Hartmann) e l'ileo esteriorizzato mediante un'ileostomia terminale. L'addome è lasciato aperto come in una "laparostomia" (⊙ Cap. 46). Durante una re-laparotomia programmata da effettuarsi 48 ore dopo vengono evacuate ulteriori raccolte di liquido purulento. Il paziente continua ad essere "settico" e si instaura una MODS. Una TC addominale mostra la presenza di liquido libero nella pelvi e nelle docce parieto-coliche; una paracentesi diagnostica dimostra la presenza di micosi. Alla terapia antibiotica ad ampio spettro, a cui il paziente è già sottoposto, viene aggiunto un agente antimicotico. Le condizioni cliniche continuano a peggiorare; ad una re-laparotomia vengono repertati circa 200 cc di fluido peritoneale torbido, in cui vengono isolati *S. epidermidis* e *Candida*. La terapia antibiotica viene modificata. La MODS peggiora, causando il decesso del paziente dopo 5 settimane dall'intervento iniziale. Il conto dell'ospedale ammonta a 250000 $.

Conoscete questo tipo di paziente, vero? Probabilmente ce ne è uno che in questo momento si sta spegnendo nella vostra unità di terapia intensiva. Il termine *peritonite terziaria* fu coniato proprio per descrivere questa situazione che si verifica tardivamente durante il decorso post-operatorio, si manifesta clinicamente come SIRS con MODS e si associa ad una flora microbica peritoneale caratterizzata dalla presenza di funghi e di altri commensali. Questi microrganismi, generalmente a bassa virulenza, agiscono da *marker* della peritonite terziaria e non da *causa*. La loro presenza riflette anche il grado di immunodepressione globale del paziente, favorendo la superinfezione dell'addome riesplorato da parte di agenti patogeni resistenti agli antibiotici somministrati. Un'ulteriore somministrazione di antimicrobici ed ulteriori interventi sono, a questo punto, inutili e possono contribuire alla superinfezione peritoneale. Il decorso generalmente fatale della peritonite terziaria, che concettualmente rientra nel complesso SIRS-MODS, indica che le risposte, meccaniche ed antibiotiche, alla grave peritonite hanno raggiunto il limite e che il paziente non può più essere salvato.

> "La nostra abilità nel creare un certo tipo di terminologia supera la nostra capacità di trattare questi pazienti una volta che è insorta una MOF. La soluzione a MOF, MODS e SIRS è la prevenzione " (Arthur E. Baue)

Abbiamo chiesto a John Marshall di Toronto, ideatore di molti dei termini utilizzati in questo capitolo, di spiegarci come prevenire e trattare la SIRS, la MODS e la peritonite terziaria [i curatori].

Commento su invito

JOHN MARSHALL

Il mondo dei pazienti critici è un mondo strano. La sua genesi nasce con l'esecuzione di una serie di imprese chirurgiche, inimmaginabili fino a 50 anni fa, e il suo sviluppo riflette l'espressione di processi che non hanno precedenti nella biologia evolutiva. Halsted o Kocher avrebbero potuto prevedere una epoca in cui i chirurghi trapiantano il fegato di un cadavere in pazienti cirrotici moribondi e salvano pazienti in arresto cardiaco per una ferita d'arma da fuoco al cuore? Le principali menti chirurgiche dell'epoca parlavano di "shock" poiché ritenevano che i pazienti con ferite morissero per un senso di paura devastante; solo successivamente, all'inizio di questo secolo, Alfred Blalock dimostrò che lo shock non origina dal cervello, ma è dovuto ad una deplezione di volume dell'apparato cardiocircolatorio. Egli pose le basi per un concetto coraggioso e senza precedenti: il clinico, correggendo squilibri fisiologici acuti e fornendo un sostegno alle funzioni fisiologiche fondamentali, era in grado di prevenire o almeno di procrastinare la morte per una malattia acuta e letale.

Successivamente John Border (1926–1996), un chirurgo traumatologo che ha molto contribuito alla visione attuale della patogenesi delle malattie critiche, si impossessò di questi progressi concettuali, portando come esempio uno dei temi classici del cinema americano. La scena è quella di un campo di battaglia durante una guerra qualunque. Alcuni chirurghi stanno operando disperatamente per salvare la vita di un bel soldato anonimo che è stato ferito. L'urgenza della loro missione è enfatizzata dalle rapide sequenze cinematografiche che mostrano i chirurghi e il pallone per anestesia che si gonfia e si sgonfia mentre il paziente inala l'etere. La situazione diventa disperata. Perle di sudore compaiono sulla fronte del chirurgo e il movimento del pallone diventa sempre più lento fino a fermarsi. I chirurghi chinano il capo e la cinepresa indietreggia, mostrando l'equipe chirurgica in silenzio contro il cielo cupo della notte imminente. E Border commenta: "Non si sono resi conto che sarebbe bastato strizzare il pallone?".

Noi abbiamo strizzato il pallone e abbiamo fatto anche di più: l'autore di questo capitolo ha magnificamente illustrato le conseguenze di questo gesto che è allo stesso tempo incomprensibilmente complesso e molto semplice. Permettetemi di sottolineare alcuni principi che, dopo tutte queste discussioni, spero ricorderete.

Per prima cosa, i pazienti non muoiono più per la patologia primitiva, ma piuttosto per la loro risposta a tale patologia. Lo shock uccide non per una deplezione del volume intravascolare circolante (che possiamo correggere somministrando liquidi endovena), ma per i processi biologici che si attivano durante la riperfusione dei tessuti ischemici. L'infezione uccide non per la proliferazione incontrollata di microrganismi (processo che possiamo prevenire con il controllo dei focolai settici e con l'antibioticoterapia sistemica), ma a causa della risposta dell'ospite a tali microrganismi. Questo concetto è stato ben dimostrato in uno studio sperimentale su animali, più di 20 fa, da Michalek et al. (1980). Due ceppi di cavie, uno sensibile all'endotossina e l'altro resistente per una mutazione puntiforme di un singolo gene, sono stati irradiati e successivamente sottoposti a trapianto di midollo osseo, utilizzando come donatori le cavie dell'altro ceppo. La letalità dell'endotossina, un prodotto batterico, è stata trasferita alle cavie del ceppo resistente a cui sono state trapiantate le cellule midollari delle cavie del ceppo sensibile. In altre parole, la letalità dell'endotossina non è una proprietà intrinseca della molecola, ma piuttosto una funzione che dipende dalla risposta dell'ospite. Non è raro che un paziente critico e immunodepresso sopravviva ad una infezione letale per poi peggiorare via via che la sua immunità si ripristina, teoricamente diventando così in grado di rispondere all'infezione.

Un corollario importante a questo principio è che gli interventi per trattare una infezione non alterano il corso di un processo morboso la cui base fisiopatologica è costituita dalla *risposta* all'infezione. Detto con parole diverse, il controllo chirurgico delle cause settiche e la terapia antibiotica sistemica, sono misure che servono a ridurre la carica batterica che l'organismo deve poi combattere. La loro utilità è significativamente dipendente dalla diagnosi che individua la presenza di un focolaio settico o una proliferazione microbica incontrollata e spetta al chirurgo dimostrare la necessità di tale terapia, dato che gli antibiotici distruggono non solo gli organismi responsabili dell'infezione, ma anche la normale flora batterica dell'ospite. In quest'ultimo caso, viene facilitata la colonizzazione e l'instaurarsi della superinfezione da parte di organismi resistenti agli antibiotici, una condizione che, come abbiamo detto prima, è definita peritonite terziaria.

Allo stesso modo, il danno a cui vanno incontro i pazienti chirurgici critici, non riflette soltanto ciò che è successo precedentemente al loro ricovero in ospedale, ma anche l'intervento del chirurgo e dei medici che lo hanno avuto in cura. La patologia critica concomitante resta una patologia intrinsecamente iatrogena, poiché si manifesta solo in quei pazienti che sarebbero deceduti se la malattia non fosse stata trattata con intervento medico, e la sua evoluzione riflette le involontarie conseguenze di interventi volti a rianimare e a sostenere la vita del paziente. La sfida che noi clinici ci troviamo ad affrontare è quella di applicare nuove tecnologie, ma soprattutto di identificare le loro potenziali conseguenze negative e di capire quando fare marcia indietro.

Un altro concetto intrinseco alla discussione è che le "sindromi" di malattie critiche non sono entità patologiche ben definite, ma piuttosto manifestazioni di un processo che comprendiamo soltanto in parte. Per esempio, più di 10 anni fa, un gruppo di intensivisti si riunì per cercare di trovare un consenso unanime sulla definizione di sepsi (Bone et al., 1992). Coniarono il termine "sindrome da risposta infiammatoria sistemica" con lo scopo di asserire che la sindrome clinica della sepsi può instaurarsi anche in pazienti senza infezione e per riconoscere che non esisteva una terminologia per definire tale situazione. Tuttavia questo concetto non definisce necessariamente una sindrome, se con sindrome vogliamo indicare un insieme di segni e sintomi causati da distinti processi patologici (Marshall, 1999) e a maggior ragione se i criteri di definizione di tale sindrome sono arbitrari ed altamente aspecifici (Vincent, 1997). La SIRS implica una risposta sicuramente importante, ma la sua diagnosi implica che il clinico si metta alla ricerca di una causa alla base di tale risposta (Marshall et al., 2000). Il fatto che esistano altre sindromi definite CARS (*Compensatory Anti-inflammatory Response Syndrome*) o MARS (*Mixed Anti-inflammatory Response Syndrome*, sindrome da risposta anti-infiammatoria mista) (Bone, 1996) dà fin troppa importanza alla nostra capacità descrittiva e non è indicativa del nostro effettivo livello di comprensione degli eventi. È "biologicamente" lapalissiano il fatto che una risposta infiammatoria acuta implichi il rilascio di mediatori pro- e anti-infiammatori (e anche questa distinzione costituisce un artificio dell'intelletto umano che insiste a categorizzare quello che ha intorno), ma oltrepassa abbondantemente le conoscenze attuali che ci consentono di identificare sindromi distinte o manifestazioni cliniche da correlare ad una particolare cascata di mediatori. SIRS e CARS sono concetti utili, ma totalmente inutili quando dobbiamo stabilire il trattamento di un paziente particolare basandoci sulle manifestazioni cliniche o quando dobbiamo progettare un *trial* clinico.

In conclusione, nonostante l'ammonizione del dott. Schein "...non vorrete sentir parlare di citochine...", lasciatemi tentare di convincervi che, nonostante la risposta infiammatoria sia complessa (talmente complessa che nessuno la comprende del tutto), i suoi principi di base non solo sono semplici, ma anche estremamente affascinanti. L'infiammazione è mediata innanzitutto dal sistema immunitario *innato (è un meccanismo di difesa aspecifico, NdT)*, che si distingue dal sistema immunitario *adattativo* comprendente le cellule T e B. L'immunità innata si è conservata nel corso dell'evoluzione; gli stessi principi che regolano l'immunità innata nel Papa regolano anche quella delle mosche della frutta e dei molluschi marini, quindi devono essere semplici. Il sistema immunitario innato si è evoluto per poter riconoscere il pericolo determinato dai microrganismi nell'ambiente e dai tessuti lesi dell'ospite. Le cellule del sistema immunitario naturale – soprattutto neutrofili e macrofagi – riconoscono i *pattern* molecolari che indicano pericolo, come lipidi complessi e carboidrati che si trovano sulla superficie di cellule batteriche, ma non eucariotiche; oppure molecole come le HSP (*heat shock proteins*) o l'RNA che sono normalmente presenti nelle cellule. L'identificazione avviene mediante una famiglia di 10 recettori detti recettori *toll-like* (*toll*, in tedesco significa incredibile – fin qui niente di sofisticato) che legano queste sostanze, attivando una serie di cascate di eventi intracellulari che fanno in modo che la cellula esprima i geni che codificano i mediatori infiammatori, i più importanti dei quali sono l'interleuchina 1 (IL-1) ed il fattore della necrosi tumorale (TNF). Anche questi mediatori possono attivare le cellule, determinando il rilascio di una serie complessa di citochine, prostaglandine e prodotti **intermedi reattivi dell'ossigeno** e dell'azoto e l'attivazione della cascata coagulativa.

Ma torniamo al mondo della realtà clinica. Non è necessario comprendere del tutto il processo infiammatorio per capire che dobbiamo ridurre al minimo gli insulti pericolosi per il sistema immunitario innato, drenando un ascesso per diminuire la carica batterica, provvedendo a una rianimazione tempestiva per evitare le conseguenze della ipoperfusione d'organo o prendendo precauzioni per limitare gli effetti negativi di manovre iatrogene, tenendo bassi i volumi respiratori e minimizzando la somministrazione inutile di amine vasoattive o di antibiotici. Un supporto clinico adeguato ha le proprie radici nel buon senso e in interventi accuratamente ponderati, non in interpretazioni esoteriche di eventi biologici.

Letture consigliate

Bone RC (1996) Sir Isaac Newton, sepsis, SIRS, and CARS. Crit Care Med 24:1125–1128
Bone RC, Balk RA, Cerra FB et al (1992) Definitions for sepsis and organ failure and guidelines for the use of innovative therapies in sepsis. TheACCP/SCCM Consensus Conference Committee. Chest 101:1644–1655
Marshall JC (1999) Rethinking sepsis: from concepts to syndromes to diseases. Sepsis 3:5-10
Marshall JC, Baue AE (2000) SIRS and MODS: what is their relevance to the science and practice of critical care? Shock 14:586–589
Michalek SM, Moore RN, McGhee JR et al (1980) The primary role of lymphoreticular cells in the mediation of host responses to bacterial endotoxin. J Infect Dis 141:55–63
Vincent JL (1997) Dear SIRS, I'm sorry to say that I don't like you. Crit Care Med 25:372–374

Gestione della ferita chirurgica

MOSHE SCHEIN

Il destino della ferita chirurgica è deciso durante l'intervento; dopo di che non si può fare quasi niente per modificarne l'esito.

Una complicanza minore è quella che si verifica in qualcun altro.

Tutto ciò che il paziente riesce a vedere del vostro magnifico intervento salva-vita sul suo addome operato in urgenza è la ferita chirurgica (© Fig. 49.1). Le complicanze della ferita, benché non mettano a repentaglio la vita del paziente, sono una irritante fonte di dolorosa morbilità che affligge sia il paziente che il chirurgo. Non c'è da meravigliarsi dunque se, nel corso di generazioni, i chirurghi abbiano ideato elaborati rituali di prevenzione e di trattamento di tali complicanze.

Ora che state leggendo uno degli ultimi capitoli di questo libro, ci auguriamo che il lavaggio del cervello a cui siete stati sottoposti sia stato sufficiente a farvi deplorare l'utilizzo di complicati marchingegni e a spingervi a ricercare soluzioni più pragmatiche.

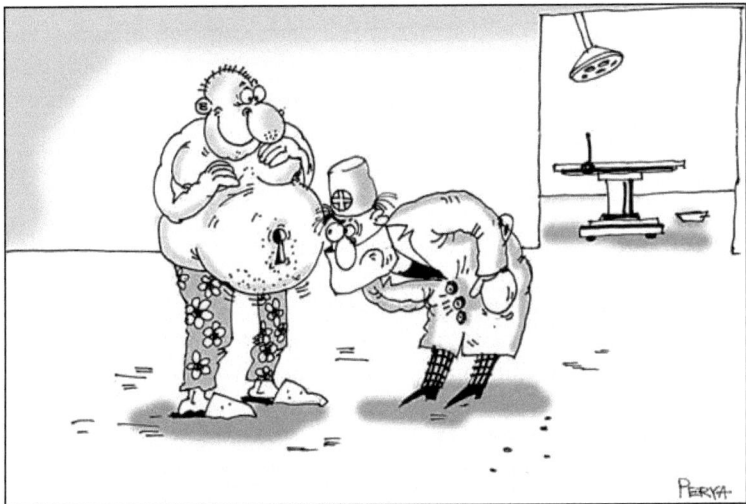

Fig. 49.1. "Spero sia soddisfatto di questa bella cicatrice, eh?"

Definizioni e spettro

Per motivi pratici è inutile che imparate le complicate definizioni usate dagli epidemiologi o dagli infermieri addetti al controllo dell'infezione ospedaliera – quelle creature (generalmente orribili) che vi ricordano di non lasciare la sala operatoria con ancora indosso i guanti…

— Una **ferita non complicata** è una ferita suturata che guarisce per prima intenzione senza problemi. Occorre dire che dopo un intervento di chirurgia addominale in urgenza, una ferita del tutto non complicata è un po' una eccezione! Non ci credete? Iniziate a documentare da adesso in poi tutte le vostre ferite chirurgiche e ad osservare quante di queste trasudano o sono edematose ed arrossate.

— **Ferite complicate.** Dopo un intervento in urgenza sono estremamente frequenti se valutate prospetticamente da osservatori *indipendenti*. Al contrario, se "riportate" dal chirurgo diventano "rare" o "minori" data la nostra naturale tendenza ad eliminare o ad ignorare gli esiti negativi.

Per le complicanze della ferita lo spettro **è ampio e comprende complicanze infettive e non, minori e maggiori.**

— Le **complicanze minori** sono quelle irritanti aberrazioni che si verificano durante il processo di guarigione, ma che, tuttavia, non impediscono la guarigione primaria della ferita: un piccolo ematoma, un eritema leggermente doloroso, un po' di secrezione sierosa. È difficile, ed anche inutile, fare una distinzione tra processo infettivo e non infettivo: perché effettuare colture su tampone se poi i risultati non influenzeranno la terapia?

— Le **complicanze maggiori** sono quelle che interferiscono con il processo di guarigione primaria e che richiedono il vostro intervento: un ematoma voluminoso o un ascesso della ferita che necessita di essere drenato.

— **Infezione della ferita** – per ragioni pratiche diremo che si tratta di una ferita contenente pus e che richiede di essere drenata. Generalmente questo tipo di infezione rappresenta un ascesso della ferita ben demarcato con minimo coinvolgimento dei tessuti molli contigui o della fascia sottostante. È raro che vi sia la presenza di cellulite circostante significativa o che la fascia sia interessata in profondità, denotando in questo modo una diffusa infezione profonda.

Prevenzione

La tecnica chirurgica ed il trattamento globale del paziente sono di fondamentale importanza nel minimizzare l'incidenza di infezioni della ferita. È raro che sia soltanto un aspetto del trattamento ad essere importante, ma è piuttosto la somma di più fattori a dare risultati favorevoli. Un intervento in urgenza è più facilmente associato a problemi della ferita per diverse ragioni.

La contaminazione della ferita può essere dovuta ai batteri intestinali fuoriusciti al momento della resezione intestinale o agli organismi presenti nell'infezione in atto che ha richiesto l'intervento (๏ Cap. 12). Inoltre, non c'è tempo sufficiente a trattare, pre-operatoriamente, quelle condizioni che potrebbero avere ripercussioni negative sulla guarigione della ferita come lo shock, il diabete e la malnutrizione (⊛Cap. 6).

È oramai evidente che l'ipossia dei tessuti, l'ipotermia ed un cattivo controllo della glicemia, predispongono il paziente a complicanze della ferita. Perciò provate (nel miglior modo possibile, nelle poche ore che avrete, se le avrete, a disposizione prima dell'intervento) ad ossigenare bene il paziente (sì, mettetegli la mascherina!), a riscaldarlo e a somministrargli insulina se necessario.

Anche se c'è sempre una certa percentuale di complicanze della ferita, insita nella natura stessa di questo tipo di interventi, dovete sforzarvi a tenerla il più possibile bassa. Come?

Permetteteci di ripetere l'aforisma menzionato all'inizio: "**Il destino della ferita chirurgica è deciso *durante* l'intervento; dopo di che non si può fare quasi niente per modificarne l'esito**". Se nel vostro paziente si forma un ematoma o si verifica una infezione dipende sia dal paziente che da voi; tutto ciò si compie durante l'intervento, non dopo. Citiamo nuovamente Mark Ravitch: "**La probabilità che si verifichi una infezione della ferita è determinata nel momento in cui è apposto l'ultimo punto di sutura.**"

Una **tecnica meticolosa** (descritta nel ⊛ Cap 38) è fondamentale. A questo punto vogliamo sottolineare nuovamente alcuni consigli preventivi:

— Operate con efficienza ed attenzione; evitate di "masturbare" i tessuti.
— Non strangolate la fascia con suture a punti staccati, a otto, con filo Ethibond o Vicryl; usate invece una sutura continua a bassa tensione quale un monofilamento – lasciando respirare la parete addominale (⊛Cap. 38).
— Non "arrostite" la cute ed i tessuti sottostanti con un utilizzo eccessivo del bisturi elettrico.
— Non seppellite tonnellate di catgut cromico (o di altra roba), altamente irritante, nel grasso sottocutaneo.
— Non suturate la cute con la ancor più dannosa seta.
— Non confezionate colostomie contaminanti sulla ferita addominale principale.
— Non lasciate drenaggi inutili nella ferita (o da altre parti). Non dimenticatevi che i drenaggi aumentano il rischio di infezione della ferita.

Usate una tecnica meticolosa anche in corsia. L'infezione nosocomiale (cioè ospedaliera) è una minaccia per i pazienti. Abbiamo già detto che l'uso indiscriminato e non indicato di antibiotici contribuisce allo sviluppo di organismi resistenti. La prevalenza di questi germi che colonizzano i nostri pazienti è in aumento e la diffusione da paziente a paziente è un problema serio. I medici sono un importante vettore di diffusione. Lavatevi le mani ogni qualvolta toccate un paziente. È incredibile che ancora oggi si debba ripetere questo messaggio, ma alcuni studi hanno dimostrato che gli infermieri sono molto più attenti dei medici. L'azione di lavarsi le mani dopo il contatto con un paziente dovrebbe essere così radicata nel vostro cervello che dovreste provare un senso di incompletezza fino a che non lo fate.

Antibiotici

L'antibiotico-profilassi riduce la percentuale di infezione della ferita; la sua azione antisettica è maggiore nella ferita chirurgica che nella cavità peritoneale (⊙ Cap. 7). Gli antibiotici somministrati localmente nella ferita chirurgica hanno un ulteriore ruolo preventivo (⊙ Cap. 38); tutto ciò ha un senso se consideriamo che i meccanismi di difesa della ferita sono molto più deboli di quelli della cavità peritoneale. Molti anni fa fu dimostrato che la somministrazione sistemica di antibiotici è efficace per la prevenzione delle infezioni della ferita solo se avviene entro 3 ore dalla contaminazione batterica – il "periodo efficace".

La **somministrazione post-operatoria di antibiotici non può mutare il destino della ferita**, dato che gli antibiotici non riescono a penetrare nella zona. Nonostante quello che vi hanno detto gli specialisti infettivologi o i locali "guru" della chirurgia, una adeguata copertura antibiotica peri-operatoria è efficace nel prevenire l'infezione della ferita quanto 7 giorni di somministrazione post-operatoria (⊙ Cap. 42).

Non chiusura o chiusura differita della ferita chirurgica

Ancora oggi, alcuni "luminari" consigliano di lasciare cute e sottocute completamente o parzialmente aperti dopo interventi contaminati o "sporchi". È vero, questo atteggiamento può prevenire una infezione della ferita in una minoranza di pazienti destinati a sviluppare tale complicanza ma, al contempo, lasciando aperta la ferita, condanniamo la maggior parte dei pazienti, con ferite destinate a guarire più o meno senza problemi, alla morbilità correlata alle ferite aperte, ai problemi associati di trattamento e al rischio di una superinfezione. Leggete il ⊙ Cap. 38 per ulteriori dettagli su questo controverso argomento.

Trattamento

Ferita non complicata

Nella storia i chirurghi sono sempre stati affascinati dal trattamento delle ferite poiché tutto ciò che potevano fare era trattare ferite esterne post-traumatiche. Per centinaia di anni gli esponenti chirurgici di maggior spicco hanno patrocinato la semplicità nel trattamento delle ferite.

Felix Wurtz (1518–1574) ha scritto: "Tenetele il più possibile pulite e toccatele il meno possibile; se fattibile escludete l'aria; favorite la guarigione sotto la crosta; e… nutrite il paziente come fareste con una donna dopo il parto."

Il grande Joseph Lister (1827–1912) ha detto: "**La pelle è la garza migliore.**" Il famoso medico William Osler (1849–1919) ha sostenuto: "**Acqua, sapone e buon senso sono i migliori disinfettanti.**"

Ma la maggior parte dei chirurghi ha preso alla lettera il famoso adagio di Ambroise Paré (1510–1590): "**Io l'ho medicato e Dio l'ha guarito**" ed ha adottato politiche di trattamento della ferita inutilmente elaborate.

Una ferita chirurgica non complicata, chiusa in prima istanza, non ha quasi bisogno di cure. Il giorno dopo l'intervento, questa è ben sigillata ed isolata dall'ambiente esterno da uno strato di fibrina.

Può essere lasciata esposta. Non è ridicolo vedere infermieri con guanti e mascherina che cambiano la medicazione sterile su routinarie ferite chirurgiche? Alcuni pazienti richiedono che la loro ferita venga coperta: una economica garza asciutta va più che bene per questo scopo. L'obiettivo dei moderni materiali per medicazione, come le garze impregnate di antibiotici, è quello di arricchire il mercato medico-industriale. I pazienti con ferite non complicate possono lavarsi quando vogliono.

Ferita complicata

In questo caso la punizione è proporzionale al crimine. Complicanze aspecifiche minori dovrebbero essere tenute sotto controllo – la maggior parte si risolve spontaneamente. Anche in questo caso iniziare a somministrare antibiotici perché la ferita trasuda un po' di siero, non serve a nulla; se è destino che la ferita si infetti succederà con o senza antibiotici! Un voluminoso ematoma della ferita richiede l'evacuazione, ma è estremamente raro che si verifichi dopo un intervento all'addome.

Infezione della ferita

Una infezione della ferita dopo un intervento addominale d'urgenza è di solito causata da batteri endogeni – residenti negli organi addominali che sono stati aperti nel corso dell'intervento o quelli che hanno determinato l'infezione intraaddominale. Dopo interventi non contaminati (ad es. per trauma splenico chiuso) gli organismi all'origine dell'infezione della ferita sono residenti esogeni della cute, di solito lo *stafilococco*. Il giorno dopo l'intervento può svilupparsi una cellulite della ferita da *streptococco* con dolore, edema, eritema e febbre. Questa possibilità è riportata in tutti i libri di testo ma a noi non è mai capitata, né abbiamo mai incontrato qualcuno che ha osservato una infezione precoce della ferita da streptococco. Le infezioni della ferita possono "presentarsi" nel vostro studio privato anche dopo settimane dall'intervento, alterando i vostri dati ospedalieri sul controllo dell'infezione (raccolti soltanto per accontentare il bisogno dell'amministrazione di fare statistiche). Quando avete dei dubbi, non vi affrettate a ficcanasare o ad aprire la ferita causando delle complicanze in ferite in via di guarigione. Siate invece pazienti, aspettate 1 giorno o 2 e lasciate che l'infezione maturi e si manifesti da sé.

Ricordate: una ferita chirurgica "rossa e calda" con eritema circostante non significa "cellulite". Significa che all'interno vi è del pus che deve essere drenato. Come regola, rimuovendo alcuni punti della sutura cutanea e drenando il pus risolverete la maggior parte delle infezioni della ferita. Non avete bisogno di eseguire una TC per diagnosticare una infezione di questo tipo (non stiamo scherzando… è ciò che la "medicina moderna" sta educando le persone a fare). Vi basterà rimuovere un punto o due di sutura e specillare la ferita.

Assistenza post-operatoria

L'assistenza post-operatoria deve essere semplice. Le ferite poco profonde devono essere ricoperte con garze asciutte e deterse con acqua e sapone 2 volte al giorno. Non c'è niente di meglio per una ferita aperta di una doccia o un bagno! Ferite più profonde sono zaffate con garze non aderenti per consentire il drenaggio e prevenire la chiusura prematura degli strati superficiali. Somministrate antibiotici dopo l'incisione ed il drenaggio di un ascesso perianale? Certo che no. Allora perché dovreste trattare una infezione della ferita con antibiotici? Un breve ciclo di antimicrobici è indicato in caso di cellulite severa o quando è coinvolta la fascia addominale, indice di una infezione invasiva.

Tamponi? Messa in coltura? Colorazione Gram? Per cosa? Come ormai già saprete, i batteri responsabili sono noti (❯Cap.12) ed inoltre i risultati microbiologici come possono modificare la terapia descritta sopra?

Gli infermieri e le agenzie di assistenza domiciliare ai malati *for profit* propongono metodi elaborati e costosi di trattamento della ferita per giustificare il loro continuo coinvolgimento.

L'applicazione locale di soluzioni o pomate antisettiche o antibiotiche distrugge sia i microrganismi che le cellule umane, inducono allergia e favoriscono la resistenza ai batteri. **Costose medicazioni della ferita sono un espediente. Semplice è bello. Usate acqua e sapone ed avete mai provato con il miele?**

> "Medicazioni su ferite non drenate servono solo a nascondere la ferita, ad interferire con l'esame clinico e a favorire dermatiti da contatto con adesivi." (Mark M. Ravitch, 1910–1989)
>
> "Un chirurgo non dovrebbe indossare una cravatta troppo lunga che potrebbe penzolare in modo imbarazzante e pericoloso sulla ferita o sull'incisione mentre questi si china sul paziente." (Francis D. Moore, 1913–2001)

Emorragia post-operatoria

BARRY ARMSTRONG

*"Il chirurgo ferito che maneggia l'acciaio
che indaga la parte malata;
sotto le mani insanguinate sentiamo
l'arte pungente e pietosa di chi guarisce..."*
(East Coker, T.S. Eliot, 1888–1965)

Ogni colpo di bisturi apre capillari o grossi vasi e sparge sangue prezioso. Il sangue – icona della chirurgia – è il simbolo del sacrificio chirurgico del paziente effettuato attraverso l'azione del chirurgo. Questo sacrificio ha un vantaggio inverso – maggiore è lo spargimento di sangue, più infausto sarà l'esito. La perdita ematica deve essere limitata dall'azione congiunta della tecnica chirurgica e dell'emostasi naturale del paziente. L'interazione tra le caratteristiche del paziente e la tecnica del chirurgo determinerà l'entità del sanguinamento durante e dopo l'intervento.

Se l'emostasi del paziente è "debole" allora il controllo chirurgico del sanguinamento dovrà essere "accurato" e completo.

Le complicanze di un sanguinamento sono responsabili di almeno 1/10 della mortalità operatoria. Di solito si verificano in pazienti traumatizzati; tuttavia alcuni interventi sono esenti dalle complicanze dovute ad un sanguinamento postoperatorio. L'emorragia può iniziare prima, durante e dopo l'intervento: quando l'emostasi naturale fallisce, il chirurgo si trova ad affrontare un ematoma, una riduzione dei globuli rossi o uno shock inatteso. A seconda delle dimensioni del vaso sanguinante, della bravura degli infermieri e della collaborazione del paziente, le cose possono peggiorare poco o molto prima che il chirurgo venga chiamato. Uno dei ruoli fondamentali degli infermieri che si occupano della gestione post-operatoria dei pazienti è quello di identificare una eventuale emorragia e di avvertire il chirurgo. Una emorragia che si verifica in I o II giornata post-operatoria è definita "*emorragia precoce*". Se siamo sicuri, quando abbiamo chiuso l'addome del paziente, che l'emostasi del campo chirurgico era valida, allora l'emorragia può essere dovuta alla semplice lisi di un coagulo, ad una sutura mal eseguita o allo scivolamento di una *clip*; ma per essere sinceri, in molti casi essa rappresenta uno stillicidio continuo iniziato durante l'intervento.

Una "*emorragia secondaria*" si verifica dopo più di una settimana dall'intervento. Generalmente si associa ad una infezione o ad un processo infiammatorio. Esempio calzante è un'emorragia del letto pancreatico dopo necrosectomia per necrosi pancreatica infetta (◉ Cap. 18).

Tabella 50.1. Emostasi chirurgica: cosa fare se il paziente sanguina ancora? (di Ahmad Assalia) 12 consigli utili

Prima	Poi valutate l'eventualità di
Applicate PRESSIONE... con il PACKING o PEZZE Abbiate PAZIENZA Suturate con PROLENE (o altro materiale)	Trasfondete PIASTRINE e PLASMA fresco congelato Somministrate PROTAMINE (contro l'eparina) Trasfondete EMAZIE CONCENTRATE (se il sanguinamento persiste) Chiedete aiuto al PROFESSORE Se non può aiutarvi – PREGATE... ... di non ritrovare il vostro paziente in OBITORIO

Prevenire gli ematomi e le emorragie post-operatorie

— Fattori tecnici: controllate l'emostasi della ferita dopo aver aperto l'addome. Ottenete il controllo dei vasi maggiori che "pompano sangue" tutte le volte che li trovate. Le emorragie minori e gli stillicidi ematici dovrebbero cessare spontaneamente. Ricordatevi che per raggiungere una emostasi naturale nelle emorragie minori ("tempo di sanguinamento") ci vogliono circa 5–7 minuti. Ricontrollate l'emostasi della ferita a metà intervento e alla chiusura. Non permettete al vostro assistente di pulire la ferita con una spugna perché potrebbe compromettere la benefica azione "tamponante" delle piastrine. Insegnategli a tamponare i vasi sanguinanti con tocchi rapidi e delicati piuttosto che a strofinare.

— Fattori inerenti il paziente: sicuramente non volete che vi annoiamo con un'altra lezione sull'emostasi. Allora ricordatevi i 12 consigli elencati nella ⊙Tabella 50.1 che possono servire ad ottenere una migliore coagulazione e a prevenire le emorragie.

Per avere dettagli sui test di coagulazione andate al seguente indirizzo: http://www.anaesthetist.com/icu/organs/blood/test.htm.

Ematomi post-operatori della ferita

> Il fattore coagulante più importante è il chirurgo.

Errore n. 1: "La ferita era asciutta quando abbiamo chiuso" (⊙Fig. 50.1)

Fatto. Una tecnica chirurgica impeccabile minimizza il rischio di emorragia post-operatoria. Mentre viene chiuso l'addome è possibile che, ad una singola occhiata, possa sfuggire un vaso sanguinante temporaneamente in spasmo. Anche l'ipotensione, l'uso di divaricatori chirurgici e/o uno pneumoperitoneo possono mascherare dei vasi sanguinanti. Il chirurgo "smanicato" controlla l'emostasi più volte durante gli ultimi 10–15 minuti di intervento, elimina il pneumoperitoneo o riposiziona i divaricatori e le pezze laparotomiche per individuare eventuali vasi beanti nascosti.

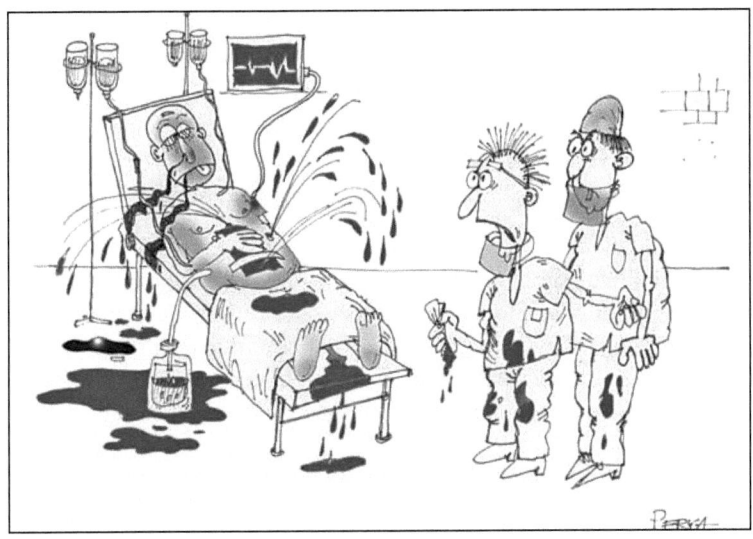

Fig. 50.1. "Quando abbiamo chiuso era asciutta..."

Se nel post-operatario, dalla **ferita** chirurgica, malgrado l'azione di pressione locale esercitata, si ha un sanguinamento continuo, si dovrebbe ri-esplorare la ferita. Per evacuare i coaguli ed ottenere il controllo dei punti sanguinanti, spesso basta somministrare un anestetico locale ed usare una tecnica sterile in una sala operatoria per interventi di chirurgia minore con buona illuminazione. Prima di iniziare l'atto chirurgico, somministrate una dose profilattica di antibiotici ev, poiché una ri-esplorazione per emorragia aumenta il rischio di infezione. Se invece pensate che l'ematoma della ferita abbia origine da un vaso maggiore, è meglio tornare in sala operatoria. Ad esempio un ematoma che si espande rapidamente in sede di trocar epigastrico dopo una colecistectomia laparoscopica di solito ha origine da una arteria epigastrica superiore danneggiata. Attendere che l'emostasi dell'arteria epigastrica superiore avvenga spontaneamente di solito non uccide il paziente ma determina un voluminoso ematoma ed ecchimosi che richiedono intere settimane per riassorbirsi.

Emorragia addominale post-operatoria

> Le due parole che più spesso associamo ad un reintervento per emorragia sono: "Si fermerà."

Errore n. 2: Se il paziente sta sanguinando ed è ipoteso, utilizzate due vie venose di grosso calibro e somministrate rapidamente almeno 2 litri di Ringer lattato.

Fatto. L'evidenza dei fatti, in continuo aumento, dimostra che una energica reintegrazione idrica è in grado di ripristinare la pressione sanguigna ed il polso periferico, ma determina un aumento della mortalità e della morbilità. In caso di emorragia incontrollabile, una rapida stabilizzazione con liquidi diluisce i fattori coagulativi, aumenta il flusso ematico nella sede responsabile dell'emorragia in atto e può "far scoppiare il coagulo" (Ken Mattox), aprendo così anche nuovi vasi. Esperimenti su modelli animali ed umani hanno dimostrato i vantaggi di una riduzione dei liquidi ev in caso di emorragia incontrollabile. Una ipotensione "controllata" ed un basso volume di liquidi in infusione ev, rappresentano la strategia migliore per salvaguardare i meccanismi emostatici del paziente.

Mentre il sanguinamento da una o in una ferita chirurgica superficiale è evidente ad occhio nudo, quello post-operatorio nella cavità addominale è "nascosto" e perciò più difficile da diagnosticare. Una emorragia addominale post-operatoria è un *trauma chirurgico iatrogeno* che pone considerazioni diagnostiche e terapeutiche simili a quelle per la gestione dei traumi addominali penetranti e chiusi (◉ Capp. 34 e 35).

— **Il paziente ha una emorragia addominale?** Tachicardia, ipotensione, stato confusionale, sudorazione, aumento del dolore in sede di incisione o all'addome, distensione addominale, oliguria, calo dell'ematocrito o ecografia positiva al letto del paziente, sono frequentemente diagnostici. Tuttavia ricordate che l'ipotensione dopo un intervento non è sempre dovuta ad una emorragia. Se gli effetti degli anestetici e dei narcotici persistono, si può determinare un calo pressorio. La terapia antalgica peridurale post-operatoria è una causa frequente di ipotensione ma anche in questo caso attenti a non tralasciare l'ipotesi di una eventuale emorragia. La stabilizzazione con liquidi durante il primo intervento può risultare inadeguata a compensare la perdita e il sequestro di liquidi nel "terzo spazio". Il paziente può aver perduto liquidi per diarrea e vomito. Negli anziani o nei casi di assunzione cronica di steroidi, una crisi addisoniana può provocare ipotensione ed una rapida risposta ai corticosteroidi.

— **Devo portare di corsa il paziente in sala operatoria?** Se il paziente è in grave stato di shock e presenta una grave sindrome compartimentale da emoperitoneo massivo, dovete precipitarvi in sala operatoria ed aprire l'addome. In caso contrario, valutate i seguenti passaggi.

— **Devo sottoporre l'addome ad esami radiologici?** In pazienti stabili la TC è in grado di confermare le dimensioni dell'ematoma (ad es. nel letto della colecisti) e di valutare l'entità dell'emoperitoneo. Come per un trauma addominale chiuso, la diagnosi TC ed il follow-up consentono di attuare in sicurezza un trattamento non chirurgico. La comparsa di un "*blush*" alla TC – stravaso di mezzo di contrasto – può localizzare l'origine di un sanguinamento in atto. In situazioni specifiche (ad es. dopo un intervento per trauma epatico) con l'*angiografia* è possibile localizzare e trattare il sanguinamento.

— **Devo trattare il paziente non chirurgicamente?** Attualmente, dato che la maggior parte dei pazienti con trauma addominale chiuso è trattata con successo senza intervento chirurgico, tendiamo ad applicare le lezioni apprese anche alle emorragie post-operatorie da rottura o lesione dei vasi addominali. I pazienti che *continuano* a mostrare segni di ipovolemia dopo una "blanda" stabilizzazione, dovrebbero essere riportati in sala operatoria. Dovreste inoltre evitare di applicare ancora il vecchio dogma che prevede di trattare un emoperitoneo con il tamponamento in attesa che la pressione intraperitoneale superi quella della sede di origine del sanguinamento. Questa pratica, ormai datata, determina una sindrome compartimentale addominale che richiede una decompressione. I pazienti stabili dovrebbero essere tenuti sotto stretta osservazione emodinamica e sottoposti ad esami seriati dell'ematocrito. La necessità di una trasfusione iniziale non rappresenta una controindicazione all'approccio conservativo; raramente sappiamo quanta emoglobina sia andata perduta durante e dopo l'intervento – e quanto il suo calo sia stato determinato dall'emodiluzione.

— **L'approccio conservativo sta fallendo?** La persistenza di una perdita ematica, dimostrata dal bisogno di ulteriori trasfusioni, indica che l'approccio conservativo è fallito. Trasfusioni *continue* si associano ad un aumento della mortalità, delle infezioni e della degenza ospedaliera, indipendentemente dalla gravità dello shock. Nei pazienti in cui non sia possibile effettuare trasfusioni per motivi religiosi (Testimoni di Geova), sentitevi più liberi a porre l'indicazione ad interventi radiologici o chirurgici. Siate rapidi ad intervenire nelle pazienti in gravidanza poiché anche uno shock materno lieve può determinare una vasocostrizione utero-placentare e un grave shock fetale.

— **È sicuro lasciare un grosso ematoma o dei coaguli in addome?** Certamente è meglio ripulire alla perfezione l'addome piuttosto che lasciare in giro sangue e derivati della sua degradazione: il sangue e l'emoglobina forniscono un terreno fertile per i batteri che sono all'origine di ascessi. È stato poi dimostrato che i prodotti di scarto del sangue vecchio contribuiscono all'instaurarsi di una sindrome da risposta infiammatoria sistemica (SIRS, ⊙ Cap. 48). D'altra parte una re-laparotomia ha le proprie percentuali di morbilità precoce e tardiva (e di mortalità). Anche se è lo strumento ideale per fermare una emorragia da una arteria sanguinante, può aumentare lo stillicidio superficiale generalizzato dovuto ad una coagulopatia. Ricordatevi che eseguendo una laparoscopia in elezione, alcuni giorni dopo la cessazione dell'evento emorragico, è possibile lavar via grossi coaguli residui.

— **Il processo coagulativo del paziente è adeguato?** Questa dovrebbe essere una delle vostre maggiori preoccupazioni, che decidiate o meno di aspettare o di operare. Una grave coagulopatia acquisita può verificarsi intra-operatoriamente o nell'immediato periodo post-operatorio. Questa sindrome da "coagulazione intravasale disseminata" (CID) è secondaria ad un grave insulto, come ad esempio una sepsi, una embolia gassosa, adiposa o di liquido amniotico, un errore trasfusionale, una neoplasia estesa od un trauma severo. Per risolvere questo problema sono necessari una rapida correzione della causa primaria ed il trattamento della coagulopatia che consuma sia le piastrine che i fattori coagulativi e distrugge sia la fibrina che il fibrinogeno per fibrinolisi. È necessaria una terapia con componenti multipli del sangue e in alcuni casi un trattamento specifico come l'utilizzo del fattore VII ricombinante attivato. Una trasfusione di piastrine può essere utile quando la conta piastrinica assoluta è <50000 ed il paziente sta sanguinando. Avvertite subito la banca del sangue e valutate l'eventualità di consultare un ematologo se è presente una CID.

— **Considerate il primo intervento specifico.** Siete stati voi ad eseguire il primo intervento perciò siete quelli che sanno meglio cosa è andato – o potrebbe andare – male. Inseritelo come fattore nel vostro *decision-making*.

Emorragia addominale potenzialmente letale

> "Il sanguinamento è iniziato nella zona del retto ed è continuato fino a Los Angeles." (Cartella clinica di un paziente riprodotta in *Details* in *Professional Liability*, 27 Gennaio, 1999)

Quando un paziente sta compensando la perdita di sangue la sua pressione ematica può essere di 1/3 al di sotto della norma, ma gli organi centrali rimangono ben perfusi. Il paziente è sveglio e cooperativo: la diuresi è di 0,5 ml/Kg all'ora e sono palpabili le pulsazioni di radiale e pedidia. Tuttavia l'emorragia in atto o una improvvisa emorragia massiva possono sbilanciare questa stabilità. L'anamnesi (ad es. lenzuola del letto o garze intrise di sangue, il recentissimo intervento "cruento"), combinata ai riscontri clinici, vi porterà ad intervenire con urgenza.

È utile ottenere l'*emostasi medica* attraverso una rapida correzione delle anomalie coagulative ma, in questi casi urgenti, l'*emostasi meccanica* è essenziale. Un re-intervento per ottenere emostasi meccanica valida, generalmente implica una re-laparotomia, ma, in pazienti stabili, è possibile raggiungere il medesimo scopo utilizzando anche metodiche mini-invasive quali la laparoscopia, la endoscopia gastrointestinale o la radiologia interventistica.

Re-laparotomia per emorragia

In sala operatoria vorrete avere quanti più "assi" nella manica possibile.

Mentre vi chiedete: "Quale procedura fermerà l'emorragia?", pensate alle seguenti opzioni: serviranno ad aumentare la vostra fiducia.

— Fino a questo momento avete limitato il reintegro del volume e consentito una ipotensione controllata. A questo punto, prima dell'induzione dell'anestesia, l'ipovolemia deve essere corretta in maniera aggressiva per evitare un collasso cardiocircolatorio, il più delle volte causato da una diminuzione improvvisa della resistenza periferica, dovuta ai miorilassanti e, all'improvvisa decompressione di una ipertensione intra-addominale che a sua volta determina un ristagno periferico e una riduzione del ritorno venoso.

— Vorrete avere a disposizione una banca del sangue ben fornita, un anestesista capace, i mezzi per tenere caldo il paziente durante l'intervento, dei bravi assistenti (compreso un collega anziano, con esperienza), una illuminazione adeguata (prendete in considerazione l'eventualità di utilizzare lampade extra o luci frontali), una buona divaricazione ed un buon campo operatorio che consentano una rapida esposizione della sede di sanguinamento e l'isolamento di qualsiasi vaso di grosso calibro beante con il suo controllo prossimale e distale.

— Preparate il vostro equipaggiamento. Una emostasi meccanica durante un reintervento prevede una buona manualità chirurgica, suture, suturatici meccaniche, *clips*, elettrobisturi (bipolare o monopolare), ultrasuoni (Ultracision-Harmonic Scalpel), laser, *argon beamer*, legatura dei vasi prossimali, scleroterapia o applicazione di agenti emostatici topici (garze, spugne, schiuma di gelatina, tamponcini di cellulosa, strato di collagene, trombina topica, colle di fibrina). L'omentoplastica è stata utilizzata per ricoprire superfici con emorragia a nappo, ma il semplice elettrobisturi o gli agenti emostatici, possono essere altrettanto efficaci.

Se l'emorragia è abbondante, prendete in considerazione l'eventualità di una *autotrasfusione autologa, reinfondendo il sangue perso.*

Spesso l'urgenza dell'intervento e lo stato critico del paziente terranno voi ed il vostro *team* coi nervi tesi. Il chirurgo saggio di solito racconta qualche aneddoto divertente o qualche barzelletta non offensiva per rilassare l'équipe. Questo permette di rompere lo stato di tensione emotiva e spesso aumenta l'efficacia delle prestazioni del gruppo.

Per non rischiare di danneggiare strutture vicine e per arrestare l'emorragia ci vuole pazienza. Siamo stati educati con l'aneddoto di un famoso chirurgo britannico che fu chiamato ad operare un paziente con un'emorragia post-colecistectomia. All'intervento, nella profondità del triangolo di Calot, si visualizzò un vaso che perdeva abbondantemente – probabilmente il moncone dell'arteria cistica. Il chirurgo non si affrettò ad usare le *clamps*, che avrebbero messo in pericolo il dotto biliare vicino. Invece zaffò con calma il letto della colecisti e disse: "*Ragazzi, vado a prendere una tazza di tè. Chiamatemi tra mezz'ora*" Quando tornò trovò tutto asciutto. [I curatori]

Molto probabilmente la sede di origine dell'emorragia sarà quella che vi aspettavate – nella sede della vostra precedente "macellazione". Se non è così, cercate altrove; tirando l'omento durante la colectomia potreste aver lacerato la milza, retraendo il fegato per esporre il duodeno potreste averlo danneggiato, estrinsecando il piccolo intestino edematoso potreste aver lacerato il mesentere e così via. Non è insolito, anche se un po' imbarazzante, repertare all'esplorazione soltanto dei coaguli di sangue senza evidenziare la fonte di sanguinamento, ormai contratta e trombizzata.

La maggior parte delle cause di emorragia può essere controllata seguendo i 12 consigli della ⊙ Tabella 50.1. In caso contrario, provate uno dei tanti espedienti emostatici a vostra disposizione. Imparate bene le "manovre speciali" (ad es. l'uso di puntine per controllare una emorragia presacrale). E non dimenticate i principi del "*damage control*" che avete appreso per i traumi (⊙ Cap. 35): non esitate a zaffare uno stillicidio superficiale o un sanguinamento venoso ostinati e di ritornare in sala operatoria un altro giorno (o dopo una tazza di tè).

> "L'unica arma con cui un paziente incosciente può subito rivalersi sul chirurgo incompetente è l'emorragia." (William Stewart Halsted, 1852–1922)

Il ruolo della laparoscopia

Pioter Gorecki

Il mondo può sembrare più luminoso attraverso una telecamera (laparoscopica) – ma non è tutto oro ciò che luccica.

Nei precedenti capitoli le opzioni laparoscopiche sono state menzionate *en passant*, ma abbiamo promesso di dare maggiori dettagli sul ruolo della laparoscopia nelle emergenze addominali. Per poterlo fare abbiamo dovuto richiedere l'aiuto di un chirurgo che è molto più entusiasta di noi di questa tecnica [I curatori].

Punti chiave

- L'esame laparoscopico della cavità peritoneale consente di ottenere una visualizzazione ingrandita del peritoneo e degli organi intra-addominali con un trauma minore rispetto alla laparotomia.
- Con la laparoscopia è possibile rilevare la presenza di pus, feci, bile o sangue (facilitando così l'individuazione delle cause delle patologie intra-addominali) e di valutarne la gravità.
- Se la procedura terapeutica debba essere laparoscopica o convenzionale dipende dai riscontri clinici, dalle condizioni del paziente e dalla complessità della procedura pianificata.
- I vantaggi della laparoscopia rispetto alla laparotomia sono: minor dolore post-operatorio, degenza più breve, guarigione più rapida e minori complicanze della ferita come una infezione o un laparocele. Inoltre, le procedure laparoscopiche hanno come risultato una estetica migliore ed una maggiore soddisfazione da parte del paziente.

Visione d'insieme

La laparoscopia diagnostica è stata usata per molte decine di anni dai ginecologi per valutare problemi pelvici acuti. Alla luce del recente boom delle tecniche laparoscopiche di base ed avanzate non c'è da meravigliarsi che gli "entusiasti" abbiano iniziato a valutare il ruolo della laparoscopia per la diagnosi ed il trattamento delle emergenze addominali.

Tabella 51.1. Applicazioni laparoscopiche nella chirurgia addominale d'urgenza. I numeri tra parentesi si riferiscono ai capitoli che trattano questo argomento

Indicazioni alla laparoscopia	Indicazioni potenziali e controverse alla laparoscopia	Controindicazioni alla laparoscopia
Colecistite acuta (19)	Diverticolite perforata (27)	Pazienti instabili
Appendicite acuta (28)	Perforazione colonscopica (30)	Ipertensione addominale
Ulcera perforata (17)	Occlusione intestinale (21)	
Laparoscopia diagnostica nei casi di dolore acuto ad eziologia sconosciuta	Ischemia intestinale (23)	Peritonite grave in atto
Patologia ginecologica acuta (31)	Dolore addominale acuto in pazienti in gravidanza (31)	Mancanza di esperienza
Trauma toraco-addominale in pazienti stabili (per valutare l'integrità del diaframma) (34)	*Second look* laparoscopico (46) Ulcera peptica sanguinante (16) Drenaggio di ascessi intra-addominali (44) Per escludere una causa settica intra-addominale in pazienti in Terapia Intensiva (46) Laparoscopia diagnostica in pazienti traumatizzati stabili senza indicazioni ad una laparotomia d'urgenza (34 e 35)	Pressione intracranica elevata (pazienti con trauma cranico)

La base logica è semplice – la laparoscopia può fornire una diagnosi organo-specifica e, al tempo stesso, il trattamento, evitando così la necessità di eseguire una laparotomia.

Questo riduce la morbilità, il *discomfort* del paziente e la degenza ospedaliera, accelera la guarigione ed aumenta la soddisfazione del paziente.

La laparoscopia è stata utilizzata in casi addominali acuti, sia atraumatici che traumatici. Gli esperti laparoscopisti – grandi *aficionados* – sostengono di poter fare "tutto" attraverso il laparoscopio. I conservatori più inflessibili [il dott. Gorecki probabilmente si riferisce a noi – i curatori], rifiutano quasi completamente la laparoscopia, ad eccezione, forse, di qualche indicazione molto selezionata, ad esempio una colecistite acuta (◉Cap. 19), una appendicite acuta (◉Cap. 28), una emergenza ginecologica (◉Cap. 31) ed un trauma toraco-addominale sinistro (◉Cap. 34).

Troverete di seguito quello che ci auguriamo sia un punto di vista illuminato, moderno ma equilibrato.

La ◉ Tabella 51.1 fornisce una visione di insieme delle possibili applicazioni laparoscopiche nella chirurgia addominale d'urgenza.

Emergenze addominali non traumatiche

Iniziamo puntualizzando che la laparoscopia è assolutamente controindicata nei pazienti critici emodinamicamente instabili. In parole povere, la laparoscopia richiede più tempo e, nei pazienti gravemente compromessi, dovete ricercare la causa del problema e trattarla il prima possibile. Inoltre, il pneumoperitoneo determina un aumento della pressione addominale che è deleterio nei pazienti instabili, "settici" e critici (vedi anche ◉ Cap. 36). Il modo più sicuro per determinare un arresto cardiaco è quello di prendere un paziente ipovolemico, anestetizzarlo e poi pompargli del gas (CO_2) in addome.

La laparoscopia può essere considerata una fase del processo diagnostico o una procedura terapeutica oppure entrambe. La sua applicazione e fattibilità dipendono in larga misura dall'esperienza del chirurgo e dalla tempestiva disponibilità dello strumentario laparoscopico.

La laparoscopia diagnostica (LD) può essere eseguita velocemente e addirittura fuori dalla sala operatoria – in Pronto Soccorso o in Unità di Terapia Intensiva Chirurgica – e in anestesia locale. La morbilità associata a LD negative, rispetto a quella di laparotomie negative o non terapeutiche, è minore. L'uso della mini-laparoscopia (con strumenti con diametro inferiore ai 3 mm) sta ottenendo popolarità e può ulteriormente diminuire la morbilità associata alla procedura. La LD valuta la presenza e la quantità di sangue intraperitoneale, di liquido enterico o di pus e ne stabilisce l'origine: a quel punto deve essere deciso se adoperarsi o meno per controllare la causa e, se è necessario, decidere come farlo: per via laparoscopica o laparotomica (vedi ◉ Fig 51.1).

Commento dei curatori

Il ruolo della laparoscopia nella diagnosi e nel trattamento delle emergenze addominali non traumatiche sta crescendo. Finora ha ottenuto un ampio consenso nella colecistite acuta e nelle patologie ginecologiche. C'è una base logica per eseguire un intervento laparoscopico quando la causa del dolore in fossa iliaca destra è incerta – soprattutto in pazienti donne. Tuttavia nella maggior parte di questi pazienti, con l'aiuto della diagnostica radiologica, è possibile stabilire la diagnosi senza dover ricorrere alla laparoscopia – che può essere considerata un "trauma addominale penetrante controllato". Per quanto riguarda la laparoscopia diagnostica in anestesia locale, augureremmo tale esperienza soltanto ai nostri nemici.

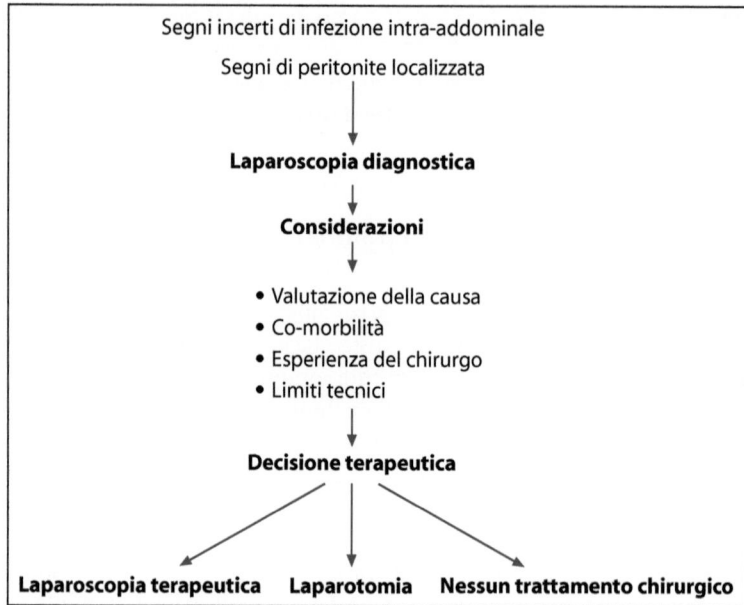

Fig. 51.1. Laparoscopia nelle emergenze addominali – algoritmo relativo al *decision making*

Molti chirurghi sono a favore dell'appendicectomia laparoscopica: i suoi vantaggi sono marginali anche se una "ap-lap" può rappresentare una alternativa attraente nei pazienti molto obesi poiché riduce significativamente le complicanze della ferita. Per poter affrontare altre condizioni con la dovuta sicurezza, dovete essere in grado di esplorare laparoscopicamente i vari spazi ed angoli della cavità peritoneale. Dovete conoscere bene le tecniche avanzate di sutura laparoscopica ed intracorporea per affrontare situazioni più complesse, come una ulcera peptica perforata.

Ricordatevi: un paziente critico ha il disperato bisogno di essere operato immediatamente. Più il paziente è critico, più la peritonite è diffusa – questo è il candidato peggiore per le vostre lenti ed i vostri trocar magici. Siate selettivi ed usate il buonsenso.

Laparoscopia per traumi addominali

Vi ricorderete che nei ⊘Capp. 34 e 35 l'autore non era troppo entusiasta del ruolo della laparoscopia nei pazienti traumatizzati. Tuttavia ascoltiamo anche il canto della sirena degli "entusiasti" (⊘Fig. 51.2) – i curatori.

La ⊘Figura 51.3 mostra le possibili applicazioni della laparoscopia nei traumi.

51 • Il ruolo della laparoscopia 443

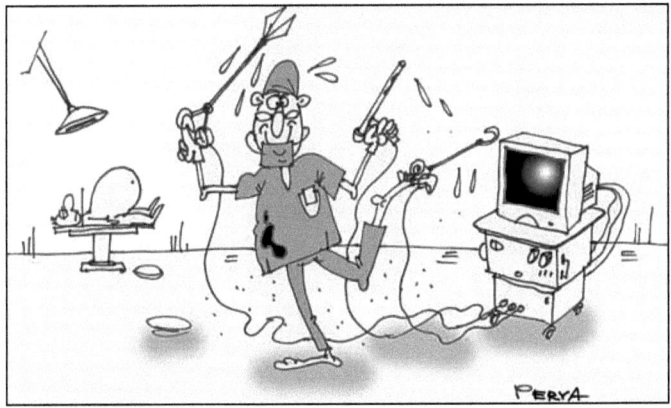

Fig. 51.2. "Mi piace tanto giocarci!"

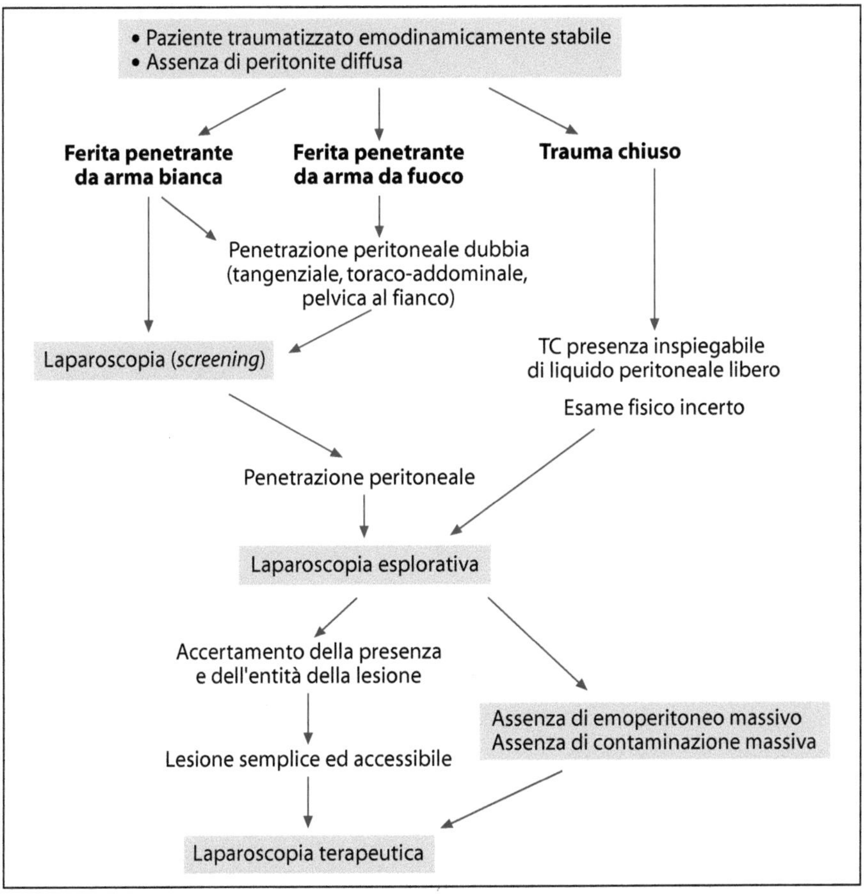

Fig. 51.3. Possibili applicazioni della laparoscopia nei traumi

Traumi chiusi

Le decisioni sul trattamento dei trauma addominali chiusi si basano sulle condizioni emodinamiche del paziente, sui riscontri fisici, sull'uso selettivo e complementare dell'ecografia diagnostica, della TC e del lavaggio peritoneale diagnostico (LPD). Dov'è che entra la laparoscopia?

Il suo ruolo principale è quello di evitare una laparotomia non terapeutica e di ridurre così la morbilità post-operatoria e la degenza ospedaliera. Ma per prima cosa, ricordiamo le controindicazioni: *la laparoscopia deve essere utilizzata soltanto in pazienti emodinamicamente stabili senza indicazioni ad una laparotomia d'urgenza*. Il candidato ideale alla LD è un paziente stabile con reperti ambigui all'esame obiettivo, alla TC o alla LPD. La LD può fornire una diagnosi organo-specifica, identificare e quantificare la presenza di sangue peritoneale, di bile o di liquido enterico, classificare per gradi la gravità del danno epatico o splenico, valutare se c'è una emorragia in atto e la sua velocità ed escludere una lesione diaframmatica. In pazienti selezionati con danni minimi la laparoscopia può essere terapeutica: ad esempio può servire ad evacuare del sangue o ad ottenere l'emostasi di una piccola lacerazione epatica.

Traumi penetranti

— *Ferite da arma bianca*: i pazienti con indicazioni cliniche ad una laparotomia (ad es. peritonite o shock) devono essere immediatamente trattati. Quando i riscontri clinici sono ambigui e soprattutto se sono presenti ferite toraco-addominali, la LD ha un ruolo potenziale nell'escludere una lesione penetrante diaframmatica. Una laparoscopia può diventare terapeutica quando il danno è minimo.

— *Ferite da arma da fuoco* (FAF): la maggioranza delle FAF è trattata con una laparotomia immediata. Tuttavia, alcuni pazienti con segni vitali stabili ed assenza di peritonite, sono candidati ad una LD per escludere una penetrazione addominale o per dimostrare che il danno è minimo e non richiede perciò una laparotomia. Anche in questo caso, nelle FAF toraco-addominali è necessario escludere una lesione diaframmatica.

Commento dei curatori

L'essere "conservativi selettivamente" basandosi sulla valutazione clinica (◉ Cap. 34) è un approccio sicuro, economico e ben testato nei pazienti con ferite penetranti da arma da taglio all'addome. In questo tipo di pazienti i vantaggi di una LD invasiva non sono stati provati e la sua esecuzione è difficile da giustificare. È vero, ci sono situazioni in cui una LD è il metodo più sensibile per diagnosticare una lesione penetrante occulta del diaframma sinistro, generalmente associata a ferite toraco-addominali sinistre, ma la storia naturale di questa entità, quando non trattata, è sconosciuta.

Per quanto riguarda le ferite da arma da fuoco, è possibile essere conservativi selettivamente in una minoranza di pazienti sebbene i chirurghi siano riluttanti ad esserlo. In pazienti stabili con segni addominali *borderline* la LD può dimostrare che la FAF era extra-peritoneale-tangenziale.

Una limitazione importante della laparoscopia è che non può valutare in maniera adeguata strutture retroperitoneali come il colon, il duodeno, i reni ed i vasi. Conferma od esclude una penetrazione peritoneale, ma in termini di valutazione del danno la TC è più sensibile e meno invasiva. Quando eseguite una LD in pazienti con lesione penetrante diaframmatica siate consapevoli dei rischi di un pneumotorace ipertensivo. Eliminando il pneumoperitoneo ed inserendo un tubo in torace potete risolvere il problema. L'embolia gassosa è una potenziale complicanza in presenza di danni venosi maggiori ma, come puntualizza il nostro esperto, non è mai stata riportata dopo migliaia di casi. Sembra che il ruolo della laparoscopia in pazienti con ferite sia limitato, ma gli *aficionados* della laparoscopia sostengono che una maggiore esperienza e nuovi strumenti potranno, in futuro, espanderne il ruolo.

> "Osserviamo un bicchiere di birra. La chirurgia open è la birra, la laparoscopia è la schiuma." (Herand Abcarian)

Considerazioni tecniche

Il paziente è disteso sul tavolo operatorio in posizione supina. Viene indotta l'anestesia generale con intubazione endo-tracheale. Se non sono evidenti una distensione addominale o i segni di un precedente intervento, viene inserito nell'ombelico un ago di Veres per indurre lo pneumoperitoneo.

Viene introdotto un laparoscopio da 5 mm (30°) attraverso un accesso ombelicale con trocar da 5 mm. È eseguita una breve visualizzazione iniziale della cavità peritoneale per escludere la presenza di un cospicuo emoperitoneo o di evidenti lesioni complesse. Altri due *trocar* da 5 mm vengono posizionati in sede paramediana superiore destra ed inferiore sinistra come mostrato nella ◉ Figura 51.4.

Il chirurgo è inizialmente sul lato sinistro del paziente: quest'ultimo è in Trendelenburg, posizione che permette di ispezionare le strutture pelviche, il rettosigma, la vescica, entrambi gli inguini e regione iliaca (◉ Fig. 51.5). Successivamente viene identificata la giunzione ileo-cecale ed ispezionato il colon destro. Segue una ispezione completa dell'intestino tenue utilizzando un paio di *grasper* intestinali atraumatici (tecnica "hand-to-hand") che consente di valutare l'intestino a partire dalla valvola ileo-cecale fino a metà della sua lunghezza. "Ribaltando" l'intestino avanti ed indietro durante il controllo prossimale è possibile visualizzare entrambe le superfici mesenteriche di ogni segmento ispezionato (◉ Fig. 51.6). A questo punto il chirurgo cambia posizione e si sposta alla destra del paziente per facilitare l'ispezione dell'intestino tenue da metà "strada" (di matassa di tenue) fino al legamento di Treitz (◉ Fig. 51.7). Da questa posizione, viene ispezionato anche il colon discendente. Inclinando il tavolo lateralmente miglioriamo la visualizzazione delle logge parietocoliche e la mobilizzazione del colon necessaria per una esplorazione completa.

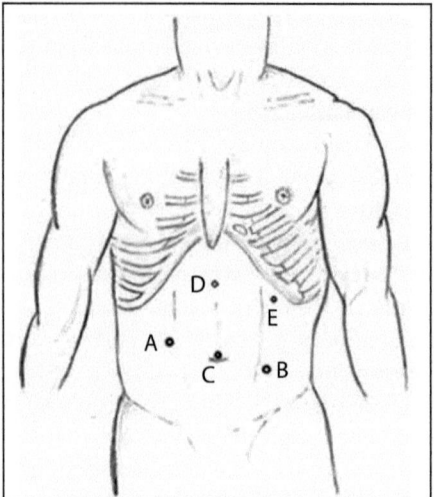

Fig. 51.4. Posizione dei trocar durante la laparoscopia esplorativa. *A, B* trocar operatori, *C* videocamera, *D, E* trocar opzionali che facilitano l'esplorazione e l'intervento terapeutico nell'addome superiore

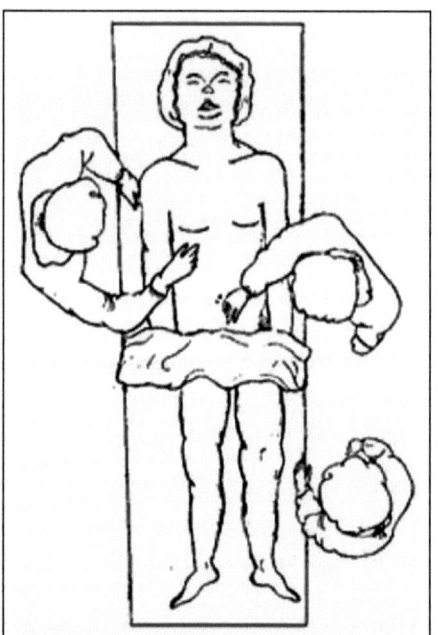

Fig. 51.5. Paziente in posizione di Trendelenburg. Il chirurgo è sul lato sinistro del paziente. Viene eseguita l'esplorazione della pelvi, del colon destro e dell'intestino tenue dalla valvola ileo-cecale a metà digiuno

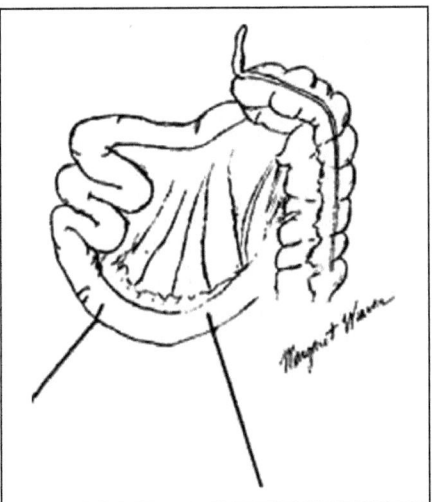

Fig. 51.6. L'intestino è ispezionato con le metodica *"hand-to-hand"*. "Ribaltando" avanti e indietro i segmenti intestinali mentre l'ispezione procede verso il legamento di Treitz è possibile ispezionare entrambi i lati dell'intestino con il suo mesentere

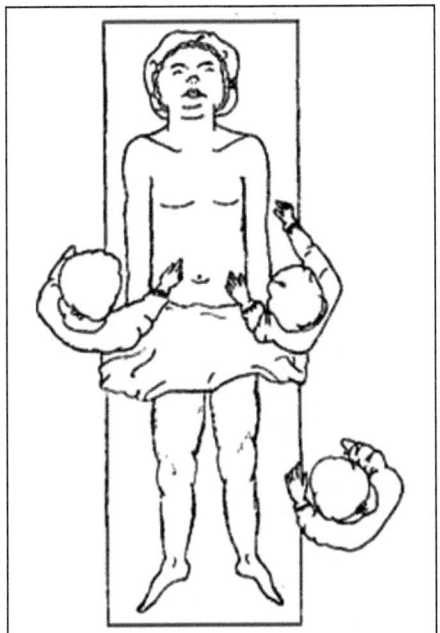

Fig. 51.7. Paziente in posizione di anti-Trendelenburg. Il chirurgo è sul lato destro del paziente. Ispezione dell'intestino tenue (da metà digiuno al legamento di Treitz), della milza, del fegato, dello stomaco, del diaframma, del trasverso e del colon sinistro. L'aggiunta di due trocar in addome superiore facilita l'esplorazione del diaframma, dello stomaco prossimale e della borsa omentale

Ruotando il tavolo in anti-Trendelenburg facilitiamo l'accesso all'addome superiore, al diaframma, alla milza, allo stomaco, ad entrambi i lobi epatici ed al colon trasverso con le sue flessure. L'ispezione della zona della giunzione gastroesofagea, della parete posteriore dello stomaco o della borsa omentale, compreso il pancreas, richiede il posizionamento di altri due *trocar* necessari all'assistente per retrarre ed afferrare (Fig. 51.4).

Se non sono state repertate lesioni complesse e se è stata assicurata la stabilità emodinamica, può seguire una laparoscopia terapeutica focalizzata o essere praticata, in posizione strategica, una incisione a seconda della natura della lesione e dell'esperienza del chirurgo in tecniche laparoscopiche avanzate.

Siate consapevoli dei vostri limiti e non compromettete i principi dell'esplorazione per trauma.

> "Se siete troppo appassionati di nuovi rimedi, per prima cosa non curerete i vostri pazienti, per seconda non avrete pazienti da curare." (Astley Paston Cooper, 1768–1841)

Le conseguenze e i M & M *meeting*

MOSHE SCHEIN

Una "grossa" operazione in un paziente in buone condizioni può essere "piccola"
Una "piccola" operazione in un paziente in cattive condizioni può essere "grossa"
Un "grande" chirurgo sa come modulare l'operazione ed il trauma da essa derivante sul paziente e la sua malattia

"Sempre più spesso scopro che ci sono alcune cose che il sistema chirurgico tende a dimenticare velocemente, come un paziente morto." (P.O. Nyström)

Speriamo che il vostro paziente sopravviva all'intervento chirurgico addominale eseguito d'urgenza e che il decorso post-operatorio proceda senza complicanze. Sfortunatamente la mortalità globale di questi interventi è lungi dall'essere trascurabile e la morbilità è generalmente elevata. Ora che la bufera si è calmata, è arrivato il momento di sedersi a riflettere su ciò che è andato male. Come ha detto Francis D. Moore (1913–2001): **"Volete una equipe chirurgica che affronti seriamente ogni errore, ogni contrattempo, che lo identifichi e si attivi per prevenirne la recidiva"**.

I *meeting* sulla Mortalità e Morbilità (M&M)

Ovunque operi un gruppo di chirurghi è di fondamentale importanza organizzare regolarmente dei *meeting* M&M (MMM). È qui che voi ed i vostri colleghi dovete analizzare obiettivamente e discutere – in retrospettiva – tutti i decessi e le complicanze più recenti. Conoscete bene il seguente cliché: *"alcuni chirurghi imparano dai propri errori, alcuni imparano dagli errori degli altri ed alcuni non imparano affatto."* Ora, lo scopo degli MMM è quello di abolire quest'ultima eventualità.

Tenete regolarmente degli MMM nel vostro dipartimento? Negli USA, se fate parte, come specializzandi o chirurghi qualificati, di un Dipartimento Chirurgico che prevede corsi di insegnamento, dovete tenere degli MMM settimanali, poiché senza MMM di routine il programma di internato del dipartimento non può essere accreditato. Sappiamo che in molti angoli del mondo gli MMM non sono eseguiti: tutti gli errori ed i fallimenti vengono però, così, spazzati via e nascosti sotto il tappeto. Da altre parti, invece, gli MMM sono soltanto una facciata (sono MMM di nome ma non di fatto), vengono organizzati per presentare "casi interessanti" o gli ultimi "successi". Questo comportamento certamente non va bene. Gli MMM esistono per analizzare obiettivamente gli errori e le complicanze, non per punire o per umiliare, ma per educare e migliorare i risultati. Non vorrete ripetere lo stesso errore due volte. Fate in modo che, dove esercitate, gli MMM vengano condotti nella maniera idonea.

Il format ottimale degli MMM

- Tutte le settimane agli MMM dovrebbe essere dedicata un'ora specifica.
- TUTTI gli specializzandi, tutti gli studenti che stanno facendo pratica e tutti i chirurghi dovrebbero parteciparvi regolarmente.
- Dovrebbero essere presentate TUTTE le complicanze e tutti i decessi di pazienti trattati dai membri del dipartimento.
- "Una complicanza è una complicanza" – indipendentemente dal fatto che l'esito sia stato un trionfo o una tragedia, quindi devono essere presentate tutte.
- Gli MMM sono dei forum democratici. L'errore fatto dal capo o la cantonata presa dal "gigante locale" sono "interessanti" quanto, se non di più, di quelli causati da un giovane specializzando.

Dovrebbe essere l'equipe chirurgica coinvolta in un determinato caso a presentarlo, conoscendone tutti i dettagli e provando l'esposizione in anticipo. Devono essere disponibili sia la cartella clinica che le radiografie del paziente. Se dovete presentare un caso, siate obiettivi e neutrali. Il vostro compito è quello di imparare e di facilitare l'apprendimento degli altri, non di difendere o "coprire" il chirurgo responsabile; non siete il suo avvocato. Dovete capire che la maggior parte dei presenti non è stupida – percepisce subito se quanto dite è la verità o meno.

Valutazione delle complicanze

Dopo che il caso è stato esposto, chi presiede il *meeting* deve dar luogo ad un dibattito con l'intento di raggiungere un consenso generale. Un modo per rompere l'imbarazzante silenzio, che in questi casi è generalmente dominante, è quello di rivolgersi ad uno dei chirurghi anziani chiedendogli: *"Dott. X, per favore ci dica, se il paziente fosse stato sotto le sue cure sin dall'inizio, l'esito sarebbe stato lo stesso?"*. Questa tecnica di solito è in grado di rompere il ghiaccio, spingendo il chirurgo a fornire una risposta sincera e completa.

Le domande a cui rispondere durante una discussione sono:

- **Era una "vera complicanza?"** Alcuni chirurghi sosterranno che una emorragia, che richiedeva una trasfusione, non è una complicanza ma un errore tecnico che può "verificarsi".
- **Valutate la causa:** è stato un errore di giudizio o un errore tecnico? Operare un malato terminale di cancro, che sta morendo, indica mancanza di giudizio; dover rioperare una emorragia del letto della colecisti indica che vi è stato un errore tecnico: una emostasi inadeguata al primo intervento. **I due tipi di errore spesso si combinano e sono inseparabili**, il paziente con ischemia intestinale acuta è morto perché è stato operato "troppo tardi" (mancanza di giudizio) e la stomia si è retratta, determinando una perdita nella cavità peritoneale (tecnica sbagliata). Spesso non è possibile definire se una "complicanza tecnica" (ad es. una deiscenza anastomotica) sia stata causata da una tecnica inesatta (errore tecnico) o da fattori relativi al paziente, come malnutrizione o assunzione cronica di steroidi.

– Un'altra possibilità è di considerare l'errore, un errore **per difetto o per eccesso**. Il chirurgo opera troppo tardi o non opera affatto (difetto) o opera troppo presto o senza necessità (eccesso), non vede la lesione o esegue una resezione troppo limitata (difetto) o troppo estesa (eccesso). Dopo un intervento il chirurgo non riopera per un ascesso (difetto) o opera inutilmente quando sarebbe invece stato possibile effettuare un drenaggio percutaneo (eccesso). Occorre notare che la comunità chirurgica considera gli errori per difetto più gravi di quelli per eccesso; questi ultimi sono visti con maggiore comprensione: "abbiamo fatto tutto quello che potevamo fare ma abbiamo fallito".

– **C'è stata negligenza? Una certa percentuale di errori (speriamo bassa) fa parte integrante di qualsiasi pratica chirurgica, considerando poi che soltanto quelli che non operano non commettono errori (chi non fà, non falla) ... N.d.T., ma la negligenza è deplorabile.** C'è stato un ritardo nell'intervento perché il chirurgo responsabile non voleva essere disturbato nel fine settimana o perché ha operato sotto l'influenza dell'alcool: è chiaro che questa è "negligenza". Quando un chirurgo continua imperterrito a fare errori, siamo in presenza di un paradigma che già di per sé costituisce una negligenza.

– **La complicanza/decesso era evitabile o potenzialmente evitabile?** Personalmente incoraggiamo i nostri interni a riportare i punteggi fisiologici della patologia acuta – APACHE II (⊙ Cap. 6). Punteggi pre-operatori bassi (ad es. sotto 10) indicano che la mortalità operatoria prevista per il paziente era molto bassa, segno di una morte evitabile (ad es. un errore di anestesia). Tuttavia, un punteggio molto alto (>20) non implica che il paziente non potesse essere salvato. I pazienti ad alto rischio sono quelli che richiedono buon senso ed ottime capacità tecniche; sono quelli che non tollerano neanche il più piccolo errore.

– **Chi è responsabile?** Gli MMM non sono dei tribunali (⊙ Fig. 52.1) non si deve temere un verdetto di colpevolezza, ma al termine della presentazione deve essere chiaro a tutti i partecipanti che le cose sarebbero potute andare meglio. Il biasimo deve essere evitato a tutti i costi (eccetto che in casi estremi, ma un MMM non è la sede adatta per affrontarli), difatti qualsiasi sistema che punta alla condanna come elemento del processo di controllo della qualità è destinato a fallire; la verità verrà nascosta ed il confronto evitato. Tale è la natura umana. Tuttavia la triste verità è che in molti casi complicanze e mortalità sono associate ad una "carenza del sistema", che in termini puramente chirurgici significa che l'ospedale è una "m**da", con una catena di comando, organizzazione, supervisione, educazione e moralità che funzionano male. Ad esempio, un uomo anziano con addome acuto è lasciato a boccheggiare per 6 ore in Pronto Soccorso prima che veniate chiamati a visitarlo. Decidete di eseguire una laparotomia d'urgenza, ma la sala operatoria non è disponibile prima di 2 ore. Dato che i portantini sono a pranzo viene persa un'altra mezz'ora: a quel punto decidete di portarcelo voi di persona. Soltanto allora vi accorgete che gli antibiotici ed i liquidi per ev che avevate prescritto non sono stati somministrati. Un anestesista incompetente lotta per intubare il paziente, determinando così una ipossia prolungata... e così via.... Quanti altri danni può sopportare il paziente? Una carenza del sistema è molto più comune di quanto pensiate: guardatevi intorno...

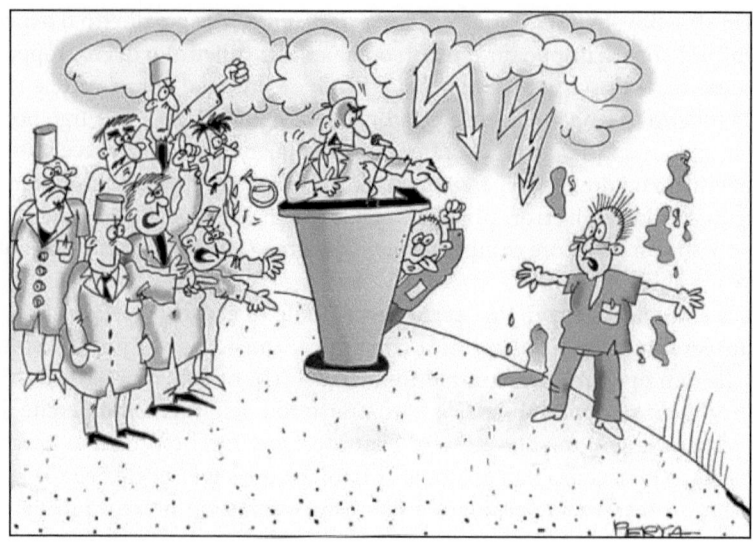

Fig. 52.1. "Tu hai ucciso il paziente!"

- **Lo standard di cura è stato soddisfatto?** Come sicuramente saprete, lo "standard di cura" ha significati diversi a seconda delle persone. (**"La cosa positiva dello standard di cura è che se ne possono scegliere tantissimi"**). Ha il proprio spettro, che dovrebbe essere ben rappresentato e valutato da un gruppo di chirurghi ben informati. Prendete come esempio un caso di diverticolite perforata del sigma con peritonite localizzata (● Cap. 26); qualsiasi intervento che vada dall'intervento secondo Hartmann (chirurgo conservativo) alla resezione del sigma con anastomosi (chirurgo moderno) rientra nello standard di cura accettato. Non è così per una perforazione trattata mediante sutura. Facile da valutare: "Chi tenterebbe di suturare una perforazione alzi la mano." Nessuna mano viene alzata; al chirurgo responsabile non rimane che capire che ciò che ha fatto è inaccettabile e non rientra nello standard della propria comunità. Tuttavia sicuramente potrà presentare studi pubblicati in letteratura per sostenere che ciò che ha fatto è accettabile altrove. I chirurghi locali possono essere troppo dogmatici ed avere torto!
- **Chirurgia basata sull'evidenza.** Al termine della presentazione lo specializzando dovrebbe presentare la letteratura per inquadrare lo "stato dell'arte" e le controversie associate, enfatizzando "ciò che poteva essere fatto e ciò che dovrebbe essere fatto nell'eventualità in cui si dovesse ripresentare un caso analogo in futuro."
- **Il chirurgo il cui paziente ha avuto una complicanza.** Al termine della discussione il chirurgo più anziano, coinvolto nel trattamento del paziente in questione, dovrebbe intervenire. Può scegliere di presentare ulteriori prove tratte dalla letteratura per dimostrare che ciò che è stato fatto è accettato altrove. Il modo migliore per affrontare la situazione è quello di discutere il caso con fran-

chezza e di ammettere umilmente i propri errori. Se vi fosse offerta un'altra opportunità con il paziente, come lo gestireste? Alzandovi e confessando i vostri errori guadagnerete il rispetto di tutti i presenti. Quando mentite, insabbiate e rifiutate di accettare il verdetto dei presenti, non fate altro che attirare su di voi il loro sdegno e disprezzo silenzioso (o magari la solidarietà dei bugiardi cronici). Perciò in piedi e confessate!

Conclusioni e misure correttive

Infine la persona che presiede deve trarre le conclusioni... è stato commesso un errore? Lo standard di cura è stato soddisfatto? E quali sono le raccomandazioni future e le misure correttive? Se siete voi a presiedere l'MMM – e un giorno potreste esserlo – non siate evasivi. Siate obiettivi e decisi perché la vostra *audience* non è stupida. In fondo, in ogni dipartimento di chirurgia, l'MMM, con la sua obiettività e il suo valore pratico, riflette il volto del direttore del dipartimento.

Morbilità finanziaria

Attualmente, in quest'epoca di costi sempre maggiori e di risorse limitate, non dobbiamo ignorare la morbilità finanziaria – le spese eccessive per procedure inutili anche se queste non sono associate ad una morbilità fisica immediatamente evidente (Fig. 52.2).

Quando discutete un caso, chiedete al relatore di giustificare l'inserimento del catetere Swan-Ganz o la ragione per cui la somministrazione di antibiotici è durata 7 giorni o perché il paziente è stato tenuto "sotto osservazione" in Terapia Intensiva Chirurgica dopo una inutile laparotomia. Un esercizio educativo utile può essere quello di presentare un riassunto dettagliato del conto dell'ospedale di un paziente ricoverato. Messi di fronte al costo effettivo, in dollari o in euro, del trattamento, delle vostre azioni superflue e delle complicanze che avete provocato, potreste divenire dei chirurghi più attenti.

SURGINET

Un MMM ideale ed obiettivo, come è stato descritto sopra, non è da tutti, a causa delle limitazioni socio-politiche locali. Se è così dalle vostre parti, la vostra educazione chirurgica potrebbe risultarne danneggiata; come potrete sapere cosa è giusto e cosa è sbagliato? Libri e riviste sono utili, ma non possono sostituire una analisi approfondita di casi specifici da parte di chirurghi esperti. Se avete un PC e potete accedere alla posta elettronica, potete iscrivervi a SURGINET, un forum internazionale di chirurghi in cui sono discussi apertamente ed obiettivamente tutti i casi e tutte le complicanze presentate (Fig. 52.3).

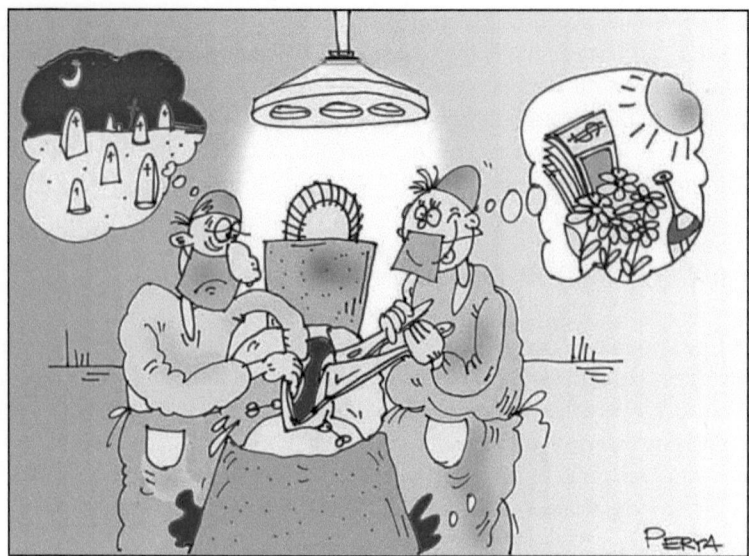

Fig. 52.2. "Quanti soldi può mettere in conto per mandare questo tizio alla tomba?"

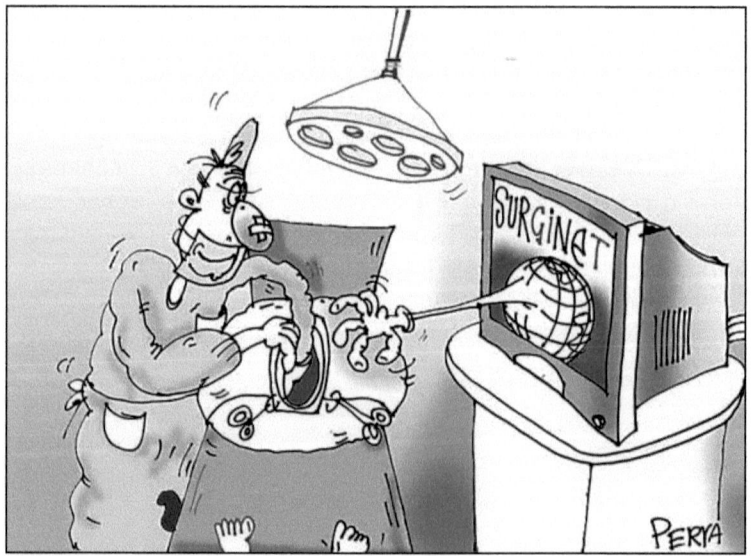

Fig. 52.3. "SURGINET – per favore aiutami!"

Se volete prender parte a questo "MMM internazionale" inviate una e-mail al dott. Tom Gilas di Toronto, tgilas@sympatico.ca, o ad uno degli editori di questo libro: mschein1@mindspring.com.

Conclusioni

Come ben sapete, tutte le strade portano a Roma ed è facile fare gli intelligentoni quando si osservano le cose da un "retroscopio". I pazienti e gli eventi che conducono ad un MM sono molto complessi. Ma dietro a questo caos c'è sempre una verità educativa che deve, e può, essere rivelata ed annunciata. Come disse Winston Churchill, il successo è **"la capacità di passare da un insuccesso all'altro senza perdere l'entusiasmo"**.

> "Di solito è il secondo errore in risposta al primo che uccide il paziente." (Clifford K. Meador)
>
> "I due peccati imperdonabili della chirurgia. Il primo grosso errore in chirurgia è di operare inutilmente; il secondo, di eseguire un intervento in cui il chirurgo non ha sufficiente esperienza tecnica." (Max Thorek, 1880–1960)

Ci auguriamo che abbiate gradito questo libro. Permetteteci di salutarvi usando questa memorabile citazione di Winston Churchill, tratta da un annuncio radiofonico (1949) alle popolazioni conquistate dell'Europa.

"Dunque buonanotte. Dormite per accumulare forza per il mattino seguente. Perchè ci sarà un mattino seguente. Brillerà luminoso sugli uomini intrepidi e leali, gentile su tutti coloro che soffrono per la causa, glorioso sulle tombe degli eroi. L'alba splenderà."

Voi, chirurghi d'urgenza, siete gli eroi della medicina. Per voi splenderà l'alba!

I curatori

Indice analitico

A
Abcarian, Herand 445
acalasia 113
acidosi
– lattica 56, 198
– metabolica 56
acuta
– appendicite 5, 21, 29, 31, 32, 39, 46, 51, 68, 78, 83, 143, 184, 210, 213, 229, 230, 236, 247, 252, 275, 276, 281, 291, 293, 356, 369, 381, 416, 440
– colangite 173, 174, 177
– colecistite 19, 21, 29, 31, 45, 89, 163, 169, 171, 236, 247, 279, 281, 416, 440, 441
– colite 208-211
– diverticolite 21, 29, 47, 48, 229, 230-232, 236, 249, 250, 272, 276
– gastroenterite 37, 198
– ischemia intestinale 19, 199, 204, 284, 450
– lesione della mucosa gastrica 125
– pancreatite 19, 20, 27, 89, 95, 144, 145, 151, 152, 154, 161, 164, 169, 175, 292, 324, 416
– ragade anale 261
acuto
– addome 14, 17, 18, 20, 22-24, 27-29, 33, 48, 55, 95, 199, 212, 275, 277, 280, 283-285, 451
– dolore addominale 17, 18, 20, 22, 27, 29, 30, 275, 277, 284
– – in donne fertili 275
– ematoma perianale 262
– prolasso rettale a tutto spessore strozzato 261
addome
– ostile 374
– vergine 179, 284
addominale
– aneurisma dell'aorta (AAA) 30, 329
– apoplessia 19, 88, 89
– chiusura 100, 334, 340, 341, 403, 412, 414
– – ad alto rischio 340
– contaminazione 97, 273
– decompressione 325-327
– deiscenza della sutura della parete 411
– – completa 414
– – eziologia 111, 151, 263, 324, 440
– – parziale 414
– – prevenzione 246, 327, 402, 420, 425, 428
– – trattamento 412
– diagnostica per immagini 27, 29, 30, 33, 40, 78, 145, 184, 247, 258, 297
– dolore 19, 292
– ecografia (US) 247
– esplorazione 91, 92, 95, 99, 170, 256, 399, 407, 414
– parete 20, 42, 43, 53, 54, 78, 84, 86, 92, 100, 124, 169, 182, 191, 193, 195, 202, 209, 222, 224, 227, 228, 260, 280, 282, 286, 289, 303, 306, 322, 323, 325, 326, 331, 33-341, 358, 359, 379, 383, 390, 391, 392, 396, 402, 403, 405-409, 411-414, 427
– – difetti 390
– – ernia 324
– pediatrico 283
– – dolore 283
– – lesione 299
– radiografia diretta 21, 28, 33
– re-intervenire 72, 395
– sanguinamento fatale 30
– sepsi 96

- sindrome compartimentale   79, 100, 155, 159, 280, 318, 321, 327, 334, 340, 389, 402, 434, 435
- trauma   9
- – laparoscopia   442
- – TC   29, 48, 213, 419
- – lettura   42
- urgenza   23, 280, 355, 361
- – non traumatica   91, 119
- urgenze dell'aorta   329
- – controllo dell'aorta infra-renale   332
- – controllo dell'aorta sottodiaframmatica   34, 332
- – controllo prossimale   315, 333, 436, 445
- – incisione   85, 163, 168, 251
- – intervento   13, 72, 349, 363, 382, 429
- – preparazione   331

aderenza
- post-operatoria   187

anomala
- distribuzione gassosa   28, 49
- opacità   28

AIDS   22, 291-296
albumina   356, 389

anale
- lesioni del canale   257
- ragade   261, 262

anastomosi
- anastomotico   106, 371, 378
- colica   107, 240, 349
- colo-colica   220
- colo-rettale   220, 221, 223, 227, 239, 325
- ostruzione   393
- perdita   375, 392
- – trattamento non-operatorio   373
- – trattamento operatorio   261
- tecnica   97, 105, 106, 450
- valutazione   106

angiodisplasia   239, 240, 242-244
anti-*Helicobacter Pylori*   125, 145

antibiotici
- colecistite acuta   171
- durata della somministrazione post-operatoria   249, 364
- profilassi   339, 385
- somministrazione minima   363
- terapeutico   366
- utilizzo post-operatorio   212
- somministrazione preoperatoria   67

antrectomia   135, 137, 148
aorta   315
- sostituzione   333

aortica
- occlusione   335
- trombosi   335, 336

APACHE II   57, 58, 74, 134, 146, 150, 154, 156, 174, 451
apoplessia   19, 88, 89
appendice di Valentino   252
appendicectomia   5, 13, 21, 48, 78, 89, 210, 236, 246, 247, 250, 251-253, 281, 286, 370, 381, 408

appendicite
- acuta   5, 21, 29, 31, 32, 39, 46, 51, 68, 78, 83, 143, 184, 210, 213, 229, 230, 236, 247, 252, 275, 276, 281, 291, 293, 356, 369, 381, 416, 440
- – approccio laparoscopico   165
- – approccio laparotomico   27, 120
- – diagnostica per immagini dell'addome   247
- – note tecniche   250
- del moncone   228, 234, 252, 315, 373
- perforata   5

appendicolare
- ascesso   11, 249, 251-253, 379
- flemmone   21
- massa   78, 248, 249, 252, 253

approccio di gruppo   23
Arderne, *John*   264
arteria celiaca   315

ascesso
- complesso   382
- intra-epatico   49, 141
- intra-addominale   101, 211, 377
- – trattamento conservativo   381
- perianale   258, 262, 430
- pericolico   51
- splenico   295
- tubo-ovarico   46, 51, 278

ascite   12, 37, 40, 78, 95, 140, 184, 188, 219, 223, 411
aspirazione   14, 98, 110, 112, 116, 129, 132, 149, 156, 157, 168, 183, 186, 220, 241, 267, 314, 332, 333, 349, 375, 383, 389, 404, 405, 408

associate
- lesioni   113

associato
- ittero   164

atelettasia   348, 351, 355, 396
aumento dei globuli bianchi   22, 252, 415, 416

autopsia
- in vivo   96

– in anestesia (AUA)   75
azotemia prerenale   56

B
Bacteroides fragilis   69, 379
Balzac, Honore de   8
bario   30, 31, 97, 109, 183, 218, 226, 287, 379
barriera emato-encefalica   90
Battle, William   12
Baue, Arthur E.   420, 423
Belloste, A.   297
Bernays, Augustus Charles   196, 351
bianca
– appendice   251
bianchi
– aumento dei globuli   22, 252, 415, 416
Billroth I   135, 136
– gastrectomia parziale   136
– gastroduodenostomia   135
Billroth, Theodor   75
bisturi a lama fredda   85
Blaisdell, F. William   304
Blalock, Alfred   60, 420
Boerhaave, Herman   28, 111, 113, 116
Boerhaave, sindrome di   28
Borchardt, Moritz   121
Border, John   420, 421
Bryant, Thomas   12
Burke, Edmund   161

C
calcolo biliare
– ileo   22
Candida spp.   150, 153, 406, 419
capitani di una nave   24
carcinoma periampollare   177
carcinomatosi   184, 188, 374
cardiaco
– indice   62
– *output*   182, 325
CARS (sindrome da risposta antinfiammatoria compensatoria)   396
catetere di Swan-Ganz in arteria polmonare   61, 62, 349
cause mediche   22
cecale
– carcinoma   187
– diverticolite   251
– lesioni   224
cecopessi   228
cecostomia   12, 222, 224, 228

centrale
– catetere venoso   28, 61, 63
– pressione venosa (PVC)   61, 326
Charcot, Jean Martin   174, 175
Charcot, triade di   174
checklist
– preoperatoria   77, 79
Cheselden, William   10
chetoacidosi diabetica   22, 56
Child, Charles Gardner III   139
chirurgia basata sull'evidenza   6
chirurgiche
– acrobazie   5
– infezioni   159
chirurgico
– drenaggio   11, 382-385, 408
– trattamento   21, 23, 67, 95, 114, 119, 125, 134, 146, 163, 171, 190, 224, 249, 271, 293, 296, 203, 362, 382, 388, 402, 442
– – filosofia   6, 97, 353
– struzzo   272, 350
chiuso
– trauma addominale   11, 29, 41, 44, 255, 289, 306, 434
– trauma   28, 49, 68, 88, 114, 119, 297, 305, 314, 315, 317, 319
chiusura addominale temporanea   100, 334, 341, 403, 414
chiusura a tutto spessore   338
Churchill, Winston   5, 455
cirrosi   95, 138, 140, 203
citomegalovirus   293
classificazione di Child-Pugh   139
Clostridium difficile   211
– colite   367
– enterocolite   205
colangite
– acuta   173, 174, 177
– ascendente   155, 156, 164, 169, 174, 175, 177
colecistectomia
– con esplorazione del coledoco   176
– differita   169
– in urgenza differita   165
– open con inserimento di un sondino   171
– percutanea, transepatica   167, 171
– subtotale (parziale)   168
colecisti   31, 50, 295
colecistite
– acuta   19, 21, 29, 31, 45, 89, 163, 169, 171, 236, 247, 279, 281, 416, 440, 441
– – antibiotici   171

– – in pazienti cirrotici   140, 167, 323, 420
– – trattamento chirurgico   165
– – trattamento non-operatorio   164
– litiasica acuta   163
– non litiasica   163
colecistostomia   167, 169, 170, 171
colectomia
– subtotale   220, 221, 223, 244, 419
– totale   208, 209, 213, 242
coledocolitiasi   50, 164, 169, 170, 173, 177
colelitiasi   37, 154, 163, 189
colica
– anastomosi   107, 240, 349
– diverticolosi multipla   229, 236
– occlusione   223, 225
– pseudo-ostruzione   22, 223, 224
colica biliare   163
colite
– acuta   208-211
– – intervento   208
– complicanze   207
– ischemica   197, 205, 213, 214, 240
– severa   34
– ulcerosa   205, 207, 209
– – grading   207
collo iuxtarenale   332
colloidi   60
colon
– occlusione   37, 74, 107, 218, 281
– perforazione   20, 28, 31, 93, 212, 215, 218, 271
– sinistro   12, 37, 92, 93, 101, 144, 160, 207, 214, 217-219, 222-224, 234, 243, 315, 447
colonscopia   218, 223
– complicanze   270
colostomia
– a canna di fucile   12, 211, 224, 228
– decompressiva   222
– del trasverso   92, 447
compartimento
– intracolico
– sindrome   79
– sottomesocolico   91, 92
– sovracolico   91
comune
– arteria iliaca   333
– calcoli del coledoco   173
concrezioni appendicolari   37, 44, 46, 384
Condon, Robert E.   161
consenso informato   71, 73, 75
conservatorismo selettivo   107
conta delle cellule CD4+   296
contaminazione   91, 95

– addominale   97, 273
continuità del trattamento   24
contrasto
– clisma   22, 218, 223, 224, 225, 228, 272, 392
– studio   30
controllare la contaminazione   87
controllo del palloncino   90
controllo della fonte   383
Cooper, Astley Paston   265, 448
Cope, Zachary   17, 25, 33, 99, 225, 228, 283
cristalloidi   60, 63, 64, 289
criteri di Hardman   330
cronica
– assunzione di steroidi   434, 450
– sindrome compartimentale addominale   100, 155, 159, 280, 318, 321, 334, 340, 389, 402, 435
– ulcera duodenale   43, 125, 144
– ulcera gastrica   13, 326
cronico
– megacolon   22
culdocentesi   276
Cullen, William   10
Curtis-Fitz-Hugh, sindrome di   279
Czerny, Vincent   12, 13

D
Damage Control   234
danno
– maggiore   93, 387
– minore   93
decision making post-endoscopia   298, 356, 435, 442
decompressione   219
– colonscopica   228
deiscenza
– anastomotica   107
diaframma   300, 311
– aria libera   28
– procedure   23, 32
– rottura   120
diaframmatica
– ernia   120
– – acquisita   120
– – congenita   120
– – sinistra   121
– urgenza   119
diagnostica per immagini   27, 29, 30, 33, 40, 78, 145, 184, 247, 258, 297
diagnostico
– *body*   32

– lavaggio peritoneale 29, 88, 98, 154, 235, 251, 299, 301, 306, 419, 444
diatermia 85
digiunostomia 124, 270, 313, 314, 344, 358, 359, 375
disfunzione d'organo 63, 99, 327, 396
diversione fecale prossimale 256
diverticolite
– acuta 21, 29, 47, 48, 229, 230-232, 236, 249, 250, 272, 276
– – approccio 230
– – aspetti clinici 230
– – attacco severo 232
– – concetti recenti 235
– – controversie 236
– – diagnosi 230
– – intervento 232
– – patologia chirurgica 229
– – trattamento conservativo 231
– complicata 231
– – approccio 232
– di Meckel 51, 52, 239, 251, 286, 287, 288
– flemmonosa 68, 230, 231, 235
diverticolite-sigmoidite 220
diverticolosi digiunale 236
documentazione 74
dolorabilità di rimbalzo 20
dolore addominale non specifico (NSAP) 18
donna incinta 11
dotto biliare 50, 164, 167, 190, 312, 437
drenaggio 381
– PC 158, 380, 382-384, 388, 453
– percutaneo 382
– presacrale 315
drenare 98, 252, 258, 258, 349, 373, 388, 392, 398, 399
duodenotomia 132-136, 149, 268, 313
duodeno 314
– perforazione 34

E
eccesso di basi 000
ecografia 154, 164, 247, 248, 277, 281, 307, 329, 434
elettroliti 182
– squilibrio 182
Eliot, T.S. 431
ematemesi 126, 129, 268
ematochezia 198, 214, 240, 241
ematocrito 31, 127, 129, 351
ematoma
– ferita post-operatoria 432

– prevenzione 432
– retroperitoneale 46, 53, 306, 326, 332, 334
embolo a sella 335
emergenza ano-rettale 255
Emerson, Ralph Waldo 417
emicolectomia 219, 224, 236, 242, 243, 253, 370
emoconcentrazione 56
emoperitoneo
– spontaneo 93
emorragia 268, 436
– anti-coagulazione 89
– fegato 89
– gastrointestinale superiore 125
– ginecologica 89
– intra-addominale spontanea 89
– milza 89
– pancreatite 89
– re-laparotomia 436
– recidivante 132
– rene 89
– surrenalica 89
– trauma 89
– vascolare 89
emostasi 85
endometrioma 276
endoscopia
– in urgenza 133
– intra-operatoria 133
endoscopica 130
– colangiopancreatografia retrograda (RCP) 176
– – con *clearance* del coledoco 176
– – preoperatoria 176
– sfinterotomia 156
endoscopico
– inserimento di *stent* 224
– trattamento 130
endotossine 68
enterocolite neutropenica 225
enterotomia 186, 190, 211, 219, 313, 358, 389
eparina 79, 203, 208, 334
EPSO dopo laparoscopia 374
ernia 179
– della parete addominale 191
– di Morgagni 119, 289
– di Richter 192, 287, 374
– diaframmatica 120
– femorale 2
– inguinale 288
– – di Littre 287

– – irriducibile 288
– paraesofagea 119-121
– strozzata 10, 285, 289
Escherichia coli 68, 69, 95, 176, 220, 278, 379
esofagea
– perforazione 28, 111, 113, 114, 116, 266
– perforazione spontanea 28
– urgenza 109
– varice 125, 129, 138, 140
esplorazione 87
– prima 90
– routinaria 87
– seconda 90
etica 71, 73, 75
evidenza 7, 8, 206, 227

F
Fabian Timothy 185, 313
famiglia
– difficile 73
farmaci inotropi 62
FAST 29, 306-309, 319
febbre 351
fecologia 234
fegato
– *panel* 175, 319
– test di funzionalità 31, 175
ferita
– chiusura 428
– – differita 428
– deiscenza 83, 186, 340, 407, 411-413
– infezione 250, 251, 340, 407, 408, 427-430
– – prevenzione 428
– gestione 158
– – assistenza post-operatoria 192, 353, 430
– – complicanze maggiori 426
– – complicanze minori 72, 426
– – ferita complicata 426
– – ferita non complicata 426
– – infezione della ferita 251, 426, 428-430
– non chiusura 327
– da arma da fuoco 114, 225, 256, 297, 298, 300, 301, 303, 314, 443-445
– – all'addome 300, 303
– – penetrante da arma da taglio 255
– – – all'addome 255
filosofia 6, 68, 97, 134, 148, 205, 244, 283, 353
Fine, Pierre 12
finestra polmonare 43
fistola 387
– colecisto-enterica 34

– fecale 9
– intestinale esterna 85
– non chirurgica 388
– tipo IV-A 391
– tipo IV-B 391
– trattamento chirurgico 388
fitobezoario 22
Fitz, Reginald 11
fluconazolo 155, 406
focused abdominal sonography for trauma (FAST) 29, 306, 307

G
gangrena di Fournier 259
gas nell'intestino 225
gastrectomia 97, 124, 125, 134, 136, 137, 148, 177, 269, 358, 375
gastrica
– lesione della mucosa 125
– ostruzione 31
– ulcera 13, 326
– – a cavaliere 136
gastrico
– svuotamento 357, 370
– volvolo 120, 121, 124
gastroduodenostomia 135
gastroenterite 37, 191, 198
gastroenterostomia posteriore 135
Gastrografin 31, 183, 371
gastro-intestinale superiore 31, 133, 392
– endoscopia 266
– – complicanze 266
– – sanguinamento 266
– – dopo EGD 266
gastropatia ipertensiva 125, 140
gastropessi 124
gastroplastica sec. Collis 114
gastrostomia 115, 124, 169, 188, 224, 358
Giorgio II 10
Gilas, Tom 455
gravidanza
– ectopica 13, 19, 89, 93, 276-278, 280
– urgenze 283
gravità
– del danno 309, 444
– della malattia 4, 159, 207, 356

H
H2 antagonisti 125, 131, 137
Halsted, William Steward 385, 420, 437
Hancock, Henry 11

Heister, Lorenz 11
Helicobacter pylori 125, 145
Heusner, Ludwig 13
Hirshberg, Asher 17, 27, 83, 87, 134, 168
Hunter, John 8, 167
Hutchinson, Jonathan 12

I
idratazione protein sparing 359, 360
IIA non resecabile 364
ileo paralitico 37, 184, 324, 369
imipenem 155
Imrie, Clement 154, 156
incisione 83
– mediana 12, 84-86, 91, 133, 158, 182, 200, 219, 232, 301, 331
– – inferiore 86, 232
– – sulla linea alba 83
– sottocostale 281, 384
– toracoaddominale 85
– trasversa 133, 158, 168
indicazione all'intervento 22, 157, 206
infarto del miocardio 124, 335
infezione 95, 365, 414
– intra-addominale 95, 96, 107, 143, 150, 154, 185, 326, 365, 396, 405, 407, 414, 442
– perineale 259
– resecabile 171, 249, 364
infiammatoria
– malattia intestinale 240
infiammazione
– locale 96, 418
– mediatori 6, 417, 418, 423
ingestione di corpo estraneo 257
inibitore della pompa protonica 125, 134, 137
inserimento di shunt transatriale in vena cava 85, 138, 141, 316
interno
– emorroidi strozzate acute 263
– ernia 370
intervento
– di Hartmann 212, 220, 234, 256, 419
– ricostruttivo 209
intestinale
– anastomosi 103, 104, 106, 107, 202, 212, 349, 373, 375
– distensione 107, 219, 222
– edema 193
– irrigazione 403
– ostruzione 12, 13, 22
– – meccanica precoce post-operatoria 370

intestino edematoso 105, 314, 371, 402, 437
intestino tenue 38, 88, 191, 201, 202, 203, 298, 314
– mesentere 53, 92
– occlusione 22, 37, 179, 192, 281, 370
– – approccio laparoscopico 165
– – approccio non chirurgico 129, 183, 289, 382
– – decompressione 182
– – guida all'intervento 185
– – intervento immediato 127, 165, 274, 389
– – post-operatoria precoce 179, 185, 357, 362, 370, 373, 375, 385, 387
intra-addominale
– ascesso 101, 144, 324, 377
– – trattamento chirurgico 384
– danno vascolare 93
– infezione 95, 96, 107, 143, 150, 154, 185, 326, 365, 396, 405, 407, 414, 442
intra-peritoneale
– contaminazione 91
– retto 256
– – lesione 256
intubazione endo-tracheale 445
intussuscezione 179, 187, 188, 283-287
iperamilasemia 145, 198, 267
ipertensione
– intra-addominale 155, 186, 198, 203, 221, 340, 402, 413, 436
ipossia cellulare 56, 130, 232, 451
ipotensione posturale 60
ipotermia 318, 319
ipovolemia 56, 61, 62, 232, 434
Ippocrate 10, 355
ittero 140, 164, 169, 170, 173, 174, 268, 310

J
Jones, Peter F. 17

K
Keeney, Arthur H. 86
Kelsey Fry, William 32
Kocher, Theodor 85
kocherizzazione 133, 268
Kommer, Tid 64

L
laboratorio 62
Lane, Arbuthnot 11, 331

Lane, William A. 255
laparocele 83, 195, 196, 337, 340, 341, 404, 405, 407,412, 414, 439
laparoscopia
– considerazioni tecniche 257
laparoscopica
– colecistectomia 72, 168, 281, 295, 326, 376, 433
– necrosectomia 160
laparostomia 99, 100, 158-160, 203, 395, 397, 398, 399, 401-407, 409, 419
– ri-esplorazione addominale 399, 407
laparotomia esplorativa 20, 155, 212, 256, 298, 299, 303, 304, 308, 317, 384, 387, 392
Larrey, Jean 310
leakage 103, 105, 106, 358, 371
lesione
– cavale retroepatica 138
– del retto extraperitoneale 256
– di Dieulafoy 137
– intestinale iatrogena 185
ligamento
– epatico 86
– falciforme 42, 86, 195
– rotondo del fegato 86
liquido libero 44, 53, 215, 272, 276, 307, 308, 319, 399, 419
LIRS (sindrome da risposta infiammatoria locale) 363, 365, 382, 391, 415-419, 421, 423
Lister, Joseph 429
Lockwood, John S. 77

M

MacEwen, William 101
malattia di Crohn 37, 51, 179, 187, 205, 209
– chirurgia d'urgenza 18, 64, 73, 258
Mallory-Weiss 128, 130, 133, 266
malnutrizione 107, 113, 273, 427, 450
manovra
– di Catell-Braasch 92
– di Kocher 92, 312, 313
– di La Rocque 194
– di Mattox 92
marchingegni 3, 4, 183, 220, 425
massivo
– emoperitoneo 90, 434, 443
– sanguinamento gastrointestinale inferiore 239
– – intervento 242
Maugham, W. Somerset 275

Mayo, Charles H. 9, 125
McBurney, Charles 11, 249
McDowell, Ephraim 13
Meador, Clifford 455
mediale 92, 250
– rotazione viscerale 92
mediatori pro-infiammatorio 152, 416
medico-legali 22
– considerazioni 73
– questioni 71
megacolon 22, 207, 293, 294
– cronico 22
melena 126-128, 132, 240, 268
mesenterica
– angina 198
– angiografia 30
– ischemia 34, 200
– ischemia acuta 335
– – trattamento non chirurgico 200
– – trattamento chirurgico 200
– – intervento *second look* 201-204, 314, 407, 408, 440
– linfoadenite 251
– trombosi venosa 198, 203
mezzo di contrasto endovenoso 380
– controindicazioni 42
mezzo di contrasto idrosolubile 183, 218, 383
microbiologia 101
Mikulicz-Radecki, Johannes von 12, 13, 134, 143
milza 50, 89, 310
– rottura 11
mittelschmerz 276
MODS (sindrome da disfunzione multi-organo) 233, 415, 417, 418-421, 423
– trattamento 418
Molière 67
Mondor, Henry 277
monitoraggio
– invasivo 62, 349
Moore, Francis D. 64, 79, 125, 353, 423, 430, 449
morbilità
– finanziaria 453
Morrison, Rutheford 44, 279, 307
Morse, Thomas 13
mortalità 71
– rischio di 71, 173, 175
Morton, Thomas 11
Moynihan, Berkeley 10, 151
Murphy, John Benjamin 11, 163, 174, 387
Murray, Humphrey George 87

N

nasoenterico 357
nasogastrica 357
– aspirazione 112
nasogastrico 149
– sondino 149
necrosi 157
– non infetta 157
– sterile 153, 156-158
neoplasia 12, 19, 22, 37, 89, 97, 109, 176, 187, 188, 217, 219, 220, 222, 233, 375, 435
neostigmina 223
nutrizione 107
– enterale 107, 155, 208, 357, 359, 362, 390, 418
– parenterale 107, 112, 170, 189, 200, 208, 357, 360, 371, 374, 375, 390
– – periferica 360
– per os 357
Nystrom, P.O. 73

O

obesità patologica 324
occlusione
– ad ansa chiusa 121, 182
– completa 37, 180, 183, 187, 188, 217
– parziale 37, 183, 189, 224
– semplice 182, 210
– strangolamento 180
Ogilvie, William Heneage 22, 217, 223, 352, 362, 410
Oliver, Matt 61, 341
omento 92, 146, 148, 195, 219, 404
omentopessi 146, 148, 150, 408
organo cavo 301, 407
organo solido 90, 284, 308, 309
Osler, William 429
ossigenazione 56, 58-60
ossigeno iperbarico 260
ottimizzazione
– obiettivi 64
ovarica
– cisti 13, 247, 276
– torsione 46

P

patch omentale 144, 146, 147, 150
Pak, George T. 75
pancreas
– a riposo 155
pancreasectomia 154, 313

pancreatica
– calcificazione 37
– – infetta 34
– carcinoma 173
– necrosi 51, 91, 151
pancreatico
– ascesso 151
pancreatite
– acuta 19, 20, 27, 89, 95, 144, 145, 151, 152, 154, 161, 164, 169, 175, 292, 324, 416
– – approccio chirurgico 158
– – classificazione 151
– – infezione 153
– – necrosi 152
– – storia naturale 151
pandiverticolite 236
– del colon 236
Paré, Ambroise 9, 429
patologia annessiale 251
Paul, Frank Thomas 12
paziente
– alto rischio 74
– asintomatico 124, 288, 299
– instabile 318
– stato generale 208, 213
Péan, Jules 11
pelvica
– malattia infiammatoria 276
pelvico
– ematoma 323
Penn, William 161
pentade di Reynold 175
percutanea
– aspirazione 383
percutaneo
– drenaggio 157, 158, 176, 211, 253, 295, 378, 380, 383, 389, 451
perforata
– appendicite 20, 37, 67, 96, 195, 276, 280, 284
– diverticolite cecale 251
– ulcera 97, 143, 145, 146, 148, 149
– – trattamento laparoscopico 160, 235, 408
– – trattamento non chirurgico 160
– ulcera peptica 28, 91, 442
perforazione
– del collo 110, 288
– del torace 111
– esofagea 28, 111, 113, 114, 116, 266
– spontanea 91, 113
perianale
– ascesso 258, 262, 430

– ematoma 262
– sepsi 295, 296
periodo post-parto 279, 282
peritoneale
– cavità
– – *debridement* radicale 98, 160
– colture 101, 366
– irrigazione con antibiotici 98
– lavaggio 29, 88, 98, 154, 235, 251, 299, 301, 306, 419, 444
– – intra-operatorio 98
– – post-operatorio 98
– segno 20
– toilette 97, 101, 149, 273, 364, 398, 408
peritonite
– contaminazione 95
– diffusa stabilita 53, 107
– generalizzata 20, 396
– infezione 95
– localizzata 21
– post-operatoria 103
– primaria 91, 95
– secondaria 91, 95
– terziaria 95, 415, 419
pieloflebite 34
piloroplastica secondo Heinke-Mikulicz 134
pneumatosi intestinale 34
pneumobilia 34
pneumoperitoneo 33, 42, 149, 187, 269, 272, 295, 324, 432, 441, ,445
pneumotorace 28, 42, 110, 112, 266, 298, 305, 445
polmonite 22
– lobo inferiore 28
portale
– gas nel sistema venoso 292, 355
– ipertensione 78, 89, 125, 127, 129, 131, 133, 135, 137-141, 167, 168, 171
– lesione epatica 309
post-operatoria
– peritonite 100, 107, 324, 365, 396, 398
post-operatorio
– esame 13
– ileo 121, 186, 361, 369, 370, 376, 408
– sanguinamento 431
– sanguinamento addominale 433
– trattamento 158, 347, 349, 351, 353
prevenzione 246, 326, 327, 376, 402, 420, 425, 426, 428
primaria
– peritonite 419
procedura anti-reflusso 124
proctocolectomia 205

pseudo-ostruzione 22, 223, 224
pseudocisti 89, 151-153, 157
– infetta 152, 153, 157
pulso-ossimetria 59
punto di McBurney 11

Q
quadro clinico 17

R
radiazioni 33
– enterite 189
– esposizione 41
– proctite 240
radio-isotopo epatobiliare 170
radiografia
– addome 21, 28, 33-36, 38-40, 144, 180, 198, 292
– addominale diretta 21, 180, 184, 198, 213, 218, 224, 225, 272, 281, 372
– torace 28, 33, 121, 124, 292, 305, 317
radionuclide 164
Ranson, John C. 154, 156
Ravitch, Mark M. 69, 249, 254, 353, 362, 397, 427, 430
Re Edoardo 11
re-imaging 383
re-laparotomia
– a richiesta 395, 396
– pianificata 99, 100, 397, 398, 401, 406, 419
– timing riesplorazione 399, 400
reflusso gastro-esofageo 113, 124, 349
Regina Carolina 10
reintervento 105, 159, 160, 211, 244, 372, 374, 376, 388, 392, 397, 398, 400, 402, 404, 405, 414, 433, 436
rene 89, 92, 93, 312, 315, 332
reperti ecografici 164
resecabile
– IIA 96
– infezione 97, 171, 249, 364, 365
resezione 222
retroperitoneo 34
rettale
– corpo estraneo 258
– esplorazione 128
– prolasso 255, 261
– *washout* 256
retto 12, 37, 44, 51, 54
rettoscopia 240-243, 258
Reynolds, B.M. 175

Richardson, David J. 116
Riegner, Oskar 111
riempimento capillare 60
risoluzione dei problemi etici 73
rivalutazione periodica 248
Roscoe, R. Graham 150
Roth, Philip 71
rottura di cisti ovarica 276

S
Saint, Charles F.M. 79
salina ipertonica 60
Sampson, H.H. 303
sangue
– derivati 62
– esame 31
– intraperitoneale 88
sanguinamento
– fonti
– post-operatorio 431
– ulcera duodenale 241
– varici 140, 141
scintigrafia con globuli rossi marcati con tecnezio 242
Seconda Guerra Mondiale 107, 111
seconda vertebra lombare 289, 306
secondaria
– peritonite 91, 96, 293, 377, 379, 419
segno da cintura di sicurezza 306
segno di Murphy 163, 174
sepsi 6, 56, 96, 171, 186, 416
shock 19
– ipovolemico 88, 127, 278
sierica
– albumina 31, 356
– amilasi 20, 27, 145, 164, 292
sigma
– diverticolite 91
– volvolo 38, 227
– – approccio non chirurgico 227
sigmoidopessi 227
Sims, James Marion 163
sindrome
– da risposta antinfiammatoria compensatoria (CARS) 7, 396
– da *steak house* 110
– di Ogilvie 22, 217, 223
– HELLP 281
SIRS 6
– trattamento 418
sistemica
– infiammazione 231, 416

– sindrome da risposta infiammatoria (SIRS) 7, 56, 96, 152, 198, 209, 219, 233, 327, 348, 355, 363, 379, 382, 396, 416, 422, 435
spazio sottocutaneo 339
spazio sovramesocolico 92
splenectomia 11, 93, 289, 295, 310, 312, 313
stenosi
– biliare acquisita 173
sternotomia mediana 85
stomaco 42
stomia
– alta del tenue 107
storia 5, 9
strangolamento 106, 179, 180-184, 193, 225, 227, 300, 372
stratificazione 127, 129, 139
superficiale
– lesione 132
– – mucosa acuta 125, 170
SURGINET 453, 454
suture di ritenzione 340, 413
Sydenham, Thomas 204

T
Tait, Robert Lawson 11, 13
terapia del dolore 348
Thorek, Max 168, 455
tomografia computerizzata 3, 5, 27, 29, 33, 40, 199, 306, 308, 380
– dinamica con mezzo di contrasto 154, 156
– interpretazione 41
– metodica 41
torsione testicolare 288
totale
– colectomia addominale 208
– nutrizione parenterale 107, 170, 189, 200, 208, 360, 390
– TC body 32
transnasale 357
– intubamento 357
trasfusione di emoderivati 11
trattamento
– algoritmo 302, 371, 372
– chirurgico 21, 23, 67, 95, 114, 119, 125, 132, 134, 136, 146, 148, 152, 163, 165, 171, 177, 190, 200, 224, 227, 249, 271, 273, 293, 296, 303, 362, 382, 384, 388, 402, 442
– conservativo 18, 21, 22, 131, 132, 150, 151, 157, 164, 165, 179, 183, 188, 189, 211, 212, 231, 232, 236, 249, 253, 272, 274, 281,

284, 300, 301, 303, 309, 312, 372, 381, 387, 389, 390
- efficacia   60, 63, 141, 360
- filosofia   6, 97, 134, 145
- migliore   3, 4, 6, 171, 189, 269, 294
- *open*   99, 100, 158, 402
- opzioni   18, 21, 23, 141, 312
trauma
- in gravidanza   282
- nel retto ed ano   255
- penetrante   93, 255, 314
Trendelenburg, Friedrich   11
Treves, Frederick   11
triangolo della morte   90
triplo schema   69
trombosi vena renale   49, 51, 59, 198, 203, 324, 348, 352
- venosa profonda   79, 341, 352

U

ulcera
- da contatto (*kissing*)   135
- da decubito   348
- duodenale   43, 125, 134, 144, 146, 148, 150, 241
- gastrica   13, 136, 326
- peptica   13, 17, 28, 91, 95, 125, 128, 134, 140, 143-147, 149, 252, 287, 293, 408, 409, 440, 442
- - chiusura semplice   146
- - diagnosi   144
- - perforazione   13, 27, 408
- - procedure definitive   148
- - storia naturale   143
- perforata   97, 143, 145, 146, 148-150, 440
- pre-pilorica   136
- stomale   137
ulteriore
- esame diagnostico   28, 176, 187, 214, 215, 308
urgenza
- colecistectomia   165, 167
- endoscopia   130, 140

- in corso di gravidanza   280
- re-laparotomia   419
urgenze ginecologiche   275, 277, 279, 281
uretere   29, 37, 51, 92, 233, 299, 312, 313
ureterico
- calcolo   29
urinario
- catetere   308
- vescica   51, 86
urine
- analisi   56
- output   60, 61, 62, 65, 182, 322, 325
US   28-30, 175, 247, 380, 381

V

vagotomia super-selettiva   135, 148
vagotomia tronculare   125, 134, 148, 314, 332
Valentino, Rodolfo   252
varici   89, 125, 128-130, 138-141, 266, 316
vasi epigastrici   86
vaso visibile   130, 131
velocità   93, 104, 256, 306, 314, 322, 444
vena cava
- inferiore   88, 92, 281, 311, 322
- intraepatica   315
vena iliaca   89, 90
ventilazione meccanica   59, 326
Vesalio   10
vescica   51, 61, 79, 86, 88, 230, 232, 301, 308, 315, 323
volvolo
- del ceco   228
- del colon   37, 217, 225
- mesenteroassiale   121
- organoassiale   121
vomito fecaloide   180

W

Way, Lawrence W.   167
Wittmann, Dietmar   403
Wurtz, Felix   429

Finito di stampare nel mese di maggio 2007

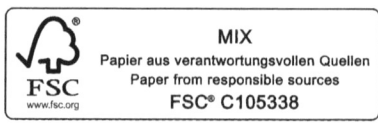

If you have any concerns about our products,
you can contact us on
ProductSafety@springernature.com

In case Publisher is established outside the EU,
the EU authorized representative is:
**Springer Nature Customer Service Center GmbH
Europaplatz 3, 69115 Heidelberg, Germany**

Printed by Libri Plureos GmbH
in Hamburg, Germany